U0122302

云南中草药

40 年经典版

《云南中草药》整理组 编

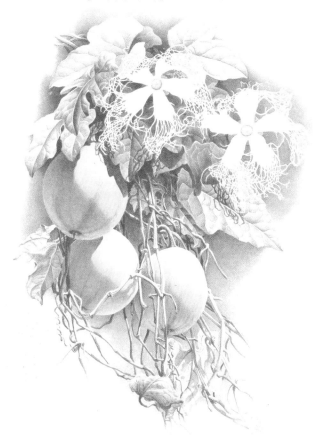

云南出版集团
云南人民出版社

图书在版编目（CIP）数据

云南中草药/云南中草药整理组编.--昆明： 云
南人民出版社,2011.3（2022.12重印）
ISBN 978-7-222-07339-5

Ⅰ.①云… Ⅱ.①云… Ⅲ.①中草药—简介—云南省
Ⅳ.① R281.474

中国版本图书馆 CIP 数据核字 (2011) 第 030192 号

出 品 人：赵石定
初版编辑：段兴民　陈　迟
责任编辑：段兴民　赵　红
装帧设计：杨晓东
责任校对：任　娜
责任印制：代隆参

云南中草药（40 年经典版）
YUNNAN ZHONGCAOYAO（40 NIAN JINGDIAN BAN）
云南中草药整理组　编

出　版　云南出版集团　云南人民出版社
发　行　云南人民出版社
社　址　昆明市环城西路 609 号
邮　编　650034
网　址　www.ynpph.com.cn
E-mail　ynrms@sina.com
开　本　890mm×1240mm　1/32
印　张　15.25
字　数　470 千
版　次　2011 年 3 月第 1 版　2022 年 12 月第 3 次印刷
印　刷　云南新华印刷二厂有限责任公司
书　号　ISBN 978-7-222-07339-5
定　价　58.00 元

云南人民出版社微信公众号

如需购买图书、反馈意见，请与我社联系
总编室：0871-64109126　发行部：0871-64108507　审校部：0871-64164626　印制部：0871-64191534

再版说明

一、云南拥有药用植物 6157 种，占全国的 55%，是名副其实的"药用植物王国"，在中国医药版图中占据重要地位。收集、整理云南丰富的药材信息资料，对我国基础医学研究及实践具有重大意义。

二、本书是在我社《云南中草药》（1971 版）、《云南中草药（续集）》（1973 年版）基础上，经过整理、修订而成。开本由原 64 开改为 32 开，两册合一，方便广大医务工作者、中医爱好者、相关专业学生日常使用，亦是家庭必备书。

三、本书是云南省各地、州、市、县广大医务工作者、中草药科技专家辛勤努力的结晶。这部在 40 年前就铸就了的基础医务用书，在几十年救死扶伤的实践中，发挥了其应有的作用。

四、本书共收录云南常见、常用中草药 757 种，常用医方 1500 余个。药物介绍按简化汉字的笔画顺序排列。医方分为预防和治疗两部分，按各类疾病编排。索引按药物功效及治疗病种分为两部分，并提供了重量换算表。

五、本书收载药物按下列顺序和内容编写。

药　　名：尽量以通常用的名称为准。其下附科属、通用中文名及学名，有毒的药物注明小毒、毒、剧毒。

别　　名：从各地送展药物和资料中收得。有的因未获原植物标本对照，故可能与本书所指药物品种不尽相同。

识　　别：植物性状、形态特征、生长环境或分布。

采集加工：药用部分、采集季节、加工处理。

性味功效：气、味、性、毒性、功效。

主治应用：适应症、用量、用法（药用部分未列明鲜品者均为干品）。

附　　注：禁忌、药物成分、中毒解救。

附　　图：按实物标本绘制。

六、本书所载药物剂量均为成人量，采用十六两制（1 市斤为 16 两），体弱及小儿患者用量酌减。外用药物视伤口大小确定用量。采用有毒药物时，要慎重使用或遵医嘱，以免发生中毒。

七、煎服：一般是 1 日 1 剂，分 3 次服。原则上一两药（干品）加水一碗（约 250 毫升），鲜药用水减半，一般煎至 1/3 为度，一剂可煎 3 次。药物体积大的，水可以超过药面，反之可以适当减少水量。

八、本书在整理过程中，得到云南白药集团股份有限公司尹品耀先生、吴伟先生，云南省药物研究所朱兆云女士的关心和指导，在此致以衷心感谢！

九、免责声明：本书所列药物及医方，因各人体征不同、病症各异，请在专业医生指导下慎用，本书出版方不承担任何医疗责任。

云南人民出版社

《云南中草药》整理组

2011 年 7 月 14 日

目　　录

常见疾病中草药处方选

一　支　箭

菊科　还阳参属

Crepis napifera（Franch.）Babc

别　　名:捕地风(曲靖)。

识　　别:多年生宿根草本,高 30 ~ 56 厘米。根肥厚,
　　　　圆柱形,淡褐色,具乳汁。单叶基出,平铺地
　　　　面,倒卵形、琴形、椭圆状倒卵形或椭圆形,长
　　　　7 ~ 14 厘米,宽 2.5 ~ 5.5 厘米,先端钝圆,基
　　　　部楔形,边缘波状,有疏小齿尖。花葶直立,
　　　　单一似箭,故名"一支箭"。总状式紧缩圆锥
　　　　花序,花黄色。瘦果,顶端有白色冠毛。
　　　　　　生于亚热带、温带山野或松林中。

采集加工:药用根或全草。夏秋采集,晒干备用。

性味功效:苦,凉。滋阴止咳,消炎生肌。

主治应用:夜盲,每用 3 钱研末,蒸猪肝或羊肝于饭后
　　　　服。百日咳,每用 5 钱煎服,或药粉 2 钱用蜂
　　　　蜜水送服,日服二次。开放性骨折,用全草
　　　　研末配伍外敷患处。

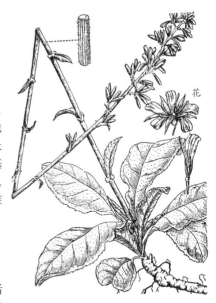

花

一支箭

一　点　红

豆科　金雀花属

Parochetus communis Hamilt.

识　　别:一年生细小匍匐草本。根茎丝线状,折断后
　　　　红色汁液流出成珠滴状,故称"一点红"。
　　　　叶三出,小叶倒心形,长 0.5 ~ 2.5 厘米,宽
　　　　1 ~ 2.8厘米,先端微凹,基部狭尖,叶面被极
　　　　稀疏的毛,全缘,具长柄;托叶 2 枚,阔披针
　　　　形,薄膜质。蝶形花,1 ~ 2 朵腋生,蓝色。
　　　　荚果细长,无毛。
　　　　　　生于亚热带、温带湿润草地、沟边。

采集加工:药用全草。秋季采集,晒干备用或鲜用。

性味功效:涩、酸、苦,热。止血接骨,活络散瘀。

主治应用:外伤出血,用干品研末撒于患处。骨折、跌
　　　　打损伤,用鲜草捣烂敷患处。

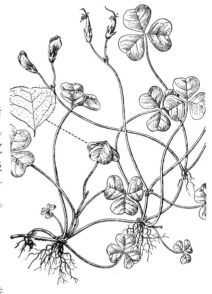

一点红

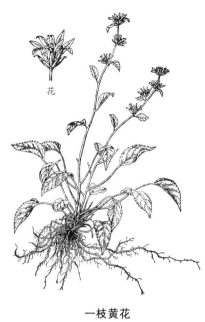

花

一枝黄花

一枝黄花

菊科　一枝黄花属

Solidago virgo – aurea L. var. leiocarpa（Benth.）A. Grey

别　　名:金柴胡(红河)。

识　　别:多年生草本,高 30 ~ 60 厘米。须根多数,白
色。茎带紫红色。叶互生,卵状披针形,基
部叶大,上部叶小,长 2 ~ 5 厘米,宽 0.5 ~ 2
厘米,先端渐尖,基部楔尖,边缘有疏锯齿,
两面疏被白色短毛。头状花序腋生或顶生,
总状花序腋生,花黄色。
　　　　生于亚热带或暖温带草丛、荒坡。

采集加工:药用全草。夏秋采集,晒干备用或鲜用。

性味功效:辛、苦、微甘,平,有小毒。清热解毒,活血止痛。

主治应用:感冒、流感、高热、咽喉肿痛、扁桃腺炎、麻
疹、小儿肺炎、小儿疳积、百日咳、腹胀呕吐,
每用 3 钱 ~ 1 两,煎服。肺痈,每用 5 钱炖
猪肺吃。外伤出血、毒蛇咬伤、乳腺炎、疮
疖、痔疮、癣、无名肿毒、跌打瘀肿,每用 1 两
煎服,外用鲜品捣烂敷患处。

附　　注:本品长期大量服用会引起肠出血。

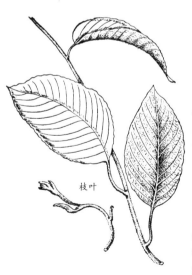

枝叶

一匹绸

一　匹　绸

旋花科　白鹤藤属

Argyreia liliiflora C. Y. Wu

别　　名:紫苞银背藤

识　　别:藤本。生于亚热带山间疏林灌木丛中。幼
枝、叶背密被灰色或淡黄色短柔毛。单叶互
生,长椭圆形或长卵圆形,长 9.5 ~ 14.5 厘
米,宽 4 ~ 8.5 厘米,边缘微波状。花簇生为
头状,花冠漏斗状,红色。果近干果,不开裂。

采集加工:药用叶。全年可采,晒干备用或鲜用。

性味功效:甘、微苦,平。理气止血。

主治应用:崩漏,每用叶 3 ~ 4 片研末,用酒送服。

九　子

太白米　百合科　假百合属　（毒）

Notholirion macrophvllum（D. Don）Boiss

识　　别：多年生高山草本，高 60～170 厘米。茎基围生
许多珠状球茎，外被淡褐色闭锁的蒜皮，有棱。
叶基生，带状披针形，长 15～20 厘米，宽 2～3
厘米，先端钝尖，肉质。总状花序，花漏斗状，
蓝色，花被片末端绿色。蒴果，革质。
　　　　　　生于滇东北、滇西北寒、温带灌丛、草甸。

采集加工：药用全草。秋季采集，洗净晒干备用。

性味功效：辛、微麻，温，有毒。祛瘀消肿，接筋止痛，止
血消炎。

主治应用：跌打劳伤、骨折，用球茎 5～9 粒，生嚼用酒
或温开水送服，外用鲜草加红糖和酒捣烂敷
患处。内外伤出血，用球茎 5～9 粒，生嚼
服，外用干品研末撒患处。

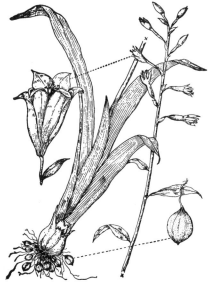

九子

九　里　香

芸香科　九里香属

Murraya paniculata（L.）Jacks.

别　　名：千枝叶（红河），千只眼跌打（思茅），臭千只
眼（玉溪）。

识　　别：灌木，皮苍灰色。分枝多，小枝圆柱形。奇
数羽状复叶，互生，小叶片 3～7 枚，倒卵形
或倒披针形，长 2～5 厘米，宽 1.5～2.5 厘
米，先端渐尖，基部宽楔形，纸质，全缘。聚
伞花序腋生或顶生，花少，白色。浆果朱红
色，种子 1～2 粒，种皮有绵质毛。
　　　　　　生于热带、亚热带较干旱的旷地或疏林中。

采集加工：药用全株。全年可采，切碎晒干备用或鲜用。

性味功效：辛、微苦，微温。散寒解表，疏经活络。

主治应用：感冒、腰膝冷痛、风湿痹痛、四肢麻木、跌打
损伤，用干品研末，每次 1～2 钱，酒送服，或
用叶、根 3～5 钱煎服。咳嗽、胃痛、尿路感
染、湿疹、疮疖，每用 3～5 钱煎服。骨折、痈
肿，用鲜叶或根捣烂，加鸡蛋清调敷患处。
麻风所致的皮肤损害，煎水外洗。

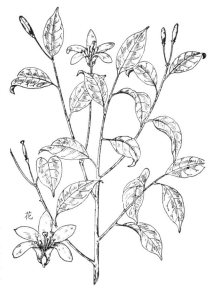

花

九里香

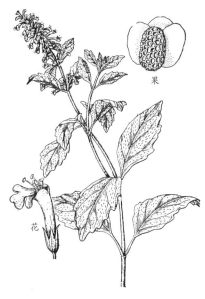

九 味 草

紫背金盘　唇形科　筋骨草属

Ajuga nipponensis Makino

识　　别:多年生草本,高可达30厘米。茎多分枝,下部平卧,上部斜升直立,疏被灰白色柔毛。单叶对生,卵形、倒卵形或椭圆形,长3～6.5厘米,宽1～2.5厘米,先端钝或浑圆,基部楔形,两面疏被短柔毛,边缘波状。多轮穗状花序顶生或腋生,花蓝紫色。小坚果,灰黄色。
生于温带、亚热带荒坡、草地阴湿处。

采集加工:药用全草。全年可采,晒干备用或鲜用。

性味功效:苦,寒。清热解毒,活血散瘀,止血消肿。

主治应用:支气管炎、肺热咯血、咽喉肿痛、产后瘀血,每用5钱～2两煎服。毒蛇咬伤、疮疖肿痛、跌打肿痛、外伤出血、骨折,用鲜品捣烂敷患处。

附　　注:孕妇忌服。

九味草

九头狮子草

滇香茶菜　唇形科　香茶菜属

Rabdosia yunnanensis H. – M.

别　　名:小疙瘩、四棱草、血剑草(红河)。

识　　别:多年生草本,高60～150厘米。主根疙瘩状,褐色,具多数细长须根。茎直立,四棱形,沿边有棱或窄翅。单叶对生,阔卵圆形,长2.5～6厘米,宽2～4.5厘米,先端钝尖,基部下延成叶柄,边缘具圆齿。疏散圆锥花序顶生,花绿白色。小坚果。
生于亚热带、温带半山坡阴湿处、溪边或路边草丛中。

采集加工:药用全草。夏秋采集,洗净阴干备用或鲜用。

性味功效:辛、涩,微温。发表透疹,活血散瘀,解毒。

主治应用:感冒、麻疹、黄水疮,每用全草5钱,煎服。跌打损伤、风湿骨痛、闭经,每用全草5钱,泡酒服或煎服。毒蛇咬伤,用根1两煎服,外用鲜叶捣烂敷患处。偏瘫,用根5钱,猪卵巢2个,焙干共研末加酒热服。淋巴结核,用根5钱泡酒分服。

九头狮子草

九 里 光

千里光　菊科　千里光属

Senecio scandens Buch. – Ham.

别　　名:风藤草、粗糠花(红河)、勐努(思茅)。

识　　别:攀缘状灌木。生于山野、向阳坡地或灌木丛中。高 1～2 米。基部木质、细长、多分枝，具线纹，全株疏生软毛。单叶互生，长卵形或椭圆状卵形，边缘有锯齿。头状花序呈伞房花序式排列，舌状花，黄色。瘦果，圆筒形，有白色冠毛。

采集加工:药用全株。全年可采，洗净切碎晒干备用或鲜用。

性味功效:微苦，寒。清热解毒，祛风除湿。

主治应用:风湿疼痛，每用 3～5 钱，水煎服。皮疹、疥疮、梅毒、风湿，本品适量煎水熏洗。

附　　注:同属植物密花千里光 *Senecio densiflorus Wall.* 功效和本品基本相同。其别名:大毛香(玉溪)，野黄草、冰片叶(保山)，白升麻(临沧)。

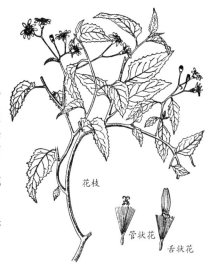

花枝

管状花

舌状花

九里光

八 月 瓜

小花鹰爪枫　木通科　鹰爪枫属

Holboellia parviflora (Hemsl.) Gagn.

别　　名:三叶莲(文山)，南木香(楚雄)，大木通、牛腰子果(红河)。

识　　别:常绿攀缘藤状灌木，全体光滑。小枝圆柱形，具纵线纹。叶为指状复叶，小叶 2～4 片，通常 3 片，长椭圆形，长 6～10 厘米，宽 2.5～4.5 厘米，先端锐尖，基部钝形，偏斜，中脉在叶面凹陷，背面凸起，革质，全缘；小叶柄长 1～2 厘米。花束腋生。浆果椭圆形，紫红色，可食。
生于热带、亚热带山林。

采集加工:药用根、果。秋冬采集，洗净切片晒干备用或鲜用。

性味功效:苦、涩，平。根利湿通络，果纳气止痛。

主治应用:急性肾炎、尿路感染、尿潴留、水肿、口舌发炎、乳汁不通、胃痛，每用 3 两，煎服。风湿骨痛、跌打损伤、骨折，每用根 5 钱煎服或泡酒服，外用鲜根捣烂敷患处。疝气痛、子宫脱垂，每用果 1～3 钱，红糖引煎服。睾丸炎，用果 3 钱，煎服。

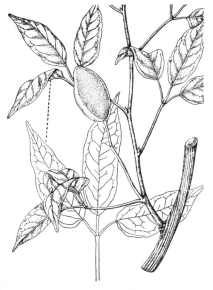

八月瓜

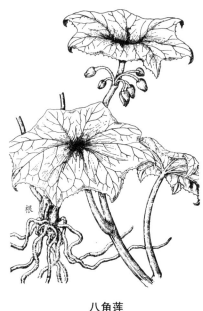

八角莲

八 角 莲

六角莲　小檗科　八角莲属

Dysosma pleiantha（Hance）woodson

别　　名:舒筋、绿鸡朵、一把伞(红河)。

识　　别:多年生秃净草本,高约45厘米。根状茎横
　　　　　生。茎直立。叶通常2片,盾状着生,叶片
　　　　　直径约9厘米,叶形变化大,边缘5~9角状
　　　　　分裂或不规则的分裂,具不整齐的小齿。
　　　　　花数朵丛生叶柄上部,梗下垂,花暗紫色。
　　　　　浆果黑色,圆形。
　　　　　　生于亚热带地区阴湿林下及溪边。

采集加工:药用根、叶。夏秋采集,洗净晒干备用或鲜用。

性味功效:苦、涩、麻,微温。祛风活络,行气止痛。

主治应用:经期腹痛、风湿关节炎、感冒发热、低血压、
　　　　　每用根2钱,煎服或研末,每次8分,开水送
　　　　　服。胃痛,用根1钱生嚼服。毒蛇咬伤、疮
　　　　　痛,每用根3钱煎服,用鲜叶捣烂敷患处。

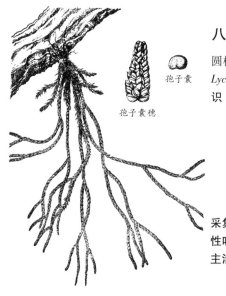

孢子囊

孢子囊穗

八股绳

八 股 绳

圆柱状石松　石松科　石松属

Lycopodium tereticaule Hayata

识　　别:多年生附生草本,高可达24厘米,2~4次
　　　　　两歧分枝。叶螺旋排列呈圆柱状,披针形
　　　　　或椭圆状披针形,基部渐狭,长0.3~0.6
　　　　　厘米,宽约0.1厘米,先端尖,中脉明显,革
　　　　　质,全缘。孢子叶较营养叶略小,分布于枝
　　　　　条上部,孢子囊为两肾形的瓣合成。
　　　　　　生于亚热带林中树上或阴石上。

采集加工:药用全草。夏秋采集,晒干备用。

性味功效:淡,平。通经活络,渗湿利水。

主治应用:腰痛、跌打劳伤,每用1~2钱,煎服。

八 角 枫

八角枫科　八角枫属　（小毒）

Alangium chinense（*Lour.*）*Rehd.*

别　　名:白龙须、大力丸(玉溪、曲靖、红河)，山蛤风
　　　　　(玉溪)。

识　　别:小乔木。生于路旁、灌木丛中或山野杂木林
　　　　　中。树皮灰绿色，光滑。单叶互生，有柄，叶
　　　　　片卵形或阔矩圆形，全缘或有阔角或分裂。
　　　　　短缩的聚伞花序，腋生，夏秋开白色花，花瓣
　　　　　线状，外卷。核果，卵形，黑色。

采集加工:药用根、叶。夏秋采集，洗净切片晒干备用
　　　　　或鲜用。

性味功效:微苦、咸，温，小毒。祛风除湿，活血祛瘀。

主治应用:风湿麻木疼痛、骨折、跌打损伤、疟疾，每用
　　　　　根1～2钱，水煎服或泡酒服。过敏性皮炎，
　　　　　用根煎水外洗(亦可服用)。乳腺炎，用叶
　　　　　捣烂包患部对侧中指。

附　　注:服后避风，忌食荞面、豆类、腥味及酸冷食
　　　　　物。多服则喉部不适，严重者用稀饭、盐水、铁锈水加红糖可解。

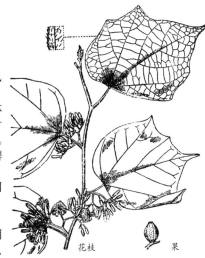

花枝　　　　果

八角枫

七 里 香

马钱科　醉鱼草属

Buddleja asiatica Lour.

别　　名:十里香(临沧)，糯米香、千里香、染饭果(思
　　　　　茅)。

识　　别:灌木；高2～3米。单叶对生，披针形，长
　　　　　7～13厘米，宽1.5～3.5厘米，先端长尾
　　　　　尖，基部阔楔形，叶面绿色，叶背灰白色，密
　　　　　被白色细绒毛，全缘或具锯齿。圆锥花序
　　　　　式穗状花序顶生，花白色。蒴果。
　　　　　　生于亚热带旷野山坡疏林下或荒地。

采集加工:药用全株。全年可采，晒干备用。

性味功效:香、甘淡，平。清热止咳，渗湿利水。

主治应用:百日咳、喘咳、肺结核、肝炎，用花5钱～1
　　　　　两煎服。风湿、胃痛，用根3钱煎服。感
　　　　　冒、牙痛、膀胱炎、尿道炎、尿闭，每用1两
　　　　　煎服。外伤出血，用叶研末撒患处。跌打
　　　　　瘀血，用叶5分～1钱研末开水送服，同时
　　　　　用水调药敷患处。

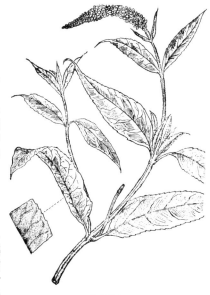

七里香

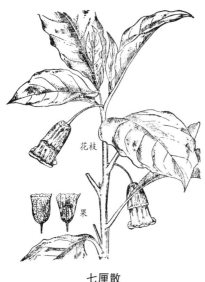

花枝

果

七厘散

七 厘 散

唐古特莨菪　茄科　莨菪属　（剧毒）

Scopolia tangutica Maxim

别　　名：搜山虎、五虎下西川（昭通），无慈、疯药（丽江）。

识　　别：多年生宿根草本。多生于海拔较高山坡疏林下草丛或栽培。根肥大，长圆锥形，外皮黄褐色。茎直立，圆柱形，绿色，光滑。单叶互生，阔卵圆形或阔椭圆形，长 8.5～21.5 厘米，宽 4～13.5 厘米，全缘或微波状。花单生叶腋，淡绿白色，下垂。蒴果，球形，为扩大的钟状萼所包。

采集加工：药用根。秋冬采集，洗净去外皮切片晒干备用。

性味功效：辛、麻、微甘，温，剧毒。止血生肌，活血祛瘀，止痛。

主治应用：跌打损伤，用根研末，每次 7 厘，日服二次，酒送服。外伤出血、骨折，用根研末撒布伤口或开水调敷患处。

附　　注：忌酸冷、豆类。中毒用甘草 5 钱、黄连 3 钱，水煎服解救。

七 叶 莲

密脉鹅掌柴　五加科　鹅掌柴属

Schefflera venulosa（Wight et Arn.）Harms

别　　名：五架风、木克买（思茅）。

识　　别：常绿灌木。生于亚热带山野林中。高 2～3 米。树皮灰绿色，平滑有皮孔，枝条粗壮。掌状复叶互生，小叶 6～7 片，椭圆形或长卵圆形，长 8～14 厘米，宽 3～5.5 厘米，叶面光滑，近革质。伞形花序，复组成大圆锥花序，顶生，花冠淡黄绿色。核果，卵圆形，橙黄色，含种子 6 粒。

采集加工：药用全株。全年可采，洗净切片晒干备用或鲜用。

性味功效：苦、甘，温。舒筋活络，消肿止痛。

主治应用：骨折及一切外伤疼痛、风湿骨痛，每用 5 钱～1 两，水煎服。外用适量捣烂敷患处。

七叶莲

七叶一把伞

倒卵叶六驳　樟科　黄肉楠属

Actinodaphne obovata Bl.

识　别：常绿乔木。生于热带或亚热带山野疏林中。叶互生，稍革质，椭圆形或倒卵圆形，长24～27厘米，宽8～12厘米，叶背粉白色，全缘。花单性异株，为稠密的花束，有早落的苞片数枚。果位于杯状花被管上。

采集加工：药用树皮。全年可采，切碎晒干研末备用。

性味功效：气香，辛，温。温经活络，接骨。

主治应用：骨折，配伍外敷患处。

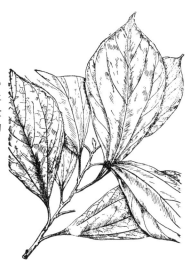

七叶一把伞

大 黑 药

菊科　旋复花属

Inula pterocaula Franch.

别　名：大黑根（曲靖），货榔杆、铁脚威灵仙（红河）。

识　别：多年生直立草本，高可达1米余。根圆柱形，棕褐色，有香味，主、侧根区别不明显。茎直立，圆柱形，有茎翼。单叶互生，倒卵形、倒卵状披针形或披针形，长5.5～13.5厘米，宽2～4.5厘米，先端短尖，基部延伸与茎翼联结，叶面绿色，叶背灰绿，叶缘具不规则的尖齿。头状花序成聚伞状圆锥花序式排列，花黄色。瘦果有刺毛状冠毛。

生于温带、亚热带旷野阴湿处。

采集加工：药用根、嫩枝。夏秋采集，晒干备用或鲜用。

性味功效：辛、甘、微苦，温。益气壮阳，活络止痛。

主治应用：跌打损伤、胃痛，用根5钱～1两泡酒分服。体虚、虚咳、腹泻、头晕、耳鸣、自汗、失眠、阿米巴痢疾、脾脏肿大、产后血虚，每用5钱～1两炖肉服。骨结核、疮痈肿痛，每用5钱煎服。外伤，用嫩尖捣烂敷患处。

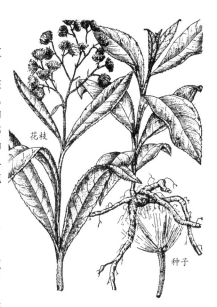

花枝

种子

大黑药

大芫荽

刺芫荽　伞形花科　刺芫荽属
Eryngium foetidum L.

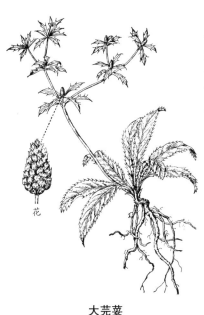

别　　名:阿瓦芫荽(思茅)、德马炸锁、模纳野酸模、
野芫荽(红河)。

识　　别:一年生或多年生草本,高约20厘米,有芫荽
香味。根圆锥形,淡褐色,有细纵棱。叶根
出,倒披针形,长6～10厘米,宽2～2.5厘
米,先端钝,基部渐狭成扁平的叶柄,边缘具
刺状锯齿。花茎直立,绿色,有纵槽纹。头
状花序卵形或矩圆形,花小,白色或淡绿色。
　　生于热带、南亚热带田边、路旁、旷野
草地。

采集加工:药用全草。夏秋采集,晒干备用或鲜用。

性味功效:香、辛、温。发散解表,健胃。

主治应用:麻疹未透、牙痛、风寒感冒、扁桃腺炎、气管
炎、咳嗽、胃痛、消化不良、膀胱炎、尿道炎,
每用5钱～1两煎服。毒蛇咬伤、外伤、疮
疖、烧烫伤,每用根1～2两煎服,外用鲜根
捣烂敷患处。

大芫荽

大树皮

白枪杆　木樨科
Fraxinus malacophylla Hemsl.

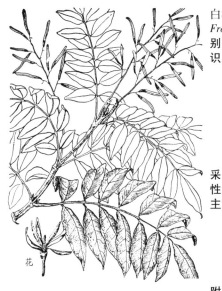

别　　名:大皮消、毡帽老(红河)。

识　　别:落叶乔木,高达10米,皮淡灰褐色。小枝
灰黄色,四棱形,具椭圆形皮孔。叶对生,
奇数羽状复叶,小叶9～15枚,披针形或椭
圆状披针形,长3～15厘米,宽1.5～5厘
米,先端钝或急尖,基部斜楔形,叶面深绿
有光泽,叶背淡绿,两面密被白色细绒毛,
全缘。圆锥花序腋生,花绿白色。翅果。
　　生于亚热带混交林中。

采集加工:药用全株。全年可采,切碎晒干备用或鲜用。

性味功效:苦、涩、凉。消食健胃,泻下通便,截疟,驱虫。

主治应用:食积腹胀,用树皮5钱～1两煎服。便秘,
每次用根1～3钱,研末开水送服。间日
疟、恶性疟,每用树皮5钱～1两,红糖引煎
服。小便不利、绦虫,每用树皮5钱～1两,
煎服。高热、风湿、跌打、骨折,每用5钱～
1两煎服。

附　　注:久泻、气虚者忌服。

大树皮

大飞扬

飞扬草　大戟科　大戟属

Euphorbia hirta L.

别　　名: 脚癣草(红河、思茅)。

识　　别: 一年生草本,平卧或扩展。茎长约50厘米,
被粗毛,枝上部较密。叶对生,卵形或长椭
圆状卵形,长1～3厘米,宽0.5～1.5厘米,
先端急尖或钝,基部偏斜,中部有紫斑,边缘
有小锯齿,两面被柔毛。紧密的头状花序腋
生,花淡绿黄色。蒴果阔卵形或卵状三角
形,长约0.1厘米,被毛。
　　生于亚热带地区旷野、路边、向阳山坡。

采集加工: 药用全草。夏秋采集,晒干备用或鲜用。

性味功效: 辛、微酸、微凉,有小毒。清热解毒,活血消
肿,祛风止痒。

主治应用: 肺痈、乳痈、肠炎、腹泻、菌痢、小便不利、血
尿,每用5钱~1两煎服。小儿疳积,用3钱
炖猪肝服。湿疹、皮炎、脓疱疮、癣,每用鲜
草适量捣烂敷患处或煎水洗。外伤出血、无名肿毒,每用鲜草适量捣烂外敷。

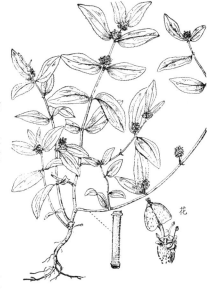

大飞扬

大麦冬

越南沿阶草　百合科　沿阶草属

Ophiopogon tonkinensis Rodr.

别　　名: 假麦冬、糯米条、糯米香(红河)。

识　　别: 多年生草本,高20～48厘米。具细圆柱状
根茎,外被膜质苞片,常有部分须根膨大成
肉质小块根。叶根生丛生,长椭圆状披针形
或狭椭圆状矩圆形,长9～17厘米,宽
2.5～3.5厘米,叶面绿色,背灰白色,边缘具
细皱纹,具长叶柄,叶柄被膜质鳞片。总状
花序自叶丛中抽出。肉质果,长圆形。
　　生于亚热带箐沟、林下潮湿处。

采集加工: 药用全草。秋冬采集,晒干备用。

性味功效: 甘、平。养阴柔肝,润肺止咳。

主治应用: 百日咳、肝炎,每用块根3钱煎服。肺结核、
小儿疳积,每用全草3钱炖猪心肺吃。产后
腹痛,用块根3钱炖鸡吃。气管炎,用块根
3钱,蜂蜜或红糖引煎服。

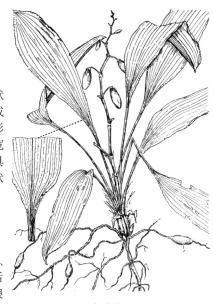

大麦冬

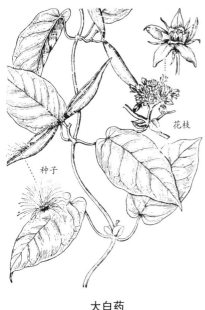

花枝

种子

大白药

大 白 药

美翼杯冠藤　萝藦科　鹅绒藤属
Cynanchum callialatum Ham. ex wight

别　　名:蛆藤、小掰果(保山)。

识　　别:多年生攀缘或缠绕木质藤本,长约3～5
米,茎灰棕色。单叶对生,卵圆形至椭圆
状卵形,长5～10厘米,宽3.5～6.5厘米,
先端突尖,基部心形,叶面绿色,背面粉黄
绿色,纸质,全缘,柄长约2.5厘米。聚伞
花序外腋生,花直径约0.4厘米,淡绿色。
角状蓇葖果二叉状,长约17.5厘米。
　　　生于热带、亚热带地区杂木林中及灌
丛间。

采集加工:药用根。全年可采,洗净切片晒干备用或
鲜用。

性味功效:甘、微苦,温,有毒。舒筋活络,补虚平喘。

主治应用:夜尿、哮喘、心悸、风湿关节炎、刀伤、骨折,
每用3～5钱煎服。刀伤、骨折,每用鲜品
捣烂敷患处。

鳞片

大瓦苇

大 瓦 苇

大风草　水龙骨科　星蕨属
Microsorium membranaceum(Don) Ching

别　　名:爬山姜、小绿芨(保山),老筋丹、木暗(思
茅),断骨粘(红河),宝剑草(玉溪)。

识　　别:多年生草本,高40～80厘米。茎肉质,横
走,密被鳞片,鳞片基部附着,褐棕色。叶
近生或亚簇生,薄膜质,黄绿色,长30～60
厘米,宽6～14厘米,先端急尖,基部渐狭
而下延,侧脉隆起,孢子囊群圆形,密布于
侧脉之间。
　　　生于滇南亚热带地区林中树干或阴
石上。

采集加工:药用全草。全年可采,晒干备用或鲜用。

性味功效:苦,寒。清热利尿,散瘀消肿。

主治应用:膀胱炎、尿道炎、水肿,每用3钱～1两煎
服。跌打损伤、疔疮、痈肿,每用鲜品捣烂
敷患处。热结便秘,用3钱,红糖引煎服。

大树跌打

毛叶巴豆　大戟科　巴豆属

Croton caudatus Geisel var tomentosa Hk. f.

识　　别:乔木或灌木,高6~10米,皮灰褐色。枝顶
被淡黄色柔毛。叶互生,阔卵形或椭圆形,
长8~15厘米,宽4~6厘米,先端钝或短渐
尖,基部圆形或阔楔形,两面均被毛,边缘具
浅齿,叶柄基部有腺体二枚。花单性异株,
雄花组成圆锥花序,雌花组成总状花序。果
稍肉质,近圆球形,密被黄色星状毛。
　　　　　生于热带林中。

采集加工:药用皮、叶。夏秋采集,晒干备用。

性味功效:辛、热,有毒。祛瘀生新,消肿止痛,舒筋活络。

主治应用:骨折、跌打劳伤、风湿关节疼痛、腰腿痛、四
肢麻木,每用5分~1钱,泡酒分服。外用
研末调敷患处(须用棉花垫于药下,以防刺
激皮肤)。

附　　注:孕妇、体弱者忌服。

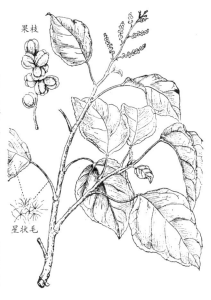

果枝

星状毛

大树跌打

大红黄泡

大乌泡　蔷薇科　悬钩子属

Rubus multibracteatus Lév1. et Vant.

别　　名:老牛黄泡(思茅),马泡(玉溪)。

识　　别:多刺灌木,高1~2米。枝密被黄褐色绒毛
及倒钩刺。叶互生,梅花状阔卵圆形或近圆
形,长7~14厘米,宽8~12厘米,先端钝或
短尖,基部心形,叶面粗糙,叶背密被灰黄色
毡毛,边缘五角状二回分裂,具不规则锯齿,
有圆形被毛长叶柄。聚伞花序顶生或腋生,
花橘黄色。浆果状聚合果,熟时红黄色。
　　　　　生于亚热带旷野、路旁、荒地、灌木丛。

采集加工:药用叶、根。全年可采,晒干备用。

性味功效:涩、苦,凉。清热解毒,祛风活络,止血止痛。

主治应用:感冒、高热、咳嗽带血、风湿关节痛、月经提
前,每用根5钱~2两煎服。腹泻、胃肠炎、
痢疾,每用5钱~1两,红糖引煎服。脱肛,
用根2两,酒引内服。外伤出血,用叶研末
撒于患处。

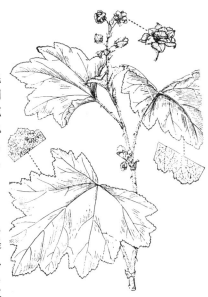

大红黄泡

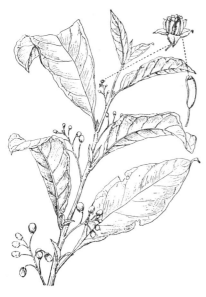

大苦溜溜

大苦溜溜

旋花菊　茄科　茄属
Solanum spirale Roxb.

别　　名:苦凉菜、帕笠(思茅),跌打西(红河)。
识　　别:多年生直立亚灌木,基部半木质化,高可达
　　　　　2米。茎光滑具棱。叶互生,卵形或卵状
　　　　　披针形,长4~14厘米,宽1.8~6.5厘米,
　　　　　先端尖,基部下延成柄,两面光滑,边缘微
　　　　　波状。总状花序侧生茎上部,扭旋状下垂,
　　　　　花白色,径约1厘米。浆果球形,嫩时绿
　　　　　色,成熟时黄色。
　　　　　　生于滇南、滇西南热带、亚热带旷野、
　　　　　路旁、村寨中。
采集加工:药用全株。夏秋采集,晒干备用或鲜用。
性味功效:苦,寒。清热解毒,利湿健胃。
主治应用:膀胱炎、腹泻、菌痢、小便结痛、感冒发烧、
　　　　　喉痛,每用3~5钱煎服。疮疡肿毒,用3~
　　　　　5钱煎服,外用鲜品捣烂敷患处。风湿、跌
　　　　　打,每用1钱,泡酒分服。

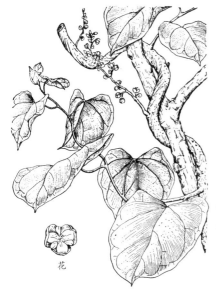

花

大接筋藤

大接筋藤

宽筋藤　防己科　青牛胆属
Tinospora sinensis(*Lour.*)*Merr.*

别　　名:接骨藤、绿藤子(红河),宽筋藤(文山)。
识　　别:木质攀缘藤本,长约10米。嫩枝有毛,老
　　　　　枝无毛,褐色,有显著凸出皮孔,藤断面有
　　　　　放射状花纹。单叶互生,宽卵形或圆卵
　　　　　形,长7~12厘米,宽5~10厘米,先端锐
　　　　　尖,基部阔心形,全缘。花单性异株。核
　　　　　果鲜红色。
　　　　　　生于亚热带山谷石缝或疏林阴湿处。
采集加工:药用藤、叶。全年可采,切片晒干备用或
　　　　　鲜用。
性味功效:麻、苦,凉。清热利湿,舒筋活络。
主治应用:感冒、肺炎、胃痛、痢疾、月经不调、症瘕积
　　　　　聚,每用藤1~3钱煎服。牙痛,用藤嚼
　　　　　服。风湿、筋骨痛、半身不遂,每用藤3~5
　　　　　钱煎服或泡酒服。骨折、跌打损伤,每用
　　　　　藤3~5钱煎服,外用鲜藤、叶捣烂敷患
　　　　　处。外伤出血,用藤3~5钱煎服,外用藤
　　　　　研末撒于患处。

大响铃果

四棱猪屎豆　豆科　野百合属

Crotalaria tetragona Roxb.

别　　名:大马响铃、大响铃草、马响铃(红河)。

识　　别:多年生灌木状直立草本,高约1.5米,密被
　　　　丝光质短毛。茎、枝四棱形。单叶互生,带
　　　　状披针形,长10~16厘米,宽约1厘米,先
　　　　端渐尖,基部圆形或钝,脉网明显,全缘,托
　　　　叶线形,密被毛。总状花序顶生或腋生,花
　　　　冠黄色。荚果矩形,密被棕黄色稍粗糙短
　　　　毛,种子扁平,多数。
　　　　　　生于亚热带山间灌木丛中。

采集加工:药用根、种子。秋冬采集,晒干备用。

性味功效:微苦,凉。清热解毒,利尿通淋。

主治应用:尿路感染,用种子1~3钱或根1钱煎服。
　　　　膀胱结石、肝炎、麻疹、月经不调,每用根
　　　　1~3钱,蜂蜜引煎服。肾盂肾炎,用根3钱,
　　　　米酒引煎服。

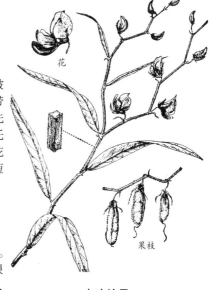

花

果枝

大响铃果

大穿鱼草

小椋木　山茱萸科　椋木属

Cornus paucinervis Hance

别　　名:水杨柳、穿鱼藤(红河),乌金草(曲靖),茶
　　　　豆接筋叶(玉溪)。

识　　别:常绿灌木,高2~3米。枝赤褐色,幼枝被短
　　　　毛。单叶对生,椭圆状披针形,长4~10厘
　　　　米,宽约3厘米,先端尖,基部楔形,两面被
　　　　短柔毛,全缘。聚伞花序顶生,白绿色。核
　　　　果黑色,种子2颗。
　　　　　　生于旷野山间林下灌丛中。

采集加工:药用根、叶。全年可采,晒干备用或鲜用。

性味功效:涩、微酸,凉。清热解表,止血消炎。

主治应用:感冒、流感,每用叶1两煎服。风湿麻木、关
　　　　节炎、腰痛,每用根1两加酒半斤浸泡三天,
　　　　每次服20毫升,每日服二次。外伤出血,用
　　　　叶研末撒患处。骨折、黄水疮,每用鲜叶捣
　　　　烂敷患处。

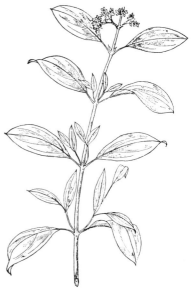

大穿鱼草

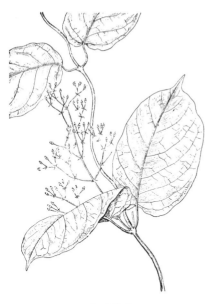

大对节生

大对节生

翅果藤　萝藦科　翅果藤属　（小毒）

Myriopteron extensuw（*Wight*）*K. Schuum.*

别　　名：野甘草（玉溪）。

识　　别：缠绕藤本，长 2～3 米。茎扭曲。单叶对生，阔卵圆形或倒卵形，长 14～20 厘米，宽 9～13 厘米，先端长锐尖，基部圆或浅心形，两面具稀疏的白色柔毛，全缘。聚伞式圆锥花序腋生，疏散，花淡黄色。蓇葖果肿胀，有膜质纵翅，种子有毛。

　　　　　生于亚热带山野荒坡、灌丛中。

采集加工：药用全草。秋冬采集，切片晒干备用。

性味功效：苦、微甘、温，有小毒。散寒止咳，补中益气。

主治应用：肺结核，用 2 钱煎服。感冒、咳嗽、月经过多、子宫脱垂、脱肛，每用根 5 钱～1 两煎服。

大虎耳草

虎耳草科　虎耳草属　（小毒）

Saxifraga mentzeana E. et I. var. cordalifolia E. et I.

别　　名：反背红、红岩草（红河）。

识　　别：宿根草本，高达 36 厘米。根茎肥厚，具多数须根。茎直立，褐色，具纵纹沟和棕色短柔毛。叶根出，卵状心形，长 4～9 厘米，宽约与长等，先端短尖，基部心形，有明显腺点和白色短毛，叶缘有粗齿，具长柄。圆锥花序顶生，花白色。蒴果，种子多数。

　　　　　生于亚热带地区阴湿岩壁和溪旁。

采集加工：药用全草。全年可采，鲜用。

性味功效：辛、微苦，寒，有小毒。清热解毒，活血止血。

主治应用：麻疹、高热、咳嗽、支气管炎、咯血、吐血、皮肤过敏，每用 3～5 钱煎服。产后腹痛、月经不调，每用 1 两，红糖引煎服或炖鸡吃。中耳炎，用叶取汁滴耳。腮腺炎、乳腺炎、皮肤溃疡、无名肿毒、外伤出血、湿疹、烫火伤、毒蛇咬伤、冻疮溃烂，用适量捣烂敷患处。

附　　注：孕妇忌服。

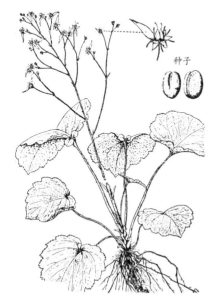

种子

大虎耳草

大 黑 蒿

密花艾纳香　菊科　艾纳香属

Blumea densiflora（*Heyne*）DC.

识　　别:半灌木。生于亚热带低山丘陵林内和林缘。
　　　　　高达2米左右。全株密生白色绒毛,以花枝
　　　　　最多,有香气。叶片羽状深裂,长18～20厘
　　　　　米,宽6～8厘米,叶缘有锯齿。大型圆锥花
　　　　　序,顶生或腋生,花黄色。瘦果,有白色冠毛。

采集加工:药用全株。全年可采,晒干备用或鲜用。

性味功效:苦,寒。清热凉血,截疟。

主治应用:疟疾,每用1两～1两5钱,水煎服。高血
　　　　　压、肠炎、感冒发热,每用1～2钱,水煎服。

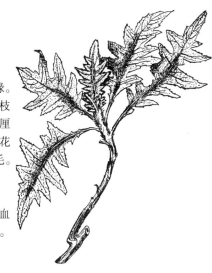

大黑蒿

大 黄 藤

古山龙　防己科　古山龙属　（小毒）

Arcangelisia loureiri（*Pierre*）Diels

识　　别:攀缘状藤本。生于热带山野沟谷和疏林中。
　　　　　老茎断面髓心辐射状,黄色。皮褐色粗糙,
　　　　　鳞片状深裂。单叶互生,近革质,阔椭圆形,
　　　　　长8～20厘米,宽6～11厘米,基部五脉,边
　　　　　缘微波状。花单性,圆锥花序,常在老干上
　　　　　生出,雄花序纤弱,雌花序较雄花序为长。
　　　　　核果,长圆形。

采集加工:药用根茎。全年可采,洗净晒干备用。

性味功效:苦,寒,小毒。清热解毒。

主治应用:疟疾、胃炎、腹泻、痢疾,每用3～5钱,水煎
　　　　　服。外伤出血、痈肿,用本品研末外敷。

附　　注:本品含小檗碱和非洲防己碱。

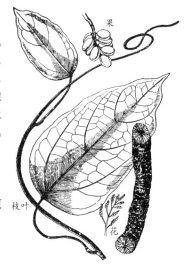

大黄藤

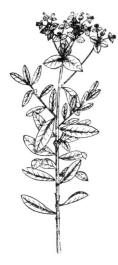

大狼毒

大 狼 毒

大戟科　大戟属　（剧毒）

Euphorbia nematocypha H. M.

别　　名:格枝糯、乌吐(大理)，五朵下西山(昭通)。

识　　别:多年生高大草本。多生于山间向阳坡地。高可达1米。全株光滑无毛。根大，块状或圆锥状。茎直立，棕色或紫色，全体含有白色乳汁。单叶互生，叶片椭圆形，长1.3～3.8厘米，宽0.8～1.3厘米，全缘。鸟窠花序，顶生或近顶生，花浅黄色。蒴果，三裂，外表被刺状毛。

采集加工:药用根。夏秋采集，洗净晒干备用。

性味功效:苦，温，剧毒。止血，消炎，消肿。

主治应用:外伤出血，用本品研末撒布患处或配伍应用。

附　　注:本品有剧毒，只作外用。采挖时应避免汁液沾染皮肤，否则易产生过敏反应，症现面部浮肿。

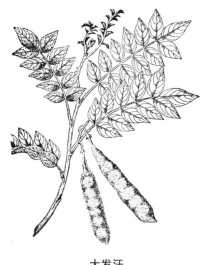

大发汗

大 发 汗

滇桂岩豆藤　豆科　鸡血藤属　（毒）

Millettia bonatiana Pamp.

别　　名:大毛豆(玉溪)，断肠叶(昆明)。

识　　别:攀缘灌木。多生于山间石灰岩缝中。小枝幼时有细毛，后无毛。叶互生，奇数羽状复叶，小叶片9～13枚，卵形或椭圆矩形，两面均有丝状细毛，全缘。总状花序，腋生，花绿色。荚果，密生绒毛。

采集加工:药用全株。夏秋采集，切碎晒干备用或鲜用。

性味功效:苦，微咸，热，有毒。止血接骨，发汗祛风。

主治应用:跌打损伤、闭经、感冒风寒，每用根1～2分，水煎服或研末每服5厘。类风湿关节炎，用根2钱，配伍泡酒，每次服5毫升。外伤出血，用叶捣烂外敷。

附　　注:孕妇忌服，忌豆、鱼腥。本品中毒，症现大汗淋漓以至虚脱，可用盐茶水解。曲靖地区用果实代巴豆用。

大 和 红

硬毛粳子梢　豆科　粳子梢属
Campylotropis hirtella（Fr.）Schindl.

别　　名：山皮条（玉溪），大红袍（丽江），地油根（红
　　　　　　河），白蓝地花（楚雄）。

识　　别：直立灌木。多生于山野或疏林灌丛中。高可
　　　　　　达1米左右。全株密生褐色粗毛。木质根长
　　　　　　圆锥形，少分枝，外皮干时深紫红色。叶互生，
　　　　　　革质，三出复叶，小叶片卵状椭圆形，顶端小叶
　　　　　　长2.5～7厘米，宽1.7～4厘米，侧生小叶较
　　　　　　短，全缘。托叶线状披针形。圆锥花序，顶生
　　　　　　或腋生，花蝶形，紫红或蓝紫色。荚果。

采集加工：药用根。秋季采集，洗净切片晒干备用或鲜用。

性味功效：涩、微苦，温。调经活血，理气止痛。

主治应用：闭经，痛经，红崩，白带，胃痛，消化道溃疡，
　　　　　　每用1～4两，红糖为引，水煎服。黄水疮，
　　　　　　水火烫伤，用鲜根烤出汁外搽。

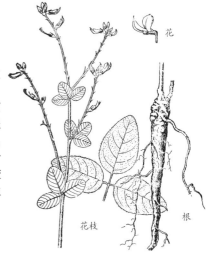

花

花枝

根

大和红

大 发 表

三棱枝粳子梢　豆科　粳子梢属
Campylotropis trigonoclada（Fr.）Schindl.

别　　名：三楞草、野蚕豆根（红河），三棱梢爬山豆
　　　　　　（大理）。

识　　别：秃净灌木。生于山坡疏林下或荒地草丛中。
　　　　　　高60～120厘米。枝为明显的三棱状。三
　　　　　　出复叶互生，具长柄，小叶长椭圆形或卵圆
　　　　　　形，长3～8.5厘米，宽0.8～2.5厘米，全
　　　　　　缘，托叶膜质，宿存。圆锥花序，顶生或腋
　　　　　　生，花黄色。荚果，斜椭圆形。

采集加工：药用全株。夏秋采集，洗净晒干备用或鲜用。

性味功效：辛、涩，平。发散解毒，舒筋活络。

主治应用：风寒外感、皮肤病，每用5钱～1两，水煎
　　　　　　服。赤痢、肠炎、肾炎，每用根5钱～1两，
　　　　　　水煎服。风湿性关节炎，每用根1两，泡酒
　　　　　　服。鼻炎，每用果3～5钱，水煎服。跌打损
　　　　　　伤，用鲜茎叶捣烂敷患处。

附　　注：同属植物毛三棱枝粳子梢 *Campylotropis
　　　　　　bonatiana（Pamp.）Schindl.* 亦应用于临床。

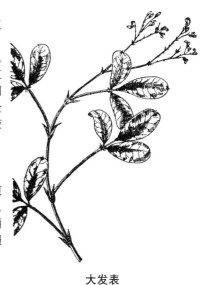

大发表

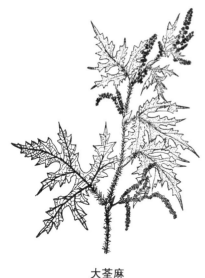

大荎麻

大 荎 麻

蝎子草　荨麻科　蝎子草属

Girardinia palmata（Forsk.）Gaud.

别　　　名:钱麻、荨麻(昆明)。

识　　　别:多年生草本。生于山谷林边潮湿地。高约
1.5 米。全体被刺及刺毛。通常数茎丛生,
茎有棱,枝圆柱形。单叶互生,叶片三角状
卵形,长 4~18 厘米,宽 4~27 厘米,具 3~6
羽状深裂。各裂片复作不规则羽状分裂。
柔荑花序,腋生,秋天开淡绿色小花。瘦果,
阔扁。

采集加工:药用全草。全年可采,晒干备用或鲜用。

性味功效:苦、辛,凉。祛风除痰,解毒利湿。

主治应用:小儿惊风、中风不语、咳嗽痰多、咯血,每用
鲜茎、叶 5 钱~1 两,取汁服或水煎服。水
肿,每用根 1 两,水煎服。疮毒,每用 5 钱~
1 两,水煎服及煎水外洗。

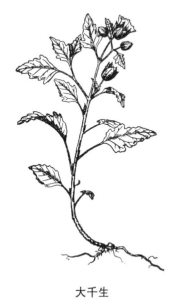

大千生

大 千 生

假酸浆　茄科　假酸浆属　（小毒）

Nicandra physaloides（L.）Gaertn.

别　　　名:蓝花天仙子、野木瓜、田珠(昆明)。

识　　　别:一年生草本。生于旷野草地。茎高 30~90
厘米,有分枝,无毛。单叶互生,卵圆形,边缘
为不规则的波状分裂。花单生叶腋,钟状,淡
紫色。浆果,圆形,果萼五深裂。

采集加工:药用花、果。夏秋采集,晒干备用或鲜用。

性味功效:酸、涩,平,小毒。祛风,消炎。

主治应用:鼻渊,每用花 1~3 钱,水煎服。疮痈肿痛、风
湿性关节炎,每用果实 5 分~1 钱,水煎服。
精神病,用本品配伍水煎服。

大 麻 药

镰果扁豆　豆科　扁豆属　（毒）

Dolichos falcata Klein

别　　名：麻里麻(红河)，麻三段(恩茅)，豆叶百步还
　　　　阳(保山)。

识　　别：多年生缠绕状草质藤本。多生于亚热带旷
　　　　野或向阳的灌木丛中。主根粗壮肥厚，圆锥
　　　　形，外表灰黄色具纵纹。茎纤细，通体多少
　　　　被柔毛并渐脱落。三出复叶互生，小叶菱形
　　　　或卵状菱形，长 2～5 厘米，宽 2～3.5 厘米，
　　　　全缘，小托叶线形。总状花序，腋生，花白色。
　　　　荚果，线状长椭圆形，稍弯，种子 4～6 粒。

采集加工：药用根。夏秋采集，洗净晒干研末备用。

性味功效：辛、麻、温，有毒。止血生肌，消炎镇痛，
　　　　接骨。

主治应用：骨折，用三棱针刺破皮肤(开放性骨折不需
　　　　刺破)，取药适量，酒调外敷。风湿痛、跌打损伤，每用 2 钱，泡酒分次服。
　　　　外伤出血，用末撒伤口。

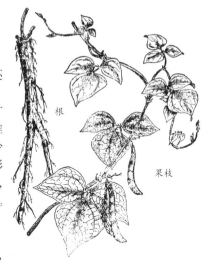

根

果枝

大麻药

大 伸 筋

小花五味子　五味子科　五味子属

Schisandra micrantha A. C. Sm

识　　别：蔓生或缠绕性藤本。多生于杉松林中。茎
　　　　长达 3 米，具皮孔。枝赤红，无毛。单叶互
　　　　生，椭圆形或矩圆状椭圆形，长 3～5.5 厘
　　　　米，宽 2～3.2 厘米，叶缘波状浅齿。穗状花
　　　　序，腋生，花淡黄绿色，花梗细长。浆果，球
　　　　形，红色，含种子 2 粒。

采集加工：药用根。秋季采集，切片晒干备用或鲜用。

性味功效：香、涩、温。温经活络，健胃利湿。

主治应用：风湿、跌打、胃痛、月经不调、肾炎，每用 1
　　　　两，水煎服。

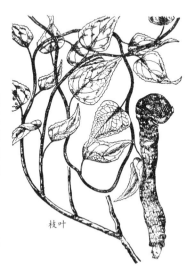

枝叶

大伸筋

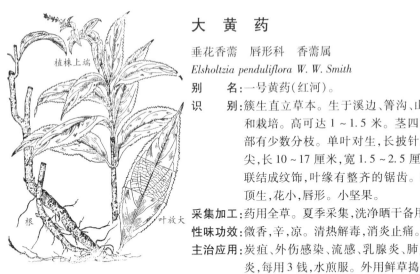

植株上端

根

叶放大

大黄药

大 黄 药

垂花香薷　唇形科　香薷属
Elsholtzia penduliflora W. W. Smith

别　　名:一号黄药(红河)。

识　　别:簇生直立草本。生于溪边、箐沟、山间沼泽地
和栽培。高可达 1～1.5 米。茎四方形,自下
部有少数分枝。单叶对生,长披针形,先端渐
尖,长 10～17 厘米,宽 1.5～2.5 厘米,羽网脉
联结成纹饰,叶缘有整齐的锯齿。穗状花序,
顶生,花小,唇形。小坚果。

采集加工:药用全草。夏季采集,洗净晒干备用或鲜用。

性味功效:微香,辛,凉。清热解毒,消炎止痛。

主治应用:炭疽、外伤感染、流感、乳腺炎、肺炎、支气管
炎,每用 3 钱,水煎服。外用鲜草捣烂敷患处。

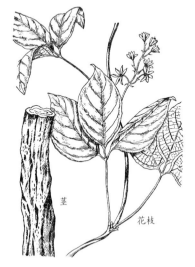

茎

花枝

大血藤

大 血 藤

大血藤科　大血藤属
Sargentodoxa cuneata（Oliv.）Rehd. et Wils.

识　　别:落叶攀缘状灌木。生于亚热带及温带山野
林中。长达 10 米。茎粗,直径达 20～30 厘
米,凸凹不平,含有大量红色树液,故有“大
血藤”之称。叶互生,三出复叶,中间小叶菱
状卵圆形,长 7～12 厘米,宽 4～7 厘米,两侧
小叶斜卵形,基部不对称。总状花序,腋生,
花单性,辐射对称,芳香,黄色或黄绿色。浆
果,卵形或长圆形,暗蓝色,有光泽。

采集加工:药用茎。全年可采,洗净切片晒干备用或
鲜用。

性味功效:涩、微苦,微温。活血通经,祛风除湿。

主治应用:风湿筋骨疼痛、手足拘挛、贫血、月经不调、
骨折,每用 5 钱～1 两,水煎服或炖肉服。

大树杨梅

野杨梅　杨梅科　杨梅属

Myrica esculenta Buch. – Ham.

别　　名:杨梅树(红河)。

识　　别:常绿乔木。生于山野疏林。高达 6～7 米。小枝淡灰色,密生灰色短柔毛和皮孔。单叶互生,长椭圆状倒披针形,长 4～10 厘米,宽1.5～3.5 厘米,质厚,叶柄及主脉上具白色柔毛。花单性异株,无花被,雄花为圆柱状的柔荑花序,雌花序卵状。核果,肉质,卵状,表面有多数粒状突起,呈红紫色,可食。

采集加工:药用树皮。全年可采,洗净切碎晒干备用或鲜用。

性味功效:涩,平。消炎止血,收敛止泻。

主治应用:血崩、痢疾、胃痛、胃溃疡,每用 5 钱,水煎服或配伍应用。

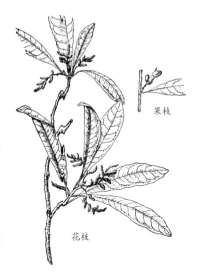

果枝

花枝

大树杨梅

大红毛叶

大翅子树　梧桐科　翅子树属　(小毒)

Pterospermum grande Craib

别　　名:大钩藤叶(玉溪),大巴巴叶(思茅)。

识　　别:乔木。生于热带雨林及其次生林内。高7～15 米。全体密生白棕色厚绒毛。叶大,互生,卵矩圆形,长 22～30 厘米,宽 18.5～30 厘米,革质,背面叶柄盾状着生,边缘多少波状。花簇生,大。蒴果,木质,五瓣裂,种子顶端有阔翅。

采集加工:药用茎皮。全年可采,切碎晒干备用或鲜用。

性味功效:香,辛,微凉,小毒。清热消炎,祛风除湿,接骨。

主治应用:咳嗽、风湿红肿、小儿惊风、疮毒,每用 2 钱,水煎服。骨折,用鲜茎皮捣烂敷患处。

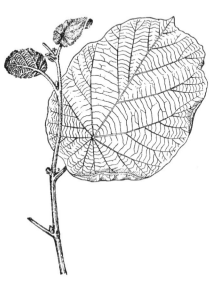

大红毛叶

大九节铃

艾叶酸蔹藤　葡萄科　酸蔹藤属　（小毒）

Ampelocissus artemisiaefolia Pl.

识　　别:藤本。生于山坡陡崖上。茎有卷须,与叶
　　　　对生。根串珠状纺锤形。叶互生,掌状复
　　　　叶,小叶五枚,叶片椭圆状披针形,两端尖,
　　　　叶缘粗锯齿。花为聚伞花序,淡黄绿色。
　　　　小浆果,有种子1~4颗。

采集加工:药用根。全年可采,洗净切片晒干备用或
　　　　鲜用。

性味功效:辛、涩、微麻,微寒,小毒。接筋接骨,止血
　　　　消炎,止痛。

主治应用:骨折、刀枪伤、烧伤、痈肿,用根研末,每次
　　　　1~2钱,日服二次,开水送服。外用适量捣
　　　　烂敷患处。

附　　注:孕妇忌服。

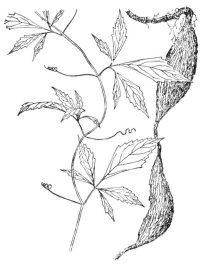

大九节铃

大一支箭

石蒜科　石蒜属　（毒）

Lycoris aurea（L'Herit.）Herb.

别　　名:独蒜(玉溪),野独辣蒜(保山),石蒜(曲靖),
　　　　龙爪花(昆明),老鸦蒜(丽江)。

识　　别:多年生草本。生于溪边石缝中或山坡林下
　　　　潮湿处。须根肉质。鳞茎卵圆形,略扁,内
　　　　有侧芽1~2个,继生长成新茎。叶肉质,离
　　　　基生4~6枚,两面深绿色,带形,长15~20
　　　　厘米,宽1~2厘米,叶脉平行。花葶从叶丛
　　　　中抽出,花4~8枚簇生,淡橙色。蒴果,近
　　　　球形,种子卵形。

采集加工:药用鳞茎。秋季采集,切片晒干备用或鲜用。

性味功效:辛、甘,微温,有毒。拔毒消肿。

主治应用:疮肿、烫火伤,用鲜品捣烂敷患处。

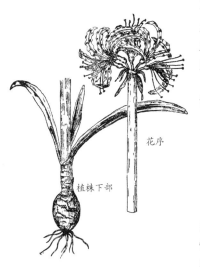

花序

植株下部

大一支箭

大接骨丹

叨里木　叨里木科　叨里木属

Torricellia angulata Oliv. var. intermedia（Harms）Hu

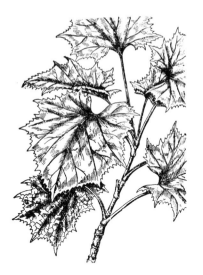

别　　名:水冬瓜(昭通),接骨草树(文山),接骨丹
　　　　(曲靖),呀门奴(保山),大接骨(大理、保
　　　　山),大接骨丹(文山、红河、昭通)。

识　　别:小乔木。多栽培于亚热带村边或路旁。高
　　　　可达 3~5 米。枝圆柱形,灰褐色,具皮孔,
　　　　质脆,心空,节膨大,芽大而明显,常带红色。
　　　　叶大,互生,不规则的多角形分裂,叶柄鞘状
　　　　抱茎,叶缘粗锯齿。花单性,雌雄异株,为开
　　　　展稠密的圆锥花序,雄花无花瓣。核果,3~
　　　　4 室。

采集加工:药用根、叶。全年可采,洗净鲜用。

性味功效:苦、辛、微麻,平。活血祛瘀,接骨接筋。

主治应用:骨折、跌打损伤,用鲜根叶捣烂敷患处或配伍外用。

大接骨丹

小　暗　消

马连鞍　萝藦科　马连鞍属

Streptocaulon griffithii HK. f.

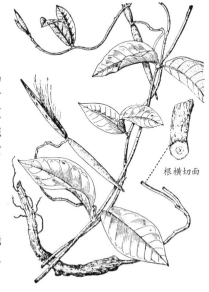

识　　别:缠绕藤本,长约 3~5 米,被毛。主根淡褐
　　　　色,须根少。茎褐棕色,有纵棱。单叶对
　　　　生,阔卵圆形或椭圆状矩圆形,长 6~11 厘
　　　　米,宽 3~7 厘米,先端短尖,基部心形或钝
　　　　圆,全缘。聚伞花序腋生,疏散,花冠绿黄
　　　　色。蓇葖果成对着生,种子有白毛。
　　　　　　生于热带、亚热带旷野、林缘灌丛中。

采集加工:药用根。全年可采,晒干备用或鲜用。

性味功效:苦、微麻,凉。行气止痛,消积健胃。

主治应用:胃肠绞痛、消化不良,每用鲜根 5 分~1 钱
　　　　生吃。感冒、肠炎、腹泻、跌打损伤、腰腿痛、
　　　　慢性肾炎,每用 1~2 钱,煎服。

附　　注:体弱虚寒者忌服。

根横切面

小暗消

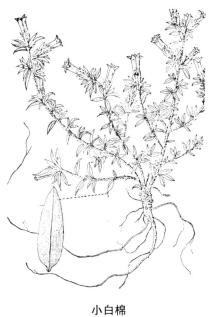

小白棉

小　白　棉

马鬃参　桔梗科　蓝钟花属
Cyananthus argenteus Marq.

别　　名:马鬃根(丽江)。

识　　别:多年生矮小草本,高约16厘米,密被白色
　　　　　粗毛。主根圆锥形,淡褐色,生少数须根。
　　　　　茎淡褐色。叶互生,卵状披针形或长卵形,
　　　　　长0.5~1厘米,宽约0.2厘米,全缘。花
　　　　　蓝色,管状钟形,单生叶腋或顶生。蒴果。
　　　　　生于寒温带山间荒坡。

采集加工:药用全草。秋冬采集,晒干备用。

性味功效:甘、苦、平。调气补血。

主治应用:小儿体虚、小儿奶毒,每用根1~3钱炖肉
　　　　　吃。贫血、痨伤疼痛,每用全草3钱煎服。

附　　注:小儿奶毒,是指母亲怀孕后仍继续哺乳而
　　　　　使小儿枯瘦、精神萎靡、食少、嗜睡和面色
　　　　　苍白,民间称之为"奶中毒"。

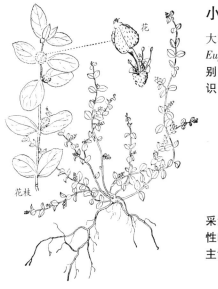

小飞扬

小　飞　扬

大戟科　大戟属　(小毒)
Euphorbia thymifolia L.

别　　名:小奶浆草(红河)。

识　　别:一年生匍匐状小草本。茎纤细,长约20厘
　　　　　米,淡紫红色,稍被短毛,折断有白色乳汁,
　　　　　多分枝。叶对生,椭圆形至矩圆形,长0.5
　　　　　厘米,宽0.3厘米,先端钝或浑圆,基部偏
　　　　　斜近无柄,边缘有极小锯齿。花数个聚合
　　　　　成腋生的聚伞花序,总苞淡紫色。蒴果三
　　　　　角形,有毛,种子长圆状四棱形,有纵沟纹。
　　　　　生于热带、亚热带旷野、路旁、草地。

采集加工:药用全草。夏秋采集,晒干备用或鲜用。

性味功效:微酸、涩、凉,有小毒。清热解毒,收敛止痒。

主治应用:痢疾、腹泻、肠炎、消化不良,每用鲜品1~2
　　　　　两煎服。便血,用全草研末,每次1钱,开水
　　　　　送服。外伤出血,用全草研末撒患处。皮
　　　　　肤瘙痒、皮炎、湿疹、痔疮出血,每用鲜品适
　　　　　量煎水洗患处。

小 功 劳

茜草科　九节属

Psychotria calocarpa kurz

识　　　别:常绿亚灌木,高约40厘米。茎密被棕褐色
柔毛。叶对生,椭圆形,长8～15厘米,宽
3～5厘米,先端锐尖,基部楔形,叶脉正面白
色,背面淡褐色并沿脉着生淡褐色柔毛。侧
脉在近边缘处连成网状,聚伞花序顶生,花
淡黄绿色。浆果球形,成熟时红色。
　　　　生于热带、亚热带沟谷、林下阴湿处。

采集加工:药用全株。全年可采,洗净晒干备用。

性味功效:苦,凉。清热解毒,除风利湿。

主治应用:菌痢、肠炎、腹泻、肾炎、膀胱炎、风湿腰腿
痛、咳嗽,每用5钱～1两煎服。癫痫,用根
3～4钱煎服,每日1剂,连服1月,并在病
发作时用叶火烘后加米泔水揉搓全身。

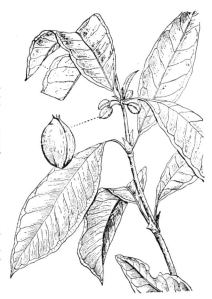

小功劳

小 黄 花

地耳草　金丝桃科　金丝桃属

Hypericum japonicum Thunb.

别　　　名:细跌打(临沧),胡椒草(思茅),地耳草(曲
靖)。

识　　　别:一年生纤细小草本,高可达25厘米。茎多
分枝,秃净。单叶交互对生,卵圆形,长
0.5～1厘米,宽0.2～0.4厘米,先端钝,基
部抱茎,全缘,脉五出,叶面有黄色透明细
点。聚伞花序顶生或腋生,花黄色,直径约
0.5厘米。蒴果圆形,三瓣裂。
　　　　生于南部地区温带、亚热带、热带潮湿
草地、沟边、田埂。

采集加工:药用全草。夏秋采集,晒干备用或鲜用。

性味功效:甘、淡,平。清热解毒,消肿止痛。

主治应用:小儿肺炎、急性结膜炎、肝炎、早期肝硬化、
乳痈、肺痈、阑尾炎,每用5钱～1两煎服。
疟疾、跌打损伤,每用5钱～1两煎后点酒
为引服。毒蛇咬伤、疮疖肿毒、黄水疮,每用
5钱～1两煎服,外用鲜品捣烂敷患处或研
末撒患处。刀枪伤、骨折,每用鲜品适量,煎
水洗患处及捣烂外敷。

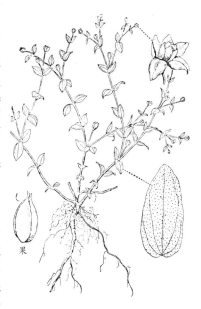

果

小黄花

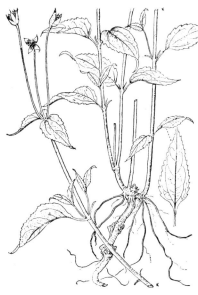

小 血 藤

菊科 蟛蜞菊属
Wedelia urticaefolia（*Bl.*）*DC.*

别　　名：接骨草（丽江）。

识　　别：多年生草本，高约50厘米，多分枝。根状茎粗壮，节膨大，具须根，根皮被褐色细毛。茎直立，圆筒形，基部半木质化，紫红色，梢部渐淡。单叶对生，卵形至卵状披针形，长2～5.5厘米，宽1～2厘米，先端长渐尖，基部楔形，下部叶叶面紫红色，叶背深绿色，上部叶色稍淡，两面均被白色硬毛，脉三出，边缘具锯齿。聚伞式头状花序顶生或腋生，花冠舌状，黄色。瘦果长卵形，具棱。

采集加工：药用根。秋冬采集，洗净晒干备用或鲜用。

性味功效：甘，平。清热解毒，活血通经。

主治应用：肺炎，用3～5钱煎服。跌打损伤，用3～5钱泡酒分服，外用鲜品捣烂敷患处。

附　　注：孕妇慎用。

小血藤

小 桐 子

麻风树 大戟科 麻风树属 （毒）
Jatropha curcas L.

别　　名：小油桐（红河），亮桐（玉溪）。

识　　别：常绿灌木或小乔木，高2～5米，折断有白色乳汁。树皮灰黄色，枝绿色，具凸起的叶痕。单叶互生，阔卵形或卵状矩圆形，长6～10厘米，宽5～8.5厘米，先端渐尖或急尖，基部心形，基出脉5条，全缘或3～5裂，具长柄。聚伞花序腋生，花冠淡绿色，直径约0.5厘米。蒴果近球形，直径约2.5厘米，黄色，种子长圆形，干时黑色。

　　　　　生于热带、亚热带地区溪河旁、沙滩、村寨旁，并多栽培作绿篱。

采集加工：药用皮、叶、果油。全年可采，晒干备用或鲜用，果榨油备用。

性味功效：苦，温，有毒。散瘀消肿，止血消炎，杀虫止痒。

主治应用：高血压，用叶5钱～1两煎服。支气管哮喘，用根皮5钱、冰糖1两，煎服。骨折、跌打损伤、癣疥顽疮，每用皮或叶捣烂敷患处。脚癣、湿疹，用叶取汁搽患处。癫痫头、慢性溃疡、阴道滴虫、麻风溃疡，用果油搽患处。

附　　注：中毒解救见附方。

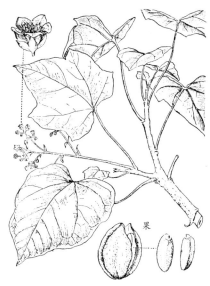

果

小桐子

小 报 春

报春花科　报春花属
Primula forbesii Franch.

别　　名：小报春花、癫痫头花（玉溪）。

识　　别：一年生草本，高约22厘米。根须状。叶根出丛生，卵状矩圆形或卵圆形，长1.5~2.5厘米，宽1~2厘米，先端钝，基部近心形，薄纸质，叶背有白粉，边缘具不规则锯齿，有扁平的长叶柄。伞形花序，花葶自基部叶丛中抽出，花淡紫色，具白粉。蒴果。

生于温带、亚热带旷野、田埂边。

采集加工：药用全草。冬春采集，晒干备用或鲜用。

性味功效：辛、微甘，凉。养阴清热，止血消炎，活络止痛。

主治应用：小儿高热、肺炎、咳嗽、小儿疳积、急性结膜炎、咽喉炎、口腔炎、扁桃腺炎、牙痛、胃炎、尿路感染、白带，每用全草5钱~1两煎服。流产、产后流血，每用5钱，红糖、炮姜引煎服。肾虚阳痿、风湿关节痛，每用5钱~1两泡酒分服。外伤出血、跌打瘀血，用鲜品适量捣烂敷患处。

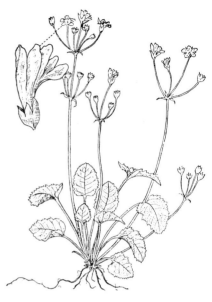

小报春

小季季草

黑蒴　玄参科　黑蒴属
Melasma arvense（Benth.）*H. M.*

别　　名：小野蚕豆、小化血草（红河），化血胆（思茅）。

识　　别：一年生直立小草本，粗糙，高8~24厘米。茎梢部方形，基部略呈圆形，紫红色，有纵沟，被灰白色短粗毛。单叶对生，披针形，长约1.5厘米，宽约0.5厘米，先端钝，基部楔形，两面被白色短毛，边缘有锯齿，无柄。单花生于梢部叶腋，花冠紫色，花柄有对生的小苞片2枚，花萼阔钟状。蒴果藏于萼内。

生于亚热带地区林中、旷野草地。

采集加工：药用全草。夏秋采集，晒干备用。

性味功效：微苦，凉。清热平喘，养血调经。

主治应用：感冒、高热、支气管炎、哮喘、月经不调，每用3~5钱煎服。体虚，用5钱炖鸡服。

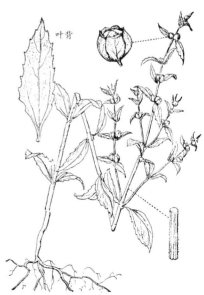

叶背

小季季草

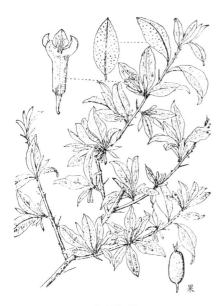

小羊奶果

小羊奶果

胡颓子科　胡颓子属

Elaeagnus viridis Servett. var. delavayi. Lecte.

別　　名:羊奶奶(昭通)、天青地白(丽江)、羊肋树
　　　　(大理)、白绿叶(曲靖)。

识　　别:常绿灌木,高2～3米,密被淡褐色盾状鳞
　　　　片。老枝暗灰褐色,具棘针。单叶互生,
　　　　椭圆形或卵状椭圆形,长2～6厘米,宽
　　　　0.5～2.5厘米,先端钝或短尖,基部圆或
　　　　阔楔形,叶背银灰色,全缘。花1～4朵簇
　　　　生叶腋,淡黄色。核果矩圆状椭圆形,熟
　　　　时红色。
　　　　　生于温带旷野、山坡、路旁灌木丛中。

采集加工:药用叶、根皮、果。夏秋采集,晒干备用。

性味功效:叶、根皮:苦、涩,平;果:甘、酸。清热利
　　　　湿,收敛止咳。

主治应用:重感冒、尿路感染、尿路结石、支气管哮喘、
　　　　咳嗽、咽喉炎,每用根皮3钱煎服。黄疸型
　　　　肝炎,用3钱煎服或研末开水送服,每次1
　　　　钱,日服二次。腹泻、小儿疳积,每用果5～
　　　　8钱煎服。疮疹,用根皮煎水外洗。

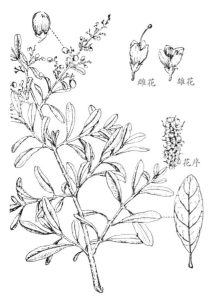

雌花　雄花

花序

小白蜡条

小白蜡条

小蜡树　木樨科　女贞属

Ligustrum quihoui Carr.

別　　名:小叶女贞、小叶冬青(曲靖)。

识　　别:常绿小灌木,高2～3米。分枝多,枝条平
　　　　展,淡褐灰色。单叶对生,椭圆形或矩圆状
　　　　椭圆形,长1.5～2.5厘米,宽0.5～1厘
　　　　米,先端钝圆,基部楔形,网脉不显,光滑,
　　　　全缘。圆锥花序顶生,花小,白色。核果状
　　　　浆果,近球形,干时褐黑色。
　　　　　生于温带旷野、村旁荫处。

采集加工:药用叶、果。秋冬采集,晒干备用或鲜用。

性味功效:苦,寒。清热解毒。

主治应用:小儿口腔炎,用3～6钱煎服,同时用鲜叶
　　　　取汁搽患处。黄水疮,用叶研末撒患处。
　　　　肺结核,用果6钱,蜂蜜引水煎服。

小筋骨草

九味一枝蒿　唇形科　筋骨草属

Ajuga bracteosa Wall. ex Benth.

别　　名:大叶抓地虎(玉溪),赛西林(曲靖)。

识　　别:多年生矮小草本,高5～13厘米,密生短
　　　　毛。须根粗细不匀。以根出叶为主,簇生,
　　　　纸质,长椭圆形至狭倒披针形,叶长2.5～
　　　　4.5厘米,宽0.5～0.9厘米,先端较宽圆,
　　　　基部近狭,叶缘具锯齿,中脉明显。一般花
　　　　茎单生,不分枝,穗状轮伞花序顶生和腋生,
　　　　苞片叶状,萼钟形,花白色或淡粉红色,花冠
　　　　管短。雄蕊2强2弱,无毛,子房四浅纵裂,
　　　　花柱不着子房底,柱头2叉分裂。

采集加工:药用全草。夏秋采集,晒干备用。

性味功效:苦,寒。清热解毒,止痛。

主治应用:各种炎症、小儿高热,用全草研末,每次8
　　　　分,开水送服或用1～2钱煎服。

附　　注:据云本品抗菌作用与青霉素相似。

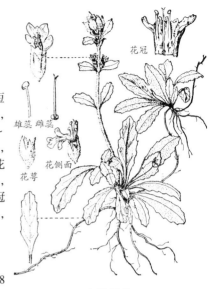

小筋骨草

小朝天罐

野牡丹科　金锦香属

Osbeckia angustifolia D. Don

别　　名:朝天罐(保山、临沧、思茅),小倒罐果、莫达
　　　　海良(保山),小红参(临沧)。

识　　别:多年生直立草本,高达60厘米。茎四棱形,
　　　　有紧贴的粗毛。叶对生,卵状披针形,长
　　　　1～2.5厘米,宽0.5～1厘米,先端针形,基
　　　　部钝圆,有纵脉三条,两面均被粗毛,具短
　　　　柄。花数朵聚生为顶生无柄的头状花序,花
　　　　紫红色。蒴果四裂。
　　　　　　生于亚热带旷野和疏林。

采集加工:药用根。秋季采集,晒干备用。

性味功效:淡涩,平。清热利湿,收敛止血。

主治应用:肝炎、失眠、月经不调、痛经、肠炎、痢疾、膀
　　　　胱炎,每用1两,红糖引煎服。咯血、血崩、
　　　　便血、贫血、胎动不安、疟疾、小儿疳积、小儿
　　　　夏季热、肺结核,每用5钱～1两煎服。风
　　　　湿,用3钱,胡椒及酒引煎服。白带,用3钱炖猪心肺吃。

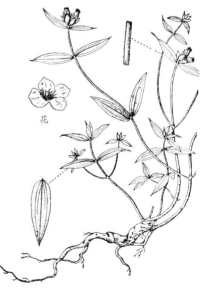

小朝天罐

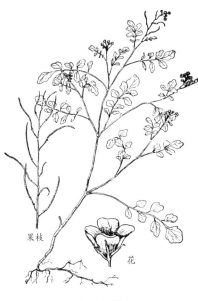

果枝

花

小叶地豇豆

小叶地豇豆

碎米荠　十字花科　碎米荠属

Cardamine flexuosa With.

识　　别：一年生草本,高16~28厘米。须根多数,
白色。茎绿色,干时具纵纹沟。奇数羽状
复叶,互生,小叶倒卵形或近圆形,长
0.5~1厘米,宽约与长相等,先端钝圆,基
部阔楔形或截形,边缘具3~5圆裂。总状
花序顶生,花小,白色。角果线形,成熟时
由基部向上开裂,种子细小。
　　　　生于温带旷野、沟边或田埂边。

采集加工：药用全草。夏秋采集,晒干备用或鲜用。

性味功效：微苦,平。清热解毒,健脾利湿。

主治应用：小儿疳积,用1~3钱煎服。痔疮,用鲜草
煎水外洗。

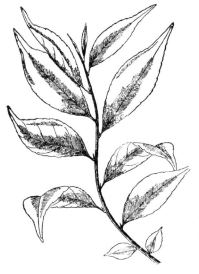

小霸王

小　霸　王

草沉香　大戟科　海漆属

Excoecaria acerifolia Didr. var. genuina M. – A.

识　　别：常绿灌木。生于亚热带山麓林下。茎直立。
单叶互生,长椭圆状披针形,边缘疏生浅锯
齿,先端长尾尖,基部阔楔形。

采集加工：药用全株。全年可采,洗净切片晒干备用或
鲜用。

性味功效：苦,寒。解毒。

主治应用：食物中毒,蕈子、草乌中毒,每用3~5钱(重
者1两),水煎频服。

小 白 撑

泡叶乌头　毛茛科　乌头属　（剧毒）

Aconitum bullatifolium Le' vl.

别　　名:黄腊一枝蒿(昭通)。

识　　别:宿根直立草本。生于高寒山区草甸和冷、云
杉林下。高 50～80 厘米。主根圆锥形,常
有子根,外皮深褐色。基生叶宿存,掌状,近
全裂为三,裂片再 1～2 回羽裂,长 4～14 厘
米,宽 5～16 厘米,叶面深绿色,叶背粉黄绿
色。叶柄长 5～22 厘米。花葶自叶丛抽出,
密生黄绿色短细毛。总状花序,花密集,盔
形,蓝紫色。蓇葖果,多为四枚聚生,种子
多数。

采集加工:药用根。秋冬采集,洗净晒干备用。

性味功效:辛、苦、麻、温,剧毒。活血祛瘀,活络止痛。

主治应用:腰肌劳损、软组织挫伤、关节扭伤、风湿关节
痛、肋间神经痛,本品研末,每次 50 毫克,日服二次,用酒或温开水送服。

附　　注:本品含乌头硷,剧毒,服用时必须控制剂量。中毒解救见附方。

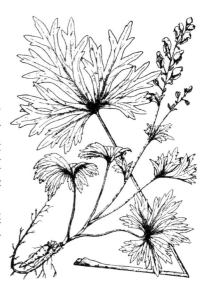

小白撑

小 红 参

云南茜草　茜草科　茜草属

Rubia yunnanensis（Fr.）Diels

识　　别:多年生草本。生于旷野草地、山野灌丛和林
下。高约 30 厘米。全株有短毛。根多数,
细圆柱形,外皮红褐色。四叶轮生,长椭圆
形,长 2.5 厘米,宽 0.8 厘米,全缘。聚伞花
序,腋生或顶生,花白色。浆果,球形。

采集加工:药用根。秋冬采集,洗净晒干备用或鲜用。

性味功效:甘、温。温经通络,调养气血。

主治应用:月经不调、跌打损伤,每用 5 钱～1 两,水煎
服或泡酒服。贫血,每用鲜品 1 两,炖鸡服。

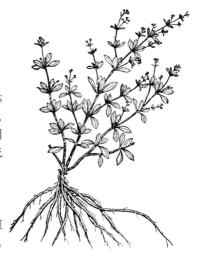

小红参

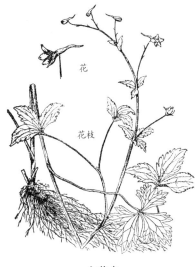

小草乌

小 草 乌

德氏飞燕草　毛茛科　飞燕草属　（毒）
Delphinium delavayi Franch.

别　　名：细草乌(红河)，鸡足草乌(曲靖、昆明)。
识　　别：多年生草本。多生于山坡、荒地、草丛中。高50～70厘米。根须状。茎直立。单叶互生，叶片掌状三深裂，小裂片菱形，长2.5～5厘米，宽1～2.8厘米，叶缘具粗锯齿。总状花序，顶生或近顶生，花鲜蓝色，后面一枚萼片延长成一距，形如飞燕，故名"飞燕草"。蓇葖果。
采集加工：药用根。夏秋采集，放于子母灰中炮制后，用开水洗净去皮切片晒干备用。
性味功效：微麻、苦、温，有毒。祛风燥湿，止痛定惊。
主治应用：风湿疼痛、小儿惊风、小儿肺炎、癫痫、蛔虫、胃痛，用1～2分配伍，水煎服或研末服。外伤疼痛，用鲜根泡酒外搽患处。
附　　注：中毒解救见附方。飞燕草属在云南药用者尚有大卫飞燕草、云南飞燕草等。

小 棕 包

狭叶藜芦　百合科　藜芦属　（剧毒）
Veratrum stenophyllum Diels

别　　名：天蒜(保山)，千张纸(曲靖)，大力王(东川)。
识　　别：多年生草本。生于高山林下草地。高约1米。地下根茎短圆柱形，具多数肉质细长支根。茎直立，基部被有棕状纤维毛，故名"小棕包"。叶两列，基生叶密集，较茎生叶多，长箭形，长25～60厘米，宽1～1.5厘米，基部鞘状抱茎，全缘，直出脉明显。圆锥花序，顶生，花紫色。膜质蒴果，三棱状长圆形。
采集加工：药用根。秋冬采集，洗净晒干备用或鲜用。
性味功效：麻、苦、凉，剧毒。消肿止痛。
主治应用：跌打损伤、风湿疼痛，每用50毫克，日服三次，开水送服。灭蛆、灭孑孓，用全株捣碎，投入污水和粪坑。
附　　注：忌辛辣，菜蔬(减低药性)食物。中毒症状为头昏，呕吐，血压下降，心跳减慢等。生吃鲜青、白菜解救。同属植物大理藜芦 *Veratrum taliense* Loesm. *f.* 亦应用于临床。

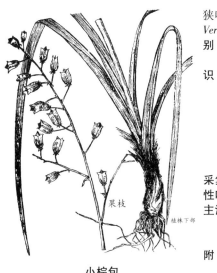

小棕包

小 柿 子

小叶黑面神　大戟科　黑面神属
Breynia patens Benth.

别　　名: 地石榴(思茅),跳八丈(临沧)。
识　　别: 灌木。生于亚热带山间坡地、丘陵或路边。
高1~2米。叶两列状互生,阔卵形,长
1.2~2.2厘米,宽0.8~1.5厘米,全缘。叶
背深绿色,干后变黑,故名"黑面神"。花小,
腋生,单性异株。蒴果,球形,基部盘状花萼
宿存,形如小柿子,故又有"小柿子"之称。
采集加工: 药用根、叶。全年可采,洗净切片晒干备用
或鲜用。
性味功效: 涩,微温。收敛止血。
主治应用: 月经过多、崩漏、痛经、痢疾、白带、腹泻、黄
疸、预防流脑,每用3钱,水煎服。湿疹、皮
炎、皮肤瘙痒、烧伤,用鲜叶捣烂取汁搽患处。

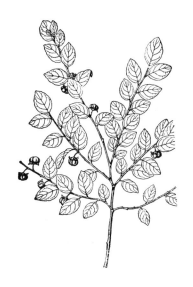

小柿子

小 铜 锤

美形金钮扣　菊科　金钮扣属　(小毒)
Spilanthes callimorpha A. H. Moore

别　　名: 过海龙、黄花草(红河)、铜锤草、遍地红(玉溪、
思茅)、乌龙过江(曲靖)、小麻药(文山)。
识　　别: 一年生草本。多分布于热带旷野、路旁及林
下草地。高40~80厘米。茎紫红色。单叶
对生,卵状披针形,长1.5~4厘米,宽0.5~
2厘米,边缘有浅疏齿。头状花序,顶生或
腋生,花黄色。瘦果,扁,有白色冠毛。
采集加工: 药用全草。全年可采,鲜用或晒干备用。
性味功效: 苦、辛、麻、温,小毒。止痛,活血祛瘀。
主治应用: 骨折,每用3钱泡酒1斤,每次服10毫升。
跌打损伤、风湿关节痛、闭经,每用1~3钱,
水煎服或配方用。胃寒痛,每用叶2~3片,
研末,开水送服或嚼服鲜叶。外用捣烂敷患
处或配方用。
附　　注: 内服量1~3钱,中毒出现全身发麻。忌酸冷、鱼腥。孕妇忌服。

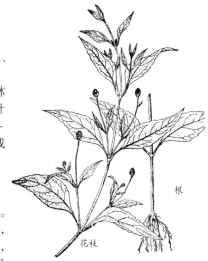

根

花枝

小铜锤

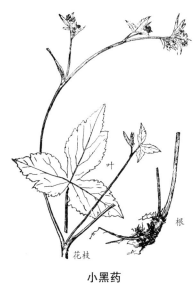

叶

根

花枝

小黑药

小 黑 药

昆明变豆菜　伞形科　山䓖菜属

Sanicula astrantiifolia Wolff

别　　名:铜脚威灵仙、叶三七(曲靖),草本三角枫、三角草(昆明)。

识　　别:多年生草本。生于山坡、溪旁或灌木丛中。高 30 ~ 40 厘米。根茎短,黑褐色。茎直立,圆柱形,有纵棱。叶互生,三角形掌状分裂,长 3.5 ~ 7 厘米,宽 5.5 ~ 10 厘米,边缘具不规则锯齿。复伞形花序,腋生或顶生,花小,白色。双悬果,扁或卵形。

采集加工:药用根。夏秋采集,晒干备用。

性味功效:甘、微苦,温。补肺益肾。

主治应用:肺结核、肾虚腰痛、头昏,每用 3 钱 ~ 1 两,水煎服或配伍用。

附　　注:实热症及感冒忌用。

小 白 薇

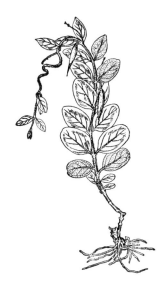

小白薇

娃儿藤　萝藦科　娃儿藤属

Tylopbora yunnanensis Schlecht.

别　　名:白龙须(大理、保山、红河),白薇(保山、玉溪、丽江),水辣子根(保山),中西林(文山),老妈妈针线包(昆明),蛇辣子(大理),白藤(曲靖)。

识　　别:多年生草本。生于旷野山腰、向阳草地。高50 厘米左右。根多数,细长圆柱形,外部淡黄色。茎直立圆柱形,具棕色短毛。单叶对生,柄短,具灰白色柔毛,叶阔卵圆形或阔椭圆形。聚伞花序,腋生,花小。蓇葖果,尖角状,长约 4.5 厘米。

采集加工:药用根。全年可采,洗净晒干备用。

性味功效:苦、微涩,微温。舒筋活血,调经止痛。

主治应用:跌打损伤、风湿疼痛,每用 2 钱研末,酒送服或水煎加酒为引服。肝炎、胃溃疡,每用 3 ~ 5 钱,水煎服。虚痨、恶性疟疾,配伍应用。虫、蛇咬伤,每用 3 钱,水煎服。外用适量加红糖捣烂敷伤处。

小 黄 散

三丫苦　芸香科　吴茱萸属

Evodia lepta（*Spreng.*）*Merr.*

别　　名: 三岔叶(红河、保山),九节历(保山)。

识　　别: 灌木或小乔木。生于热带南亚热带林内和
山野。高2~5米。树皮灰白色,光滑无毛,
有淡黄色皮孔。指状三小叶,小叶椭圆状披
针形,长7~12厘米,宽2~5厘米,有油点。
圆锥花序,腋生,有近对生而扩展的分枝,花
白色。蒴果,种子黑色。

采集加工: 药用根、叶。全年可采,洗净切片晒干备用,
叶阴干备用或鲜用。

性味功效: 苦,寒。清热解毒,燥湿止痒。

主治应用: 风湿性关节炎、坐骨神经痛、腰腿痛,每用根
3钱~1两,水煎服或泡酒内服。防治流感、
流脑、乙型脑炎、扁桃腺炎、咽喉炎、黄疸型
肝炎,每用叶3~5钱,水煎服。虫、蛇咬伤、
疖肿、跌打扭伤,用鲜叶捣烂敷患处。湿疹、皮炎、痔疮,用叶煎水外洗。

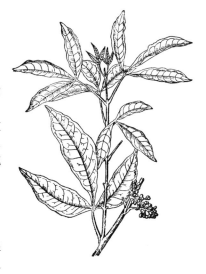

小黄散

小 玉 竹

玉竹　百合科　黄精属

Polygonatum officinale All.

别　　名: 小黄精、竹叶参(昆明),对叶生、玉竹(曲
靖),明玉竹、老鸦啄(东川)。

识　　别: 多年生草本。多生于山间林下草丛中或栽
培。高约30厘米。根茎横走,白黄色,圆柱
形,密生多数细须根。茎直立。叶着生于茎
的中部以上,互生或轮生,叶片椭圆形,全
缘。花单生叶腋或着生二花,白色。浆果,
球形。

采集加工: 药用根。秋季采集,洗净去须根,放入开水
中浸泡几分钟取出晒干备用。

性味功效: 甘,平。补气润肺,生津止渴,活血消肿。

主治应用: 阴虚痨咳、多尿、遗精、盗汗、虚弱、腰膝痿
软,每用3~5钱,水煎服。跌打损伤、骨折,
每用1两,泡酒服。

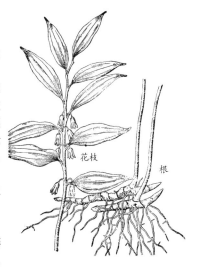

花枝

根

小玉竹

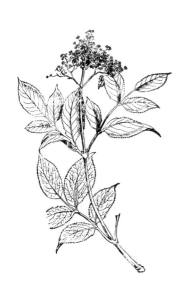

小接骨丹

小接骨丹

接骨木　忍冬科　接骨木属

Sambucus sieboldiana Bl.

别　　名:接骨丹(楚雄),树五加(大理),接骨散(曲靖),大五加(保山),小接骨丹(红河、文山),接骨木(丽江)。

识　　别:高大半灌木。生于旷野和村庄周围,多为栽培。高可达 2 ~ 4 米。根带肉质,黄白色。茎大部分木质化,粗壮,绿褐色,具皮孔。奇数羽状复叶对生,小叶椭圆形或卵状披针形,长 3 ~ 4 厘米,宽 1.5 ~ 3 厘米,边缘有锯齿。密集的聚伞状圆锥花序,顶生,花白黄色。核果,球形,熟时红色。

采集加工:药用叶、根皮。夏秋采集,鲜用或晒干备用。

性味功效:苦,平。活血祛瘀,消肿止痛,接骨舒筋。

主治应用:骨折、跌打损伤、风湿性关节炎,每用根皮 3 钱,泡酒服。外用叶捣烂敷患处。

附　　注:叶只供外用,忌内服。

小伸筋草

短冠草　玄参科　短冠草属

Sopubia trifida Buch. – Ham.

识　　别:直立草本。生于亚热带山野疏林下。高 30 ~ 50 厘米。根分枝,细圆柱形。茎褐色。叶细小对生,线形撕裂状。总状花序,顶生,花黄色。蒴果,卵状,宿萼较阔大。

采集加工:药用全草。夏秋采集,洗净晒干备用。

性味功效:苦涩,温。疏经活络,温肾止痛。

主治应用:风湿、周身酸冷,每用 3 钱 ~ 1 两,泡酒服。胃寒痛,每用 2 钱研末一次服。肾虚,每用 5 钱炖肉 2 两,分 2 次服。毛囊炎,每用 2 钱,水煎服。

植株上部

植株下部

小伸筋草

小筋骨藤

黄绿花双蝴蝶　龙胆科　双蝴蝶属

Crawfurdia luteo – viridis C. B. Clarke

别　　名:小黄鳝藤(昭通)。

识　　别:蔓生草本。生于山地树荫下。茎细,长约
50厘米以上。单叶对生,卵状披针形,长
2~5厘米,宽0.6~1.8厘米,具柄,离基三
出脉,全缘或局部波褶状。花生叶腋,花冠
钟形,五裂,黄绿色。蒴果,种子多数。

采集加工:药用全草。春夏采集,洗净晒干备用或
鲜用。

性味功效:甘,平。舒筋活络,接骨。

主治应用:骨折,用全草研末,以酒为引,冷开水调敷患
处或配伍外用。

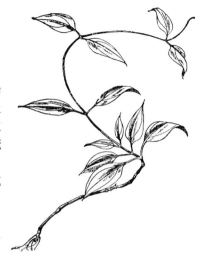

小筋骨藤

小九节铃

光叶崖爬藤　葡萄科　崖藤属

Tetrastigma obtectum（Wall.）Pl. var. glabrum Gagn.

识　　别:攀缘藤本。生于山间坡地杂木林中或陡壁
处。根肥大,纺锤形,外皮紫红色。叶互生,
掌状复叶,小叶五片,椭圆状披针形,边缘有
锯齿,叶面绿色,干时发红,叶背灰白色。花
杂性异株,排成伞房花序式的聚伞花序。
浆果。

采集加工:药用根。秋季采集,洗净切片晒干备用或
鲜用。

性味功效:涩、微苦,寒。接骨生肌,止血消炎。

主治应用:骨折、瘰疬,用鲜根捣烂敷患处或配伍外用。
外伤出血,用根研末撒布患处。

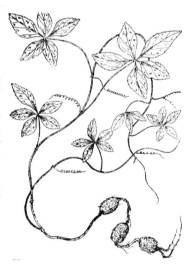

小九节铃

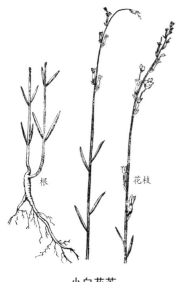

小白花苏

小白花苏

大独脚金　玄参科　独脚金属

Striga masuria（Buch. – ham.）Benth.

识　　别:一年生宿根矽质粗糙草本。常寄生于其他植物
根上。簇生或单生,高 20 ~ 50 厘米。茎直立,一
般不分枝或少分枝。叶疏少,生于下部的对生或
近互生,生于上部的互生,线形,长 1 ~ 2.5 厘米,
宽 0.2 ~ 0.3 厘米。稀疏的穗状花序,顶生,稍端
花渐密集,小花紫蓝色或白色。蒴果,瓶形,萼宿
存,种子多数。

采集加工:药用全草。夏秋采集,切碎晒干备用。

性味功效:淡,凉。清热渗湿,利尿。

主治应用:膀胱炎、尿道炎、肾炎、黄疸型肝炎、肝硬化腹水,
每用 5 钱 ~ 1 两,水煎服。

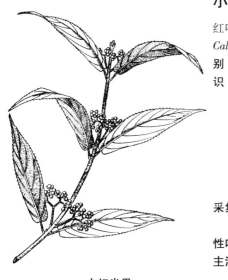

小红米果

小红米果

红叶紫珠　马鞭草科　紫珠属

Callicarpa rubella Lindl.

别　　名:细米油珠(思茅)。

识　　别:直立灌木。多生于亚热带山坡荒地疏林
下或村寨附近。高 80 ~ 250 厘米。全体有
白色绵毛。单叶对生,往往带淡红色,长
琴状披针形,长 10 ~ 14 厘米,宽 3.8 ~ 4.5
厘米,边缘有整齐的锯齿。聚伞花序,腋
生或顶生,花淡紫红色。浆果,红色,种子
浅黄色。

采集加工:药用根、叶。全年可采,洗净晒干备用或
鲜用。

性味功效:辛,苦,平。止血。

主治应用:吐血、尿血,每用根 3 ~ 5 钱或叶 2 ~ 3 两,
水煎服。外伤出血,用叶研末撒布患处。

小米团花

马鞭草科　紫珠属

Callicarpa giraldii Hesse ex Rehd.

　　本品与小红米果的区别为:叶柄较长,叶为阔卵圆形或阔椭圆形,边缘上部具齿,下部全缘。叶背面布黄色腺体。花序柄短。果较大。功效与小红米果相同。

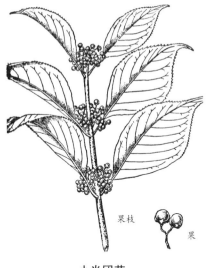

果枝

果

小米团花

小被单草

狗筋蔓　石竹科　狗筋蔓属

Cucubalus baccifer L.

别　　名:水筋骨(曲靖),白莫则取热、高果果鸟(红河),九股牛七(临沧),白牛夕(保山),长深根(文山),称筋散(思茅),九股牛、王不留行(丽江)。

识　　别:蔓生草本。多分布于山间疏林、山坡草丛中。长达 1 米以上。须根多数。茎圆柱形,中空,具节。单叶对生,卵状披针形,长 2.4 ~ 6.5 厘米,宽 0.9 ~ 2.3 厘米,全缘。花单生叶腋,白绿色。浆果,球形,种子多数。

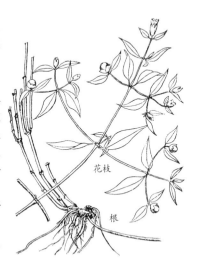

花枝

根

小被单草

采集加工:药用全草。夏秋采集,洗净鲜用或晒干备用。

性味功效:甘淡,温。接骨生肌,祛瘀止痛,利尿消肿,催产。

主治应用:骨折、跌打损伤、风湿关节痛,每用 2 ~ 5 钱,泡酒服或用鲜草捣烂敷患处。疝气、水肿、肺结核、难产、死胎不下,每用根 3 ~ 5 钱,水煎服。

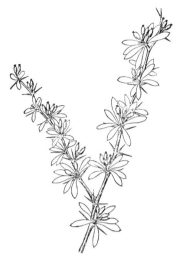

小三棵针

小三棵针

小黄连刺　小檗科　小檗属
Berberis Wilsonae Hemsl.

别　　名:小黄连(曲靖),三爪黄连(东川)。

识　　别:小灌木。多生于山间坡地灌木丛中或路旁疏林下。根横走,外皮粗糙,有须根。枝黄褐色,有棱,无毛。叶簇生,匙状倒披针形或倒卵形,叶面细网脉明显,往往带红色,背面有白粉,近无柄,全缘。叶基着生三短锐刺,故名"小三棵针"。花簇生叶腋,黄色。浆果,褐紫色。

采集加工:药用根。全年可采,洗净切片晒干备用。

性味功效:苦,寒。清热解毒,消炎,止痢。

主治应用:痢疾、疮痈肿痛,每用1~3钱,水煎服。结膜炎,用适量水煎取滤液洗眼。小儿口腔糜烂,用根研末撒布患处。

山　苏　木

沙针　檀香科　沙针属
Osyris wightiana Wall.

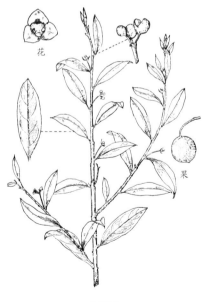

花

果

山苏木

别　　名:小青皮、干檀香(昆明),杜档香(玉溪),干香树(思茅),香疙瘩(文山、昆明)。

识　　别:常绿灌木,高1~2米。茎直立,枝褐色,具棱。单叶互生,近肉质,狭椭圆形,长2.5~4厘米,宽0.7~1.3厘米,先端短锐尖,基部楔形,全缘。聚伞花序腋生,花小,黄绿色。核果球形或卵形,嫩时绿色,成熟时橘红色。

生于亚热带、温带旷野、疏林下灌木丛中。

采集加工:药用全草。全年可采,切碎晒干备用或鲜用。

性味功效:辛、苦,平。疏风解表,清热解毒,调和气血。

主治应用:咳嗽、感冒、胃痛、心腹痛、胎动不安、月经不调、痛经,每用3~5钱煎服。外伤出血,用叶研末撒患处。骨折,用鲜叶捣烂敷患处。疮、疖、痈,用叶煎水外洗。

山 皮 条

莞花　瑞香科　莞花属　（小毒）

Wikstroemia canescens(Wall.) Meissn.

别　　名:黄根构皮(红河)、铁扇子、矮陀陀、半边梅
(昆明)。

识　　别:小灌木,高 30～90 厘米。茎圆柱形,褐红
色,具细纵网纹饰,被白色绒毛,茎皮纤维韧
性强,故名"山皮条"。叶对生或互生,长椭
圆状披针形,长 1.5～2.5 厘米,宽 0.5～1.3
厘米,先端短锐尖,基部圆或阔楔形,全缘。
穗状花序顶生或腋生,花被黄色,无花瓣。
浆果状核果,黑色。

　　　　　生于亚热带、温带疏林坡地阴湿处。

采集加工:药用根。秋冬采集,洗净切片晒干备用。

性味功效:辛、苦、涩、微温,有小毒。宽中理气,通经
活络。

主治应用:面寒胀痛、胃脘饱闷、气滞腹痛、五心潮热,
每用 1～2 钱,微焙研末热酒送服。风湿、跌打、骨折,每用 1～3 钱煎服,或
泡酒分服。

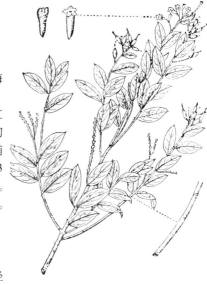

山皮条

山 栀 子

皮袋香　木兰科　含笑属

Michelia yunnanensis Franch.

别　　名:山辛夷(昆明)。

识　　别:常绿小灌木,高 50～150 厘米。枝褐色,幼
枝、芽、叶背和叶柄均密被锈色绒毛。单叶
互生,长倒卵形或矩圆状椭圆形,长 3.5～
7.5 厘米,宽 1.5～3 厘米,先端急尖或钝
圆,基部楔形或钝圆,革质,全缘。花单生
叶腋,花被白色,芳香。蓇葖果褐色。

　　　　　生于亚热带、温带山野混交林下。

采集加工:药用花、根。春夏采集,晒干备用。

性味功效:涩、苦、微寒。清热解毒,收涩止血。

主治应用:崩漏,用根 5 钱煎服。咽喉炎、鼻炎、结膜
炎、脑漏,每用花 3～5 钱煎服。

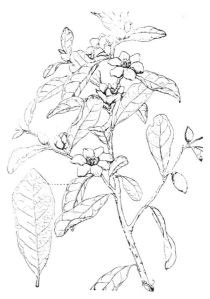

山栀子

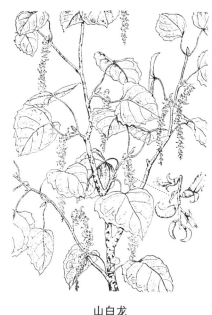

山白龙

山 白 龙

圆叶杨　杨柳科　杨属

Populus bonatii Lévl.

别　　名:野白杨树(丽江),响叶杨(大理)。

识　　别:落叶小乔木或乔木,高可达１０米。树皮
　　　　青灰色,老枝灰色,幼枝赤褐色,初有毛,
　　　　后脱落。单叶互生,阔卵圆形,长３~５厘
　　　　米,宽４~5.5厘米,先端尖,基部浅心形,
　　　　初生叶有毛,边缘有微波状齿。柔荑花序
　　　　腋生。蒴果长卵形。
　　　　　　生于温带、暖温带向阳山坡疏林中。

采集加工:药用皮。全年可采,晒干备用。

性味功效:苦,寒。清热利尿,解毒杀虫。

主治应用:蛔虫症、乳糜尿、肾炎、风热感冒,每用根
　　　　皮３~５钱煎服。牙痛,用鲜树皮一块入
　　　　口含于痛处。

山 毛 柳

红雾水葛　荨麻科　雾水葛属

Pouzolzia sanguinea(Bl.)*Merr*

别　　名:小粘榔(曲靖),大粘药(昆明),黄毛芽、接
　　　　骨木、粘药根、大粘榔(红河),血升麻(文
　　　　山)。

识　　别:灌木,高约３米。小枝灰色或灰褐色。单
　　　　叶互生,卵形或卵状披针形,长６~11厘
　　　　米,宽2.5~3.5厘米,先端长尾尖,基部阔
　　　　楔形或钝圆形,基出脉3,边缘具粗齿。花
　　　　单性同株,黄绿色,簇生于叶腋。瘦果卵形。
　　　　　　生于亚热带向阳荒坡或山谷溪旁。

采集加工:药用叶、根皮。全年可采,晒干备用或鲜用。

性味功效:涩、微辛,温。舒筋活络,拔毒消肿。

主治应用:胃肠炎,用根皮５钱煎服。跌打瘀肿、骨
　　　　折,每用鲜品捣烂,加鸡蛋清调敷患处。
　　　　乳腺炎、疮疖、脓肿,每用鲜品捣烂敷患
　　　　处。外伤出血、刀枪伤,每用根皮适量研
　　　　末撒患处。

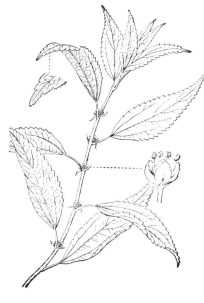

山毛柳

山刁竹

徐长卿　萝藦科　徐长卿属
Pycnostelma paniculatum（Bge.）K. Schum.

别　　名:对叶小疳药、白细辛(红河),对节莲(曲靖)。
识　　别:多年生草本,高40~65厘米。根茎短,上生
　　　　　细圆柱状根。茎直立。单叶对生,线状披针
　　　　　形,长5~14厘米,宽0.2~0.8厘米,先端
　　　　　尖,基部渐狭,全缘,稍反卷。伞形状总状花
　　　　　序顶生或腋生,花冠淡黄绿色。蓇葖果角状
　　　　　卵形,种子顶端有一束银白色长毛。
　　　　　　生于亚热带旷野草坡。
采集加工:药用全草。夏秋采集,阴干备用。
性味功效:香、辛、麻,温。温肾健脾,祛风散寒,行气止痛。
主治应用:虚咳、支气管炎、哮喘、肺结核、产后虚弱、经
　　　　　期受寒、小儿疳积、小儿麻痹,每用根1~2钱
　　　　　研末,开水或肉汤送服。跌打损伤、风湿骨
　　　　　痛,每用2钱泡酒分服。毒蛇咬伤、胃痛,每
　　　　　用1分嚼服。小儿惊风,用根1两、冰片3分
　　　　　共研末,开水送服,每次1~3分,日服二次。

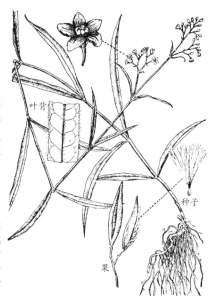

山刁竹

山茶花

山茶科　山茶属
Camellia pitardii（Rehd.）Coh. Staurt var. yunnanensis Sealy

别　　名:茶花、红山茶花(玉溪),野山茶(红河),四
　　　　　棱标(昭通)。
识　　别:灌木,高约1米。茎、枝褐棕色,具细纵棱。单
　　　　　叶互生,长椭圆形或椭圆状矩圆形,长4~8厘
　　　　　米,宽1.5~3厘米,先端短渐尖,基部楔形,革
　　　　　质,两面均有光泽,边缘有细尖齿。花单生枝
　　　　　顶或二朵聚生,粉红色。蒴果木质。
　　　　　　生于温带旷野、山间灌木丛中。
采集加工:药用花、叶、根。冬春采集,晒干备用。
性味功效:苦、涩,平。活血止血,收敛止泻。
主治应用:白带、遗精、月经不调,用花3~5钱,红糖引
　　　　　煎服。急性胃肠炎、痢疾、脱肛,每用花或根
　　　　　5钱~1两,煎服。月经过多、鼻衄、吐血、肠
　　　　　风下血、风湿,用花5钱煎服,或研末开水送
　　　　　服,每次2钱。关节炎,用根或叶1钱研末,
　　　　　温酒送服。烧伤,烫伤,每用花适量,研末撒
　　　　　于患处。
附　　注:忌酸冷。

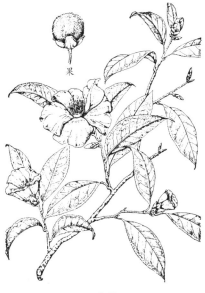

山茶花

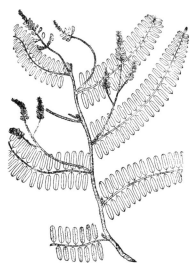

山 红 花

茸毛木兰　豆科　木兰属
Indigofera stachyoides Lindl.

别　　名: 红苦刺(红河)。

识　　别: 灌木。生于亚热带山野疏林下灌木丛中。高 1～3 米。全株密生黄棕色茸毛。叶为奇数羽状复叶,小叶 41～51 枚,矩圆状椭圆形,长 1.2～2 厘米,宽约 0.5 厘米,全缘。总状花序,腋生或顶生,与复叶基本等长,花蓝紫色。荚果,有种子5 枚。

采集加工: 药用根。全年可采,洗净晒干备用或鲜用。

性味功效: 涩、微苦,温。活血止痛,舒筋活络。

主治应用: 崩漏、跌打、风湿、肝硬化、疳积、痢疾,每用5 分～1 钱,水煎服或配伍用。

山红花

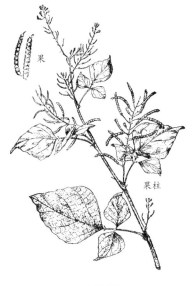

山 蚂 蟥

波叶山蚂蟥　豆科　山蚂蟥属
Desmodium sinuatum Bl. ex Baker

别　　名: 过路黄(文山)。

识　　别: 灌木。生于亚热带山间草坡或林边。高 1～2 米。茎圆柱形。叶互生,羽状三小叶,顶端小叶圆菱形,长 4.5～10.5 厘米,宽 4～8 厘米,边缘自中部以上呈波状。总状花序,腋生,或复总状花序,顶生,花紫色。荚果,约有 10 节,念珠状,密生短毛。

采集加工: 药用全株。全年可采,洗净切碎晒干备用。

性味功效: 涩,平。止血消炎。

主治应用: 内伤出血,每用果 5～10 个,水煎服。烧伤,用全株研末撒布患处。

山蚂蟥

山 慈 姑

箭叶青牛胆　防己科　青牛胆属
Tinospora sagittata（Oliv.）Gagn.

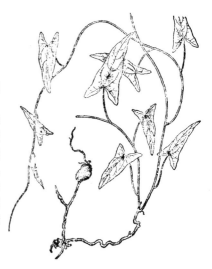

别　　名:金线吊葫芦、万丈深、地苦胆、八面风（楚
　　　　雄）。
识　　别:多年生常绿缠绕藤本。生于滇南阔叶密林
　　　　下和箐沟阴湿地。高达 3 米左右。地下根
　　　　可长达 1 米,具有球状的结节。茎细圆托
　　　　状,具细纵纹。单叶互生,叶形类似慈姑叶,
　　　　先端渐尖,基部箭形或戟状箭形,长 8～10
　　　　厘米,宽 2～4 厘米,略革质,全缘或略有细
　　　　皱,基出脉五条。总状花序。核果,背部隆
　　　　起,腹部平坦,近顶部有花柱的遗迹。
采集加工:药用根。全年可采,洗净切片晒干备用。
性味功效:苦,寒。清热解毒,消炎止痛。
主治应用:胃炎、喉炎、扁桃腺炎、痢疾,用本品研末,每
　　　　次 3～5 分,日服二次,开水送服。

山慈姑

山 乌 龟

地不容　防己科　千金藤属　（小毒）
Stephania delavayi Diels

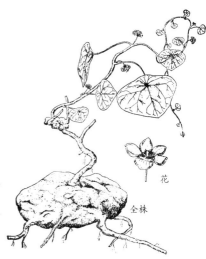

别　　名:抱母鸡（昆明）,一文钱（保山）,荷叶暗消、
　　　　乌龟抱蛋（红河）。
识　　别:多年生秃净草质缠绕藤本。常生于山坡沟
　　　　边或林下。长达数米。块根肥大扁球形,外
　　　　皮粗糙,暗灰褐色,断面黄白色。茎部分为
　　　　赤色,密布淡绿色细点。不规整的盾状叶,
　　　　全缘,径 3～5 厘米左右。伞形花序,腋生,
　　　　花小,暗深紫色,具白粉。核果,圆形,成熟
　　　　时红色,种子环状,白色。
采集加工:药用块根。秋冬采集、洗净切片蒸熟晒干
　　　　备用。
性味功效:苦,温,小毒。止痛,催吐,拔毒。
主治应用:胃痛、气胀腹痛,根研末每用 5 分,姜汤送服。
　　　　催吐,生用 1～3 钱,水煎服。疮疖、无名肿毒
　　　　未破溃者,用末适量加鸡蛋清调敷疮周围
　　　　（溃后不用）。
附　　注:气血虚弱者忌用。

花

全株

山乌龟

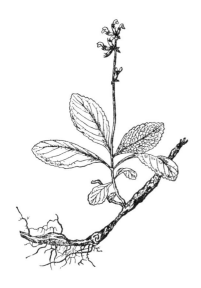

山 槟 榔

直管花　唇形科　直管草属

Orthosiphon wulfenioides（Diels）H.－M.

别　　名:山萝卜(玉溪),化积药(红河)。

识　　别:直立草本。多生于旷野、山坡和林下。高
20～30厘米。根粗壮,外皮黄褐色,须根多
数。单叶对生,倒椭圆形,基部阔楔形,边缘
锯齿,两面具柔毛。穗状花序,2～6朵簇
生,粉红色。小坚果,卵形或球形。

采集加工:药用根。夏秋采集,洗净晒干备用。

性味功效:辛、甘、平。祛风除湿,镇痛化积,接骨生肌。

主治应用:脉管炎、食积、蛔虫病,每用根3钱,水煎服。
骨折、风湿痛,用根适量舂细外包患处,3日
换药1次。

山槟榔

山 牡 丹

白花银背藤　旋花科　百鹤藤属

Argyreia seguinii（Le'vl.）Vaniot

识　　别:藤本。多生于亚热带山间疏林或路旁灌木
丛中。单叶互生,全缘,卵圆形或阔椭圆
形,长12～17厘米,宽8～13.5厘米,背面
密生白绢毛,故名"白花银背藤"。花簇
生,为苞片所包,有总花梗,生1～4束花,
白色。

采集加工:药用根皮。全年可采,洗净晒干备用。

性味功效:微涩,温。补气补血。

主治应用:贫血头昏,每用2～3两,炖肉吃。

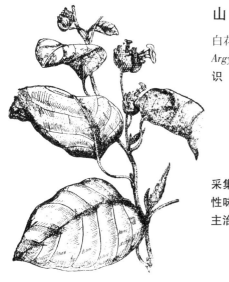

山牡丹

山 韭 菜

黑花野韭　石蒜科　葱属

Allium bulleyanum Diels

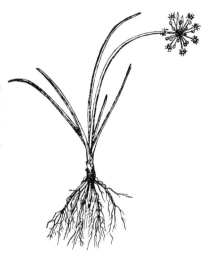

识　　别:多年生草本。生于山间荒坡草丛中。高30
厘米左右,有葱臭味。鳞茎圆柱形,具纤维
状鳞毛。叶根出,狭线形,长5～20厘米,宽
约0.3厘米,光滑无毛,全缘。花葶自叶丛
中抽出,伞形花序,顶生,花黑紫色。蒴果。

采集加工:药用全草。夏秋采集,晒干备用或鲜心。

性味功效:甘,平。散瘀止痛。

主治应用:跌打损伤、刀枪伤,用鲜草捣烂敷患处。

附　　注:本品作菜食可健脾养血,强筋壮骨。

山韭菜

山 货 榔

无毛南蛇藤　卫矛科　南蛇藤属　（小毒）

Celastrus stylosus Wall. ssp. glaber Ding Hou

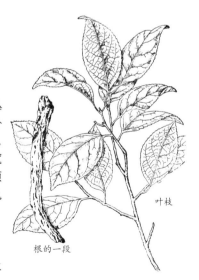

识　　别:攀缘状藤本。生于山野阔叶林中或灌木丛
中。长达数米。小枝灰色,皮孔明显。茎外
皮粗糙易脱落,断面黄色。单叶互生,革质,
阔卵形或长椭圆形,长8.5～11厘米,宽
5.5～6.5厘米,边缘有粗齿。圆锥花序,顶
生,花淡绿黄色。蒴果,近球形,内有橙黄色
假种皮。

采集加工:药用茎。全年可采,晒干备用。

性味功效:酸,平,小毒。祛风消肿,舒筋活络。

主治应用:脉管炎、肾盂肾炎、跌打损伤,每用2钱,水
煎服。

叶枝

根的一段

山货榔

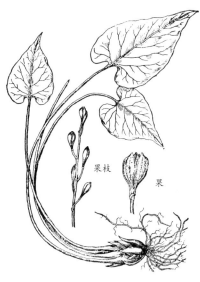

山菠萝根

山菠萝根

荞麦叶贝母　百合科　荞叶贝母属
Cardiocrinum giganteum（Wall.）Makino

别　　名：马兜铃、山芋头(玉溪)。

识　　别：多年生高大草本。生于山间疏林坡地草丛中。高约1米以上。有鳞茎,茎直立不分枝,圆柱形,中空。根出叶大型,长椭圆状心形,长约50厘米,宽约28厘米,叶基部心形,全缘。花葶粗壮高大,穗状花序,花大,白色。大蒴果,倒梨形,有种子极多数,膜质翅。

采集加工：药用鳞茎。夏秋采集,洗净晒干备用。

性味功效：淡,平。清热止咳。

主治应用：肺结核咯血、小儿高烧,每用1钱,水煎服。

附　　注：果实即中药的马兜铃。

三　爪　龙

滇崖爬藤　葡萄科　崖爬藤属
Tetrastigma yunnanensis Gagn. var. triphyllum Gagn.

别　　名：爬树龙(红河)。

识　　别：木质攀缘藤本,长3～10米。茎深褐色,具纵纹沟。三出复叶互生,中间小叶阔椭圆形或菱状椭圆形,长6～11厘米,宽3～7厘米,先端渐尖或短尖,基部阔楔形,侧生小叶斜卵形,纸质,边缘具粗齿,有长柄。卷须与叶对生,顶端有圆形吸盘。伞形花序式聚伞花序腋生,花绿白色。肉质浆果。
　　　　　生于温带、亚热带山间疏林或崖壁上。

采集加工：药用全株。夏秋采集,切片晒干备用或鲜用。

性味功效：微酸、涩,温。舒筋活络,消肿止痛。

主治应用：风湿关节炎、跌打、扭伤,每用3钱煎服,或泡酒分服。骨折,研末加鸡蛋清调敷患处。烧伤,研末撒患处。

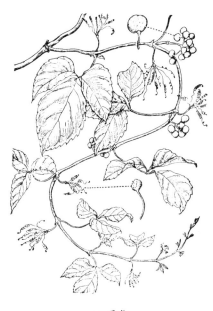

三爪龙

三 枝 叶

木樨科　茉莉属

Jasminum diversifolium Kob. var. glabricymosum (W. W. Sm) Kob.

识　　别:攀缘灌木或小乔木,高约 2～5 米。幼枝圆柱形,粗糙。叶互生,通常三小叶,卵状披针形,长 4.5～9 厘米,宽 1.5～3.5 厘米,先端渐尖或钝,基部钝楔尖,稍近革质,全缘。二歧状聚伞花序顶生,花白色或黄色。浆果椭圆形,黑色。
　　　　　生于亚热带、温带山间背阳坡地林下。

采集加工:药用叶。夏秋采集,晒干备用。

性味功效:涩、微苦,平。止血消炎。

主治应用:外伤出血、刀枪伤,用叶适量研末撒于患处。

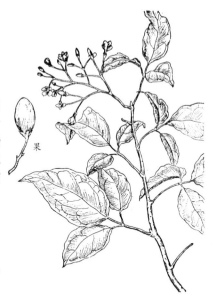

果

三枝叶

三 叶 豆

木豆　豆科　木豆属

Cajanus cajan (L.) Millsp.

识　　别:灌木或亚乔木,高 1～3 米。小枝有槽纹,被灰色柔毛。指状复叶互生,小叶 3 枚,长圆状披针形,长 3～5.5 厘米,宽 1～2.5 厘米,先端渐尖,基部楔形,两面被极短的白色小柔毛,全缘,具柄。总状花序腋生,常构成圆锥花序,花冠黄色或橙黄色。荚果有长喙及横沟纹,被淡黄色柔毛。
　　　　　生于热带、亚热带地区,多为栽培。

采集加工:药用根。秋冬采集,切片晒干备用。

性味功效:辛、涩,平。活血散瘀,消肿止痛。

主治应用:风湿关节痛、跌打损伤、瘀血肿痛、便血、衄血,每用 3～4 钱煎服。

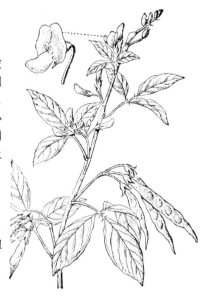

三叶豆

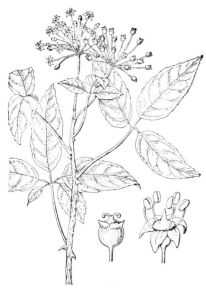

三叶五加

白簕　五加科　五加属

Acanthopanax trifoliatus(L.) Merr

别　　名:鸡脚菜、刺五爪(红河)。

识　　别:攀缘状灌木,高2~4米。树皮灰绿色。枝淡褐色,有刺。指状复叶互生,小叶3~5枚,长卵形或长椭圆形,长3~7.5厘米,宽2~4厘米,先端短尖,基部圆,边缘有疏浅锯齿。总状花序式伞形花序顶生,花蜜白色。果球形,核果状,稍侧向压扁。

生于亚热带山脚路边灌木丛中。

采集加工:药用全株。秋冬采集,切碎晒干备用或鲜用。

性味功效:气香、辛、平。消炎止痛,接骨生肌。

主治应用:重感冒、风湿、跌打、催产,用根5钱~1两煎服。肺出血、水肿,每用根或全株1两,煎服。骨折,用鲜根皮捣烂敷患处。

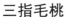

三叶五加

三指毛桃

掌叶榕　桑科　榕属

Ficus simplicissima Lour. Var. hirta(Vahl) Migo

别　　名:饿饭果(思茅、红河),小哨叶子果、阿卡拉马(红河)、五指毛桃(文山)。

识　　别:灌木或小乔木,高2~3米。小枝、托叶、叶和花序均被贴伏短硬毛。叶互生,长椭圆状披针形或广卵形,长8~25厘米,宽4~18厘米,3~5裂,先端渐尖,基部圆形,叶面粗糙,边缘具细锯齿。隐头花序成对腋生,球形。瘦果椭圆形。

生于亚热带、热带村寨旷地或山坡荒地。

采集加工:药用根。秋冬采集,切片晒干备用。

性味功效:苦,凉。清热解毒,祛湿化痰。

主治应用:高热、胃痛、脱肛、胸痛、风湿、肺结核、慢性支气管炎、水肿,每用1~2两煎服。

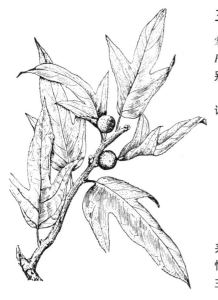

三指毛桃

三　七

五加科　人参属

Panax san – chi Hoo.

识　　别:多年生栽培草本。高30～60厘米。根粗壮
肉质,倒圆锥形或矩圆柱形,具数条支根,外
皮黄褐色。茎直立。掌状复叶,3～4枚轮
生于茎端,小叶片卵状披针形,通常5～7
枚,边缘有细锯齿。顶生密集的伞形花序,
花黄绿色。浆果状核果,近于肾形,种子球
形,1～3枚。

采集加工:药用根、花。一般于花前采根,洗净晒干备用。

性味功效:根:甘、微苦,温。生用止血止痛,活血祛瘀。
熟用补血。花:甘、微苦,凉。生津止渴。

主治应用:各种出血、跌打损伤疼痛,每服生药1～3钱
或配伍应用;外用,研末撒患处。贫血、虚
弱、月经不调、产后恶血不尽,每用2～3钱
炖鸡或炖肉服。亦可用油炸黄研末,肉汤送
服。渴饮、喉痛音哑,用花适量泡水频饮。

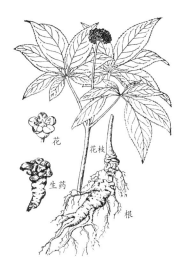

三　七

三　百　棒

白背三七　菊科　三七属　（毒）

Gynura divaricate(L.) DC.

别　　名:地滚子、大救驾、百步还阳(昭通),石三七
(红河),树三七(保山)。

识　　别:多年生宿根草本。生于山野疏林下或栽培。
根肥厚。茎绿色,圆柱形。单叶互生,椭圆
状披针形,长10～14厘米,宽2.5～4.5厘
米,鲜时略肉质,茎上部叶缘作不规则羽状
分裂,边缘有粗锯齿。头状花序排为疏散的
伞房花序,花黄色,管状。瘦果,多白色冠毛。

采集加工:药用根、茎、叶。夏秋采集,洗净切片晒干备
用或鲜用。

性味功效:咸、微辛,寒,有毒。清热消炎,舒筋活络。

主治应用:骨折、外伤出血,用根适量泡酒服。外用茎
叶研末撒布患处。水火烫伤,用鲜叶捣烂加
白糖适量拌成糊状敷患处。支气管肺炎、肺结核、崩漏,每用根2～3钱,水
煎服。百日咳,每用茎2～3钱,红糖引煮鸡蛋服。风湿,每用鲜叶半片炒鸡
蛋吃。

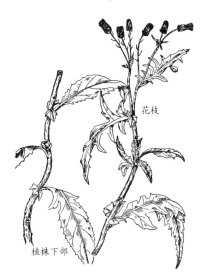

三百棒

三 条 筋

柴桂 樟科 樟属
Cinnamomum tamala Nees

别　　名:三股筋(思茅)。

识　　别:乔木。多生于亚热带杂木林中。单叶互生,卵状椭圆形,离基三出脉,网脉明显,革质,边缘浅波状。圆锥花序,顶生或近顶生,花细小,浅绿黄色。浆果。

采集加工:药用树皮。全年可采,切碎晒干备用。

性味功效:甘、辛,温。止血接骨,通经活络。

主治应用:消化道出血,每用 1 分,配伍研末开水送服,日服 3~8 次。外伤出血、跌打损伤、骨折,用本品研末外用。

附　　注:同属植物钝叶樟 *C. obtusifolium Nees* 亦应用于临床。

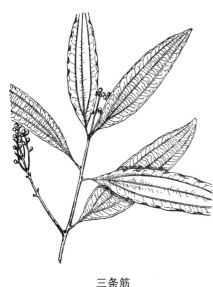

三条筋

三 棵 针

昆明小檗 小檗科 小檗属
Berberis Kunmingensis C. Y. Wu

别　　名:鸡脚刺(楚雄),鸡脚黄连(昆明、保山),土黄连(思茅),黄连(曲靖)。

识　　别:常绿灌木。生于山野荒坡或疏林下。高约2 米。小枝圆柱形,刺通常三枚生于节上,故名"三颗针"。叶簇生,狭披针形,边缘生刺毛。花数朵簇生叶腋,黄色,有柄。浆果,矩圆形,熟时黑紫色。

采集加工:药用根。全年可采,洗净切片晒干备用或鲜用。

性味功效:苦,寒。清热解毒,消炎消肿。

主治应用:防治痢疾、肠炎,每用 3~8 钱,水煎服。烫伤、疮痈,用适量煎水洗或研末撒布伤处。

附　　注:本品含小檗碱,可代黄连、黄柏。

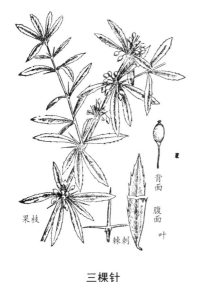

果枝

背面
腹面
叶
棘刺

三棵针

三　分　三

茄科　安尼莎属　（剧毒）
Anisodus luridus Link et Otto

别　　　名：莨宕（丽江），山茄子、大搜山虎、山野烟（昆
明）。

识　　　别：多年生草本。生于海拔 2800～3600 米的林间
草地或栽培。高 50～150 厘米。茎直立。单
叶互生，叶片椭圆形或椭圆状卵圆形，长 6～12
厘米，宽 3～6.5 厘米，全缘或微波状。花单生
叶腋，绿色，花冠边缘污紫色。果实为膨大的
花萼所包，萼上有明显的纵肋和网脉。

采集加工：药用根、叶。秋季采集，阴干或晒干备用。

性味功效：苦、涩、麻、温，剧毒。麻醉止痛，除湿祛瘀。

主治应用：胃痛、风湿痛、跌打损伤，每用根、叶 3 分，水
煎服，或研末开水送服，也可撒于膏药上贴
患处或配伍应用。整复麻醉止痛，用根、叶
研末，酒调外敷患处，3～5 分钟后，即可行
骨折整复。

附　　　注：忌酸冷。用量不宜超过 3 分。

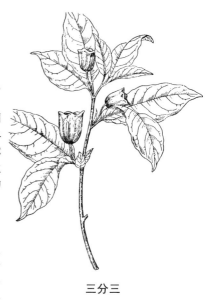

三分三

三　角　枫

常春藤　五加科　常春藤属
Hedera nepalensis K. Koch var. sinensis（Tobl.）Rehd.

别　　　名：枫叶（保山），风藤、爬树龙（曲靖），白杜仲
（临沧），爬山虎（东川），岩筋（丽江）。

识　　　别：多年生常绿攀缘大藤本。分布于低山区的林
中。喜攀缘于大树和岩石上，长可达 20 米。
茎上长气生根。单叶互生，稍革质。叶形变化
很不规整，下部枝上的叶三角状卵形或三角状
矩圆形，长 5～12 厘米，宽 2～8 厘米，上部枝
上的叶卵圆形或菱形，全缘。伞形花序复结成
总状花序，顶生，花黄绿色。浆果，黄色或红
色。

采集加工：药用全株。夏秋采集，切碎晒干备用。

性味功效：淡、微甘，温。舒筋活络。除湿止痛。

主治应用：风湿麻木、跌打损伤、外伤出血，每用 3～5 钱，
水煎或泡酒服。外用茎、叶捣烂敷患处。

附　　　注：忌酸冷及豆类食物。

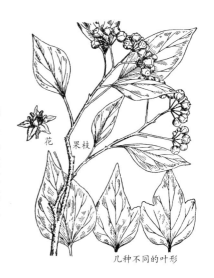

花　　果枝

几种不同的叶形

三角枫

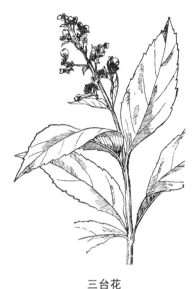

三台花

三 台 花

三对节　马鞭草科　赪桐属　（毒）

Clerodendron serratum（L.）Spreng.

别　　名:三台红花、火山麻(思茅),三皮柳、八棱马(临
沧),杀期努恰(红河)。

识　　别:直立灌木。多分布于亚热带山野疏林。高1~1.5
米。幼枝四方形,通体被毛。2~4叶轮生与对
生,但以三叶轮生为多,故名"三对节"。倒披针
形或倒卵状披针形,边缘具不规则的锯齿状。圆
锥花序,顶生,花淡蓝紫色。核果,包于萼内。

采集加工:药用全株。全年可采,洗净切碎晒干备用。

性味功效:苦、微辛,寒,有毒。截疟,接骨。

主治应用:防治疟疾,每用根3~4钱,水煎服。骨折,每
用根适量研末,水调外敷患处。

附　　注:与本品功效相似的有绣球科白常山属常山
Dichroa febrifuga Lour. 和夹竹桃科鸡骨常山
Alstonia yunnanensis Diels。

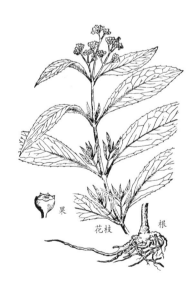

果　花枝　根

附1　常山(绣球科,白常山属)(毒)

Dichroa febrifuga Lour.

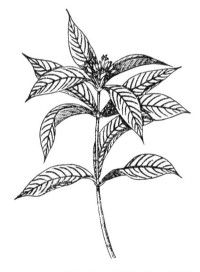

附2　鸡骨常山(夹竹桃科,鸡骨常
山属)(小毒)

Alstonia yunnanensis Diels

三 张 叶

奇异排草　报春花科　珍珠菜属

Lysimacbia insignis Hemal.

别　　名：三块瓦（文山）。

识　　别：蔓生藤本。多生于山间土夹石或石灰岩地区。长 30～50 厘米。根细圆柱形，弯曲，分叉，根皮赤褐色。茎略弯曲。叶为三出复叶，具长叶柄。极纤细的疏散聚伞花序，侧生，花小。蒴果。

采集加工：药用全株。全年可采，洗净晒干备用或鲜用。

性味功效：辛、苦、温。疏风通络，平肝。

主治应用：风湿腰痛，每用 1～2 两，泡酒 1 斤，3 日后每日早晚各服 1 次，每次 5～10 毫升。高血压头昏，每用鲜品 5 钱～1 两，煎水频饮。黄疸型肝炎，每用 5 钱～1 两，红糖为引，水煎服。

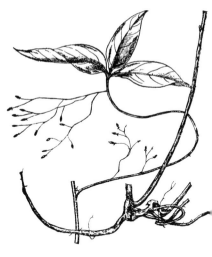

三张叶

马　桑

马桑科　马桑属　（剧毒）

Coriaria sinica Maxim.

别　　名：水马桑（昆明、红河、文山、曲靖）、野马桑、黑龙须（昆明）。

识　　别：灌木，高 2～3 米。小枝褐红色，有棱角。单叶对生，阔椭圆形或椭圆状卵圆形，长 3～8 厘米，宽 2～6 厘米，先端短锐尖，基部圆，基出脉 3，全缘。总状花序，侧生于老枝上，花小，绿色或红色。假核果，嫩时鲜红色，成熟时黑色。生于亚热带、温带的溪畔、旷野、路旁或山间灌丛中。

采集加工：药用根、叶。全年可采，切片晒干备用或鲜用。

性味功效：苦、涩、麻、温，有剧毒。祛风活络，燥湿止痒。

主治应用：风湿痛、麻木、跌打损伤、狗咬伤，每用根 1 钱泡酒 2 斤，泡 10 日后，每次服 5～10 毫升，日服 2 次。骨折，用鲜根捣烂敷患处。烧伤、毒疮、瘰疬，每用叶适量研末，麻油调敷患处。疥疮、湿疹、牛皮癣，用叶熬膏外搽患处。全株切碎投入粪坑可以杀蛆。

附　　注：服后忌食豆类。小儿、孕妇、体弱者禁用。中毒解毒见附方。

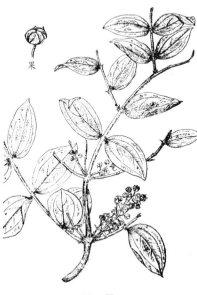

果

马　桑

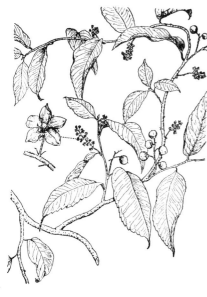

马桂花

马 桂 花

长叶酸藤果　紫金牛科　酸藤果属

Embelia oblongifolia Hemsl.

别　　名:木桂花(思茅)。

识　　别:藤状灌木,高 1～2 米。枝红褐色,有明显
皮孔。单叶互生,披针形或阔椭圆形,长
4.5～11 厘米,宽 2～3.5 厘米,先端短锐
尖,基部圆或钝,边缘上部具疏浅齿。总
状或圆锥花序腋生或侧生。花小,淡绿
色。浆果球形,红色,顶具宿存花柱,内具
种子一枚。
　　　　生于亚热带旷野、河边、路旁或灌木
丛中。

采集加工:药用根、果实。夏秋采集,晒干备用。

性味功效:甘、酸,平。驱虫,祛风湿,止泻。

主治应用:蛔虫、绦虫,每用果实 3～5 钱煎服。风湿
关节炎、腹泻,每用根 3 钱煎服。

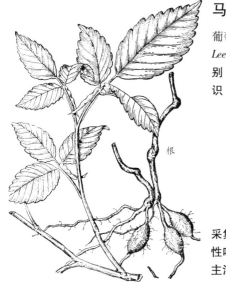

马骨节

马 骨 节

葡萄科　火筒树属

Leea bracteata C. B. Clarke

别　　名:猴背(临沧)、九子不离母、理肺散(思茅)。

识　　别:灌木,高 1～2 米。根中部膨大成纺锤形
块根。茎上部略弯曲。1～4 回羽状复叶
互生,小叶片阔椭圆形或长卵形,长 5～10
厘米,宽 3.5～6 厘米,先端短锐尖,基部
钝或近圆形,叶背羽状脉凸出,边缘具粗
锯齿,叶柄具膜质宽翼。伞房花序式聚伞
花序与叶对生,花黄绿色。浆果。
　　　　生于亚热带山野路边或灌丛。

采集加工:药用块根。秋冬采集,晒干备用。

性味功效:甘,平。养阴润肺,活络止痛。

主治应用:百日咳、结核病、咳嗽、跌打劳伤,每用 5
钱煎服。腮腺炎、喉痛,每用 3～5 钱。胡
椒引煎服。

马 蹄 金

旋花科　马蹄金属

Dichondra repens Forst.

别　　名:小挖耳草(文山),黄胆草、小马蹄草(曲
　　　　靖),小团叶(玉溪),小毛钱(昭通)。

识　　别:多年生匍匐草本,长30~40厘米。茎细软,疏
　　　　被灰白色柔毛,节上生须根。叶互生,圆形或
　　　　肾形,直径0.5~2厘米,先端微凹,基部心形,
　　　　全缘或微波状,叶背被灰白色柔毛,具长柄。
　　　　花单生叶腋,小钟形,白色或淡黄色,花梗被灰
　　　　白色柔毛。蒴果近球形,内藏种子2粒。
　　　　　　生于全省各地田边、路边、潮湿草地、沟边。

采集加工:药用全草。全年可采,阴干备用或鲜用。

性味功效:微辛,平。清热利湿,消食行气。

主治应用:肝炎、黄疸、尿路感染、菌痢、小儿疳积、瘰疬、
　　　　骨结核,每用5钱~1两煎服。跌打损伤,每
　　　　用5钱泡酒分服。外伤出血,研末撒患处。

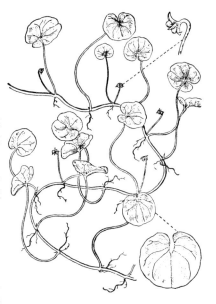

马蹄金

马蹄叶红仙茅

铜色鼠尾　唇形科　鼠尾草属

*Salvia aerea Lév*1.

识　　别:多年生草本,高约25厘米。根肥厚,紫褐
　　　　色。叶基出,阔卵形或近圆形,长约5厘米,
　　　　宽约4厘米,先端凸短尖,基部浅心形,两面
　　　　被白色短柔毛,边缘具不明显圆齿,有长扁
　　　　叶柄。茎生叶较基生叶小或近相等。总状
　　　　花序式轮伞花序顶生,花粉红色。小坚果。
　　　　　　生于温带山间松林下草地。

采集加工:药用根。秋冬采集,洗净晒干备用。

性味功效:涩、微苦,凉。强筋壮骨,舒筋活络。

主治应用:头晕、肾虚腰痛、风湿痛,每用2~3钱煎服。

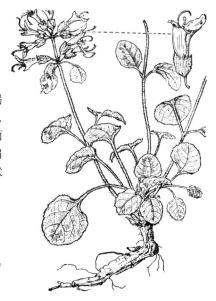

马蹄叶红仙茅

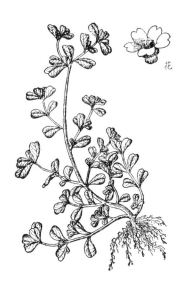

马 齿 苋

马齿苋科　马齿苋属

Portulaca oleracea L.

别　　名:豆瓣菜(思茅),瓜子苋、麻绳菜(昆明)。

识　　别:肉质草本。生于村旁、路边、园地、潮湿的肥
沃地。根白色。茎匍匐或披散,多分枝,圆
柱形,平滑,紫红色。全株光滑无毛。单叶
对生或互生,茎端叶近轮生,质厚,长椭圆状
楔形或倒卵形,叶面绿色,叶背淡绿色或暗
紫红色,全缘。夏秋开黄色小花,3～5朵腋
生或顶生。蒴果,短圆锥形,熟时盖裂,种子
多数,黑色。

采集加工:药用全草。夏秋采集,洗净晒干备用或鲜用。

性味功效:酸,寒。杀菌止痢,化积消瘀。

主治应用:防治痢疾、伤寒,每用鲜品2两,加糖为引,
水煎服。疮痈、虫蛇咬伤,用鲜品捣烂外敷。
扁平疣,用本品配伍水煎外洗。

马齿苋

马 鞭 草

马鞭草科　马鞭草属

Verbena officinalis L.

别　　名:马鞭梢(思茅、文山、楚雄、曲靖、保山、东
川),燕尾草(文山),土仙鹤草(大理)。

识　　别:多年生草本。生于旷野荒地、路边及村前
屋后草丛中。高30～120厘米。茎四棱形,
被柔毛。叶对生,掌状深裂或羽状三深裂,
长2.5～8厘米,宽1～1.5厘米,边缘有粗
齿。穗状花序,细长,顶生或近顶腋生,花
小,左右对称,淡蓝紫色。小坚果,长柱形。

采集加工:药用全草。夏秋采集,洗净切碎晒干备用。

性味功效:苦,寒。清热解毒,调经止痛,利尿。

主治应用:肝炎、肠炎、喉炎、结膜炎、牙疼、尿道炎、膀胱
炎、感冒风热、疟疾、百日咳,每用3～5钱,水
煎服。血崩,每用3～5钱,加红糖炒焦存性
水煎服。湿疹、皮炎,用全草适量煎水洗。

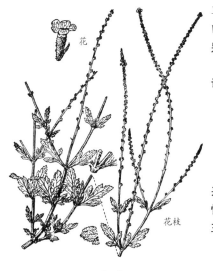

马鞭草

马 蹄 香

败酱科　缬草属

Valeriana jatamansi Jones

别　　名: 鬼见愁、蜘蛛香(昆明),臭狗药、磨脚花(保山)。

识　　别: 宿根直立草本。多生于山坡、林下潮湿腐殖质土中。高 20～40 厘米。全体密被柔毛。根茎横走,褐色成节状,支根肉质,有浓烈的气味,故名"马蹄香"。基生叶有长柄,心形,长 1.6～6.3 厘米,宽 1.1～5.5 厘米,边缘呈浅波状;茎生叶对生,叶片小。聚伞花序,顶生,花小,粉白色。瘦果,扁平,种子一枚。

采集加工: 药用根茎。秋季采集,洗净晒干备用。

性味功效: 苦,温。消食行气。

主治应用: 消化不良、小儿咳嗽、疳积、流感、疟疾,每用 2～3 钱,水煎服。

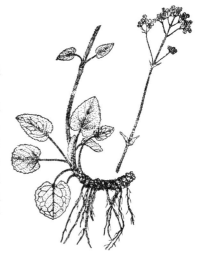

马蹄香

马 蹄 草

伞形科　积雪草属

Centella asiatica（L.）Urban

别　　名: 芽黄草(保山),崩大碗、草如意(昆明)。

识　　别: 蔓生匍匐草本。生于田边、沟边草地、湿地。茎纤细,节上多生不定根。单叶簇状互生,肾形或圆形,边缘具钝齿,基部凹心形,形如马蹄,故名"马蹄草"。短头状花序,花 2～5 朵簇生,淡紫红色。果扁圆形。

采集加工: 药用全草。全年可采,洗净晒干备用或鲜用。

性味功效: 苦,寒。清热解毒,凉血生津,舒筋活血。

主治应用: 跌打损伤、疮痈、丹毒、痧疹、毒蛇咬伤、上呼吸道感染、肝炎、胸膜炎,每用 3 钱～1 两,水煎服。外用捣细敷患处。

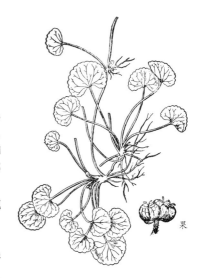

果

马蹄草

马 豆 草

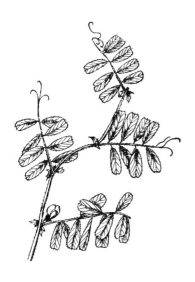

救荒野豌豆　豆科　蚕豆属

Vicia sativa L.

别　　名:野菜豆。

识　　别:一年生缠绕草本。多生于原野、田间、荒地
草丛中。高 25～50 厘米。茎四棱形,绿色,
遍体被毛。叶互生,偶数羽状复叶,小叶
8～16片,矩形或倒披针形,长 0.9～2.5 厘
米,宽 0.5～1.1 厘米,全缘;顶生小叶常退
化为卷须状。花 1～2 朵生于叶腋,花冠蓝
紫色或玫瑰红色。荚果,有种子数粒。

采集加工:药用全草。春秋采集,洗净切碎晒干备用或
鲜用。

性味功效:甘淡,平。拔脓攻毒。

主治应用:痈疽发背、疔疮、痔疮,每用 3 钱,水煎服。外
用适量煎水洗患处。

马豆草

马尾黄连

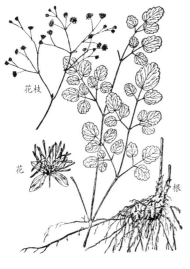

多叶唐松草　毛茛科　唐松草属

Thalictrum foliolosum DC.

别　　名:草黄连(丽江)。

识　　别:多年生草本。生于河边灌木丛中或山地林
边草地。高可达 1 米。支根丛生,细长。
3～4回三出大型复叶,长 14～40 厘米,宽
8～30厘米,小叶浅心状倒椭圆形,叶缘为圆
裂齿,长、宽 1～2 厘米。开展的大圆锥花
序,顶生,长可达 20 厘米以上,花多。瘦果,
偏斜。

采集加工:药用根。全年可采,晒干研末备用。

性味功效:苦,寒。清热解毒、燥湿。

主治应用:肝炎、痢疾,每用 2 钱,水煎服。红肿疮痈,
每用本品 2 钱,水煎服及研末外撒或制成软
膏外用。

花枝

花

根

马尾黄连

千 颗 米

狭叶绣线菊　蔷薇科　绣线菊属

Spiraea japonica L. f. Var. acuminafa Franch.

别　　名:黄花草(红河),白升麻(昆明),筛子花(临
　　　　沧),一把伞(保山)。

识　　别:蔓状灌木,高1~2米。根红褐色,顶端有分
　　　　枝和少数须根。茎绿灰色。单叶互生,卵状
　　　　椭圆形,长约7厘米,宽约2.5厘米,先端长
　　　　尖,基部楔形边缘具锯齿,叶柄长1~3厘
　　　　米。复伞房花序顶生于当年新枝上,花粉红
　　　　色。星形蓇葖果,5个聚生。
　　　　　　生于亚热带、温带山间疏林下灌木丛中。

采集加工:药用全株。秋冬采集,晒干备用。

性味功效:苦,凉。清热解表,活血止血。

主治应用:流感、头痛发热、跌打,每用根3钱煎服。麻
　　　　疹、鼻衄、咳血,每用5钱煎服。

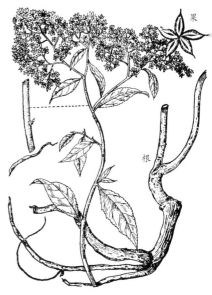

千颗米

千 层 皮

构棘芝　桑科　柘树属

Cudrania cochinchinehsis(Lour.) Kudo et Masam.

别　　名:阿公公孙、牛丁子树(红河)、牛头乳刺(思
　　　　茅)。

识　　别:直立或攀缘状灌木,长2~4米,具乳汁。根
　　　　皮金黄色或橙红色,一层层剥落,故名"千
　　　　层皮"。枝有粗壮直立或微弯的棘刺,刺长
　　　　5~10毫米。单叶互生,倒卵状披针形或椭
　　　　圆状卵形,长3~12厘米,宽2~4厘米,先
　　　　端短渐尖,基部阔楔形,革质,全缘。花雌雄
　　　　异株,头状花序单生或成对腋生,花淡黄色。
　　　　肉质球形聚花果,粉绿色,被毛。
　　　　　　生于亚热带旷野疏林下坡地。

采集加工:药用根。全年可采,切片晒干备用或鲜用。

性味功效:苦,凉。祛风除湿,活血通络。

主治应用:风湿、跌打损伤、腰痛、闭经、痛经,每用
　　　　5钱~1两煎服,或泡酒分服。黄疸型肝
　　　　炎、肺结核、咯血、急性淋巴腺炎,每用
　　　　5钱~1两煎服。疮疖、骨折,每用鲜品适量,捣烂敷患处。

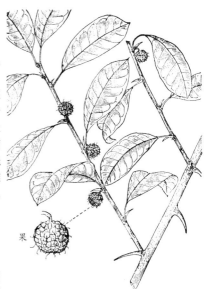

千层皮

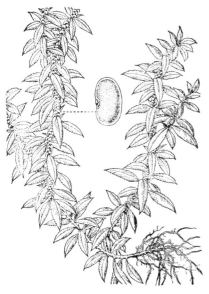

千层塔

千 层 塔

蛇足石松　石松科　石松属　（毒）
Lycopodium serratum Thunb.

别　　名:杀蛆草、瓦尾(保山),细草莲、灭虱药(红河)。
识　　别:陆生蕨类,高 15～40 厘米。枝直立,1～2次两歧分枝。叶螺旋状排列,椭圆状披针形,长约 1.5 厘米,宽约 0.3 厘米,中脉明显,边缘有锯齿。孢子囊生于叶腋,肾形,遍布全株,孢子叶与普通叶同形。
　　　　　生于热带、亚热带山间疏林湿地。
采集加工:药用全草。全年可采,晒干备用或鲜用。
性味功效:涩,温,有毒。活血散瘀,灭虱。
主治应用:跌打损伤,用 5 钱煎服,外用鲜草捣烂酒炒敷患处,每日换一次。挣伤吐血,用 5 钱煎服。头虱,用鲜品揉碎搽头部。
附　　注:据省外记载,本品有麻醉作用,内服不宜过多。

千 只 眼

数花九里香　芸香科　九里香属
Murraya tetramera Huang

别　　名:臭漆、透花草(红河)。
识　　别:常绿灌木或小乔木,高 2～4 米。树皮深褐色,较光滑。奇数羽状复叶互生或簇生状,斜长圆形或菱状椭圆形,小叶长 2～3.5 厘米,宽 1～2 厘米,叶端渐尾状呈钝圆头,叶基斜楔形或斜圆形,具多数半透明的小油腺点,故称"千只眼",叶缘具浅疏齿。聚伞圆锥花序顶。生紧密,花轴花梗密生细短毛,花小,白色。
　　　　　生于亚热带干热河谷疏林内。
采集加工:药用叶、根。夏秋采集,晒干备用或鲜用。
性味功效:辛、微苦,微温。祛风解表,行气止痛,活血散瘀。
主治应用:感冒、发热、支气管炎、哮喘,每用叶 2～4 钱煎服。风湿麻木、筋骨疼痛、跌打瘀肿,每用根 3 钱煎服或泡酒分服。风疹、湿疹、毒蛇咬伤,用鲜叶煎水外洗。急性结合膜炎,用鲜品煎水外洗,同时用叶 2 两煮小肠吃。疟疾、水肿、胃痛,每用根 3 钱煎服。

花

果枝

千只眼

千 金 坠

西域丁座草　列当科　丁座草属　（小毒）
Xylanche himalaica（*Hk. f. et Thoms.*）*G. Beck.*

别　　名: 蒙茯苓、都拉(丽江),一支腊(楚雄)。

识　　别: 直立草本。生于高寒山区林荫下,常寄生于
大白花杜鹃根部。木质块根球形。茎高
15～25厘米,带红色。单叶互生,小型、呈鳞
片状,无柄。穗状花序,顶生,小苞片缺。花
冠二唇形,淡肉红色。蒴果,三瓣裂,种子
多数。

采集加工: 药用根、果。夏秋采集,根洗净切片,果晒
干,鲜、干用均可。

性味功效: 淡,平,小毒。杀菌解毒,利湿活络。

主治应用: 血吸虫病、跌打、月经不调、风湿,每用根1
钱,水煎服。草乌中毒,每用5分,研末,冷
开水送服。腮腺炎,用根磨醋擦患处。

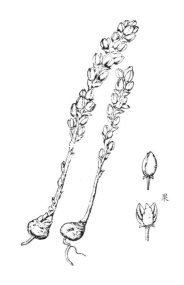

果

千金坠

千针万线草

石竹科　繁缕属
Stellaria yunnanensis Fr.

别　　名: 麦参(昆明),筋骨草(文山)。

识　　别: 半匍匐蔓生草本。生于山箐沟、旷野疏林湿
地。高50～90厘米。根肉质,梭形丛生。
单叶对生,无柄,卵状披针形,长1.6～3.7
厘米,宽0.2～0.7厘米,全缘。大型二歧聚
伞花序,顶生,舒展,花白色。蒴果,卵圆形。

采集加工: 药用根。夏秋采集,洗净晒干备用或鲜用。

性味功效: 甘,温。健脾补肾,退虚热。

主治应用: 白带、头昏、耳鸣、腰疼、月经不调、贫血、小
儿疳积、肾虚遗精、阴虚潮热、乳腺炎,每用
1～2两,炖肉服或水煎服。骨折,用适量配
方捣烂敷患处。

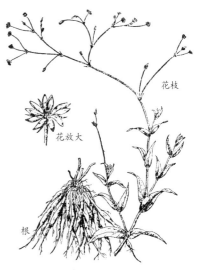

花枝

花放大

根

千针万线草

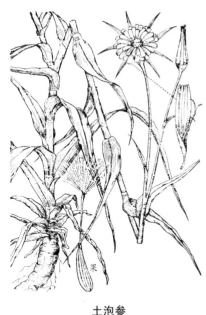

土 泡 参

婆罗门参　菊科　婆罗门参属
Tragopogon porrifolius L.

别　　名:绿茇(红河)。

识　　别:多年生直立草本,高可达1.3米左右。根长圆锥形,具细纵棱,淡褐色,肉质,有乳汁。叶窄带状披针形,长17~34厘米,宽1~4厘米,先端尖,基部较阔,抱茎,全缘。头状花序顶生,花紫色,均为舌状花。瘦果线状矩圆形,具9条疣状突起纵棱,有长喙,冠毛一列,羽毛状。

多为引种栽培。

采集加工:药用叶、根。秋冬采集,晒干备用或鲜用。

性味功效:甘、淡,平。健脾益气。

主治应用:小儿疳积,用叶2钱炖鸡蛋吃。体虚,用根1两煎服。头癣,用根取汁搽患处。

土泡参

土 荆 芥

藜科　藜属　(毒)
Chenopodium ambrosioides L.

别　　名:臭草(昆明)。

识　　别:一年生草本,高30~100厘米,揉之有强烈的气味。茎直立,绿色,有沟纹和白色短柔毛。单叶互生,披针形或线状披针形,长5~10厘米,宽0.5~3.5厘米,先端钝尖,基部楔形,边缘具不规则的缺刻状锯齿。小穗状花序顶生或腋生,排成较大的圆锥花序,花绿色,胞果包藏于宿存的花内。

生于温带旷野荒地、路旁。

采集加工:药用全草。夏秋采集,阴干备用。

性味功效:气香、辛,平,有毒。祛风止痒。

主治应用:皮肤湿疹、瘙痒、小儿麻疹后期身痒、蚊虫咬伤,每用适量煎水外洗。风寒感冒,用1~3钱煎服。

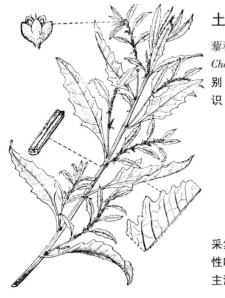

土荆芥

土 连 翘

茜草科　土连翘属

Hymenodictyon excelsum（Roxb.）Wall.

别　　名:梅宋戈(思茅)。

识　　别:乔木,高约 10 米,树皮灰褐色。枝多环纹。
单叶对生,多丛生顶部,阔椭圆形,长 10 ~
20 厘米,宽 6 ~ 14 厘米,先端短尖,基部阔
楔形,两面均被毛,全缘,具长叶柄。圆锥花
序顶生或腋生,黄绿色。蒴果长椭圆形,种
子多数,有阔翅。
　　　生于亚热带山间疏林灌木丛中或村边
荒地。

采集加工:药用树皮、叶。全年可采,切片晒干备用或
鲜用。

性味功效:苦,凉。清热解毒,止咳,抗疟。

主治应用:间日疟、恶性疟、感冒、高热、咳嗽痰多,每用
树皮 5 钱 ~ 1 两煎服。关节红肿、无名肿
毒,每用鲜叶适量捣烂外包。

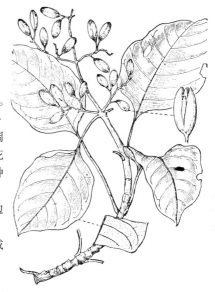

土连翘

土 人 参

马齿苋科　土人参属

Talinum patens（Jacq.）Willd.

别　　名:高丽参、土洋参、洋参(红河)。

识　　别:多年生直立半肉质草本。多生于田野、路
边、村旁或栽培。高 60 ~ 80 厘米。根粗
肥。茎不分枝或少分枝。单叶互生,长椭
圆形,长 6 厘米,宽 2 ~ 3 厘米,具光泽,全
缘。疏散的圆锥花序,顶生或近顶生,花
小,淡紫红色。蒴果,球形,种子细小,多
数,黑色。

采集加工:药用根。秋冬采集,洗净晒干备用或鲜用。

性味功效:甘,平。补中益气,养阴润肺。

主治应用:产后体虚、病后虚弱、小儿遗尿,每用 1 两,
炖鸡服。肺热燥咳、月经不调,每用 5 钱 ~ 1
两,水煎服。

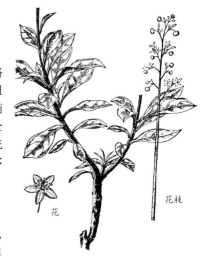

花　　花枝

土人参

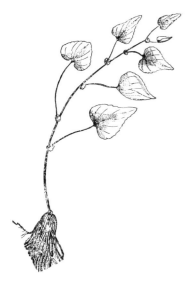

土细辛

土　细　辛

黄花堇菜　堇菜科　堇菜属

Viola delavayi Franch.

识　　别:宿根蔓生草本。生于山野阴湿草地。高
10~30厘米。簇生须根细长,束状。茎柔
弱。单叶互生,有长柄,叶片卵状心形或
三角形,长2~3厘米,宽1.5~4.5厘米,
边缘有不规则圆齿或尖齿。花黄色,簇状
腋生,有柄。蒴果,三瓣裂。

采集加工:药用全草。秋冬采集,洗净晒干备用。

性味功效:气香,酸、甘,温。温经通络,除湿止痛。

主治应用:慢性风湿关节炎,每用根1钱研末,每日
2~3次,酒送服。小儿麻痹,每用1钱,水
煎服或配伍应用。

土　大　黄

蓼科　酸模属

Rumex nepalensis Spreng.

别　　名:羊蹄根(红河、昆明),牛舌头叶(曲靖、昆
明),牛耳大黄(楚雄)。

识　　别:多年生草本。生于田边、旷野和山野箐沟湿
地。高达1米左右。根圆锥形,多分枝。叶
互生,基部簇生,叶椭圆状矩圆形,长7~
19.5厘米,宽2.2~7.5厘米,边缘呈不规则
波状起伏。花小,绿色,簇生叶腋。瘦果,三
角形,有光泽,多刺毛。

采集加工:药用根、叶。全年可采,洗净切片晒干备用
或鲜用。

性味功效:苦,寒。清热解毒,活血祛瘀,消食导滞。

主治应用:便秘、闭经、消化不良、症瘕,每用根2~3
钱,水煎服。痈肿疔毒,用鲜叶加红糖捣烂
敷患处。神经性皮炎、疮、癣,用根煮水浓缩
后外搽。外伤出血,用根炒焦存性,研末撒
患处。烧伤,用根研末,香油调涂伤面。

附　　注:虚弱者忌服。

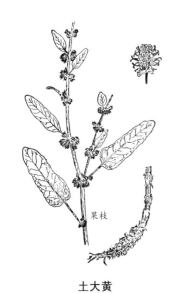

果枝

土大黄

土 三 七

菊科　三七属　（毒）

Gynura segetum（*Lour.*）*Merr.*

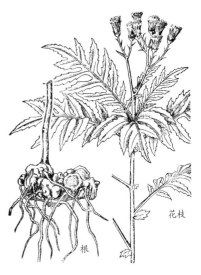

土三七

别　　名:白蒿枝根、水三七(红河),盘龙七(东川),
　　　　　牛头七(丽江、昆明),九头七(思茅),大泽
　　　　　兰(丽江)。

识　　别:宿根直立草本。多生于山间疏林下或坡地
　　　　　草丛中。高 1～1.5 米。根肉质肥大。茎直
　　　　　立,稍肉质,幼时呈紫褐色。茎叶互生,大形
　　　　　羽状分裂,裂片披针形,边缘有疏锯齿。头
　　　　　状花序呈伞房式排列,花全为管状,金黄色。
　　　　　瘦果,褐色,有线棱,密生白色冠毛。

采集加工:药用根。秋冬采集,洗净切片晒干备用或鲜用。

性味功效:甘、苦,温,有毒。止血散瘀,消肿止痛。

主治应用:跌打损伤、风湿痛,每用根 3 钱,泡酒服。痈
　　　　　肿、皮炎、无名肿毒、外伤出血、跌打损伤,用鲜根捣烂外包或煎水外洗。

附　　注:孕妇忌服,内服慎用。

土 牛 膝

粗毛牛膝　苋科　牛膝属

Achyranthes aspera L.

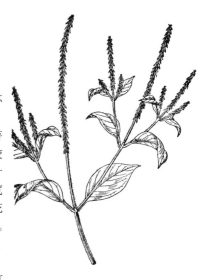

土牛膝

别　　名:红牛膝(玉溪、曲靖、保山、临沧、红河),怀
　　　　　牛膝(昭通),圆边牛膝(思茅)。

识　　别:一年或二年生草本。生于旷野村边、山野箐
　　　　　沟。高约 1 米。全株被灰白色毛。枝根较
　　　　　细长。茎直立,有条纹棱角,节膨大。单叶
　　　　　对生,倒卵形或长椭圆形,长 3～8 厘米,宽
　　　　　1.5～3.5 厘米,全缘。穗状花序,顶生,花
　　　　　芽时直立,开放后倒紧贴于花轴。胞果,小。

采集加工:药用根。夏秋采集,洗净切碎晒干备用。

性味功效:甘、微酸,凉。活血祛瘀,清热除湿。

主治应用:咳血、鼻衄、尿血、尿路感染、湿热带下、跌打
　　　　　损伤、风湿痛,每用 3～5 钱,水煎服。

附　　注:孕妇忌服。

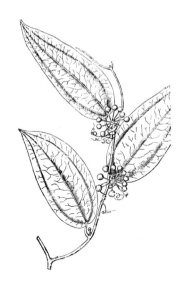

土茯苓

土 茯 苓

光菝葜　菝葜科　菝葜属
Smilax glabra Roxb.

别　　名:红萆薢、花萆薢(玉溪),千斤力(文山),萆薢藤(曲靖),花藤(红河)。
识　　别:多年生常绿攀缘藤本。多生于山地灌木丛和疏林中。地下茎肥厚,结节状。茎细长。单叶互生,革质,长椭圆形,基出三脉明显,叶柄短,具二卷须。伞房花序,腋生,淡黄绿色。浆果,球形,成熟时黑色,内有种子2粒。
采集加工:药用地下茎。秋季采集,洗净切片晒干备用。
性味功效:甘淡,平。清热渗湿。
主治应用:风湿关节疼、跌打损伤、腹痛,每用5钱～1两,泡酒或水煎服。疮痈、白带、湿疹,每用根5钱,水煎服。

土千年健

毛叶乌饭　越橘科　乌饭树属
Vaccinium fragile Fr.

别　　名:千年矮(玉溪、昆明),乌饭果(昆明、曲靖、丽江),老鸦牙(楚雄),冷饭果(昆明),沙汤果(曲靖)。
识　　别:常绿矮小灌木。生于疏林下或向阳草坡。高30～40厘米。茎圆柱形,多分枝,密被褐色刚毛。单叶互生,革质,椭圆形或卵状矩圆形,长1～2厘米,宽0.5～1厘米,边缘刺状。总状花序,腋生或顶生,密集繁多,花淡粉红色,钟形。浆果,球形,熟时紫黑色,内具多数细小种子。

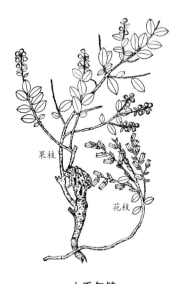

果枝

花枝

土千年健

采集加工:药用根。全年可采,切片晒干备用或鲜用。
性味功效:涩,寒。舒筋活血,止痛消炎。
主治应用:风湿关节炎、刀枪伤,每用2两,泡酒服。腮腺炎、麻风,每用5钱,水煎服。蛔虫,根研末,每次5分,开水送服。
附　　注:忌酸冷。

飞 机 草

菊科　泽兰属

Eupatorium odoratum L.

别　　名:香泽兰(红河)。

识　　别:多年生草本,高 1 ～ 2 米。茎绿色,有细纵
棱。枝、叶被淡黄色长柔毛。单叶对生,三
角状卵形,长 4 ～ 10 厘米,宽 2 ～ 6 厘米,先
端渐尖,基部截形或阔楔形,边缘具不规则
粗锯齿。头状花序伞房式排列,花管状,粉
红色。瘦果,有刺状冠毛。

采集加工:药用全草。全年可采,晒干备用或鲜用。

性味功效:气香、微辛,温。截疟杀虫,止血消炎。

主治应用:疟疾,用根 3 钱煎服。外伤出血、疖疮红肿,
每用鲜叶适量,捣烂敷患处。防蚊、旱蚂蟥
叮咬,用鲜叶捣汁揉搽肢体裸露部分。

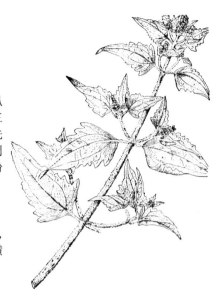

飞机草

飞　　松

云南松　松科　松属

Pinus yunnanensis Fr.

别　　名:青松。

识　　别:常绿乔木。生于山地,常成纯林。高可达
20 米。树干直立,树皮灰褐色,呈不规则开
裂而脱落,小枝粗壮。叶针形,每三叶为一
簇,长 15 ～ 25 厘米,背面微凸亮绿色,腹面
灰绿色。花单性,雌雄同株,雄花球生幼枝
下部,雌花球单生近于小枝顶端。球果,卵
圆形,成熟后鳞片裂开,种子卵圆形,有长
翅。

采集加工:药用全株。全年可采,晒干备用或鲜用。

性味功效:松节:酸,平。松尖:苦、微涩,微寒。松脂:
苦,温。舒筋止痛,除风胜湿。

主治应用:风湿疼痛、跌打损伤,每用松节或松尖 3 ～ 5
钱,水煎服或泡酒 100 毫升,分三次服。烧
伤、白带,每用松节 5 钱,水煎服。淋症,每
用松尖 5 钱,水煎加酒为引服。疥癞疮,用松脂研末搽患处。

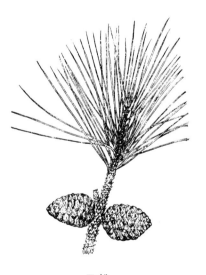

飞松

飞龙掌血

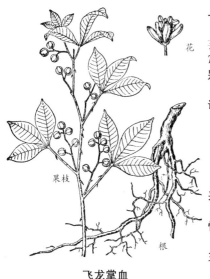

花

果枝

根

飞龙掌血

芸香科　箣钩属
Toddalia asiatica（*L.*）*Lam.*

别　　名：见血飞(红河、昭通),白见血飞(曲靖),黄大
金根(红河),小格藤(临沧),血棒头(保山)。

识　　别：常绿蔓生灌木。分布于热带、亚热带阔叶
林中。高约 2 米以上。根外皮褐黄色,内
部为赤红色。茎和叶背中脉上有倒钩刺。
叶互生,小叶三片,长椭圆形,长 4 ~ 7 厘
米,宽 1.3 ~ 2 厘米。花小,腋生,绿白色。
浆果,近球形,熟时橙黄色。

采集加工：药用根皮。全年可采,去木心洗净切片晒
干备用。

性味功效：甘、辛,微温。疏经活血,止血止痛,除风
湿。

主治应用：跌打损伤、风湿疼痛、胃疼、闭经,每用 3 ~ 5
钱,水煎服。外伤出血,用皮研末撒布伤
口。骨折,用皮研末酒调外敷患处。

附　　注：内服忌食鱼腥、豆类。孕妇忌服。

飞天蜈蚣

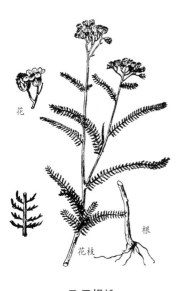

花

花枝

根

飞天蜈蚣

西南蓍草　菊科　蓍属　（剧毒）
Achillea wilsoniana（*Heimerl*）*Heimerl*

别　　名：一枝蒿、茅草一枝蒿(昭通),刀口药、刀口伤
皮(文山),细杨柳、蒿子跌打(思茅),四乱蒿
(红河),蜈蚣草(丽江)。

识　　别：多年生草本。生于较高的山野箐沟或疏林
湿润处。高 60 ~ 80 厘米。茎纤柔,光滑。
叶互生,长线形,长 8 ~ 15 厘米,宽 1 ~ 3 厘
米,2 ~ 3 回羽状深裂,裂片线形,有疏齿。头
状花序,密集,排列成聚伞花序式,花浅黄绿
色。瘦果,扁平,有冠毛。

采集加工：药用全草。夏秋采集,洗净晒干备用或
鲜用。

性味功效：辛、麻,温,剧毒。通经活血,消肿止痛,消炎
止血。

主治应用：跌打损伤、骨折、疔疮肿痛、毒蛇咬伤、外伤
出血,每用 1 分,酒送服或水煎服。外用适
量捣烂敷患处。牙痛,取根米粒大放痛处。
乳腺炎,每用鲜草 3 分捣烂,开水送服。

附　　注：忌酸冷。孕妇忌服。剧毒,谨慎使用。

女 金 芦

紫柄密网蕨　水龙骨科　密网蕨属

Phymatopsis crentopinnata(Clarke) Ching

别　　名:凤尾金星(大理、保山),地蜈蚣、小骨碎补
　　　　　(红河)。
识　　别:多年生蕨类植物,高 30～40 厘米。根状茎
　　　　　横走,棕色,被鳞片,密生细须根,形似蜈蚣。
　　　　　叶柄长,紫棕色,光滑无毛。叶一型,椭圆形
　　　　　或卵圆形,草质,长 8～15 厘米,宽 5～7 厘
　　　　　米,羽状深裂,羽片 11～13 枚,椭圆状长方
　　　　　形,具浅钝齿,网脉明显。孢子囊群圆形,生
　　　　　在叶背主脉两侧。
　　　　　　　生于亚热带林中石上、树上或阴湿荒坡。
采集加工:药用全草。全年可采,晒干备用或鲜用。
性味功效:微苦,凉。清热解毒,舒筋活络,消食导滞。
主治应用:食少、腹胀、便秘,每用鲜根 1 钱捣细,开水
　　　　　送服。风湿骨痛、跌打、腰腿痛,每用根 3 钱
　　　　　泡酒分服。吐血、咽喉炎、小儿惊风、预防中
　　　　　暑、毒蛇咬伤、狂犬病、淋巴结核、尿路感染,
　　　　　每用 5 钱～1 两煎服。骨折,用鲜品适量,
　　　　　捣烂敷患处。

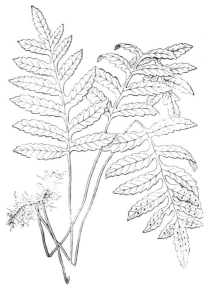

女金芦

万 寿 菊

菊科　万寿菊属

Tagetes erecta L.

别　　名:蜂窝菊(昆明)。
识　　别:一年生粗壮、直立、分枝草本,高约 60 厘米。
　　　　　茎上有纵沟,秃净。叶互生,羽状深裂,裂片
　　　　　披针形,长 1～3 厘米,宽约 0.4 厘米,边缘
　　　　　具小锯齿,锯齿基部有腺体。头状花序顶
　　　　　生,黄色,直径约 5 厘米。瘦果。
　　　　　　　生于热带、亚热带旷野草地、路旁,多为
　　　　　栽培。
采集加工:药用全草。秋冬采集,晒干备用或鲜用。
性味功效:辛、苦,凉。清热解毒,止咳化痰。
主治应用:感冒、气管炎,每用鲜品 1 两煎服。腮腺炎、
　　　　　乳腺炎,用全草适量研末,酸醋调敷患处。
　　　　　牙痛、口腔炎、结膜炎,每用 5 钱～1 两煎
　　　　　服。百日咳,用花 15～20 朵,红糖引煎服。

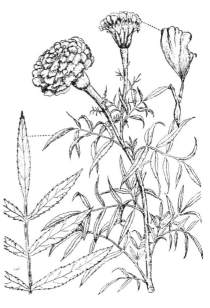

万寿菊

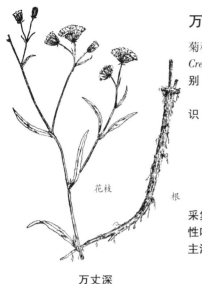

花枝　根

万丈深

万　丈　深

菊科　还阳参属

Crepis phoenix Dunn

别　　名:竹叶青(昆明),岔子菜(玉溪),小粘连(曲靖),马尾参(红河)。

识　　别:宿根直立草本。多生于红壤地区贫瘠旷野和山坡。高约35厘米。全体有白色乳汁。根粗长,入土很深,长达60厘米左右,故名"万丈深"。单叶互生,线状披针形,边缘有齿。头状花序,顶生,舌状花,黄色,花托秃裸。瘦果,顶端密生白冠毛。

采集加工:药用根。秋冬采集,洗净切片晒干备用。

性味功效:甘、苦,温。补肝肾,益脾增乳。

主治应用:小儿疳积、贫血、白带、水肿、肝炎、缺乳,每用5钱～1两,水煎服或炖肉或煮鸡蛋吃。跌打损伤,每用根1两泡酒服。肠风下血,每用4钱煮糯米1两服。

万　寿　竹

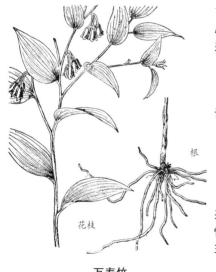

花枝　根

万寿竹

百合科　万寿竹属

Disporum Cantoniense（lour.）Merr.

别　　名:白根药(文山),小竹根(保山),倒竹散、竹节节(红河),竹叶七(昆明),玉竹草(玉溪),白子草(曲靖),竹叶草(昆明、红河),老虎姜(昭通)。

识　　别:宿根直立草本。多生于山坡背阴潮湿处。高30～70厘米。根茎短,簇生多数肉质细圆柱形支根。单叶互生,叶长椭圆形或卵状披针形,长4～8厘米,宽1.5～4.5厘米,全缘,直出脉明显。伞形花序,顶生或腋生,花褐紫色。浆果,黑色。

采集加工:药用根。夏秋采集,洗净晒干备用或鲜用。

性味功效:苦,凉。接骨止血,消炎止痛,祛风除湿。

主治应用:跌打损伤、骨折、枪伤、疮疖、蜂窝组织炎,用鲜根捣烂敷患处。风湿关节痛、痛经、月经过多、肺结核,每用3～5钱,水煎服或炖鸡服。

水 金 凤

凤仙花科　凤仙花属　（毒）

Impatiens uliginosa Fr.

别　　名：凤仙花、黄凤仙(红河)。

识　　别：一年生肉质草本,高35～70厘米。根须状。
茎淡绿色,密生细小红点。叶互生,长椭圆
形或椭圆状披针形,长5～14厘米,宽
1.5～3厘米,先端长尖,基部楔形,叶缘齿端
有疣状刺,叶柄基部有淡红色托叶状腺体二
枚。总状花序顶生或腋生,花淡紫红色。蒴
果肉质,两端尖,成熟时种子自行弹出。
　　　生于亚热带、温带旷野沟边、溪旁湿地。

采集加工：药用全草。夏秋采集,晒干备用或鲜用。

性味功效：辛、微苦,寒,有毒。软坚消积,活血通经,催
生,解毒。

主治应用：闭经、难产、积块、噎膈,每用3～5钱煎服。
鸡骨、鱼刺哽喉,每用种子或根1～2钱,嚼
烂咽下后,用温开水漱口。筋骨疼痛、跌打瘀积肿痛、痈疮,每用3～5钱煎
服,外用鲜品适量,捣烂敷患处。毒蛇咬伤,用5钱泡酒分服或外搽患处。

附　　注：孕妇忌服。

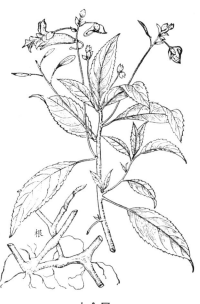

水金凤

水 林 果

白花酸藤果　紫金牛科　酸藤果属

Embelia ribes Burm. f.

别　　名：枪子果(思茅)、蓑衣果(保山)。

识　　别：藤状灌木,高3～6米。枝柔弱。单叶互生,
卵形、椭圆形或倒卵形,长5～9.5厘米,宽
2～3.5厘米,先端钝渐尖,基部钝或浑圆,
全缘。圆锥花序顶生,花极小,白色。小浆
果球形,内具种子一枚。
　　　生于亚热带山野荒地或山坡路旁灌木
丛中。

采集加工：药用根。全年可采,洗净切片晒干备用。

性味功效：微涩,平。清热除湿,止血消炎。

主治应用：急性胃肠炎、痢疾、腹泻,每用1～2两煎服。
刀枪伤、外伤出血,研末撒于患处。

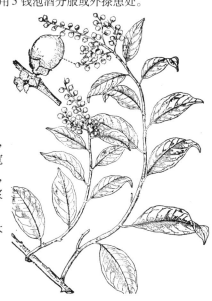

水林果

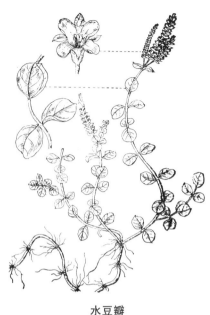

水豆瓣

水 豆 瓣

圆叶节节草菜 千屈菜科 节节菜属
Rotala rotundifolia(*Buch. - Ham.*) *koehne*

别　　名:红格草(思茅)。
识　　别:一年生斜卧草本,长 18～23 厘米。地下茎横走,节处生多数须根;地上茎红色,有细纵棱。单叶对生,卵圆形或近圆形,长 0.6～1 厘米,宽 0.4～0.8 厘米,先端钝或圆,全缘。穗状花序顶生,花极小,淡紫红色,单生于苞片内。蒴果椭圆形。
　　　　　生于热带、亚热带旷野溪旁潮湿地。
采集加工:药用全草。全年可采,晒干备用或鲜用。
性味功效:甘、涩,凉。清热解毒,活血调经。
主治应用:牙龈肿痛、月经不调、闭经、痛经、鼻衄、痢疾,每用 1～2 两煎服。痈肿、痔疮,每用 5 钱～1 两煎服,外用鲜草适量,捣烂敷患处。

水 蜈 蚣

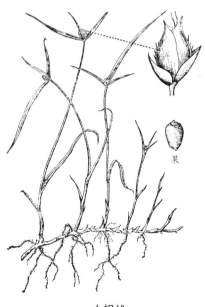

果

水蜈蚣

莎草科　水蜈蚣属
Kyllinga brevifolia Rottb.

别　　名:银钮草、白顶草(玉溪),火马蛇(昆明)。
识　　别:多年生草本,高约40 厘米。根状茎匍匐横走,节间长约1.5 厘米,每一节上长一杆,具 4～5 个圆筒状叶鞘,最下面 2 个叶鞘常为干膜质。叶互生,狭线形,长 5～15 厘米,宽 0.1～0.3 厘米,先端渐尖,基部具叶鞘,全缘。花序基部有叶状苞片三片,头状花序顶生,花绿色,单生于顶端。果为小坚果。
　　　　　生于热带、亚热带沟边、路旁的湿润处和池沼草丛中。
采集加工:药用全草。全年可采,晒干备用或鲜用。
性味功效:辛、微苦、涩,微温。疏风解表,消炎,截疟。
主治应用:风寒感冒、百日咳、疟疾,每用 3～5 钱煎服。夜盲症,用 3 钱,炖猪胰或鸡、羊肝吃。黄疸型肝炎、痢疾,每用 5 钱～1 两,红糖引煎服。外伤出血、蛇咬伤、疮疡肿痛,每用鲜草适量,捣烂敷患处。

水 石 榴

梨果榕　桑科　榕属

Ficus pyriformis HK. et Arn.

别　　名:辣柳树(红河)。

识　　别:直立灌木,高1~4米。叶互生,长椭圆状披
针形或狭披针形,长5~12厘米,宽1~2厘
米,顶端渐尖,基部阔楔形,叶面绿色,背绿
黄色,具乳突状小凸点,脉网明显,全缘。隐
头花序单生叶腋,梨形。榕果,肉质。
　　　　　生于亚热带溪旁湿润腐殖质土中。

采集加工:药用茎。全年可采,切碎晒干备用或鲜用。

性味功效:涩,凉。清热利尿,止痛。

主治应用:肾炎、肾盂肾炎、膀胱炎、尿道炎、肾性水肿、
心性水肿,每用1两煎服。胃痛、腹痛,每用
茎皮1两煎服。

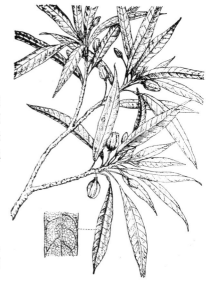

水石榴

水金钩如意

紫堇科　紫堇属

Corydalis stenantha Fr.

别　　名:五味草(昆明)。

识　　别:一年生柔弱草本,高25~50厘米。主根圆
锥形,侧根纤维状。茎圆柱形,单出或略分
枝。叶互生,二回三出复叶,小叶片楔状近
圆形,长2~4厘米,宽1~4厘米,顶端有圆
裂,基部阔楔形,具白粉,薄纸质。总状花序
顶生,花紫堇色,左右对称。蒴果长角状。
　　　　　生于旷野疏林下、阴湿崖隙、路边草丛、
荒地。

采集加工:药用全草。春夏采集,晒干备用。

性味功效:微辛、苦,微寒。疏风清热,明目退翳。

主治应用:风热感冒、目翳、肺热咳嗽、筋骨痛,每用
3~5钱煎服。

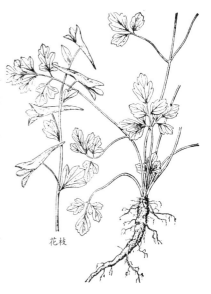

花枝

水金钩如意

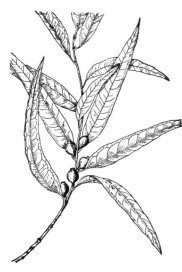

水稻清

水 稻 清

狭叶榕　桑科　榕属

Ficus stenophylla Hemsl.

识　　别:直立灌木。生于亚热带山谷、溪旁和林中湿润
地区。幼嫩部分生有柔毛,有托叶环。叶互
生,革质,长方状披针形或狭披针形,长 15 ～ 18
厘米,宽 2 ～ 2.5 厘米,粗糙,全缘。隐头花序,
单生叶腋,梨形。榕果,肉质。

采集加工:药用全株。春秋采集,洗净晒干备用或鲜用。

性味功效:涩、苦、温。补肾安胎。

主治应用:妊娠斑久不退,每用本品 2 钱、何首乌 5 钱煮
米汤服。胎动不安、乳汁少,每用 1 ～ 2 两,水
煎服。

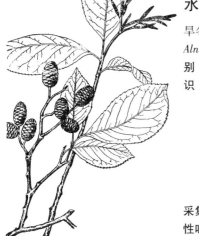

水冬瓜

水 冬 瓜

旱冬瓜　桦木科　赤杨属

Alnus nepalensis D. Don

别　　名:桤木树(保山)。

识　　别:落叶乔木。多生于松树林或阔叶林中。高可达
12 米以上。树皮粗糙,皮孔明显,枝多少具毛。
单叶互生,革质,卵状长椭圆形,长 10 ～ 30 厘
米,宽 3 ～ 13 厘米,叶缘具锯齿或全缘。花单
性,雌雄同株,雄花为柔荑花序,多数,下垂;雌
花成紧缩圆锥花序。聚合果,木质,球形,种子
具半透明而宽的翅。

采集加工:药用树皮。全年可采,切片晒干备用或鲜用。

性味功效:苦、涩、平。止泻,消炎,接骨。

主治应用:腹泻、痢疾、鼻衄、骨折、跌打损伤,每用 1 两,水
煎服或配伍用。骨折,用鲜品捣烂外敷。

水 杨 梅

蔷薇科　水杨梅属

Geum japonicum Thunb. var. chinense Bolle

别　　名:龙须草(丽江),南不正、瘦狗还阳(昭通),
　　　　萝卜解(保山),大疮药、大叶子(东川),凤
　　　　凰窝、五气朝阳草、头晕药、蝴蝶菜、水白菜
　　　　(曲靖)。

识　　别:多年生草本。多生于山坡荒地或潮湿的草
　　　　丛中。高50~70厘米。全体被毛。须根多
　　　　数。叶羽状分裂,顶端裂片最大,茎生叶较
　　　　小,边缘有锯齿。花单生或为伞房花序式排
　　　　列,黄色。瘦果,具宿存长刺状花柱。

采集加工:药用全草。夏秋采集,洗净切碎晒干备用或
　　　　鲜用。

性味功效:苦、涩、凉。健脾补肾,解毒。

主治应用:食滞腹泻、肾虚腰痛,每用根2~3钱,水煎服。贫血,每用4钱,红糖为引,
　　　　水煎服或炖肉服。乳腺炎、疮毒,用鲜草捣烂敷患处。

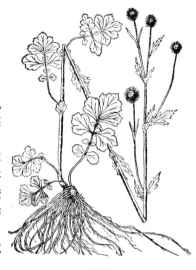
水杨梅

水 丁 香

硬毛柳叶菜　柳叶菜科　柳叶菜属

Epilobium hirsutum L.

别　　名:水丁香(昆明),通经草(红河),水兰花、菜
　　　　籽灵(曲靖)。

识　　别:一年生草本。生于水边。高可达60厘米。
　　　　茎生柔毛,中空,有二槽。单叶对生或互生,
　　　　披针形或狭披针形,长2~6厘米,宽0.5~
　　　　1.5厘米,边缘细齿状。花单生叶腋,淡红
　　　　色。蒴果,细长,约6厘米,种子小,多数,生
　　　　一束白色丝状毛。

采集加工:药用全草。全年可采,洗净切碎晒干备用或
　　　　鲜用。

性味功效:淡、平。清热解毒,活血止血。

主治应用:牙痛、结膜炎,每用花3~5钱,水煎服。月
　　　　经不调,每用鲜草1两,红糖为引,水煎服。外伤出血,用根研末撒布患处。

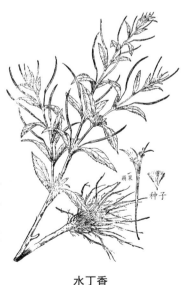
水丁香

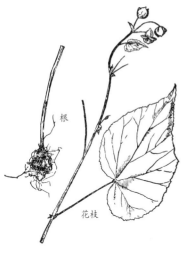

水八角

水 八 角

云南秋海棠　秋海棠科　秋海棠属

Begonia yunnanensis Le' vl.

别　　名:金蝉脱壳、红耗儿(昭通),酸草果(丽江),腰包
花、化血丹(曲靖)。

识　　别:多年生稍肉质草本。多生于亚热带山间疏林
下潮湿处。根块状或球形。茎直立。单叶互
生,叶片阔卵圆形,长 4 ~ 8.5 厘米,宽 3 ~ 6.5
厘米,叶基歪斜,边缘有细锯齿和角形分裂。
聚伞花序,顶生或近顶生,花红色。蒴果,有翅
呈三棱形。

采集加工:药用根、果。秋季采集,晒干备用。

性味功效:辛,温。活血祛瘀,行气止痛。

主治应用:更年期月经紊乱、吐血、骨折,每用根 1 ~ 2 钱,
水煎服。外用捣烂敷骨折处。小儿吐泻,每用
根 3 分焙黄,水煎服。小儿白尿、疝气,每用果
5 分,水煎服。

附　　注:孕妇忌服。

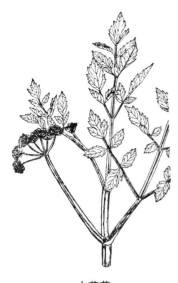

水芹菜

水 芹 菜

水芹　伞形科　水芹属

Oenanthe javanica（Bl. ）DC.

别　　名:野芹菜、马芹(昆明)。

识　　别:丛生草本。多生于潮湿的田边或沟边。高
15 ~ 80 厘米。茎直立,中空,具棱。根出叶
丛生,茎叶互生,叶基扩成鞘状抱茎,叶片通
常 1 ~ 2 回羽状全裂,边缘具粗锯齿。复伞
形花序,顶生或腋生,花白色。双悬果,四角
状,椭圆形或筒状长圆形。

采集加工:药用茎、叶。夏季采集,洗净晒干备用或
鲜用。

性味功效:辛、微苦,微凉。疏风除湿,解表透疹。

主治应用:外感风寒、白带、麻疹未透、失眠、高血压,每
用 3 钱 ~ 2 两,水煎服。

牛 嗓 管

野巴戟　五加科　鹅掌柴属

schefflera delavayi(Fr.) Harms

别　　名:野巴戟(昆明),泡桐树(红河)。

识　　别:灌木,高可达 3 米。茎髓白色,片状。指状
复叶,互生,小叶 7 片,椭圆形或阔披针形,
长 18～21 厘米,宽 5～12 厘米,先端尖,基
部平楔或近圆形,边缘有深裂或波状粗锯
齿,叶背密被棕黄色短绒毛,小叶柄长 3～
7.5 厘米。穗状花序排列为圆锥状,花黄白
色。果小,球形,黑色。
生于热带、亚热带沟箐林缘。

采集加工:药用叶、根。夏秋采集,晒干备用或鲜用。

性味功效:苦、涩,凉。祛风除湿,舒筋活络,止血消炎。

主治应用:流感发热、咽喉肿痛、皮炎、湿疹,每用 5 钱～
1 两煎服。风湿骨痛、跌打损伤、骨折,每用
5 钱～1 两煎服或泡酒分服。骨折,用鲜叶
适量,捣烂敷患处。腰痛,用根 3～5 钱煎
服。外伤出血,用叶研末撒于患处。

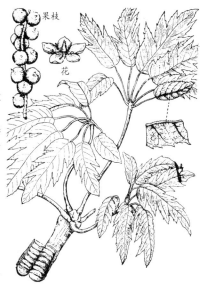

牛嗓管

牛 尾 参

金钱豹　桔梗科　金钱豹属

Campanumoea Javanica Bl.

别　　名:奶浆根(文山),算盘果、饭包谷、土党参(红
河)。

识　　别:缠绕草本,长 2～3 米。根长圆锥形,淡褐
色,具细纵棱,须根形似牛尾,故名"牛尾
参",全体具白色乳汁。单叶对生,卵状心
形,长 2～4 厘米,宽 1.5～4 厘米,先端短尖
或钝,基部心形,边缘具浅圆齿。花单生叶
腋,花冠钟形,淡蓝色。浆果。
生于温带、亚热带山间疏林灌木丛中。

采集加工:药用根。秋冬采集,晒干备用。

性味功效:甘,平。补中益气,养阴润肺。

主治应用:病后体虚、肺结核、自汗、虚咳、神经衰弱、久
泻、产后乳汁不下、食欲不振,每用 1～2 两
煎服或炖肉吃。外伤出血,用适量研末撒于
患处。

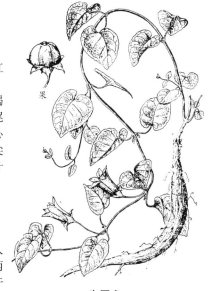

牛尾参

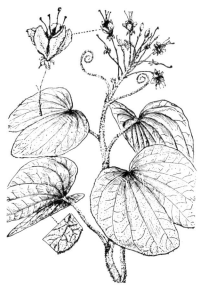

牛蹄藤

牛 蹄 藤

红绒毛羊蹄甲　豆科　羊蹄甲属
Bauhinia aurea Lévl.

别　　名:九龙藤(红河)。

识　　别:藤本。小枝、叶柄和花序被紧贴的红棕色厚
绒毛。单叶互生,纸质,圆形,长 7～16 厘
米,宽 6～18 厘米,顶端二深裂,裂片约为叶
长的 1/3～1/2,顶端渐尖或芒尖,基部心形,
脉两面均被红棕色绒毛,叶柄长。伞房花序
顶生,花白色,花梗长 3.5～4.5 厘米。荚果
矩形,木质,密被锈色长柔毛,内有 2～8 个
种子。
　　　　生于热带、亚热带杂木林中。

采集加工:药用根、茎。全年可采,切片晒干备用或鲜用。

性味功效:涩、微苦、温。祛风除湿,活络止痛。

主治应用:风湿关节炎、跌打损伤、胃痛,每用 3～5 钱,
煎服或泡酒分服。肾炎,用 3～5 钱,煎服。
黄疸型肝炎,用根皮 1 两煮鸭蛋吃。

牛 角 七

五加科　楤木属
Aralia yunnanensis Franch.

别　　名:草独活(玉溪),桔梗(楚雄),九股牛(大
理),珠钱草、松香疳药(红河)。

识　　别:多年生草本,高 30～90 厘米。根单一或数
条丛生,圆柱形,褐色或灰褐色。茎直立。
二回羽状复叶互生,小叶片长卵形,长 4～9
厘米,宽 3～5 厘米,先端长尾尖,基部近截
形或浅心形,坚纸质,边缘具锯齿。伞房状
圆锥花序,花绿白色。浆果。
　　　　生于温带山间林下潮湿处。

采集加工:药用根。秋冬可采,切片晒干备用。

性味功效:辛、微甘、涩、微温。发散风寒,健脾利湿,强
筋壮骨。

主治应用:感冒、咳嗽、胸满肋痛、腰痛、周身酸痛、月
经不调,每用 5 钱～1 两,煎服。慢性肝炎、
小儿疳积、体虚、水肿,每用 1 两,炖肉或猪
肝吃。跌打、风湿,每用 1 两煎服,或泡酒分
服。外伤出血,用鲜品适量,捣烂敷患处。

附　　注:孕妇忌服。

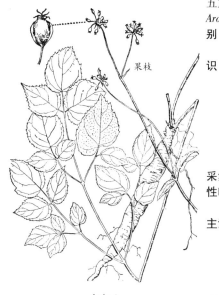

果枝

牛角七

牛尾巴蒿

牛尾草　唇形科　香茶菜属

Rabdosia ternifolius D. Don

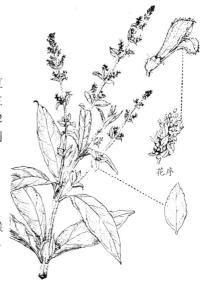

花序

识　　别:直立高大草本,高 1～1.5 米,被毛。茎直立,紫褐色,方形,具纵沟纹,下部木质。三叶轮生,长椭圆披针形,长约 7 厘米,宽约 2 厘米,先端短尖,基部楔形,边缘具不规则锯齿。总状花序腋生,花白色。小坚果。

生于亚热带山间荒坡草地的肥沃土壤上。

采集加工:药用全草。夏秋采集,阴干备用。

性味功效:苦,凉。清热消炎,渗湿利胆。

主治应用:急性肾炎、尿路感染、肠炎、黄疸型肝炎、咽喉炎、扁桃腺炎、疟疾、痢疾、感冒,每用 5 钱～1 两,煎服。

牛尾巴蒿

毛　木　通

毛茛科　铁线莲属

Clematis rubifolia C. H. Wright

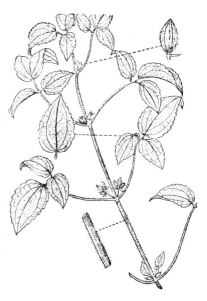

别　　名:粗糠藤、花木通(红河)。

识　　别:多年生藤本,基部木质化。茎攀缘,圆筒形,有纵沟,被灰棕色毛。奇数羽状复叶对生,小叶三片,卵形,长 2.5～4.5 厘米,宽 1.7～2.5 厘米,先端尖,基部心形,边缘具浅齿,两侧叶片较小;柄长约 0.5 厘米。花 2～4 朵腋生,黄白色。

生于亚热带地区山坡、路边、灌丛中。

采集加工:药用全草。秋冬采集,洗净晒干备用。

性味功效:苦、涩,凉。除湿利尿,清热解毒,活血通乳。

主治应用:风湿关节疼痛、跌打损伤、尿道炎、膀胱炎,每用 3～5 钱,点酒引煎服。口腔溃疡,用鲜叶嚼含。便血、胎盘不下、乳汁不通、月经不调,每用 5 钱～1 两,煎服。

附　　注:孕妇、遗精、尿频者忌服。

毛木通

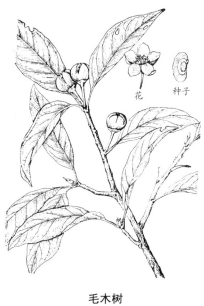

毛木树

峨嵋木荷　山茶科　木荷属
Schima Wallichii choisy

别　　名:麻木树(红河)。

识　　别:常绿大乔木,高可达30米。树皮深灰色,
粗糙,小枝暗灰色,有圆形皮孔。单叶互
生,椭圆形,长8~14厘米,宽3~6厘米,
先端渐尖或短尖,基部楔形,叶背灰白色,
全缘。花单生叶腋,白色,有香气。蒴果球
形,略扁,木质,种子褐色,背部具短翅。

生于亚热带、温带常绿混交林中。

采集加工:药用树皮。全年可采,晒干备用。

性味功效:涩,平。收涩止痢,驱蛔杀虫。

主治应用:鼻出血、痢疾,每用1钱煎服。子宫脱垂,
用适量煎水洗患处。杀灭钉螺,研末撒入
田中及水沟。

附　　注:用本品5钱~1两,研末,拌入饲料中喂猪,
可驱猪蛔虫。

毛木树

毛叶威灵仙

菊科　兔儿风属
Ainsliaea bonafii Beauvd.

别　　名:双股箭(昆明),大俄火木把(红河)。

识　　别:多年生宿根草本,高约1米。根长圆锥形,
密被淡褐色长绵毛,尖端部有褐黑色支根。
叶基出,长卵状心形或椭圆状心形,长
8.5~11.5厘米,宽6~8厘米,先端钝或短
尖,基部心脏形,密被白色长绵毛,叶缘疏生
细刺齿,具长柄。头状花序呈穗状花序排
列,花粉白色。瘦果棕色。

生于亚热带、温带坡地草丛。

采集加工:药用根。秋冬采集,晒干备用或鲜用。

性味功效:苦、微辛、微涩,温。祛风除湿,通经活络。

主治应用:肌肉麻痹、腰膝关节痛、风湿、跌打损伤、胃
气痛,每用1~3钱,煎后以醋一匙为引,内
服。跌打损伤,用鲜根适量捣烂敷患处。

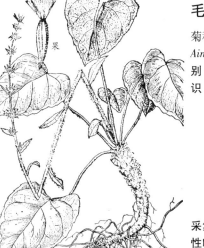

毛叶威灵仙

毛蕊花

玄参科　毛蕊花属
Verbascum thapsus L.

别　　名: 一柱香(丽江、大理),大毛叶(大理)。

识　　别: 宿根草本。生于山野荒坡路旁沙质地。高
30~60厘米。全株密生淡黄色长软毛。根
圆柱形,弯曲。茎直立。单叶互生,茎基叶
大而丛状密聚,往上则渐小,椭圆状披针形,
边缘有锯齿。穗状花序,顶生,密集,花淡黄
色。蒴果,球形。种子多数。

采集加工: 药用全草。夏季采集,晒干备用或鲜用。

性味功效: 苦,寒。消炎,止血,拔毒。

主治应用: 疮毒,每用全草3钱,红糖、白酒为引,水煎
服。刀枪伤、跌打损伤,用全草研末,酒调成
糊状敷患处。

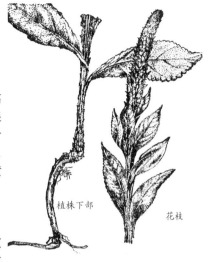

植株下部

花枝

毛蕊花

毛木防己

长萹茎木防己　防己科　木防己属
Cocculus sarmentosus (Lour.) Diels

别　　名: 青藤根(文山),细毛藤(玉溪),小接骨丹
(昆明)。

识　　别: 多年生攀缘藤本。多生于山坡路旁灌木丛
中。通体密被软毛。单叶互生,略革质,叶
片卵状长圆形或广卵形,长3~11厘米,宽
1.5~5.5厘米,全缘。花单性异株,排成总
状花序,腋生或顶生,花小,黄色。核果,近
球形。

采集加工: 药用全株。秋季采集,洗净晒干备用。

性味功效: 苦、微涩,平。祛风除湿,止痛。

主治应用: 风湿疼痛、跌打损伤、骨折,每用2~3钱,水
煎服。外用捣烂敷患处。本品配伍可治百
日咳。

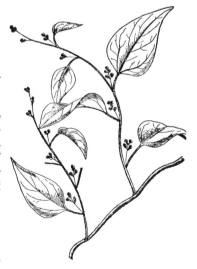

毛木防己

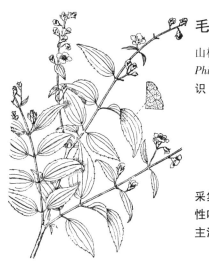

毛叶木通

山梅花　八仙花科　山梅花属
Philadelphus henryi Koehne

识　　别:直立灌木。生于山野疏林下。高 2~3 米。茎枝对生,幼枝灰绿色,有毛茸;老枝红紫色,秃净。单叶对生,长卵形,长 4~10 厘米,宽 1~5 厘米,侧脉 3~5 条,两面均具毛茸,边缘有锯齿。花单生或呈总状花序,白色,萼和花瓣各四。蒴果,种子多数。

采集加工:药用茎、叶。夏秋采集,晒干备用或鲜用。

性味功效:甘淡,平。清热利湿,消炎。

主治应用:膀胱炎、黄疸型肝炎,每用 2 钱,水煎服。

毛叶木通

双 肾 参

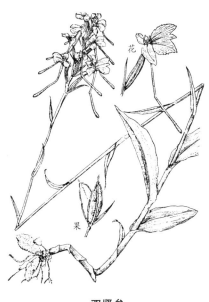

花

果

鹅毛玉凤花　兰科　玉凤花属
Habenaria dentata(Sw.) Schltr.

别　　名:老母鸡抱蛋、金鹅抱蛋、仙鹅抱蛋、双黄参、肾经草、二仙对座草、羊肾参、金刚如意草、对肾参(红河),对对参、白花草(昆明)。

识　　别:多年生宿根草本,高约 60 厘米。块根二枚,肉质,椭圆状卵形,长 2~5 厘米,径约 1 厘米,须根数条,被毛。茎直立。叶互生,长披针形,长 2.5~11 厘米,宽 0.8~2.4 厘米,先端渐尖,基部抱茎,全缘。总状花序生于花葶上,花冠白色,蒴果短角形,有粗纵肋 3 条。

　　　　生于滇中、滇南温带、亚热带河边、路边向阳潮湿处。

采集加工:药用块根、茎、叶。秋冬采集,洗净晒干备用。

性味功效:甘、微苦,平。补肺肾,利小便,消炎肿。

主治应用:肾虚腰痛、病后体虚,每用 1 两,炖猪肾或肉吃。肾虚阳痿、疝气痛、胃痛,每用 1 两,泡酒分服。肺痨咳嗽、睾丸炎,每用 5 钱~1 两,煎服。尿路感染,用茎、叶 3 钱,煎服。

双肾参

双 蝴 蝶

云南蔓龙胆　龙胆科　蔓龙胆属
Crawfurdia campanulacea Wall. et Griff.

别　　名：小红参(临沧)，四代同堂(保山)，小百部
(怒江)。

识　　别：缠绕草本，长1~2米。根肉质，细纺锤形、多
数。茎绿紫色。单叶对生，卵圆形，长4~6
厘米，宽2~3.5厘米，先端长尾尖，基部圆或
阔楔形，基出三脉，全缘。花单生叶腋，管状
钟形，紫红色。蒴果，种子多数。
　　　　　生于亚热带疏林、荒坡或岩壁处。

采集加工：药用根。秋冬采集，晒干备用或鲜用。

性味功效：微甘、苦，寒。养阴润肺，活血止痛，驱虫。

主治应用：肺结核、百日咳、月经不调、腹痛、蛔虫、蛲
虫、皮肤发痒，每用1~3钱，煎服。跌打损
伤，用鲜品适量，捣烂敷患处。

附　　注：保山地区以本品代牛膝用。

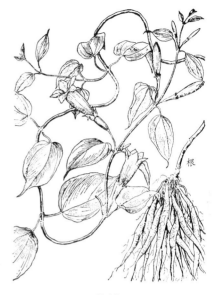

双蝴蝶

双 果 草

婆婆纳　玄参科　婆婆纳属
Veronica Persica Poir

别　　名：小接骨草、小灯笼草(昭通)。

识　　别：披散斜卧草本，长约14厘米，疏被长柔毛。
须根多数。茎褐色。单叶，下部对生，上部
互生，三角状圆形，长约1厘米，宽约0.6厘
米，先端钝，基部近截形，边缘具粗锯齿。花
单生叶腋，淡蓝色。蒴果有二槽似双果，故
名"双果草"。
　　　　　生于温带地区山间疏林草坡荒地。

采集加工：药用全草。春夏采集，晒干备用或鲜用。

性味功效：甘淡，温。补肾壮阳。

主治应用：胎漏、小儿虚咳、阳痿，每用2钱~1两，煎
服。骨折，用鲜草捣烂敷患处。

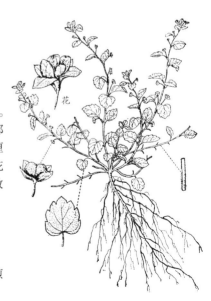

双果草

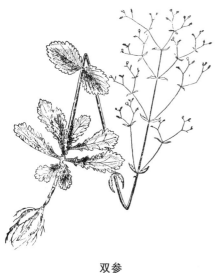

双参

双　参

大花囊苞花　败酱草科　囊苞花属
Triplostegia grandiflora Gagn.

别　　名: 子母参、萝卜参、童子参(丽江),羊蹄参
(楚雄),山苦参(红河)。

识　　别: 多年生草本。多生于山间疏林下红土坡
地。高 25～45 厘米。根圆锥形,成对生
长。茎单一,直立。单叶互生,矩圆状倒
卵形,长 2～4.5 厘米,宽 0.8～2.2 厘
米,边缘有不规则锯齿或作羽状分裂。
聚伞花序,顶生,疏散,花极小,粉红色。
瘦果,有短喙,藏于囊状的总苞内。

采集加工: 药用根。夏秋采集,洗净晒干备用。

性味功效: 苦、微甘,平。调经活血,益肾。

主治应用: 闭经、月经不调、肾虚腰痛、遗精、阳痿、
不孕症,每用 5 钱～1 两,水煎服或炖肉
服。肝炎,每用 1 两与猪肝蒸服。

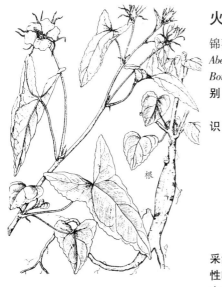

火炮草

火　炮　草

锦葵科　秋葵属
Abelmoschus moschafus(L.) Medic. ssp. tuberosus(span.)
Borss. Woalkes

别　　名: 香铃草、灯笼花(昆明),黑芝麻(曲靖),红
兰地花(玉溪)。

识　　别: 多年生亚灌木状草本,高可达 1 米。根长
圆锥状,肉质。小枝圆筒状,疏被黄色柔
毛。基部叶阔卵形或近圆形,较小,上部叶
为箭形,较大,长 2.5～8 厘米,宽 1.5～5
厘米,两面疏被粗毛,背面混生星状毛,边
缘具圆锯齿。花单生于叶腋,花梗长可达
9 厘米,花冠红色。蒴果卵形或长椭圆形。
生于亚热带地区田边、草坡干燥旷地。

采集加工: 药用根、果。秋冬采集,晒干备用。

性味功效: 甘淡,平。滋肾柔肝。

主治应用: 牙痛、咳嗽,每用根 3～5 钱,煎服。耳聋、
胃痛、小儿疳积、少年发白,每用果 3～5
钱,煎服。

火 绳 树

翅果麻 锦葵科 翅果麻属
Kydia calycina Roxb.

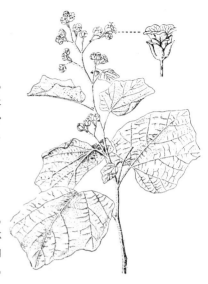

识 别:乔木,高 3 ~ 10 米。枝褐色,被褐色绒毛。
单叶互生,卵状近圆形,通常 3 ~ 5 角裂,长
5 ~ 11 厘米,宽 5 ~ 13 厘米,先端钝,基部心
形,两面被星状毛。圆锥花序顶生或腋生,
花密白色。蒴果近球形,裂为三果瓣。
生于热带荒坡或次生林。
采集加工:药用皮、叶。夏秋采集,晒干备用或鲜用。
性味功效:涩、淡,微寒。收敛止血,续筋接骨。
主治应用:刀枪伤、外伤出血,用干品研末撒于患处。
烧烫伤,用干品 2 两研末,放入 1 斤凡士林
中,加热熔化后拌匀,冷却后再加桉叶油
2%,涂于患处。骨折,用鲜品捣烂敷患处。
慢性胃炎、胃溃疡,每用干品 3 ~ 5 钱煎服。

火绳树

火 秧 簕

大戟科 大戟属 (剧毒)
Euphorbia antiquorum L.

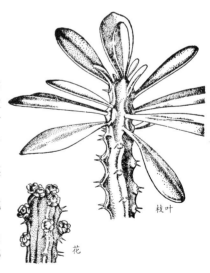

别 名:小青龙、紫木通(思茅),百步回阳(临沧),
圆金刚(楚雄),霸王鞭(昆明)。
识 别:常绿灌木。生于村旁、灌木丛中或栽培。高
达 7 米。枝圆柱状或钝三角至六角形,小枝
有厚波状翅 3 ~ 5 条,在翅的凹陷处有一对
利刺。叶由刺边发出,倒椭圆形,厚肉质。
聚伞花序,生于翅的凹陷处,黄色。蒴果。
采集加工:药用鲜茎、叶、乳汁。全年可采,用小刀在茎
上钻一孔,即取得乳汁。
性味功效:苦,温,剧毒。消肿止痛,拔毒止痒,泻水,截
疟。
主治应用:疮痈,取茎捣烂外敷。便秘,取汁与甜酒曲
混合,每次服 2 ~ 3 分。疟疾,每用茎 3 ~ 6
钱,水煎服。疥癣,用乳汁外抹。
附 注:本品有毒,炒焦存性方可内服,过量可引起
腹泻,乳汁不可入目,接触皮肤可引起皮炎。孕妇忌服。

枝叶

花

火秧簕

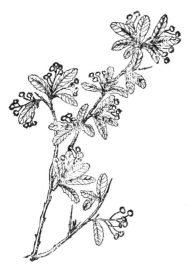

火 把 果

蔷薇科　火棘属

Pyracantha fortuneana（Maxim.）Li

别　　名:救军粮、赤阳子、豆金娘(昆明)。

识　　别:有刺灌木。生于村边、路旁、荒野、山坡。枝丫细密,短枝呈棘状。单叶互生,常呈丛生状,长椭圆形,薄革质,光滑无毛,边缘有锯齿。伞房花序,着生于短枝上,花小多数,白色。果实扁球形,成熟时红色。

采集加工:药用果实。夏秋采集,晒干备用或鲜用。

性味功效:甘、酸,平。健脾和胃,活血止血。

主治应用:消化不良、腹泻、痢疾、崩漏、产后血瘀,每用1两,水煎服。

火把果

五 除 叶

牛纠树　芸香科　吴茱萸属

Evodia trichotoma（Lour.）Pierre

别　　名:山吴黄(思茅)。

识　　别:小乔木,高约6米,树皮灰色至灰褐色。枝紫褐色,幼枝有细小皮孔。奇数羽状复叶对生,小叶5～11枚,狭长圆形或卵状长圆形,长6～15厘米,宽2.5～6厘米,先端渐尖,基部楔形或偏斜,纸质,腺点明显,全缘。聚伞圆锥花序顶生,花白色。蓇葖果,通常4心皮,黑褐色。

　　　　　生于热带、亚热带溪涧两岸湿润处丛林中。

采集加工:药用全株。夏秋采集。晒干备用或鲜用。

性味功效:辛、苦,温。祛风解表,疏肝理气,散寒止痛。

主治应用:风湿、头痛、皮肤痒、感冒、全身疼痛,每用根3～5钱,煎服。头痛,用鲜叶加艾,捣烂包头部。咳嗽、腹泻、胃气痛、胃腹冷痛,每用果3～5钱,煎服。小儿麻痹后遗症、风湿关节炎,用鲜叶捣烂敷关节处。荨麻疹、湿疹、疮疡,用叶适量煎水外洗。

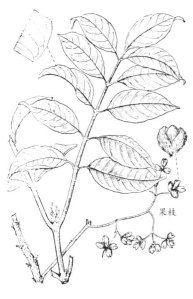

果枝

五除叶

五 皮 风

蛇含委陵菜　蔷薇科　委陵菜属
Potentilla kleiniana Wight et Arn.

别　　名:狗脚迹(红河)。

识　　别:多年生草本,高约 26 厘米,被毛。主根短,
侧根须状,褐色。茎自根部丛生,平卧地面。
掌状复叶,小叶 3～5 枚,椭圆形或倒卵形,
长 2～4 厘米,宽 0.5～2 厘米,先端浑圆,基
部楔形,边缘上部有锯齿,下部全缘,基出叶
有长柄,茎生叶柄较短。聚伞花序,顶生,花
黄色。瘦果。

　　　　　生于亚热带、温带草坡向阳处或荒地。

采集加工:药用全草。夏秋采集,晒干备用或鲜用。

性味功效:苦,凉。清热解表,润肺止咳。

主治应用:感冒头痛、咳嗽、百日咳、哮喘,每用 3～5
钱,煎服。

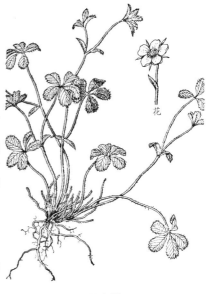

花

五皮风

五爪金龙

五爪龙　葡萄科　崖藤属
Tetrastigma hypoglaucum Planch.

别　　名:灯笼草(玉溪),小红藤(大理),五虎下西山
(临沧),雪里高(红河),小五爪金龙(曲靖、东
川、丽江),五爪龙(红河、思茅、玉溪、保山)。

识　　别:缠绕草质藤本。生于山谷林下的阴湿地,攀
于树上或崖壁上。小枝无毛,有卷须。叶为
指状五小叶,长约 5 厘米,宽约 1.5 厘米,边
缘具粗齿。聚散花序,腋生,有长梗,花小,
绿色。浆果,肉质。

采集加工:药用全草。全年可采,洗净切片晒干备用或
鲜用。

性味功效:苦、涩,平。接骨生肌,祛风除湿,活血通络。

主治应用:骨折,用鲜根或全草捣烂敷患处。跌打损
伤、风湿肿痛、闭经,每用根 3 钱～1 两,泡
酒服或配伍用。

附　　注:孕妇忌服。忌酸冷、豆类。

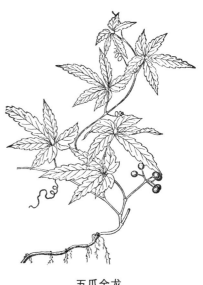

五爪金龙

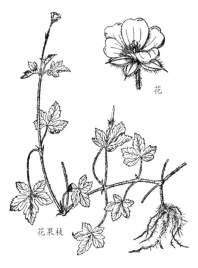

花

花果枝

五叶草

五 叶 草

牻牛儿苗科　老鹳草属

Geranium nepalense Sweet

别　　名:老鹳草、五瓣草(昆明、红河、保山、丽江、曲
靖、文山)。

识　　别:多年生匍匐草本。生于田野荒坡草地。长
达50厘米左右。全株被疏毛。茎具棱。单
叶对生,掌状分裂,裂片边缘具粗齿。花单
生或2~3朵聚生于叶腋或枝端的细长花梗
上,红紫色。蒴果,长圆锥形,成熟时由基部
向上开裂将种子弹出。

采集加工:药用全草。夏秋采集,洗净晒干备用或
鲜用。

性味功效:辛、苦,温。消炎止血,行气止痛,散风寒,
接骨。

主治应用:咯血、胃痛、感冒、血崩,每用5钱~1两,水
煎服。牙痛,取叶研细加石膏少许混匀,撒
于患处。骨折、疮痈,取鲜草捣烂加酒适量
敷患处。

月 季 花

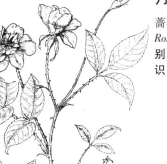

月季花

蔷薇科　蔷薇属

Rosa chinensis Jacq.

别　　名:四季花、月月红(文山)。

识　　别:半常绿有刺灌木,刺尖向下钩。奇数羽状
复叶互生,小叶3~5片,对生,卵形或卵状
椭圆形,长2.5~6厘米,宽1.5~3厘米,
先端渐尖或急尖,基部楔形,叶面有光泽,
边缘有锯齿。花单一或数朵簇生,花冠红
色或玫瑰色,径约5厘米,萼及花梗有腺
毛。果卵形,种子多数。
多为栽培。

采集加工:药用花、根。全年可采。花阴干,根切片晒
干备用或鲜用。

性味功效:甘,温。花活血调经,根祛瘀生新。

主治应用:闭经、痛经、月经不调、腰痛,每用花2~4
钱,红糖引,煎服或泡酒分服。跌打损伤、
红崩、遗精,每用根1~2钱,煎服。疗疮肿
痛,用鲜根适量,捣烂敷患处。

月 叶 发

川鄂米口袋　豆科　米口袋属

Gueldenstaedtia henryi Ulbi.

识　别:宿根草本。主根发达。茎极短,多分枝,密被
　　　　长白毛。奇数羽状复叶密集于短枝上,成莲座
　　　　状排列,密生短毛;小叶一般4~5对,椭圆形,
　　　　长0.4~0.9厘米,宽0.3~0.4厘米,中脉上凹
　　　　下凸,羽脉不显,具短柄。伞形花序全部被毛,
　　　　基部有钻形2小苞片。荚果圆筒状,长0.8~
　　　　1.2厘米,密被长毛,一室,种子多数。
　　　　　　生于北亚热带山坡草地。

采集加工:药用根。全年可采,洗净晒干备用或鲜用。

性味功效:微苦、麻、微温。接筋接骨。

主治应用:骨折,用鲜品捣烂外敷或用干品研末调敷。

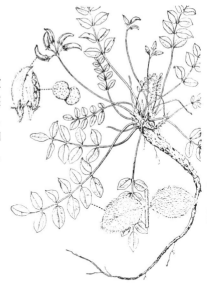

月叶发

木 瓜

酸木瓜　蔷薇科　木瓜属

Chaenomeles speciosa（Sweet）Nak.

别　　名:秋木瓜(昆明)。

识　别:灌木,高2~4米。树皮光滑,疏具皮孔。枝
　　　　条扩展,有棘针。叶多簇生于棘针上部,长
　　　　椭圆形,长3~12厘米,宽1~3厘米,先端
　　　　尖,基部狭楔形或渐尖,叶面有光泽,边缘密
　　　　生不整齐锐锯齿。花通常三朵簇生,与新叶
　　　　同发或早开,花漏斗形,深红色。梨果肉质,
　　　　椭圆形或卵形,成熟时黄色或染以红色,芳
　　　　香,种子长三角形。
　　　　　　多为栽培。

采集加工:药用果。秋季采集,切片晒干备用或鲜用。

性味功效:酸、涩、甘、温。和脾燥湿,疏肝止痛。

主治应用:筋骨疼痛、风湿关节炎、四肢转筋,每用鲜果
　　　　半个去皮切片,拌白糖吃,日服一次,连服四
　　　　日,或用干品适量泡酒分服。小便过多、久
　　　　咳、脚气肿满,每用3~5钱煎服。

附　　注:表邪未解,胃肠积滞忌服。

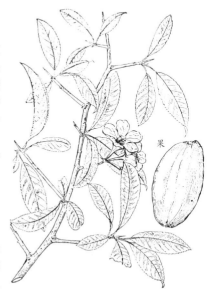

果

木瓜

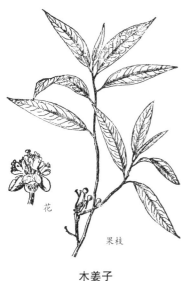

花

果枝

木姜子

木姜子

樟科　木姜子属

Litsea cubeba（Lour.）Pers.

别　　名:木香子、木筑子皮(思茅),山胡椒(思茅、大理),野胡椒(大理)。

识　　别:小乔木。多生于山野林边及杂木林中。高 2～5米。全株具浓烈的姜香味。茎绿色有皮孔,老时灰褐色,小枝细长,嫩脆。单叶互生,宽披针形,长 6～10 厘米,宽 1～1.5 厘米,质厚,干后变黑,全缘。伞形花序,腋生,黄色。核果,球形,熟时黑色,平滑,干后表面起皱纹,种子一粒。

采集加工:药用根、叶、种子。夏秋采集,阴干备用(本品含挥发油,不宜暴晒)。

性味功效:辛,温。散寒,行气止痛。

主治应用:预防流感、感冒,头痛,胃痛,每用根、叶 3 钱,水煎服。风湿痛,每用根 1 两,配伍水煎服。痢疾,每用种子 2 钱,配伍水煎服。

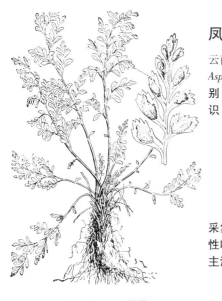

凤尾草(小凤尾草)

凤尾草(小凤尾草)

云南铁角蕨　铁角蕨科　铁角蕨属

Asplenium yunnanense Franch.

别　　名:小蕨蕨(红河)。

识　　别:多年生草本,高 10～20 厘米。根状茎短,直立,密被狭长鳞片。叶丛生,叶片线状披针形,二次羽状分裂,羽片 15～28 对,深裂成 3～6 对裂片,矩圆形,基部裂片最大,有齿牙,叶柄密被狭鳞片。孢子囊群线形,沿细脉着生,囊群盖同形。

生于山间沟箐潮湿处石上。

采集加工:药用全草。全年可采,晒干备用或鲜用。

性味功效:苦,寒。清热消炎,利尿渗湿。

主治应用:感冒高热、小儿惊风、膀胱炎、尿道炎、痢疾,每用 5 钱～1 两煎服。外伤出血,研末撒患处。骨折,用鲜草适量,捣烂敷患处。

附　　注:小凤尾草即凤尾猪鬃草。

凤尾草(井口边草)

凤尾蕨科　凤尾蕨属

Pteris laeta（Wall.）Ching

别　　名:黑枸杞(曲靖)。

识　　别:丛生常绿多年生草本。生于箐沟、河谷、石缝和山林湿地。根状茎短,密生多数须根和鳞片。叶簇生,一回羽状分裂,革质光滑,茎部羽片下侧分叉,羽片带状披针形,叶缘针刺状。孢子囊群线形,沿羽片两侧边缘连续着生,囊群盖膜质,孢子棕黄色。

采集加工:药用全草。全年可采,洗净晒干备用。

性味功效:淡、微苦,寒。消炎止痢,舒筋接骨。

主治应用:慢性肝炎、痢疾,每用全草 3 钱,水煎服。腰背痛,每用根 3 钱,水煎服。骨折,用全草捣烂敷患处。

附　　注:另有同属植物大叶井口边草 *Pteriscretica L.* 治黄疸型肝炎、肺结核、疮毒、淋症。

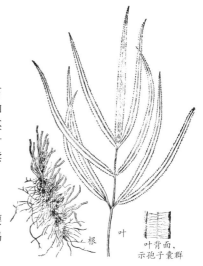

根　叶

叶背面,
示孢子囊群

凤尾草(井口边草)

巴　豆　树

巴豆　大戟科　巴豆属

Croton tiglium L.

别　　名:害扫、阿达身居弱、大树跌打(红河)。

识　　别:常绿乔木,高 6～10 米。幼枝被稀疏黄色星状柔毛。单叶互生,阔卵形、卵形至长圆状卵形,长 5～12 厘米,宽 4～7 厘米,先端长渐尖,偏斜,基部楔形或偏斜,两面被稀疏星状毛,基部三脉,近叶柄处有 2 个腺体,边缘具细锯齿,具长柄。花单性,雌雄同株,总状花序顶生,淡黄绿色。蒴果倒卵形,秃净或稍被毛。

　　生于南部热带地区林缘、沟谷、村旁、丘陵。

采集加工:药用叶、根皮。夏秋采集,洗净晒干备用或鲜用。

性味功效:涩,平。清热柔肝,活络止痛。

主治应用:贫血、黄疸型肝炎,每用根皮 5 钱～1 两,煎服。骨折、跌打、风湿,每用根皮 2 两,泡酒分服,外用鲜叶适量,捣烂敷患处。

附　　注:本品果实即中药巴豆,有大毒,泻药。

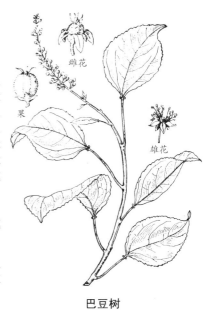

雌花

果

雄花

巴豆树

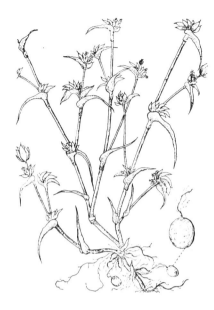

勾蛋贝

勾 蛋 贝

假苍山贝　鸭跖草科　蓝耳草属
Cyanotis vaga(*Lour.*) *Roem. et Schult.*

别　　名:鸡心贝母(昆明),露水草(思茅)。

识　　别:多年生平卧或披散草本,高约30厘米。地下茎节部生出须根,少数须根末端有球形根。茎中空,带暗紫色,被白色长绵毛。叶卵状披针形,长2.5～5厘米,先端渐狭而尖,基部抱茎,鞘状膜质,被白色长绵毛。短穗状花序顶生和腋生,近无柄,小苞片被毛,花数朵生于小苞片中,蓝色。蒴果小,矩圆形,先端钝,被毛。

　　　　　　生于亚热带、温带溪边、潮湿旷野。

采集加工:药用全草。夏秋采集,晒干备用。

性味功效:苦,温。活血止痛,祛风活络。

主治应用:跌打损伤、风湿关节炎,每用2～3钱,煎服或泡酒分服。

天 茄 子

刺天茄　茄科　茄属　（毒）
Solanum indicum L.

别　　名:刺天茄(昆明),苦果(文山)。

识　　别:有刺亚灌木,高约1米,全体被星状柔毛。枝褐色,具粗壮倒向皮刺。单叶互生,卵形,长3～12厘米,宽2.5～8厘米,先端钝尖,基部微心形或平截形,边缘具不规则深波状或浅裂,两面均被星状柔毛,叶柄及叶脉有针刺。总状花序呈聚伞状,侧生或腋生,花冠紫色。浆果球形,成熟后橘红色,密被褐黄色星状毛。

　　　　　　生于热带、亚热带旷野、路旁、村寨边。

采集加工:药用根、叶、果。秋冬采集,晒干备用或鲜用。

性味功效:苦、微甘,寒,有毒。消炎消肿,行气止痛。

主治应用:牙痛,用果研末,放于痛处。偏头痛、扁桃腺炎、胃痛,每用3～5钱,煎服。消化不良、腹胀,每用鲜果10个,稀饭送服。痈疮肿毒,用鲜叶适量,捣烂敷患处。

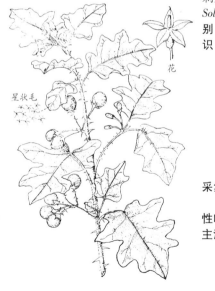

花

星状毛

天茄子

附　　注:中毒解救见附方。

天 南 星

南星　天南星科　天南星属　（毒）

Arisaema consanguineum Schott

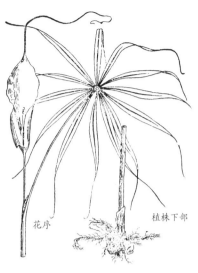

花序　　　　　　　植株下部

天南星

别　　名:南星(昆明、红河、思茅、文山、玉溪)，蛇包谷(昭通)。

识　　别:宿根草本。生于旷野和山坡较阴湿处疏林下或草丛中。块茎扁圆形。叶一片，基生，叶柄肉质，圆柱形，直立为茎状，白绿色或其上散生污紫色斑点，长40～85厘米，下部成鞘，叶片在叶柄顶端伞状分裂成长披针形裂片，全缘。肉穗花序，为绿色佛焰苞片所包藏，多少带浅紫。棒穗状浆果，红色如包谷，故名"蛇包谷"。

采集加工:药用块茎。秋冬采集，用竹刀刮去外皮，置水中浸泡，每日换水2～3次，泡至口尝无麻味取出放锅内，每10斤加白矾1.25～1.45斤，水适量，煮透，取出晒干备用。

性味功效:苦、辛、温，有毒。祛风燥湿，祛痰。

主治应用:破伤风、中风、风痰咳嗽、小儿惊风，每用2～3钱，配伍应用。疔疮，用鲜根捣烂敷患处。

附　　注:阴虚热痰忌用。胆南星由本品研末放入牛胆汁中浸泡制成，用于风痰等症。

天 星 草

点地梅　报春花科　点地梅属

Androsace umbellata（Lour.）Merr.

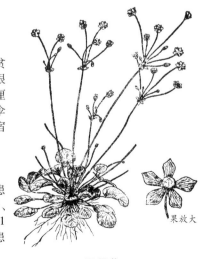

果放大

天星草

别　　名:天吊冬(昭通)，顶珠草(文山)。

识　　别:一年生草本。生于山间干燥向阳山坡较贫瘠土壤上。高10～16厘米。根须状。叶根出，丛生，有柄，叶片近圆形，直径1～2厘米，边缘具圆锯齿。花葶多数自根出，聚伞花序，顶生，花白色。蒴果，球形，瓣裂，萼宿存，种子多数，细小。

采集加工:药用全草。夏秋采集，晒干备用。

性味功效:淡、微涩、平。消炎生肌，收敛止痛。

主治应用:鹅口疮，用全草研末加淘米水调成糊状涂患处。水火烫伤，用全草研末撒布患处。哮喘、慢性喉炎，每用鲜草1～2两(干草5钱～1两)，水煎服。结膜炎，全草适量煎水外洗患处。

天 生 草

小鹭鸶兰　百合科　鹭鸶兰属
Diuranthera minor（*C. H. Wright*）*Hemsl.*

别　　名:山韭菜、漏芦(昆明)、蛇咬药(丽江)。

识　　别:宿根草本。生于山坡乔木林中密阴潮湿处。
　　　　高约30厘米。根簇生,细圆柱形。叶丛生
　　　　基部,箭状带形,长18～22厘米,宽1～1.5
　　　　厘米,直出脉,全缘。总状花序,顶生,花白
　　　　色。蒴果,有三翅,种子圆形,有斑点。

采集加工:药用根。夏秋采集,晒干备用或鲜用。

性味功效:淡,平。清热解毒,健脾利湿。

主治应用:风湿、小儿疳积、乳腺炎、毒蛇咬伤,每用5
　　　　钱,水煎服。外用鲜根捣烂敷患处。

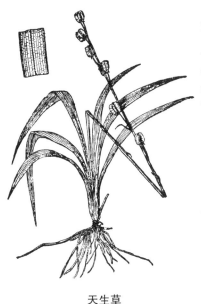

天生草

天 天 茄

龙葵　茄科　茄属
Solanum nigrum L.

别　　名:酸浆草、怕点怕(傣语)(临沧)。

识　　别:一年生草本。多生于旷野、田间、村旁、路
　　　　边、庭园。高约60厘米。茎有棱角。单叶
　　　　互生,卵形,长4～7厘米,宽3～5厘米,但
　　　　叶形变化较大,最大的可长达13厘米,宽7
　　　　厘米,叶缘具不规则的裂齿。伞形花序,侧
　　　　生,花柄下垂,每花序有4～10朵花,白色。
　　　　浆果,球形,成熟时红色或黑色,种子扁
　　　　圆形。

采集加工:药用全草。全年可采,洗净晒干备用或
　　　　鲜用。

性味功效:苦,寒。清热解毒,利尿排石。

主治应用:尿路结石,每用根5～6钱,胡椒为引,水煎
　　　　服。小儿惊风、疥癣疮毒,每用枝叶2～3
　　　　钱,水煎服及煎水外洗。

花

花果枝

天天茄

天　冬

小茎叶天冬　百合科　天门冬属
Asparagus meioclados Le' vl.

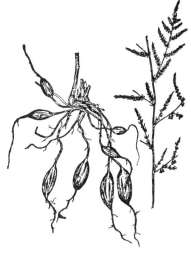

识　别：多年生直立披散草本。生于山野林下,潮湿
肥沃处。高可达一米。根簇生,纺锤形或长
椭圆形。茎圆柱形,下部略木质化,具细槽
纹。鳞状叶生主茎上,常变为下弯的短刺。
叶状枝通常五个簇生,针状线形,长 1.5 ~ 4
毫米。花 1 ~ 2 朵簇生,夏季开白绿色小花。
浆果,球形。

采集加工：药用根。秋冬采集,晒干备用或鲜用。

性味功效：甘、微苦、微寒。养阴润肺止咳,下气利水。

主治应用：肺痨久咳、潮热咯血、支气管炎、水肿,每用
5 钱,水煎服。疝气,每用鲜品 5 钱 ~ 1 两,
去皮水煎,点酒为引内服。催乳、虚弱,每用
2 两炖肉服。

附　注：同属植物羊齿天门冬 Asparagus filicinus Buch. -
Ham。与本品功效相同。

天冬

天　麻

兰科　天麻属
Gastrodia elata Blume

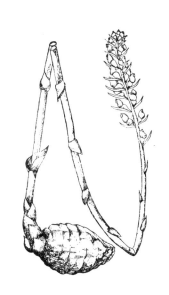

识　别：多年生腐生草本。生于山间较湿润的林下
及腐殖质深厚的土壤。高 40 ~ 100 厘米。
块茎肥厚,肉质,长圆形。茎单一,直立,黄
赤色。叶呈鳞片抱茎。短缩的总状花序,顶
生,花黄赤色。蒴果,长圆形或长圆倒卵形,
种子多数,细小,粉末状。

采集加工：药用块茎。冬春采集,去泥蒸透后取出烤干
备用。

性味功效：辛,平。祛风镇痉,养肝解毒。

主治应用：偏正头痛、眩晕、风湿麻木、中风惊痫,每用
3 ~ 5 钱,水煎服。蚂蚁、蚊子、毒蛇咬伤,本
品加雄黄适量研末敷伤口。

天麻

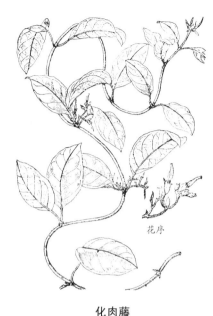

化 肉 藤

化 肉 藤

云南匙羹藤　萝藦科　匙羹藤属
Gymnema yunnanense Tsiang

别　　名:化肉丹(玉溪),藤子化石胆(红河)。
识　　别:缠绕性木质藤本。枝和花序被褐红色绒
　　　　毛。叶椭圆形,长4~6.5厘米,宽2~4.5
　　　　厘米,先端短尖,基部楔形,叶背被褐黄色
　　　　绒毛,全缘,柄被褐红色绒毛。伞形花序腋
　　　　生,花冠绿白色。蓇葖果宽披针形,长约6
　　　　厘米,宽约1.5厘米。
　　　　　　生于热带、亚热带的村寨附近和林缘
　　　　灌丛中。
采集加工:药用根、叶。夏秋采集,切片晒干备用。
性味功效:气香、苦、涩、温。消食健胃。
主治应用:胃脘饱闷、食肉积滞,每用根3钱,煎服。
　　　　体虚,用根适量炖肉吃。消化不良,用2
　　　　钱,煎服。

花序

长管假茉莉

马鞭草科　赪桐属
Clerodendrum indicum(*L.*)*Kuntze*

别　　名:牙英转干亮(思茅)。
识　　别:亚灌木,高1~2米。茎绿色、方形,有纵纹
　　　　沟。单叶,通常3~4枚轮生,披针形,长
　　　　6~12厘米,宽1~2厘米,先端长尾尖,基
　　　　部阔楔形,全缘。圆锥花序式聚伞花序腋
　　　　生或顶生,花淡黄色,花冠管特长,下垂。
　　　　核果。
　　　　　　生于热带的旷野路旁、疏阴草丛,或
　　　　栽培。
采集加工:药用全株。全年可采,切碎晒干备用或
　　　　鲜用。
性味功效:苦,凉。清热解毒,渗湿利水,舒筋活络。
主治应用:尿路感染,用3~5钱,煎服。跌打扭伤、风
　　　　湿关节炎,每用3~5钱,煎服,外用鲜品适
　　　　量捣烂敷患处。

长管假茉莉

无 花 果

桑科 榕属 （小毒）

Ficus carica L.

别　　名：明目果、天仙子(昆明)。

识　　别：落叶灌木或小乔木。多生于亚热带地区或
栽培。高达 3 ~ 10 米。分枝甚多，有乳汁。
单叶互生，革质，叶大型，倒卵圆形或近圆
形，长 10 ~ 20 厘米，宽 8 ~ 18 厘米，掌状 3 ~
5 脉，边缘具波状齿，有毛。隐头花序，腋
生，肉质，梨形，故名"无花果"。榕果，成熟
时淡黄棕色，内含无数种子。

采集加工：药用果、叶。夏秋采集，鲜用。

性味功效：果:甘，平。健胃止泻，祛痰理气。叶:甘、微
辛，平，小毒。消肿解毒。

主治应用：食欲不振、消化不良、肠炎、痢疾、咽喉痛、咳
嗽痰多、胸闷，用鲜果生食或炖肉吃。疮痈，用叶煎水外洗患处。

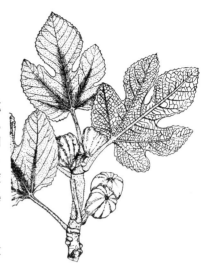

无花果

云 木 香

广木香　菊科　青木香属

ASaussurea lappa C. B. Clarke

别　　名：广木香(丽江)。

识　　别：多年生高大草本。生于高山区坡地或栽培。
高达 1 米左右。主根粗壮，圆柱形，具稀疏
支根。茎有细纵棱。根生叶大型，呈三角状
卵形或长三角形。叶缘呈不规则的浅裂或
波状；茎叶较小，叶翼延长抱茎。头状花序，
簇生于稍端，花暗紫色。瘦果，线形，有棱。

采集加工：药用根。春冬采集，洗净切片晒干备用。

性味功效：辛，苦，温。行气止痛，健脾和胃。

主治应用：胃痛、腹胀痛、泄泻、痢疾、消化不良，每用 5
分 ~ 1 钱，水煎服。

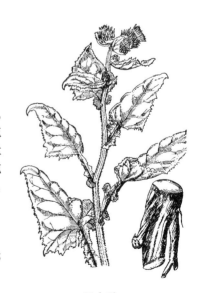

云木香

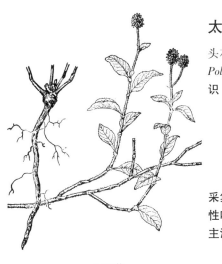

太阳草

太 阳 草

头花蓼　蓼科　蓼属

Polygonum capitatum D. Don

识　　别：多年生草本。多生于山野向阳的路边、平坝、沟边或山脚荒地。高可达50厘米。全体有短毛。根较粗壮。单叶互生，膜质托叶鞘状包茎，叶片卵形或卵状矩圆形，全缘。花集生为头状，简单的聚伞花序式排列，花粉红色。坚果，三角状。

采集加工：药用全草。全年可采，晒干备用。

性味功效：酸，凉。清热利尿，通淋。

主治应用：血尿、膀胱炎，每用鲜品1两，水煎服。若血止仍尿痛则加背蛇生粉1分5厘，水煎服。

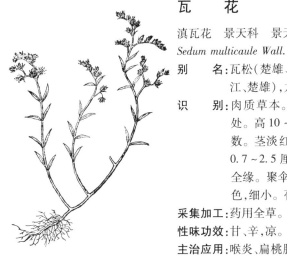

瓦花

瓦 花

滇瓦花　景天科　景天属

Sedum multicaule Wall.

别　　名：瓦松（楚雄、玉溪），石花、石根（丽江），佛指甲（丽江、楚雄），九头狮子草、岩如意（曲靖）。

识　　别：肉质草本。多生于林中草地或阴湿瓦檐、岩壁处。高10～18厘米。全体光滑无毛。须根多数。茎淡红色。叶轮生或对生，无柄，线形，长0.7～2.5厘米，宽1.5～2.5毫米，两面均绿色，全缘。聚伞花序，顶生，常偏生于分枝一侧，花黄色，细小。蓇葖果。

采集加工：药用全草。夏秋采集，鲜用或晒干备用。

性味功效：甘、辛，凉。清热解毒，止血，降血压，祛风湿。

主治应用：喉炎、扁桃腺炎、口腔糜烂，每用鲜品5分～1钱，捣烂冲开水服。风热头昏、眼雾、高血压，每用1～6钱，水煎服。风湿关节痛，每用根3钱，水煎服。湿疹、疮毒，用鲜品煎水外洗或捣烂敷患处。

附　　注：本品长期服用，可致白细胞降低。

瓦　草

四川稍粘女娄菜　石竹科　女娄菜属
Melandrium viscidulum（Bur. et Fr.）wjlliam var.
szechuanensis（williams）H. - M.

别　　名:滇白前(昆明),大牛夕(思茅),九大牛(红
　　　　河),白前(曲靖),金柴胡(丽江)。
识　　别:多年生斜卧草本。生于山野荒地及石灰岩
　　　　等地。根圆锥状,肉质。茎脆被毛,棒圆中
　　　　空,具稍膨大之节。单叶对生,无柄,椭圆形
　　　　或椭圆卵形,叶面绿色,背面灰白色,两面均
　　　　具乳突及短柔毛。二歧聚伞花序,顶生,分
　　　　枝处具对生叶状苞片,花浅红色。蒴果,圆
　　　　锥形。
采集加工:药用根。全年可采,洗净晒干备用。
性味功效:苦、辛,寒。止咳化痰,清热通淋,止痛。
主治应用:外伤疼痛,每用1～2钱,研末冷开水吞服,或用根捣烂敷患处。肺热咳嗽、
　　　　热淋,每用3～5钱,水煎服。

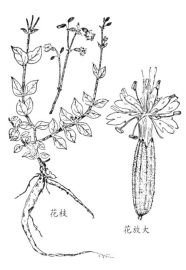

花枝

花放大

瓦草

车　前　草

车前　车前科　车前属
Plantago major L.

别　　名:蛤蟆叶(昆明)。
识　　别:多年生草本。生于原野、路旁。根茎粗短,
　　　　丛生多数须根。叶丛生,有长柄,椭圆状卵
　　　　形,全缘或微波状,有纵脉数条。穗状花序,
　　　　顶生,密集花小,白色。蒴果,内有种子
　　　　数粒。
采集加工:药用全草。全年可采,晒干备用或鲜用。
性味功效:甘淡,寒。清热利湿,利尿。
主治应用:淋病、血尿、尿闭、结膜炎、咳嗽痰多,每用鲜
　　　　草5钱～1两,水煎服。骨折,用本品配伍
　　　　接骨药外用。
附　　注:本品种子名车前子,其功效相仿。

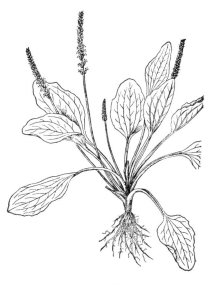

车前草

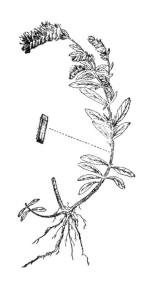

牙 刷 草

东紫苏　唇形科　香薷属

Elsholtzia bodinieri Vaniot

别　　名:云松茶(玉溪),小香茶、小松毛茶、锈山茶、
　　　　小山茶(曲靖)。

识　　别:多年生草本。多生于阳坡石灰岩隙干燥红
　　　　壤或松林间荒地上成片生长。高 10 ~ 25 厘
　　　　米。全株密被柔毛。茎自基部分枝,斜向生
　　　　长。单叶交互对生,叶片线状披针形或倒卵
　　　　状披针形,长 1.5 ~ 2.8 厘米,宽 0.4 ~ 0.9 厘
　　　　米,上半部叶缘具圆齿。花小,紫色,排列于
　　　　顶生穗状花序之一侧,形似牙刷,故称"牙刷
　　　　草"。坚果,小。

采集加工:药用全草。全年可采,鲜用或晒干备用。

性味功效:辛、涩,温。发散解表,理气和胃。

主治应用:外感风寒、头身痛、咽喉痛,每用 3 钱 ~ 1 两,
　　　　水煎服。消化不良,全草研末服,每次 1 钱,
　　　　日服 2 次。

牙刷草

牙 齿 草

鸭子草　眼子菜科　眼子菜属

Potamogeton tepperi A. Benn.

别　　名:牙拾草、水案板(昆明)。

识　　别:淡水生草本。浮生于沼池及水田中。高
　　　　10 ~ 20厘米。须根生于水底泥中。茎脆弱,
　　　　分枝。单叶,对生或互生,沉水叶膜质,线
　　　　形,长 1 ~ 5 厘米,宽约 0.5 厘米;多浮水叶长
　　　　卵形,长 4 ~ 7 厘米,宽 1.5 ~ 3 厘米,有光泽,
　　　　直出脉,浮水叶漂浮水面,故名"水案板"。
　　　　穗状花序,自叶鞘抽出,花小,绿色。果为核
　　　　果状。

采集加工:药用全草。夏秋采集,洗净晒干备用或鲜用。

性味功效:苦、涩,寒。清热消炎,止血。

主治应用:痢疾、大肠下血、崩漏、湿热带下,每用 3 钱,
　　　　水煎服。

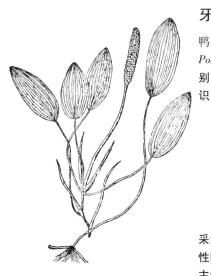

牙齿草

贝　母

百合科　贝母属

Fritillaria cirrhosa D. Don

别　　名:鸡心贝(丽江、东川),尖贝(东川)。

识　　别:多年生草本。多生于高寒山地的草丛中。高约30厘米。地下鳞茎白色,圆锥形,外包有白色膜质叶二片。单叶对生或三叶轮生,多生于茎上部,叶长披针形,长4～9厘米,宽0.5～1厘米,先端渐尖,略向外卷,全缘。花单生,黄绿色,俯垂,钟形。蒴果,卵圆形。

采集加工:药用鳞茎。秋季采集,洗净晒干备用。

性味功效:苦、微甘、微寒。止咳化痰,泄热散结。

主治应用:咳嗽、肺痿、肺痈、咳血、乳痈、疮肿,每用3钱,水煎服。

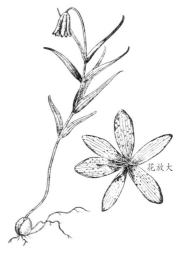

花放大

贝母

梭沙贝母

百合科　贝母属

Fritillaria delavayi Franch.

　　本品与贝母的区别为:地下鳞茎较贝母大。叶互生,阔椭圆形,无柄抱茎。花二朵生于茎顶端,略俯垂。功效与贝母相同。

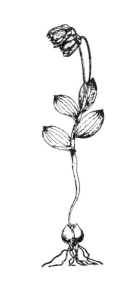

梭沙贝母

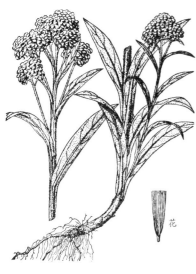

午 香 草

昆明香青　菊科　香青属

Anaphalis bulleyana（Jaffr.）H. – M.

别　　名:香附草(丽江)。

识　　别:多年生草本。多生于高山疏林下草丛中或荒坡。高 30 ~ 50 厘米。全体密被白色绵毛。单叶互生,带状披针形,先端长渐尖,基部无柄抱茎,全缘。头状花序排成小伞房花序,总苞片数列,通常白色。瘦果,小,长椭圆形,冠毛一列,刺毛状。

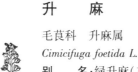

花

采集加工:药用全草。全年可采,洗净切碎晒干备用。

性味功效:香,辛,温,消炎止痛,健胃行气。

主治应用:扁桃腺炎、急性胃肠炎、膀胱炎、尿道炎,每用 3 ~ 4 钱,水煎服。小儿疳积,每用 1 钱加红糖适量,水煎服。

午香草

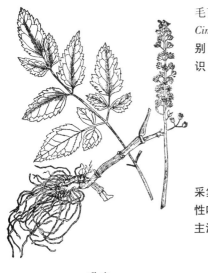

升　麻

毛茛科　升麻属

Cimicifuga foetida L.

别　　名:绿升麻(东川、丽江、大理、曲靖)。

识　　别:多年生直立草本。多生于山坡疏林下。高 1 米左右。根茎呈不规则块状,须根多而长,黑褐色。茎绿棕色。叶为三出复叶,互生,小叶长卵圆形或披针形,长 1.5 ~ 5 厘米,宽 1 ~ 3 厘米,顶生小叶常三裂,边缘有锯齿。复总状花序,腋生或顶生,花绿黄色。蓇葖果,4 ~ 8 个,长矩圆形,种子 6 ~ 8 枚。

采集加工:药用根茎。秋季采集,洗净切片晒干备用。

性味功效:辛、微苦,平。升阳发汗,透疹解毒。

主治应用:麻疹、风疹、斑疹不透、外感头痛、中气下陷、脱肛、子宫脱垂,每用 3 ~ 5 钱,水煎服或配伍应用。

附　　注:呕吐、咳血及阴虚火旺者忌用。

升麻

反 背 红

紫背鹿衔草　菊科　千里光属

Senecio nudicaulis Buch. – Ham

别　　名：草本反背红(玉溪)、天青地红、老母猪花头
　　　　　(思茅)、金致、反背绿丸(曲靖)、紫背天葵
　　　　　草、紫背鹿衔草(昆明)。

识　　别：直立草本。生于山间湿润的肥沃土壤。高
　　　　　约64厘米。须根多数。根出叶丛生,长匙
　　　　　形,长7～12厘米,宽2～3厘米,边缘有粗
　　　　　齿;茎叶互生,叶片较小而少。叶面深绿色,
　　　　　背绿色或紫红色,故名"反背红"。头状花
　　　　　序排为聚伞花序,顶生,花黄色。瘦果,多
　　　　　绢毛。

采集加工：药用根。夏秋采集,洗净晒干备用或鲜用。

性味功效：辛、寒。止血散瘀,生肌止痛。

主治应用：内外伤出血,每用2～3钱,泡酒服或炖肉服;外用研末撒患处。刀枪伤、烫
　　　　　伤,研末每服5分及鲜根捣烂敷患处。

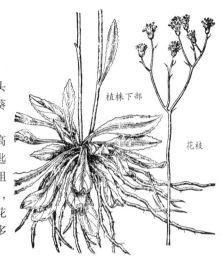

植株下部

花枝

反背红

风 轮 菜

多头风轮菜　唇形科　风轮菜属

Clinopodium polycephalum (Van.) C. Y. Wu et Hsuan

别　　名：漫胆草、小益母草(大理),走马灯笼草(保
　　　　　山),脚癣草(红河),夏苦草(曲靖)。

识　　别：平卧草本。多生于原野山坡、路旁草丛或灌
　　　　　木丛中。高20～40厘米。全株密被柔毛。
　　　　　单叶对生,长椭圆形,长2～3.7厘米,宽
　　　　　1.3～2.5厘米,边缘有锯齿。花数朵成轮,
　　　　　腋生或顶生,粉红色。小坚果。

采集加工：药用全草。全年可采,洗净晒干备用或
　　　　　鲜用。

性味功效：苦、寒。清热解毒,利湿活络。

主治应用：胆囊炎、黄疸型肝炎,每用3～5钱,水煎服。
　　　　　蛇咬伤、跌打损伤,用鲜草捣烂敷患处。烂
　　　　　脚丫,用鲜草捣烂,放入开水中,待温时洗
　　　　　患处。

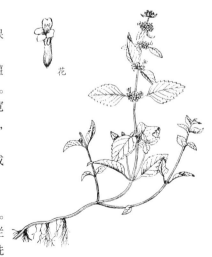

花

风轮菜

心 不 干

粗丝开口箭　百合科　开口箭属
Tupistra pachynema Wang et Tang

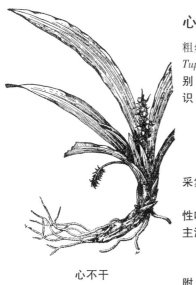

心不干

别　　名:岩芪(曲靖)。

识　　别:宿根多年生草本。生于疏林潮湿地或腐殖质深
厚土壤。根茎圆柱状,须根多数而细长。叶根
生,带状披针形,鲜时略肉质。长 30～50 厘米,
宽 3～5 厘米,全缘。穗状花序,自叶丛中抽出,
花白色。浆果,球形,有种子一颗。

采集加工:药用根茎。秋季采集,去须根,洗净切片晒干备
用或鲜用。

性味功效:辛,苦,温。温中散寒,行气止痛。

主治应用:胃痛、胃溃疡,每用 1 钱,研末,用开水或酒送
服。跌打,每用 3 钱配方泡酒服。外用鲜根捣
烂拌红糖或酒敷患处。

附　　注:忌酸冷。

石 串 莲

兰科　石豆兰属
Bulbophyllum calodictyon Schltr.

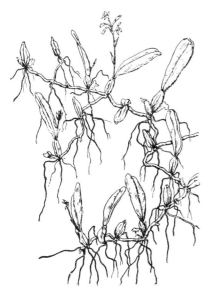

石串莲

别　　名:果上叶(曲靖),小果上叶(昆明),小绿芨
(玉溪)。

识　　别:多年生常绿草本,高 6～10 厘米。根茎匍
匐横走,节上生纤维状须根。假鳞茎肉质,
圆柱状长卵形,长 1.5～3 厘米,绿色,有
棱,顶端生一叶,故名"果上叶"。叶长椭圆
形,长 4～6 厘米,宽 1～1.5 厘米,尖端钝,
基部楔状,革质,厚而脆,全缘。数花集成
总状花序,花轴从假鳞茎侧抽出,花黄色。

生于热带、亚热带潮湿山沟的岩石或
树干上。

采集加工:药用假鳞茎。全年可采,晒干备用或鲜用。

性味功效:甘淡,平。润肺止咳,消炎止痛,接骨。

主治应用:咳嗽,用 1～2 两,煎服,或研末,每次 2 钱,
蜂蜜适量,开水送服。乳腺炎、扭伤、骨折、
疮、疖、脓肿,每用鲜品适量,捣烂敷患处。

石 老 虎

藏丁香　茜草科　网须木属

Hymenopogon parasiticus Wall.

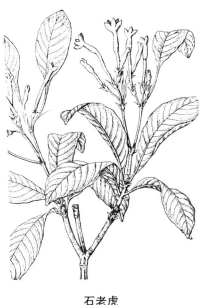

别　　名:石参(曲靖),叶子花(红河),石丁香(昆明)。

识　　别:矮小灌木,高30～80厘米。茎褐色,有角棱。单叶对生,倒卵形或椭圆形,长6～11厘米,宽2.5～4.5厘米,先端钝,基部阔楔形,两面均被短毛,叶背羽状脉明显,全缘。伞房花序顶生,每一花序中有白色的大苞片数枚,花金黄色。蒴果棒状,种子多数。

　　　　　生于亚热带石灰山地。

采集加工:药用全株。夏秋采集,切片晒干备用。

性味功效:微苦、涩、平。强筋壮骨,除湿利水,消炎止痛。

石老虎

主治应用:肾虚腰痛、营养不良水肿,每用根皮3钱～1两,煎服。跌打损伤,用3钱,水煎,点酒引内服或泡酒分服。湿疹,用适量,煎水洗患处。

石 莲 花

石莲　景天科　石莲属

Sinocrassula indica (Decne.) Berger

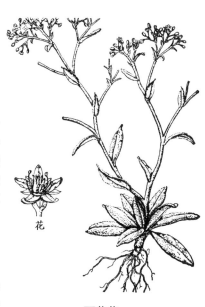

别　　名:黄花岩松(红河),红花岩松(昆明)。

识　　别:多年生肉质草本,高约16厘米。茎绿黄色,有红晕。叶厚肉质,基生叶莲座状,椭圆状披针形,长2～5.5厘米,宽0.7～1.5厘米,先端渐尖,基部偏斜形,全缘,无柄;茎生叶较小,线状披针形,基部抱茎。复聚伞花序顶生,花橘红色。蓇葖果腹缝开裂,有种子多数。

　　　　　生于亚热带地区阴湿石上,或栽培。

花

采集加工:药用全草。夏秋采集,晒干备用或鲜用。

性味功效:辛,平。清热解毒,养阴柔肝。

主治应用:头昏晕,用5钱,蒸猪肝吃。肝炎,用3～5钱,煎服。中耳炎,用鲜品取汁滴耳。烫伤,用鲜品适量,捣烂加醋调匀搽患处。

石莲花

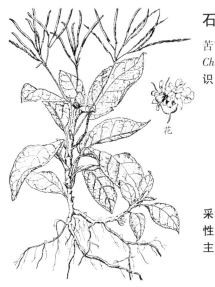

石 青 菜

苦苣苔科　被萼苣苔属

Chlamydoboea sinensis(*Oliv.*) *Stapf*

识　　别:多年生草本,高约20厘米。根粗壮,分枝,
圆形,褐黑色,具须根。叶对生,卵形或卵状
椭圆形,长2.5~9厘米,宽1.5~4厘米,先
端短尖,基部宽楔形至斜心形,叶面深绿色,
被白色短毛,背面浅棕灰色,密被茸毛,边缘
有浅齿,具柄。聚伞花序腋生,淡紫色。蒴
果狭圆柱形,成熟时扭旋。
　　　　　生于亚热带山坡石缝中。

采集加工:药用全草。全年可采,晒干备用或鲜用。

性味功效:苦,微寒。清热凉血,利湿平喘。

主治应用:菌痢、支气管哮喘、咳嗽,每用1~3钱,煎
服。荨麻疹,用鲜品适量,煎水洗患处。

石青菜

石 吊 兰

疏花石吊兰　苦苣苔科　吊石苣苔属

Lysionotus pauciflorus Maxim.

别　　名:石豇豆(文山、红河),石姜豆(昭通),岩
参(思茅)。

识　　别:多年生常绿附生小灌木,高约80厘米。
茎淡褐生。叶对生或三叶轮生,矩圆状倒
披针形,长2.5~4.5厘米,宽1~1.5厘
米,先端钝,基部楔形或斜形,叶面绿色,
背面绿黄色,边缘有不规则的疏粗齿。聚
伞花序于茎梢顶生或腋生,花淡红色。蒴
果,长9~12厘米。
　　　　　生于亚热带和温带阴湿岩壁、岩石上。

采集加工:药用全株。全年可采,晒干备用或鲜用。

性味功效:微甘、苦,平。清热解毒,散瘀镇痛,舒筋
活络。

主治应用:预防流感、脑炎、胃痛、消化不良、菌痢,每
用5钱~2两,煎服。皮肤化脓性感染、风
湿关节痛、跌打损伤、脱臼扭伤、骨折,每
用5钱~1两,煎服或泡酒服,外用鲜品适
量捣烂敷患处。

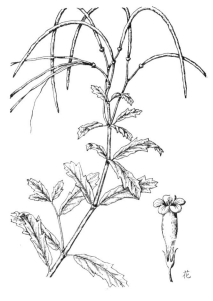

石吊兰

石 豇 豆

苦苣苔科　　吊石苣苔属

Lysionotus ophiorrhizoides Hemsl.

别　　名:岩参、小粘头(思茅),吊苣苔(红河),石莲花、半边莲(昭通)。

识　　别:小灌木,高约60厘米。茎绿色,三棱形。三叶轮生,椭圆形或椭圆状披针形,长4~10厘米,宽1~4厘米,先端渐尖,基部楔形,边缘疏齿状。聚伞花序,疏散,花冠管状,二唇形。蒴果线形,长约12厘米,种子顶端有一毛。

生于亚热带山间岩石缝中。

采集加工:药用全株。终年可采,晒干备用或鲜用。

性味功效:苦、微涩,平。清热解毒,消肿止痛,健脾燥湿。

主治应用:预防流感和流脑、咳血、支气管炎、哮喘、消化不良、腹泻、菌痢、疟疾、贫血,每用3~5钱煎服。泌尿道感染,用根3钱煎服。风湿疼痛,用根5钱泡酒分服。跌打损伤、骨折,每用鲜品适量捣烂敷患处。

种子

石豇豆

石 头 花

苦苣苔科　　悬岩苣苔属

Petrocosmea minor Hemsl.

别　　名:石花(红河)。

识　　别:多年生草本,莲座状,高6~10厘米。根须状。无茎。叶基生,平铺石岩上,阔卵圆形或圆形,长、宽均1~2厘米,先端钝或圆,基部圆或心形,两面均被白色长柔毛,背面叶脉凸出明显,边缘具疏圆齿,具叶柄。花单生或简单聚伞花序顶生,花冠青紫色。蒴果,种子多而细小。

生于亚热带山野石岩上。

采集加工:药用全草。终年可采,晒干备用。

性味功效:微涩,平。清热解表,健脾和胃。

主治应用:感冒,用3钱煎服。小儿疳积,用2钱炖肉吃。

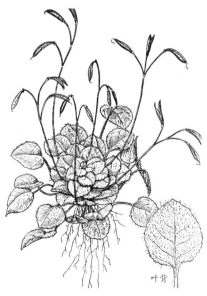

叶背

石头花

石　腊　红

天竺葵　牻牛儿苗科　天竺葵属

Pelargonium hortorum Bailey

别　　名:月月红(丽江)。

识　　别:亚灌木状草本。栽培。高50~90厘米。下部茎木质化,多生短毛。叶互生,揉之有鱼腥气味,圆形或肾形,直径5~10厘米,边缘浅波状圆裂并有钝齿,托叶阔三角形或阔卵形。花序为一有总苞的伞形花序,花冠鲜红色。蒴果,五瓣,成熟时由基部旋卷至顶端。

采集加工:药用花。夏秋采集,鲜用。

性味功效:涩、苦,凉。清热消炎。

主治应用:中耳炎,用花榨汁滴耳。

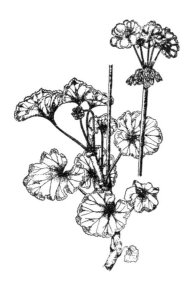

石腊红

石　椒　草

石椒　芸香科　松风草属

Boenninghausenia sessilicarpa Le'vl.

别　　名:千里马、羊不吃(丽江),石胡椒、九牛二虎草(昆明、丽江),羊膻草、罗灶(红河),壁虱草(思茅),白虎草(临沧),铜脚一枝蒿(楚雄),小豆藤根(保山),铁扫把(昭通)。

识　　别:多年生直立草本。生于石灰岩的山坡下及灌木丛中。高0.5~1米。基部常半木质化,含有强烈的芳香气味。叶为二回羽状复叶,小叶片倒卵形或椭圆形,长1~2厘米,宽0.5~1厘米,有细油点。聚伞花序,顶生,花小,白色。蒴果,种子黑褐色。

采集加工:药用全草。夏秋采集,切碎晒干备用。

性味功效:苦、辛,温。祛风燥湿,理气镇痛,消炎。

主治应用:风寒感冒、肺炎、支气管炎、扁桃腺炎、腮腺炎、痢疾、血栓性脉管炎,每用3钱~1两,水煎服或配伍应用。

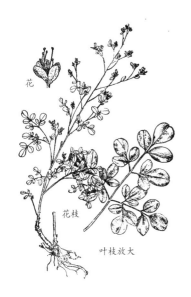

花

花枝

叶枝放大

石椒草

石 莲 子

喙果云实　豆科　苏木属

Caesalpinia minax Hance

别　　名:老鸦枕头(保山)。

识　　别:有刺藤状灌木。多生于低山的干热山沟灌
木丛中。全株密生锐利的倒钩刺。茎枝劲
直。叶对生,二回偶数羽状复叶,小叶片
6～10对,长椭圆形,长2～4.5厘米,宽
0.9～1.8厘米,全缘。总状花序,顶生,大
型,花鲜黄,艳丽。荚果,矩圆形,果壳密生
锐刺,种子长椭圆形,铅灰色。

采集加工:药用茎、叶、种子。秋季采荚果,春夏采茎、
叶,晒干备用和鲜用。

性味功效:苦,凉。疏风解表,清热解毒。

主治应用:毒蛇咬伤,将石莲子咬破,贴于伤处。风热
感冒,每用鲜苗2两捣烂,开水送服。皮肤过敏、疮疖,取茎叶煎水外洗。

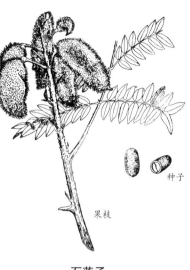

种子

果枝

石莲子

石 菖 蒲

天南星科　草蒲属

Acorus tatarinowii Schott

别　　名:菖蒲(文山、临沧、丽江、思茅),骨苗(昭
通),格密亲(思茅)。

识　　别:多年生宿根草本。多生于山涧、溪沟潮湿泉
流附近水石间。全草有香气。根茎横卧,具
明显的节。叶基生,无柄,带状狭披针形,两
列,两面平滑有光泽。肉穗花序,顶生,佛焰
苞叶状,花小,淡黄绿色。浆果,肉质,倒
卵形。

采集加工:药用根茎。夏季采集,洗净切片晒干备用,
或用湿沙保存鲜根备用。

性味功效:香,辛,温。开窍辟秽,宣气利湿。

主治应用:胃痛、消化不良、耳鸣、耳聋、健忘,每用1～2
钱,水煎服或研末分三次吞服。亦可配伍应
用。风湿关节痛、关节扭伤,配伍捣烂外敷。

附　　注:阴虚内热炽盛及遗精者忌服。

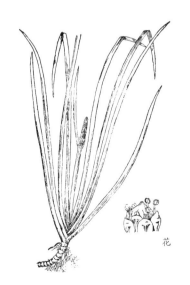

花

石菖蒲

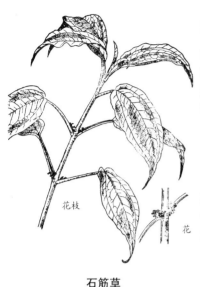

花枝

花

石筋草

石 筋 草

荨麻科　冷水花属

Pilea plataniflora C. H. Wright

别　　名:狗骨节(昆明)。

识　　别:多年生矮小草本。生于山野潮湿处或山石间。高 10 ~ 15 厘米。茎细弱,绿色或紫色。单叶对生,椭圆形或椭圆状披针形,长 3 ~ 9 厘米,宽 1.5 ~ 3 厘米,全缘或偶有浅波状。聚伞花序,腋生,花极小,浅黄绿色。瘦果。

采集加工:药用全草。夏秋采集,洗净晒干备用或鲜用。

性味功效:辛、酸,微温。舒筋活络。

主治应用:风寒湿痹、筋骨疼痛、手足麻木,每用 5 钱 ~ 1 两,水煎服或泡酒服。

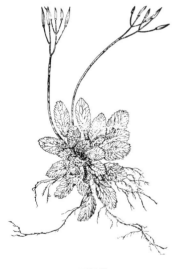

石胆草

石 胆 草

扁叶珊瑚盘　苦苣苔科　珊瑚苣苔属

Corallodiscus flabellata（Fr.）B. L. Burtt

别　　名:生扯拢(昭通),石花、岩指甲(昆明),镇心草(保山)。

识　　别:多年生莲座状草本。生于石灰岩壁缝及石壁上。全株被长毛。叶根出,平铺石岩上,阔倒卵形或近圆形,长宽几相等,边缘为圆锯齿状。聚伞花序,顶生,花蓝紫色。蒴果。

采集加工:药用全草。全年可采,洗净晒干备用或鲜用。

性味功效:甘、辛,平。活血,解毒,消肿,止痛。

主治应用:月经不调、赤白带下、心悸,每用 3 ~ 5 钱,水煎服。用全草捣烂外敷治跌打损伤、刀伤、疮痈、顽癣。外伤,亦可泡酒服。

白　藨

蔷薇科　悬钩子属

Rubus doyonensis H. – M.

识　别:攀缘状有刺灌木,高5~6米。小枝褐色,被
灰黄色绵毛。单叶互生,卵形,长约7厘米,
宽约4.5厘米,先端渐尖,基部心形或截形,
叶背密被灰黄色细绵毛,边缘具细锯齿,叶
柄上平下圆且被灰黄色茸毛。总状花序顶
生,花白色。聚合果橙黄色。
　　　生于滇东北,滇西北,北亚热带、温带地
区的沟箐中。

采集加工:药用全株。终年采集,切碎晒干备用或
鲜用。

性味功效:微苦、涩、寒,解毒。

主治应用:雪上一枝蒿、草乌、附片等中毒,每用本品适
量,煎服。

附　注:服药后约半小时会有呕吐、舌尖麻等症状
出现。

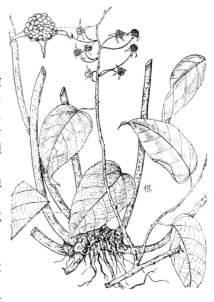

白藨

白 酒 草

假蓬　菊科　假蓬属

Conyza japonica（Thunb.）Less.

别　名:酒药草、小白酒草(曲靖)。

识　别:直立草本,高30~70厘米,全株被白柔毛。
茎圆柱形,下半部紫褐色,上半部渐淡,具纵
细沟纹。单叶互生,倒披针形,长2.5~7厘
米,宽0.6~1.8厘米,先端急尖状,基部下延
抱茎,边缘具粗锯齿。伞房花序式头状花序,
顶生或腋生,花黄色。瘦果扁小,冠毛极多。
　　　生于亚热带及温带的旷野、路边、荒坡。

采集加工:药用根。全年可采,洗净后阴干备用。

性味功效:辛、微苦,平。祛风化痰,消炎止痛。

主治应用:肋膜炎、喉头炎、小儿惊风,每用3~5钱,水
煎服。小儿肺炎,用5分~1钱,红糖适量,
水煎后加香油5滴,内服。

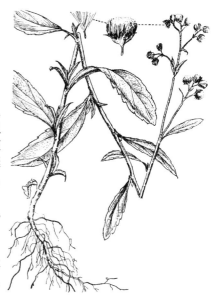

白酒草

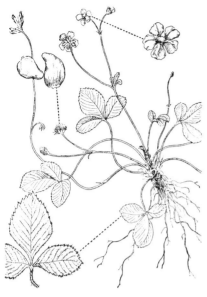

白 草 莓

白藨　蔷薇科　草莓属

Fragaria nilgeerensis Schlechtend. var. Mairei (Lévl.) H.—M.

别　　名:白酒泡(红河),白蒲草(大理),跑线草
(丽江)。

识　　别:多年生草本,高 7～12 厘米。根状茎粗
短,须根多数。有纤细的匍匐枝。叶根
出,三小叶,小叶倒卵形,长 1.5～3 厘米,
宽 1～2 厘米,先端圆,基部阔楔形,叶面
绿色,背白色,两面均被毛,叶缘上部具锯
齿,具长叶柄,并密被黄色柔毛。聚伞花
序顶生,花白色,花托膨大肉质,白色。小
瘦果卵圆形,聚合成球形。
　　生于温带旷野、田边、沟边或草坡荒地。

采集加工:药用全草。秋冬采集,晒干备用或鲜用。

性味功效:苦,凉。清热解毒,续筋接骨。

主治应用:口腔炎、口腔溃疡、血尿、尿路感染,每用
3～5 钱,煎服。毒蛇咬伤、疮疖,每用鲜品
适量,红糖引,共捣烂敷患处。腰椎结核、
骨折,每用 5 钱～1 两,煎服,外用鲜品适
量,捣烂敷患处。

白草莓

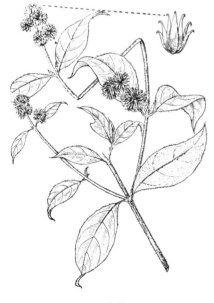

白 牛 膝

苋科　川牛膝属

Cyathula capitata (Wall.) Moq.

别　　名:千把钩(昆明)。

识　　别:多年生宿根草本,高约 1.5 米。主根粗壮。
全株密被白色长柔毛,多分枝,直立或斜
展,茎圆形,基部略方,节膨大,似牛的膝关
节,故有"牛膝"之称。单叶对生,椭圆状披
针形或卵状披针形,长 4～8 厘米,宽 2～
3.5 厘米,先端渐尖,略弯斜,基部楔形;叶
面深绿色,密生倒伏糙毛,背面淡绿色,密
被顺向伏状白色柔毛,全缘。花顶生或腋
生,多数,头状花序,花绿白色,胞果长椭圆
形。
　　生于温带、亚热带旷野或栽培。

采集加工:药用根。秋季采集,洗净晒干备用。

性味功效:微苦,平。祛风除湿,祛瘀通经,强筋壮骨。

主治应用:风湿关节痛、产后腰腹痛、闭经,每用
5 钱～1 两,泡酒服或煎服。产后恶露不
尽,用 5 钱,水煎点酒服。

白牛膝

白 毛 蛇

阴石蕨　骨碎补科　阴石蕨属
Humata tyermanni Moore

别　　名:树蕨蕨(红河)。

识　　别:多年生附生草本,高 18 ~ 40 厘米。根状茎
长可达 5 米,密被灰白色鳞片,形似蛇,故称
"白毛蛇"。叶远生,叶片长卵状三角形,长
11 ~ 15 厘米,宽约 8 厘米,3 ~ 4 次羽状分
裂;有长柄。孢子囊群着生在小叶片背面中
部,大形,内陷。
　　　　附生于热带、亚热带密林中树上或石
壁上。

采集加工:药用根茎。全年可采,晒干备用或鲜用。

性味功效:微苦,平。熄风解痉,除湿利尿,接骨生肌。

主治应用:破伤风、扁桃腺炎、肾炎,每用 5 钱 ~ 1 两,
煎服。风湿疼痛、跌打损伤、骨折,用鲜品
适量捣烂敷患处。

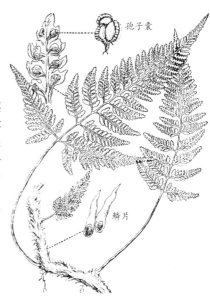

白毛蛇

白 杜 仲

牛奶菜　萝藦科　牛奶菜属
Marsdenia sinensis Hemsl.

别　　名:中叶杜仲(红河)。

识　　别:缠绕草质藤本,长 2 ~ 3 米,全株被毛。单叶
对生,卵状心形,长约 10 厘米,宽约 9 厘米,
先端钝,基部心形,全缘;叶柄长约 3.5 厘
米。穗状花序腋外生,花冠壶状,右向覆盖,
深紫色。蓇葖果。
　　　　生于亚热带林缘灌木丛处。

采集加工:药用根。全年可采,晒干备用。

性味功效:微苦,平。舒筋活络,行气止痛。

主治应用:腰肌扭伤、风湿关节炎、跌打损伤,每用 5
钱,泡酒半斤,每次服 5 毫升。

附　　注:本品同草乌共煎,可减轻草乌之毒。

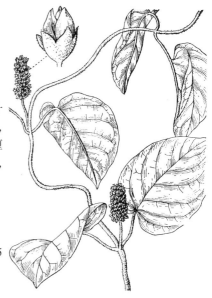

白杜仲

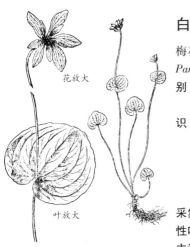

花放大

叶放大

白侧耳

白 侧 耳

梅花草　虎耳草科　梅花草属

Parnassia delavayi Fr.

别　　名:肺心草、黄草、小白花、山慈姑、马尿草、马蹄草、紫葳草(曲靖)。

识　　别:直立草本。多生于较高山野的湿润草地或疏林。高 10～40 厘米。根生叶 4～8 片,丛生,肾形或心形,长 2.5～3 厘米,宽 2～3.2 厘米,全缘。花单生于花茎之顶,黄白色,花茎中部具无柄叶一枚。蒴果,长椭圆形。

采集加工:药用全草。夏秋采集,洗净晒干备用或鲜用。

性味功效:甘,寒。清热润肺,消肿止痛。

主治应用:肺结核、腮腺炎、淋巴腺炎、喉炎、白带,每用 3～5 钱,水煎服或研末每服 5 分。热毒疮肿、跌打损伤,用鲜草捣烂敷患处。

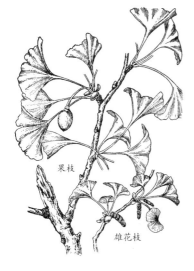

果枝

雄花枝

白果

白　果

银杏　银杏科　银杏属

Ginkgo biloba L.

别　　名:公孙树。

识　　别:落叶栽培高大乔木。树皮灰褐色,纵裂。叶互生或簇生,扇形,长 2.5～6 厘米,宽 4～8 厘米,全缘或波状。花单性异株,雄花生于短枝上,成下垂柔荑花序;雌花出自短枝端,每枝生 2～3 花。种子核果状,倒卵形或椭圆形。

采集加工:药用种仁。秋末采集,去外种皮,洗净晒干备用。

性味功效:甘、苦,平。敛肺气,定咳喘。

主治应用:久咳气喘、遗精、小便频数、白带、腰痛,每用 1 钱 5 分～3 钱,水煎服。

附　　注:服本品应去心,以免中毒。

白 茅 根

白茅　禾本科　白茅属

Imperata cylindrica (*L.*) *Beauv. var. major* (*Nees*) *C. E. Hubb.*

识　　别:多年生草本。多生于山坡、荒地瘠薄土地。高50～100厘米。茂密的地下根茎匍匐横走蔓生,根白色,有节,节上生须根。茎直立。叶线状披针形,硬革质,边缘粗糙。圆锥花序,紧缩如穗状,长5～20厘米,为繁密的白色丝状毛所包缠。

采集加工:药用根茎。冬春采集,洗净去鳞叶,切碎晒干备用。

性味功效:甘,凉。凉血止血,清热利尿。

主治应用:吐血、衄血、血崩、血淋、热淋,每用3～5钱,水煎服或配伍应用。预防百日咳,每用5钱,水煎服。

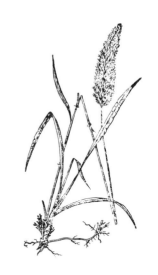

白茅根

白 牛 胆

菊科　旋复花属

Inula cappa (*Buch. – Ham.*) *DC.*

别　　名:斑毛叶(玉溪),蜜蜂干(保山),黄菜(临沧),马甘蔗(楚雄、保山),山白芷。

识　　别:多年生草本。生于阳光充足的荒山、丘陵草丛或灌木丛中。高60～100厘米。茎直立,稀分枝,圆柱形,有细纵棱,通体密被毛。单叶互生,长椭圆形,长4～9厘米,叶面绿色,有腺点,被粗毛,叶背被丝状白绢毛。头状花序组成伞房花序,顶生或近顶腋生,花黄色。瘦果,小,被绢毛。

采集加工:药用根、叶。夏秋采集,洗净晒干备用。

性味功效:苦,温。行气活血,祛风止痛,止血,解毒生肌。

主治应用:偏正头痛、感冒、慢性肾炎、疝气、内脏出血、疮痈,每用根5钱～1两,水煎服。外伤出血,用叶研末撒布患处。

附　　注:忌辛辣食物。

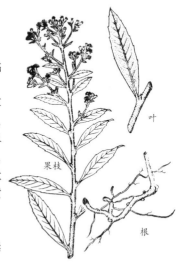

叶

果枝

根

白牛胆

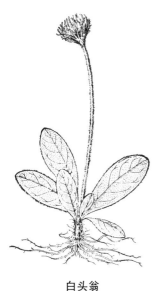

白头翁

白　头　翁

小一支箭　菊科　大丁草属

Gerbera piloselloides（L.）Cass.

别　　名:大一支箭(楚雄),伞状根(丽江),小一支箭(昆明、保
山),兔耳风(红河)。

识　　别:宿根莲座状草本。多生于山间潮湿的荒地及林下草
丛处。高15～40厘米。支根多数,细圆柱形,白黄色。
茎直立,根茎处密被白色绵毛,全体亦被柔毛。叶基
生,通常3～6片,椭圆形或长圆形,长3～8厘米,全缘。
头状花序,顶生,淡红紫色。瘦果,具淡黄色冠毛。

采集加工:药用根。夏秋采集,洗净切片晒干备用。

性味功效:苦,凉。清热解毒,凉血止血。

主治应用:痢疾、大肠下血、疮疡,每用3钱,水煎服。外用捣烂
敷患处。

附　　注:虚寒禁用。

白三百棒

如意草　堇菜科　堇菜属

Viola arcuata Bl.

别　　名:红三百棒(昭通)。

识　　别:宿根直立草本。生于山间。高约15厘米。
根长圆锥形,分叉。根出叶簇生,有长柄,淡
绿色微带红晕,叶片阔心形或亚圆形,长1～
3厘米,宽2～4.8厘米,边缘有浅圆钝齿。
花单生叶腋,略粉红带黄。蒴果。

采集加工:药用全草。秋季采集,洗净晒干备用或
鲜用。

性味功效:辛、麻,温。温经通络,止血接骨。

主治应用:开放性骨折,用全草配伍外用。外伤出血,
用全草研末撒布患处。

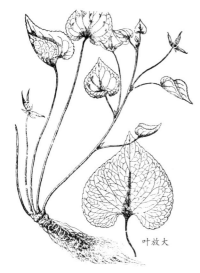

叶放大

白三百棒

白 云 花

滇独活　伞形科　白芷属
Heracleum candicans Wall.

别　　名:香白芷、土全归(曲靖),岩川(昭通)。

识　　别:宿根草本。生于旷野、村旁、路边草丛或荒
　　　　坡草地。高可达 50 厘米左右。茎四棱形,
　　　　斜卧地上。叶根出,3 ~ 5 掌状分裂,长约 6
　　　　厘米,宽约 5 厘米,边缘为缺刻状锯齿,背有
　　　　白色绒毛。大型复伞形花序,花白色。双
　　　　悬果。

采集加工:药用根。夏秋采集,洗净切片晒干备用或
　　　　鲜用。

性味功效:苦、辛,温。止咳平喘,除湿止痛,疏经活络。

主治应用:虚寒咳喘、腹痛、白带、风湿腰痛、跌打损伤,
　　　　每用 5 分 ~ 1 钱研末,开水送服。亦可配伍
　　　　应用。

附　　注:肺热咳喘忌服。

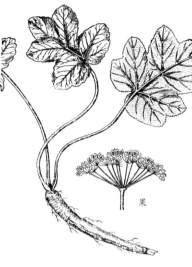

白云花

果

白花岩陀

白花丹　蓝雪科　蓝雪属　　(剧毒)
Plumbago zeylanica L.

别　　名:白花九股牛(红河),白花楼根(保山)。

识　　别:多年生草本。生于热带亚热带旷野、荒坡阴
　　　　湿处或栽培。高 50 ~ 80 厘米。叶互生,卵
　　　　圆形或长椭圆形,长 3.5 ~ 5 厘米,宽 2.2 ~ 3
　　　　厘米,全缘。穗状花序,顶生,萼管状,具腺
　　　　体,花白色。盖裂蒴果。

采集加工:药用根。秋季采集,洗净切片晒干备用。

性味功效:辛,温,剧毒。行气活血,祛风燥湿。

主治应用:跌打损伤、腰腿扭伤、风湿关节疼痛,每用根
　　　　5 分 ~ 1 钱,水煎服或泡酒,每次 5 毫升,日
　　　　服 2 次。

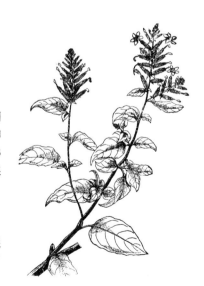

白花岩陀

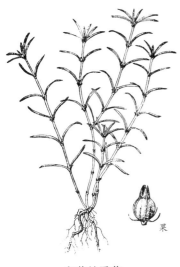

白花蛇舌草

白花蛇舌草

弱花耳草　茜草科　耳草属

Oldenlandia tenelliflora（Bl.）O. Ktze.

别　　名:石枫药(文山),箭头草(保山),铁青草(思茅),扎螂草(临沧)。

识　　别:一年生草本。生长于田边、沟旁或潮湿的草地上。高25厘米左右。茎纤弱,分枝,有四棱。叶对生,线形,长1～3厘米,宽0.1～0.3厘米,近无柄。花小,白色,单生或2朵丛生于叶腋,无柄或近无柄。蒴果,扁球形,种子极细小。

采集加工:药用全草。夏秋采集,洗净晒干备用或鲜用。

性味功效:辛,凉。活血祛瘀,消肿止痛,止咳。

主治应用:癌症、阑尾炎、百日咳、痢疾、蛔虫,每用3钱～2两,水煎服。枪伤,用鲜品捣绒敷患处。

附　　注:本品与省外的白花蛇舌草*O. diffusa（Willd.）Roxb.* 为同名异物。功效相似。

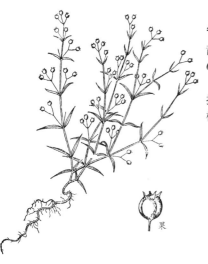

丛花耳草

丛花耳草

茜草科　耳草属

Oldenlandia corymbosa L.

本品与白花蛇舌草的区别为:分枝多。叶线状披针形。花2～5朵成腋生的伞房花序。蒴果球形,柄较长。功效与白花蛇舌草相似。

白花夹竹桃

夹竹桃科　夹竹桃属　（剧毒）

Nerium indicum Mill.

别　　名:白羊桃(楚雄)。

识　　别:栽培常绿灌木。高 2 ~ 5 米。叶通常三枚轮
生,少有对生,披针形,长 7 ~ 19 厘米,宽
1 ~ 3厘米,叶面深亮绿色,背淡绿色,革质,
全缘。聚伞花序,顶生,花白色,芳香。长蓇
葖果二,果长 15 ~ 18 厘米。

采集加工:药用叶。全年可采,鲜用。

性味功效:辛、温,剧毒。祛风解痉,杀虫。

主治应用:灭蝇,用叶适量,切碎拌在食物中诱杀。灭
孑孓,用叶切碎,加水 4 倍。煮 20 分钟,洒在
有孑孓的水中。癫痫,每用小叶 3 片、铁铬 2
两,水煎,日服 3 次,2 日服完。

附　　注:本品含强心甙,其作用似毛地黄,如长期使
用,能产生持续性强心作用(积蓄中毒),故用时应谨慎,每服 1 剂后,应停药
2 周后再服。铁铬系指打铁时溅落的小铁片,锈铁及刨出的铁屑不入药。

白花夹竹桃

叶 子 花

光叶子花　紫茉莉科　叶子花属

Bougainvillea glabra Choisy

别　　名:紫三角(昆明)。

识　　别:粗大藤状灌木,高达 10 米。枝有锐刺。单
叶互生,卵形或阔卵形,长 4 ~ 8 厘米,宽
2 ~ 4厘米,先端芒尖或渐尖,基部圆或阔楔
形,纸质,全缘;具柄。花三朵簇生枝端,为
紫红花苞片所包,苞片叶状,故称"叶子
花",花被长管状,枝 4 ~ 5 裂。瘦果,具
五棱。
　　　　栽培。

采集加工:药用花。夏秋采集,晒干备用。

性味功效:苦、涩,温。调气和血,收涩止带。

主治应用:赤白带下、月经不调,每用 3 ~ 5 钱,水煎,点
酒引内服。

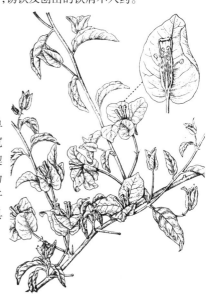

叶子花

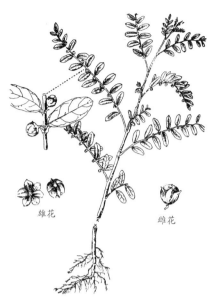

雄花　雌花

叶下珠

叶 下 珠

珠子草　大戟科　油柑属
Phyllanthus niruri L.

识　　别:一年生草本,高20～40厘米。根须状。茎
　　　　绿色或带红色。单叶互生,倒椭圆状矩圆
　　　　形,长1～1.5厘米,宽约0.5厘米,先端短
　　　　锐尖,基部钝圆,叶面绿色,背绿灰色,全
　　　　缘,在枝上成两行排列,形似复叶。花单性
　　　　同株,腋生,雌花单生,雄花2～3朵簇生,
　　　　均为淡黄色。小蒴果扁球形,无柄,贴生于
　　　　叶下面,故名"叶下珠"。
　　　　　　生于亚热带山坡荒地或水沟边。
采集加工:药用全草。夏秋采集,晒干备用或鲜用。
性味功效:淡、涩,微寒。清肝明目,渗湿利水。
主治应用:小儿疳积、角膜云翳、结膜炎、肾炎水肿、尿
　　　　路感染、尿路结石、肠炎腹泻、菌痢、肝炎、
　　　　感冒发热,每用1～2两,煎服。毒蛇咬伤,
　　　　用鲜品适量,捣烂敷患处。

叶 下 花

白背兔儿风　菊科　兔儿风属　（小毒）
Ainsliaea pertyoides Fr. var. albotomentosa Beauverd

别　　名:追风箭(玉溪)。
识　　别:多年生草本。多生于山箐疏林下阴湿处。
　　　　全体被长毛。根多数,细圆柱状,淡褐色。
　　　　单叶互生,长卵圆形,叶面绿色,叶背密生
　　　　平贴的白色绵毛,全缘。头状花序,排列于
　　　　腋生短总状花序上,偃伏于叶背,故名"叶
　　　　下花"。花粉红色。瘦果,多白色冠毛。
采集加工:药用全草。全年可采,洗净切碎晒干备用
　　　　或鲜用。
性味功效:苦,温,小毒。行气活血,除湿止痛,接筋骨。
主治应用:风湿关节痛、跌打损伤、骨折,每用2～5
　　　　钱,泡酒或水煎服,外用捣烂敷患处。闭
　　　　经,每用5钱配伍应用。过敏性皮炎,每用
　　　　1两,水煎服。
附　　注:忌豆类食物。孕妇忌服。

根

花枝

叶下花

叶 上 花

西域青荚叶　山茱萸科　青荚叶属

Helwingia himalaica Hk. f. et Thoms.

别　　名:木本叶上花(昆明)、巴巴花杆(临沧)、叶婆
婆树(红河)、叶上果(文山)、小通草(曲
靖)、通心草(玉溪)。

识　　别:灌木。多生于山间、坡地疏林下或路旁林
下。高2～3米。茎软脆,髓心大,疏松。
单叶互生,宽披针形,长5～12厘米,宽2～
4.5厘米,叶缘细牙齿状。花丛生于叶面中
脉上,故名"叶上花"。花细小,浅紫色。核
果,近球形,红色。

采集加工:药用全株。夏秋采集,鲜用或晒干备用。

性味功效:苦、微涩、凉。活血祛瘀,接骨,截疟。

主治应用:跌打损伤、骨折、月经不调、疟疾,每用根或
全草2～5钱,水煎服。骨折,复位后用鲜草
捣烂敷患处。

附　　注:同属植物:小叶青荚叶 *Helwingia himalaica.*
var. parvifolia Li 中华青荚叶 *H. chinensis. Batalin* 亦应用于临床。

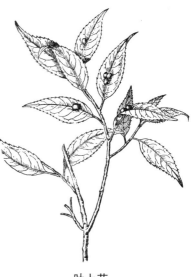

叶上花

龙 树

榕树　桑科　榕属

Ficus microcarpa L. f.

别　　名:万年青(红河)。

识　　别:大乔木,有少数气根。叶互生,椭圆形、卵状
椭圆形或倒卵形,长4～8厘米,宽2～4厘
米,先端短尖或锐尖,基部阔楔形,叶面绿
色,背淡绿,光亮,革质,全缘或浅波状。花
托(隐头花序)成对腋生或生于老枝上,扁
球形,成熟时带黄或红色。瘦果卵形。
　　　　生于热带、亚热带旷野、村中或路旁。

采集加工:药用全株。全年可采,晒干备用或鲜用。

性味功效:微苦、涩、凉。清热解毒,柔肝利胆。

主治应用:黄疸型肝炎、高血压、跌打损伤,每用鲜叶1～2
两,煎服。白喉,用鲜根1两,煎服。小儿惊
风,用嫩枝叶2钱,煎服。牙痛,用茎内皮2
两,煎服。雪上一枝蒿、草乌、颠茄类、菌子
中毒等,每用叶20～30片,水煎去渣,待冷
后加食盐少许为引内服。湿疹、皮肤瘙痒、
痔疮,用鲜叶适量,煎水外洗。

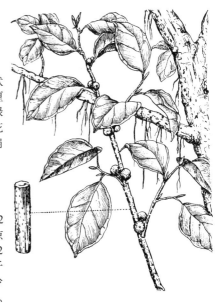

龙树

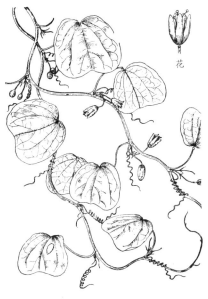

龙 球 果

圆叶西番莲　西番莲科　西番莲属

Passiflora henryi Hemsl.

别　　名: 闹蛆叶(红河),燕子草(临沧)。

识　　别: 多年生缠绕草质藤本,长 1~3 米。多分枝,枝圆柱形,有细纵沟,节上叶腋有卷须。单叶互生,矩圆形,长 3.5~5 厘米,宽 4~6 厘米,先端截平或圆凹,基部截圆状或心形,基出脉 5 条,全缘;叶柄长 2.5~3 厘米,叶柄顶端近叶基处有腺点一对。花 1~2 朵生于叶腋,绿白色。浆果球形,绿黄色。

生于亚热带山坡、旷野灌丛间。

采集加工: 药用全草。全年可采,晒干备用或鲜用。

性味功效: 苦,凉。清热解毒,活血调经,灭蛆。

主治应用: 胃痛、月经不调,每用根 3 钱,煎服。肺结核、支气管炎、痢疾,每用 3~5 钱,煎服。精神病,用 3 钱,泡酒分服。杀蛆、孑孓,用本品捣烂水泡后投入粪坑和污水塘。

龙球果

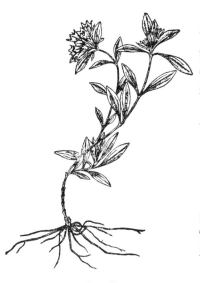

龙 胆 草

滇龙胆草　龙胆科　龙胆属

Gentiana rigescens Franeh.

别　　名: 青鱼胆(临沧),苦草(保山),小秦艽(丽江)。

识　　别: 多年生草本。生于山野疏林下。高 15~25 厘米。根茎极短,丛生多数细圆柱状根。单叶对生,椭圆状披针形或卵形,长 3~5 厘米,宽 1~1.5 厘米,全缘。花簇生枝端,淡紫色。蒴果。

采集加工: 药用根。秋季采集,晒干备用。

性味功效: 苦,寒。清肝胆实火,解毒除湿,健胃。

主治应用: 上感高热、扁桃腺炎、结膜炎、口腔炎、肺炎、肝炎、痢疾、胃炎、大肠下血、痔疮、泌尿道感染、疮痈,每用 3 钱,水煎服。

龙胆草

瓜 子 金

桃叶远志　远志科　远志属
Polygala persicariaefolia DC.

别　　名:黄瓜仁草(红河)。
识　　别:一年生直立草本,高 35～48 厘米。根系细
　　　　弱。茎生细毛。叶互生,稀疏,狭长披针形,
　　　　长 2～4 厘米,宽 0.2～0.5 厘米,全缘,纸
　　　　质;叶柄无或长至 1 厘米。总状花序腋生或
　　　　顶生,花淡绿黄色。蒴果倒心圆形,橙红色,
　　　　密生白色长毛,冠以假种皮。
　　　　　生于亚热带林下、旷野、草丛中。
采集加工:药用全草。夏秋采集,晒干备用或鲜用。
性味功效:苦,寒。清热解毒,开胸散结。
主治应用:咽喉肿痛、胸痛、咳嗽,每用 2～3 钱,煎服,或
　　　　研末,分 3 次开水送服。跌打损伤、蛇咬伤,
　　　　每用 2～3 钱,煎服。外用鲜品捣烂敷患处。

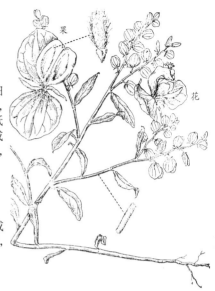

瓜子金

皮 哨 子

川滇无患子　无患子科　无患子属
Sapindus delavayi(Franch.) Radlk.

别　　名:菩提珠(曲靖)。
识　　别:落叶乔木,高达 15 米。树皮及小枝灰色,皮
　　　　孔、叶痕明显。偶数羽状复叶互生,叶轴基
　　　　部膨大,小叶 5～7 对,椭圆状矩圆形或矩圆
　　　　形,长 5～14 厘米,宽 2.5～6.5 厘米,先端
　　　　尖,基部阔楔形或圆,两侧不对称,全缘。圆
　　　　锥花序顶生,花小,淡黄绿色,杂性异株。核
　　　　果圆形,光滑,成熟后黄褐色,种子圆形,黑
　　　　色光滑。
　　　　　生于亚热带旷野疏林或村边。
采集加工:药用果、树皮。秋季采集,晒干备用。
性味功效:苦,微寒。疏肝理气,消食健脾,杀虫。
主治应用:蚂蟥入鼻,用果壳研末,吹入鼻中。疝气,用
　　　　果 3～5 钱,煎服。蛔虫,用果皮研末,每次
　　　　3 分,开水送服。小儿疳积,用果仁 1 钱,炖
　　　　猪肝吃。黄水疮,用果皮、树皮,3 钱～1 两,
　　　　研末撒于患处。扁桃腺炎、腮腺炎,用果壳
　　　　平分两瓣,将大蒜泥填满,敷盖在两内关穴
　　　　上,30 分钟后取下。便秘,用果皮 2 两,捣
　　　　烂,开水泡,取水灌肠。
附　　注:《滇南本草》载:"果皮烧灰吹鼻,治诸虫入
　　　　脑立愈。"

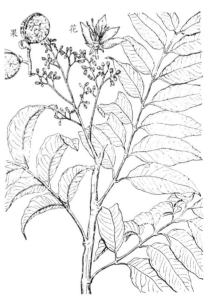

皮哨子

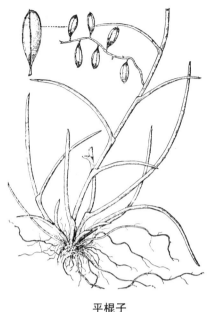

平　棍　子

钗子股　兰科　钗子兰属

Luisia teretifolia Gaudich.

别　　名: 树葱(思茅),大树葱(临沧),岩豇豆(昭
通)。

识　　别: 多年生常绿附生俯垂草本,长 30 ~ 40 厘
米。茎圆柱形,基部半木质化,具纵沟纹,
全为鞘状叶柄包被。单叶互生,圆柱状,
长 5 ~ 22 厘米,径为 0.2 厘米,具纵沟纹,
肉质。总状花序侧生,自鞘状圆筒叶柄处
生出。蒴果,长斜卵形,具纵肋 3 条。
　　　生于热带及亚热带地区林中树上。

采集加工: 药用全草。全年可采,晒干备用或鲜用。

性味功效: 苦,平。清热解毒,消食健胃,接骨,截疟。

主治应用: 恶性疟疾、扁桃腺炎、咽喉炎,每用 5 钱 ~ 1
两,煎服。小儿疳积、小儿消化不良、疝气,
每用 3 钱,煎服或炖肉吃。骨折,用鲜叶适
量,捣烂敷患处。药物或食物中毒,用 2 ~
3 钱,捣细开水冲服。

平棍子

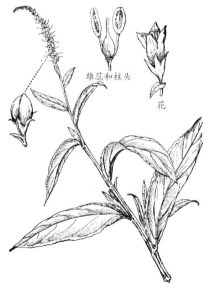

雄蕊和柱头

花

四　棱　草

四方麻　玄参科　四方麻属

Calorhabdos cauloptera Hance

别　　名: 四楼蒿枝(红河)。

识　　别: 多年生草本,高约 80 厘米。茎近四棱形,
有纵纹,故名"四棱草"。单叶互生,椭圆
状披针形,长 6 ~ 11 厘米,宽 2 ~ 3.5 厘米,
先端尖,基部阔楔形,边缘具浅齿。长穗
状花序顶生,稠密,花紫褐色,雄蕊二,花
柱宿存,蒴果短尖,分裂成四果瓣。
　　　生于亚热带山野荒坡草丛中。

采集加工: 药用全草。夏秋采集,晒干备用或鲜用。

性味功效: 辛、微苦,平。健脾利湿,祛瘀生新。

主治应用: 贫血、不孕症,每用 1 两,炖鸡吃。白浊,
用 5 钱 ~ 1 两,煎服。刀伤、跌打损伤,每
用 5 钱 ~ 1 两,煎服。外用鲜品适量捣烂
敷患处。

四棱草

四 方 蒿

白香薷　唇形科　香薷属

Elsholtzia blanda（*Benth.*）*Benth.*

别　　名:鸡肝散(红河)。

识　　别:宿根直立灌木状草本。生于亚热带旷野和
低山丘陵。高40~70厘米。全体有短毛,有
芳香气味。木质根发达,分叉较多。茎四方
形,有纵纹。叶椭圆状披针形,长4~6厘米,
宽2~3厘米,缘有粗锯齿。花小,排列于腋
生或顶生的穗状花序一侧,白色。小坚果。

采集加工:药用全草。全年可采,晒干备用或鲜用。

性味功效:微苦、辛,平。健脾利湿,消炎止痛。

主治应用:夜盲症、痢疾、感冒,每用5钱,水煎服。腹
痛,每用叶5分,生嚼服或水煎服。腋臭,用
鲜草捣汁涂腋部,每日1次。火烧伤,用全
草研末,拌鸡蛋清搽患处,每日3次。肾盂
肾炎,用全草研末,每次2钱,日服2次,开水送服。

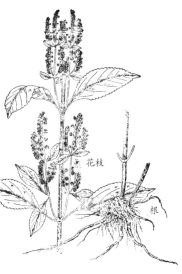

花枝　根

四方蒿

四 块 瓦

金粟兰科　金粟兰属

Chloranthus holostegius（*H. - M.*）*Pei et Shan*

别　　名:黑细辛(思茅),土细辛(保山、临沧)。

识　　别:多年生草本。生于山谷和林下阴湿地。高
约30厘米。全体光滑无毛。茎直立,不分
枝。单叶于梢部交互对生,四枚,故名"四
块瓦"。卵状披针形或长椭圆形,边缘具锯
齿。穗状花序,顶生,单生或2~3枚聚生,
花淡黄或淡黄绿色。

采集加工:药用根、叶。全年可采,鲜用或晒干备用。

性味功效:辛、温。祛瘀消肿,接骨,止血,截疟。

主治应用:风寒感冒、跌打损伤、骨折、风湿疼痛、肺结
核咯血、淋巴腺炎、神经衰弱、疟疾,每用根
2~5钱,水煎或泡酒内服(鲜品用1~2
两)。疮痈,用鲜叶捣烂加胡椒粉外敷。

附　　注:忌酸冷、辣、豆类。

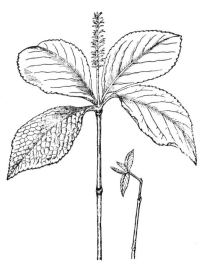

四块瓦

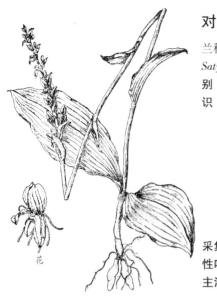

花

对对参

对 对 参

兰科　鸟足兰属

Satyrium nepalense D. Don

别　　名:小鸡腿(红河)。

识　　别:一年生草本,高 30～45 厘米。根肉质,长圆
形,成对并生,故名"对对生"。单叶互生,下
部叶长卵形或长椭圆形,长 10～15 厘米,宽
约 6 厘米,先端钝,基部成鞘状抱茎,全缘;
上部叶渐上渐小以致成鳞片状。穗状花序
顶生,花粉红色,距与子房等长。蒴果椭圆
形,种子多数。
　　生于温带山间的草坡荒地灌丛。

采集加工:药用根。秋冬采集,洗净晒干备用。

性味功效:甘、平。壮腰益肾,养心安神。

主治应用:肾虚腰痛,用 1～2 两,炖猪腰子或鸡吃。慢
性肾炎、面足浮肿、心脏病、白带,每用
5 钱～1两,煎服。

对 坐 叶

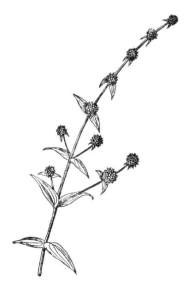

对坐叶

粗糙钩毛耳草　茜草科　耳草属

*Oldenlandia uncinella (Hk. et Arn.) O. Kuntze var.
scabrida Fr.*

别　　名:天麻(思茅),酒药草(保山),野鸡草(玉
溪)。

识　　别:多年生草本。生于山间疏林下草地或路旁
草地。高 20～35 厘米。全体有短毛。单叶
对生,革质而粗糙,长卵圆形,叶面绿色,背
淡绿,全缘。花轮状簇生,密集,腋生或顶
生,浅紫红色。蒴果,小。

采集加工:药用全草。全年可采,洗净晒干备用。

性味功效:微苦、涩、平。祛风湿,健脾胃。

主治应用:慢性头晕痛,每用 5 钱炖鸡服。小儿疳积,
每用 2 钱,水煎服。风湿关节炎,每用根 3
钱,配伍水煎服或泡酒服。结膜炎,用本品
煎水洗眼。

北 风 草

白绒草　唇形科　绣球防风属

Leucas mollissima Benth.

别　　名:银针七(临沧),灯笼草、楼台夏枯草(红河)。

识　　别:一年生草本,高约40厘米。茎四方形,具
棱,密生倒向伏贴状灰黄色柔毛。单叶对
生,卵形,先端钝,基部楔形,边缘有锯齿,叶
面绿色,具白色腺毛,叶背淡绿色,密生灰白
色柔毛。轮伞花序腋生和顶生,花冠白色唇
形;轮生叶腋,萼筒状,被白色柔毛。

　　　　　多生于南亚热带旷野、山坡、田边。

采集加工:药用全草。夏秋采集,晒干备用或鲜用。

性味功效:微苦,平。清肺止咳。

主治应用:感冒发热、百日咳、肺炎、支气管炎、咳嗽,每
用5钱～1两,煎服。小儿疳积,用全草研
末,每次5分～1钱,炖鸡肝吃。骨折、跌打
瘀肿,每用鲜品适量,捣烂敷患处。

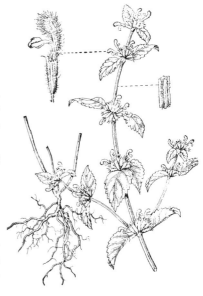

北风草

玉 带 草

吉祥草　百合科　吉祥草属

Reineckea carnea (Andr.) Kunth

别　　名:分筋草(曲靖),竹节草(丽江),地苦胆(大
理),观音草(昭通),竹节参(红河),伸筋伞
(保山),脱节草(思茅),舒筋(东川),紫袍
玉带草(昆明)。

识　　别:多年生草本。生于山间林下阴湿处、草坡荒
地。高20～35厘米。根茎匍匐,节上生不
定根。叶丛生,狭带状披针形,长10～45厘
米,宽10～20厘米,全缘。短花葶从叶丛中
抽出,穗状花序,花外面紫红色,内面粉红或
白色。浆果,球形,紫红色,种子数粒。

采集加工:药用根茎。全年可采,晒干备用或鲜用。

性味功效:甘、微苦,温。祛风除湿,舒筋接骨,止痛退热。

主治应用:风湿疼痛、跌打损伤、骨折、小儿高热、胃痛,
每用3～5钱,泡酒或水煎服。外用鲜根茎
捣烂敷患处。

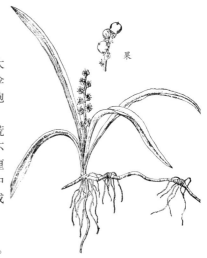

果

玉带草

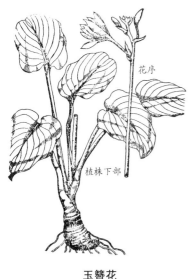

花序

植株下部

玉簪花

玉 簪 花

玉簪　百合科　玉簪属　（小毒）

Hosta plantaginea（Lam.）Aschers

识　　别：多年生草本。多生于阴湿地或栽培。高达
　　　　　60～70厘米。根状茎粗壮。单叶基生，叶柄
　　　　　长，叶片卵形，长达16厘米，全缘或稍作波
　　　　　状，叶面深绿色，有光泽，背面绿色。总状花
　　　　　序，顶生，花白色，芳香。蒴果，筒形。

采集加工：药用全草。夏秋采集，晒干备用或鲜用。

性味功效：辛、甘，寒，小毒。活血调经，消炎利湿。

主治应用：痛经，每用花4钱加红糖5钱，鸡蛋3个，水煎
　　　　　服。白带，每用根2～3两，炖肉食。瘰疬，用根
　　　　　捣绒敷患处。喉炎、乳痛，每用全草1两，切碎，
　　　　　白糖为引，水煎服。外用鲜草捣烂敷患处。

附　　注：虚寒盛者及孕妇忌服。同属植物紫玉簪*H.*
　　　　　*ventricosa（Salisb.）stearn*亦应用于临床。

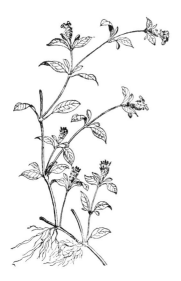

节节寒

节 节 寒

爵床　爵床科　爵床属

Justicia procumbens L.

识　　别：宿根半匍匐草本。生于旷野、村旁、路边草
　　　　　丛中。高15～30厘米。茎带方形，有棱，节
　　　　　稍膨大，绿色。叶对生，卵形或长椭圆形，长
　　　　　2～3.2厘米，宽0.7～1.4厘米，全缘。穗状
　　　　　花序，顶生或腋生，花小，淡紫蓝色，唇形分
　　　　　裂。蒴果，线形。

采集加工：药用全草。夏秋采集，鲜用或晒干备用。

性味功效：咸，寒。平肝活血，利湿消炎。

主治应用：肝硬化腹水、目眩流泪，每用5钱，炖猪肝或
　　　　　羊肝服。小儿消化不良、口舌生疮、脚痛，每
　　　　　用3钱，水煎服。腰背痛、疮疖，用鲜草水煎
　　　　　外洗或捣烂敷患处。钩端螺旋体病，每用鲜
　　　　　草8两捣烂敷腓肠肌。

打 不 死

落地生根　景天科　落地生根属　（小毒）

Bryophyllum pinnatum（*L.*）*Kurz*

别　　名:打不死草(楚雄),火炼丹(保山),接骨草
(玉溪),落地生根(红河)。

识　　别:适应性强的直立肉质草本。多生于亚热带
山野或栽培。无性繁殖力很强。茎圆柱形,
中空,多少分枝。单叶对生,肉质,矩圆形或
椭圆形,边缘钝齿状。叶落地上,从叶缘长
出新芽和新根,长成新苗,故名"落地生
根"。聚伞花序,顶生,花黄色,圆柱状钟
形。菁葵果。

采集加工:药用全草。全年可采,晒干备用或鲜用。

性味功效:淡、微涩,凉,小毒。清热解毒,活血祛瘀,
接骨。

主治应用:疮痈疔毒,用干草研末酒调敷。骨折、跌打
损伤、烫火伤,用鲜叶捣烂敷患处。

附　　注:一般供外用,忌糯米。

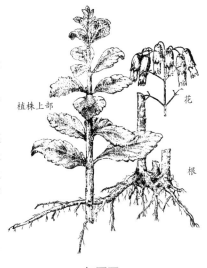

打不死

生　藤

须药藤　萝藦科　须药藤属

Stelmatocrypton khasianum（*Benth.*）*Baill.*

别　　名:羊角藤(思茅)。

识　　别:攀缘大藤本。生于亚热带林中。幼枝光滑,
老枝有纵皱纹。单叶对生,长椭圆形,长
4~10厘米,宽2~4厘米,叶面绿色,叶背淡
绿,叶脉赤红色,光滑,全缘。聚伞花序,腋
生,花小,白黄色。大菁葵果,木质,长椭圆
形,先端有弯钩,种子多数,有长的白色
绢毛。

采集加工:药用藤。夏秋采集,切片晒干备用。

性味功效:甘,温。发散风寒,舒筋活络,温胃止痛。

主治应用:风寒感冒、胃寒疼痛、风湿,每用1~5钱,水
煎服或研末分2次服。

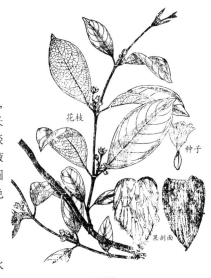

生藤

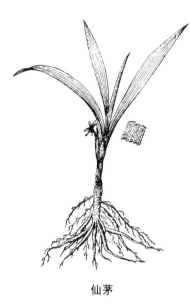

仙　茅

小金梅科　仙茅属
Curculigo orchioides Gaertn.

別　　名:土虫草(昆明、保山),仙茅参(东川),尖刀草
　　　　(红河),山棕皮(昆明)。

识　　别:多年生草本。生于温暖的山地和林中。根茎
　　　　圆柱形,表面棕黑色,具多数须状根。根生叶
　　　　3～6片,狭披针形,长15～25厘米,宽1.5～
　　　　2.5厘米,散生长毛。叶柄鞘状,平行叶脉明
　　　　显。花葶很短,隐藏于叶鞘内,花黄色。蒴果,
　　　　肉质,矩圆形不开裂,种子数枚,黑色近球形。

采集加工:药用根茎。夏秋采集,洗净晒干备用或鲜用。

性味功效:辛、微咸,温。补肾壮阳,祛风散寒。

主治应用:小儿疳积、乳汁缺少、阳痿、滑精、月经不调、崩
　　　　漏、白浊、遗尿、每用鲜根5钱～2两,水煎服或
　　　　炖肉吃,亦可配伍用。跌打损伤、风湿寒痛,每
　　　　用5钱,泡酒服。痈疽疮毒,每用须根3钱,水
　　　　煎点酒为引服。外用鲜根捣烂敷患处。

仙　鹤　草

黄龙尾　蔷薇科　龙芽草属
Agrimonia zeylanica Moon

別　　名:龙芽草(红河、昆明),刀砍药、马连安(文
　　　　山),水消食(保山),石打穿(丽江)。

识　　别:多年生宿根草本。多生于旷野和疏林。高1
　　　　米左右。茎直立。叶互生,奇数羽状分裂,
　　　　叶片大小不等,倒卵形或椭圆形,长2.2～
　　　　3.5厘米,宽0.7～2厘米,边缘有锯齿。总
　　　　状花序,顶生,纤细,花黄色。瘦果,扁椭圆
　　　　形,具钩刺。

采集加工:药用全草。秋冬采集,洗净切碎晒干备用或
　　　　鲜用。

性味功效:苦、涩,凉。收敛止血,消食止泻,消炎止咳。

主治应用:红崩、白带、百日咳、腹泻、痢疾、小儿疝气、
　　　　神经衰弱、胃痛、内脏出血,每用3～5钱,水
　　　　煎服。跌打损伤,每用3钱研末酒送服。外
　　　　伤出血,用全草研末撒布患处。小儿肺炎,
　　　　每用花3钱,水煎服。

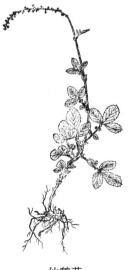

仙鹤草

仙 桃 草

水莴苣 玄参科 婆婆纳属

Veronica anagallis – aquatica L.

别　　名:水仙桃草(昆明)。

识　　别:一、二年生草本。多生于田野溪旁、水沟边
草丛中较潮湿处。全体无毛,高 25 ~ 90 厘
米。茎直立,肉质。单叶对生,长圆状披针
形或长圆状卵圆形,基部呈耳状微抱茎,略
有波状齿。总状花序,腋生,花小,白色。蒴
果,近圆形,种子多数,细小。

采集加工:药用全草。夏秋采集,洗净切碎晒干备用或
鲜用,以果带虫瘿者为佳。

性味功效:辛、甘、微温。壮阳补肾,接骨止血。

主治应用:阳痿、月经不调、崩漏、白带、胎动不安、血小
板减少性紫癜、跌打损伤、骨折,每用 3 ~ 5
钱,水煎服或配伍应用。

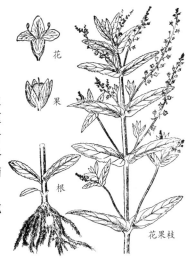

仙桃草

兰 花 参

桔梗科 兰花参属

Wahlenbergia marginata（Thunb.）A. DC.

别　　名:拐棍参(昆明),娃儿草、乳浆草(曲靖)。

识　　别:宿根草本。生长于旷野草丛或疏林。高 30
厘米左右。主根圆锥形,具侧根,外皮黄白
色。茎细弱,直立或半匍匐。单叶互生,狭
披针形,长 2 ~ 2.5 厘米,宽 0.5 厘米左右,
有浅锯齿。聚伞花序,顶生或对叶生,花浅
蓝色,钟形。膜质蒴果,倒圆锥形。

采集加工:药用全草。秋季采集,洗净晒干备用或
鲜用。

性味功效:甘、微苦,温。补益心脾,止咳化痰。

主治应用:小儿疳积、小儿肺炎、癫痫、体虚、白带、痰
积,每用根 3 ~ 5 钱,水煎服或炖肉服,亦可
配伍应用。风湿麻木,每用根 2 两,加酒为
引,水煎服。荨麻疹,用鲜草煎水外洗。

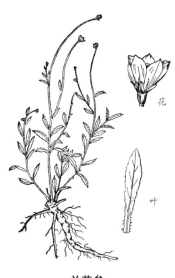

兰花参

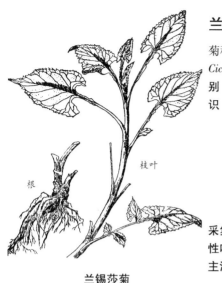

兰锡莎菊

兰锡莎菊

菊科　锡莎菊属
Cicerbita cyanea（*D. Don*）*Beauverd*

别　　名:苦参(红河)。

识　　别:多年生草本。生于山野疏林下草丛中或栽
培。高约45厘米。主根圆锥形,分叉并生
子根,其上着生细须根。茎直立。叶互生,
叶形变化较大,卵状戟形,长4~8厘米,宽
2.5~6厘米,有时羽裂或全裂,裂片1~4
枚或更多,叶缘有不规则锯齿,叶柄有凹
槽,基部扩大。花、果未见。

采集加工:药用根。秋冬采集,洗净切片晒干备用。

性味功效:苦,平。止痛,健脾和胃。

主治应用:胃痛、食欲不佳,用本品研末,每次3分,日
服3次,开水送服。

附　　注:据说本品可治糖尿病。

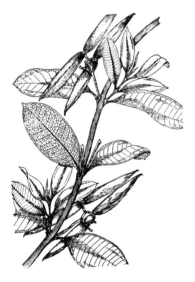

半架牛

半　架　牛

白叶藤　萝摩科　白叶藤属　（毒）
Cryptolepis buchanani Roem. et Schult.

别　　名:白都宗、大暗消(红河),白浆藤(临沧)。

识　　别:缠绕状秃净藤本。生于亚热带山间沟谷灌
木丛中或林边。长4~5米。单叶对生,椭
圆状矩圆形,长9~20厘米,宽3.5~8.5厘
米,全缘,细网脉连接成纹饰。叶面绿色,背
灰白色,故名"白叶藤"。二歧聚伞花序,腋
生,花白黄色。蓇葖角果,种子密生白色长
绢毛。

采集加工:药用根。全年可采,切片晒干备用或鲜用。

性味功效:淡,平,有毒。舒筋活络,消肿镇痛。

主治应用:跌打损伤、骨折、腰痛、腹痛,用根研末,每服
1分,或每用2钱泡酒2斤,每次5毫升,日
服3次。

半　枝　莲

直萼黄芩　唇形科　黄芩属

Scutellaria orthocalyx H. – M.

别　　名:滇紫花地丁(红河)。

识　　别:宿根草本。多生于荒坡草地或水沟边。高
15~23 厘米。支根分枝较细。茎直立,四
棱形,具纤维质短柔毛。叶交互对生,披针
形,长约2.3 厘米,宽 0.4 厘米,全缘。唇形
花单向,成对腋生,排列成总状花序,花蓝紫
色。坚果,极小。

采集加工:药用全草。春夏采集,洗净晒干备用。

性味功效:苦、微辛,凉。解毒消肿。

主治应用:痈疽肿毒、疥癞癣疮,每用 1~3 钱,水煎服。
小儿走马牙疳,用全草放新瓦上焙干,研末
撒布溃烂处。有人试用治癌症。

附　　注:本品与省外的半枝莲 *S. rivularis Wall.* 为同
名异物。功效相似。

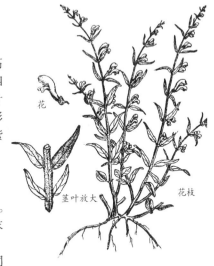

半枝莲

母猪花头

香茶菜　唇形科　香茶菜属

Plectranthus amethystoides Benth.

别　　名:盘龙七(临沧)。

识　　别:宿根嫩弱草本。生于亚热带山野草地或疏
林湿润地区。高40 厘米左右。全株疏生短
毛,不分枝或极少分枝。簇生的块根粗糙,
多须根。茎四棱,有纵纹,叶菱状倒卵圆形,
对生,长2.5~4 厘米,宽1.5~2 厘米,叶缘
中上部有锯齿。总状花序,顶生,呈风轮状
排列,花疏少,浅紫蓝色。蒴果,小,种子
多数。

采集加工:药用根。秋冬采集,洗净晒干备用或鲜用。

性味功效:甘,凉。清热解毒,消肿止痛。

主治应用:毒蛇咬伤,每用根 3~5 钱,草果仁为引,水
煎服,连服 2 日;另取根煎水洗患处。

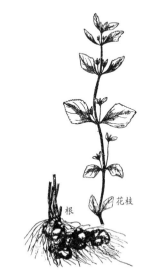

母猪花头

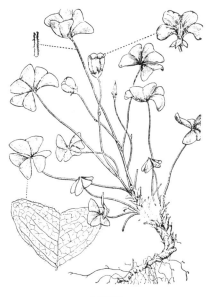

红雀草

红 雀 草

山酢浆草　酢浆草科　酢浆草属

Oxalis griffittii Edgew. et Hk. f.

别　　名:飞天鹅(昭通)、四瓣叶(丽江)。

识　　别:一年生草本,高 11～17 厘米。根茎上具残存叶柄,须根少,细长。叶根出,指状复叶,小叶 3 枚,阔三角状倒心脏形,长 1.5～2 厘米,宽 2～3.5 厘米,先端宽楔状,微凹,基部阔楔形,全缘。有长叶柄。花单生于花葶顶端,白色。蒴果,长椭圆形,成熟时将种子弹出。

生于温带高山或半山区林下较阴湿处。

采集加工:药用全草。夏秋采集,晒干备用或鲜用。

性味功效:微涩、苦,平。止血止痛,舒筋活络。

主治应用:跌打损伤,用 2 两,泡酒 2 斤,浸泡 5 天,每次 10 毫升,每日服 3 次。咳嗽,用 2 钱,煎服。水火烫伤,用鲜品适量,捣烂敷患处。

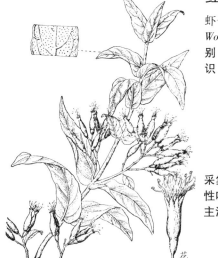

红虾花

红 虾 花

虾子花　千屈菜科　虾子花属

Woodfordia fruticosa(L.) kurz

别　　名:野红花、破血药(玉溪)。

识　　别:灌木,高 1～2 米。枝条长而扩展。叶对生披针形,长 5～10 厘米,宽 1.5～3 厘米,先端渐尖,基部圆或心形,叶面绿灰色,背色较淡,两面均被小柔毛,叶背有明显黑色腺点,全缘。圆锥花序式短聚伞花序腋生,花鲜红色。蒴果椭圆形,膜质,包藏于萼内,种子多数。

生于亚热带旷野河池畔。

采集加工:药用根、花。秋冬采集,晒干备用。

性味功效:辛、涩,温。疏经活络,破血调经。

主治应用:闭经、痞块、月经不调,每用花 5 钱,泡酒分服。风湿关节炎、肌肉痉挛、腰肌劳损、跌打损伤,每用根 5 钱,泡酒分服。肠风下血,每用根 3 钱,水煎服。角膜云翳,用叶泡水点眼。

附　　注:孕妇忌服。

红 蒿 枝

菊科　杯菊属

Cyathocline purpurea(Buch. – Ham.) O. Ktze.

识　　别:一年生直立草本,高约30厘米。茎圆柱形,
紫红色,具细纵纹,基部几无毛,梢部被稀疏
的白色柔毛。叶互生,羽状分裂。头状花聚
伞圆锥花序式排列,花紫色,小,直径约0.3
厘米,花托圆凹似杯。瘦果微小,长椭圆形,
平滑,无冠毛。

　　　　生于热带、亚热带地区旷野、田边、
路旁。

采集加工:药用全草。夏秋采集,晒干备用或鲜用。

性味功效:苦,寒。清热解毒,截疟。

主治应用:防治疟疾、预防流感、感冒发热、扁桃腺炎、
咽喉炎、支气管炎、肺炎、感染,每用 3 ~ 5
钱,煎服。

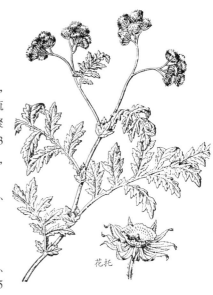

花托

红蒿枝

红 香 树

茶梨　山茶科　茶梨属

Anneslea fragrans Wall.

识　　别:常绿乔木,高约5米。幼枝无毛,灰色。单
叶螺旋式互生,椭圆形或椭圆状披针形,长
8.5 ~ 13 厘米,宽 3.5 ~ 5 厘米,先端短尖,
基部楔圆状,革质,两面无毛,背面中脉隆
起,全缘反卷,具柄。花单生或簇生状,顶生
或近顶生于花茎顶端,淡红色,花梗长约
3.5 厘米。浆果球状,革质,顶端有宿存花
柱及萼片。

　　　　生于热带、亚热带地区林中,多见于松
林中。

采集加工:药用树皮、叶。全年可采,晒干备用。

性味功效:涩、微苦,凉。消食健胃,疏肝退热。

主治应用:消化不良、肠炎,用叶研末,每次 3 ~ 5 分,开
水送服。肝炎,用树皮 1 ~ 2 两,煎服。

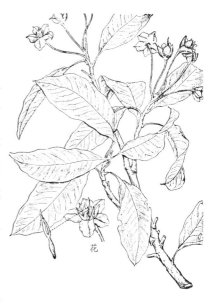

花

红香树

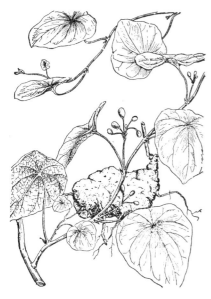

红山乌龟

红山乌龟

防己科　千金藤属
Stephania glandulifera Miers.

别　　名:山乌龟、一滴血(红河)。
识　　别:多年生攀缘或缠绕藤本。茎叶折断有红色液汁流出,茎草质,被毛,具纵沟纹。单叶互生,卵状盾形,直径 6~9 厘米,叶面深绿色,光滑,背面粉绿色,脉粉红色,上被细柔毛,纸质,全缘。具柄,长 4~5.5 厘米,盾状着生,被细柔毛,有细纵沟纹。伞形花序腋生,花橙红色,径约 0.2 厘米。核果,马蹄形,核压扁,背有小瘤体。
　　　　生于热带、亚热带林中疏阴潮湿地或灌丛中。
采集加工:药用块根。全年可采,洗净去皮,切片晒干备用。
性味功效:苦,寒,有毒。清热解毒,活络止痛。
主治应用:胃炎、胃痛、菌痢、胃及十二指肠溃疡疼痛,每用 3~5 钱,煎服。跌打肿痛,用 3~5 钱,煎服,外用鲜品捣烂敷患处。毒蛇咬伤、痈疮、无名肿毒,每用适量研末,每次 1~2分,开水送服。外用冷开水调或用鲜品捣烂敷患处。

红毛山豆根

虎舌红牛　紫金牛科　紫金牛属
Ardisia mamillata Hance

别　　名:矮朵朵、虎生红(红河)、肉八枣(保山)、肉八爪(文山)。
识　　别:常绿矮小灌木,高约 20 厘米。根粗壮而长,淡褐色。茎单一,圆柱形,淡褐色,具纵纹,幼茎密被褐红色粗柔毛,老茎无毛。单叶互生,茎梢叶 3~4 枚集生,呈对生或轮生状,叶片长椭圆形,长约 12 厘米,宽约 4 厘米,先端钝,基部楔形,叶面绿黄色,背淡紫色,两面密生淡褐红色乳毛,有黑褐色腺点,边缘浅波状,叶柄密生褐红色粗柔毛。伞形花序。总花柄被褐红色粗柔毛。果球形,熟时紫红色。
　　　　生于南亚热带地区丛林潮湿处。
采集加工:药用全株。全年可采,晒干备用或鲜用。
性味功效:辛、涩,凉。清热利尿,活血止血。
主治应用:头痛、发热、咽喉炎、扁桃腺炎、痢疾、胆囊炎、黄疸、肝炎、肺病咯血、小儿疳积、月经过多、痛经、外伤吐血、疖肿,每用 3~5 钱,煎服。风湿痛、跌打损伤,每用 1 两泡酒分服。骨折,用鲜品适量捣烂敷患处。外伤出血,用适量研末撒布患处。

红毛山豆根

红毛叶马蹄香

兔耳风　菊科　兔儿风属

Ainsliaea elegans Hemsl. var. strgosa Mattf.

别　　名:毛叶马蹄香(红河)。

识　　别:多年生宿根草本,高可达 30～40 厘米。叶柄、花葶、叶缘和主脉均密被棕红色长绒毛。根茎长 2.5～4 厘米,有节,被棕色粗毛,具条状支根系。叶均根出,厚纸质,长卵状心形,长 5～10 厘米,宽 3～7 厘米,叶端短尖,叶基开展的浅心形,叶缘近全缘或浅波状;叶柄长 5～15 厘米;基出脉 7,叶面深绿色,近无毛,叶背为白色毡状绒毛复被,或为深紫色而被不均匀的棕色长毛。花葶根出,头状花序排列成圆锥花序式,总苞片银白色,多数,花冠 5 深裂,瘦果有线条,羽毛状冠毛多数。生于亚热带湿润的林下或山野。

采集加工:药用根、叶。全年可采,洗净晒干备用。

性味功效:辛、苦、凉。清热利湿,止咳化痰。

主治应用:感冒发热、支气管炎,每用叶 2 钱,煎服。小儿肺炎、头痛、消化不良,每用根 1 钱,煎服。风湿痛、跌打损伤,每用根 1～2 钱,煎服或泡酒分服。

附　　注:服本品后有呕吐痰液反应。

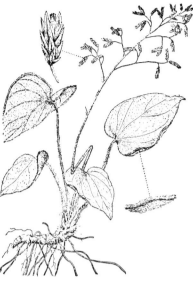

红毛叶马蹄香

红　　根

天南星科　扫若马特属　（剧毒）

Sauromatum malipoense Y. K. Yang et al. sp. nov.

别　　名:长虫包谷、小独脚莲、见血飞(文山)。

识　　别:宿根草本。生于极潮湿阴暗的石灰山密林、灌木丛、箐沟处。高 0.5～1.2 米。块茎肥大,圆柱形或圆锥形,长 10～30 厘米,径 1～6厘米,外皮有环纹,内深紫褐色,有粗须根。茎直立,粗肥光滑,有的带粉红色,多紫褐或黄绿色花斑纹饰,形如蛇,基部苞鞘宿存;茎上生短鞘和二(或一)枚有长柄的复叶。复叶有三小叶,小叶长 7～26 厘米,宽 4～17 厘米,柄长 1～5 厘米,椭圆形或卵形,基部对称或歪斜,先端短尖或渐钝,叶背中脉羽脉凸起,连合成羽网结脉,每侧羽脉 10～18 条,全缘浅波状或小点状浅齿。茎上抽出花梗;顶生内藏的淡黄色肉穗花序,花细密,穗有延长的很多各式线状附属体伸出;佛焰苞绿色有纹饰,下部合生上部扩展波状渐尾尖,长 5～10 厘米。果穗如玉米棒形,长 7～15 厘米,浆果如玉米籽大,先绿色后渐变为红色。

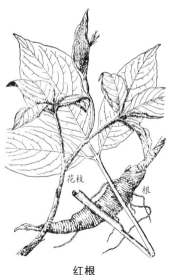

花枝

根

红根

采集加工:药用块茎。全年可采,鲜用或晒干备用。

性味功效:辛、麻、寒,剧毒。清热消炎,拔脓。

主治应用:疔疮、痈疽、无名肿毒、腮腺炎、乳痈,用鲜品捣烂外敷或干品研末,水调或酒调敷患处(破溃者忌用)。

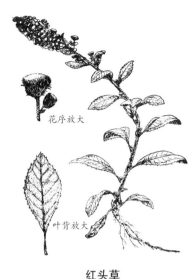

花序放大

叶背放大

红头草

红头草

见霜黄　菊科　艾纳香属

Blumea lacera(Burm. f.) DC.

别　　名:红根白毛倒提壶(玉溪)。

识　　别:一年生直立草本。多生于田间、河沟边。高
10~40厘米。通体密生绒毛,不分枝。叶互
生,倒披针状椭圆形,长1~3.5厘米,宽
0.7~2厘米,叶缘具不规则的尖齿,叶柄长
0.5~1.5厘米,梢部叶近无柄。头状花序,呈
紧缩状圆锥花序排列,顶生和近顶腋生,淡紫
色。瘦果,顶端密生白色绢毛。

采集加工:药用全草。春夏采集,洗净切碎晒干备用或
鲜用。

性味功效:臭,苦,寒。清热解毒,消炎。

主治应用:发热、扁桃腺炎、腮腺炎、口腔炎、小儿肺炎、
无名肿毒、皮肤瘙痒,每用2~5钱,水煎服
(不宜久煎)。

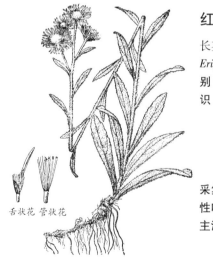

舌状花 管状花

红蓝地花

红蓝地花

长茎飞蓬　菊科　飞蓬属

Erigeron elongatus Ledeb.

别　　名:灯盏花(曲靖),白带丹(大理)。

识　　别:直立草本。生于干燥草坡、林下灌木丛。高
20~70厘米。全株被毛。主根较短,上生多
数须根。单叶互生,披针形或倒披针形,叶缘
上部具浅锯齿及缘毛。头状花序,顶生,淡紫
色。瘦果,扁平,冠毛为柔软的刺毛。

采集加工:药用全草。夏秋采集,洗净切碎晒干备用。

性味功效:甘,微苦,平。解毒消肿,活血。

主治应用:结核型、瘤型麻风,每用全草1~3钱配伍内
服。眼雾,每用根3~5钱,炖肉服。

红 土 瓜

滇土瓜　旋花科　番薯属

Ipomoea hungaiensis Lingelsh. et Borza

别　　名:山土瓜(曲靖、东川、昆明)。

识　　别:宿根草质藤本。生于山野、干燥坡地。长达
1米左右,匍匐蔓延。块根扁球形、卵圆形
或阔椭圆形,表皮红褐色或黄褐色,有乳汁。
单叶互生,椭圆形或宽披针形,具柄,全缘。
花单生叶腋,漏斗状,淡黄色。蒴果,球形,
内有种子多粒。

采集加工:药用块根。夏秋采集,洗净切片晒干备用或
鲜用。

性味功效:甘淡,平。健脾利湿,养阴柔肝。

主治应用:小儿疳积、疝气,每用3钱,水煎服。慢性肝
炎,每用1两,红糖或蜂蜜为引,水煎服。水
火烫伤,用鲜根捣烂敷患处。

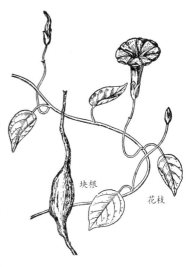

块根

花枝

红土瓜

红花紫金标

小角柱花　蓝雪科　角柱花属　(毒)

Ceratostigma minus Stapf

别　　名:九结莲(曲靖),紫金标(昆明、曲靖),对节
兰(红河),蓝花岩陀(保山)。

识　　别:多年生草本。多生于背阴的石岩脚下。高
30~50厘米。基部常木质,分枝多。单叶互
生,倒菱形或卵状披针形,全缘。稠密有苞
片花束,腋生或顶生,花蓝紫色。蒴果,盖裂。

采集加工:药用根。夏秋采集,洗净晒干备用。

性味功效:辛、苦,温,有毒。通经活络,祛风湿。

主治应用:风湿麻木、脉管炎,每用2钱,配伍泡酒或水
煎服。

附　　注:用量一般5分~2钱。忌酸冷。

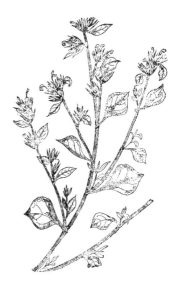

红花紫金标

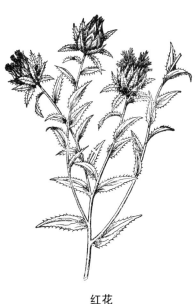

红花

红　花

菊科　红花属

Carthamus tinctorius L.

别　　名:红兰花(昆明)。

识　　别:一年生栽培草本。高 0.3 ~ 1 米。全株光滑无毛。茎直立。单叶互生,半革质,卵形或卵状披针形,长 4 ~ 9 厘米,宽 1 ~ 3.5 厘米,叶缘具刺状锯齿。头状花序,顶生,花橙红色;苞片叶状,边缘刺毛状。瘦果,卵形。

采集加工:药用花。夏秋采集,晒干备用。

性味功效:苦、辛,温。通经活血,祛瘀消肿。

主治应用:闭经、痛经、死胎、跌打损伤,每用 3 钱,水煎服。泡酒外搽治褥疮。

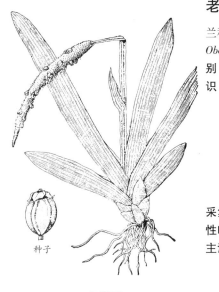

种子

老鼠尾

老　鼠　尾

兰科　莪白兰属

Oberonia iridifolia Lindl.

别　　名:树竹、鱼尾巴草(红河)。

识　　别:多年生草本,高达 30 厘米。须根多数。叶根生,两列嵌叠状,扁平排列,剑形,长 8.5 ~ 23 厘米,宽 1.5 ~ 2.3 厘米,先端锐尖,有纵脉,肉质。花轴单生,扁圆状,具膜质棱翅,有一小鞘叶,穗状花序顶生,花小,白色。

　　　　生于热带、亚热带山野石缝。

采集加工:药用全草。全年采集,晒干备用或鲜用。

性味功效:苦,平。健脾利湿,活血通络。

主治应用:消化不良,用 1 钱,切细蒸鸡蛋服。哮喘、肠炎、腹泻、尿路感染,每用 3 ~ 5 钱,煎服。骨折、跌打损伤,每用 3 钱,米酒引,煎服。外用鲜品适量,捣烂敷患处。

老鸦饭

灰毛浆果楝　楝科　浆果楝属

Cipadessa cinerascens（pell.）H.－M.

别　　名:石岩青(红河),亚洛轻(思茅)。

识　　别:灌木或小乔木,高 3～5 米。树皮粗糙。小
枝有棱角。奇数羽状复叶互生,小叶 4～8
对,卵形或卵状长椭圆形,长 4～9 厘米,宽
2.5～4.5 厘米,先端渐尖或凸尖,基部偏
斜,两面均被灰黄色柔毛,背面尤密,叶叶
脉明显,全缘。圆锥花序腋生,花黄色。核
果小,球形,具 5 条沟。
生于亚热带山间灌木林中。

采集加工:药用根、皮、叶。全年可采,晒干备用或鲜用。

性味功效:臭,苦,凉。收敛止泻,截疟。

主治应用:腹泻、痢疾、跌打损伤,每用根 5 钱,煎服。
防治疟疾用皮 3～5 钱,煎服。外伤出血用
鲜叶适量捣烂敷患处。

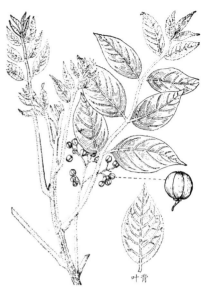

叶背

老鸦饭

老鹰刺

老虎刺　豆科　老虎刺属

Pterolobium punctatum Hemsl.

识　　别:有刺藤本,长达 7 米。小枝有棱。二回羽状
复叶互生,羽片 10～14 对,每羽片约有小叶
15 对,小叶长矩形,长 1～1.5 厘米,宽约
0.3 厘米,顶端圆而微缺,基部不对称,全
缘。圆锥花序腋生或顶生,花白色。荚果短
匙形,不开裂,翅果状,有一粒种子,大而扁。
生于旷野山坡疏林中。

采集加工:药用根、叶。夏秋采集,晒干备用。

性味功效:苦、涩,凉。清热解毒,祛风除湿。

主治应用:支气管炎、咽炎、喉炎,每用根 3 钱煎服。皮
肤痒疹、风疹、荨麻疹,用叶适量,煎水外洗。

附　　注:忌辛辣、烟、酒。

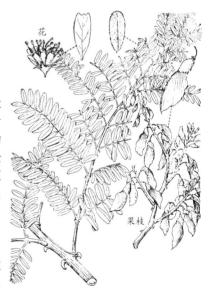

花

果枝

老鹰刺

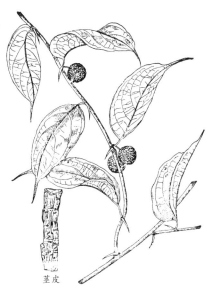

茎皮

老虎刺根

老虎刺根

柘藤　桑科　柘树属

Cudrania fruticosa(*Roxb.*) *Wight ex Kurz*

识　　别:藤状灌木,长2~4米。根圆柱形,橙黄色,
　　　　表皮剥落。枝有粗壮锐利略弯的刺,折断
　　　　后有白色乳汁。单叶互生,长卵形,长
　　　　6.5~12厘米,宽3~4.5厘米,先端芒尖,
　　　　基部圆形,两面平滑无毛,侧脉3~4对。
　　　　球形头状花序腋生,花黄色。果肉质,直径
　　　　约2厘米。
　　　　　生于亚热带山间疏林路旁。

采集加工:药用根。全年可采,洗净切片晒干备用。

性味功效:苦,平。舒筋活血,祛风除湿。

主治应用:跌打损伤、内外伤出血、慢性胃炎,每用2~3
　　　　钱,煎服。

老 虎 须

蒟蒻薯科　蒟蒻薯属　（小毒）

Tacca esquirolii (*Le' vl.*) *Rehd.*

别　　名:箭根薯(思茅)。

识　　别:高大草本。生于热带雨林及次生林下。高
　　　　60~100厘米。块状根茎粗壮。叶全部根生,
　　　　大型长椭圆形,长20~50厘米,宽10~20厘
　　　　米,全缘,具长柄。花葶从叶丛中抽出,较短,
　　　　俯垂,花簇生于苞片中,排成伞形花序。苞片
　　　　狭而长,线形,开花时呈辐射状展开,故名"老
　　　　虎须"。花被有短管,六裂,稍呈花瓣状,淡绿
　　　　色。浆果。

采集加工:药用全草。全年可采,洗净切片晒干备用或
　　　　鲜用。

性味功效:苦,微寒,小毒。理气止痛,去瘀生新。

主治应用:胃、十二指肠溃疡,慢性胃炎,咽喉肿痛,每用
　　　　块茎2~5钱,水煎服。疮疡肿毒,用鲜全草捣
　　　　烂敷患处。

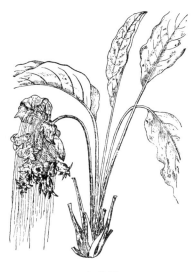

老虎须

老鼠黄瓜

葫芦科　梭仑属

Solena heterophylla Lour.

别　　名:天花粉(昆明、曲靖、玉溪),天瓜(红河)。

识　　别:草质藤本。生于溪边、疏林灌木丛或荒地。
具纺锤形块根。有不分枝的卷须。叶形变
化大,狭三角状披针形至阔三角状卵形或卵
状长圆形,长4~15厘米,宽3~10厘米,有
时3~5裂,叶柄粗糙有白色小腺点。花单
生或数个聚生于叶腋内,黄色。果纺锤形,
熟时红色。

采集加工:药用根。秋季采集,洗净切片晒干备用或
鲜用。

性味功效:甘、苦、凉。养阴清热,解毒。

主治应用:热病口渴、疮疡、毒蛇咬伤、痢疾,每用3~5
钱,水煎服。外用鲜药捣烂敷患处。

附　　注:虚寒甚者忌用。

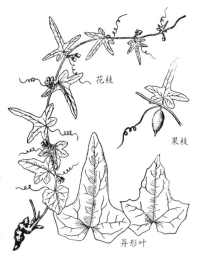

老鼠黄瓜

老鸦花藤

密绒毛油麻藤　豆科　油麻藤属

Mucuna wangii Hu

识　　别:藤本。生于亚热带山间疏林中。茎长10米
左右。三小叶复叶互生,小叶椭圆形,长
10.5~16.5厘米,宽4~10厘米,叶背密被
棕黄色绒毛,全缘。总状花序,着生在老干
上,花黄紫色。荚果,密被棕色茸毛,有6~
8枚种子。

采集加工:药用茎。全年可采,切片晒干备用,鲜用
更佳。

性味功效:涩、微温。舒筋活络。

主治应用:月经不调,每用5钱配伍泡酒1斤,每次10
毫升,日服2次。小儿麻痹后遗症,每用2
两舂细,加粗糠炒热,外包环跳穴或肩髃穴,
3天换药1次。

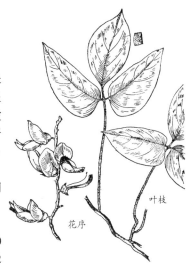

老鸦花藤

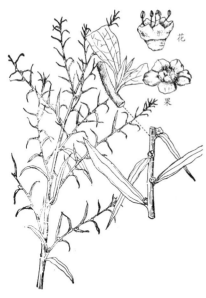

地肤子

地 肤 子^{*}

地肤 藜科 地肤属

Kochia scoparia(L.) Schrader

别 名:竹帚子(昆明)。

识 别:一年生直立、分枝草本,高约 1 ~ 1.5 米。
茎绿色,圆柱形,有纵棱。单叶互生,狭披
针形,长 2 ~ 5 厘米,宽 0.1 ~ 0.5 厘米,先
端尖,基部钝,全缘。花单生或两朵簇生
叶腋,绿色。胞果扁球形,外包以花被。
　　栽培或生于温带旷野路旁。

采集加工:药用种子。秋冬采集,晒干备用。

性味功效:甘、苦,寒。除湿利尿,祛风止痒。

主治应用:皮肤风热痒疹、疥疮、丹毒,每用 5 钱,煎
服,外用适量煎水洗。淋病、小便不利、水
肿,每用 5 钱,煎服。赤白痢疾,用适量烧
存性,开水调服。

*《滇南本草》称竹帚子。

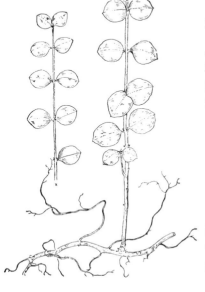

地灵根

地 灵 根

川滇蜡树 木樨科 女贞属

Ligustrum delavayanum Har.

别 名:地柏灵根(丽江)。

识 别:常绿灌木,高可达 2 米。小枝有褐黄色短
柔毛。单叶对生,阔椭圆形至圆形,长 1 ~
2 厘米,宽 1 ~ 1.5 厘米,先端短尖,基部阔
楔形或近圆形,全缘,边缘反卷,叶面中脉、
侧脉不显,仅背面中脉明显,具短柄或近无
柄,光滑。圆锥花序顶生,花堇色。
　　生于寒、温带海拔较高山地。

采集加工:药用根。秋冬采集,洗净晒干备用。

性味功效:苦,寒。利尿通淋,消食健胃。

主治应用:五淋病、消化不良,每用 2 ~ 3 钱,煎服。

地 蜈 蚣

节肢蕨　水龙骨科　节肢蕨属　（小毒）

Arthromeris mairei（*Brause*）*Ching*

别　　名:毛消、毛虫(红河)，搜山虎(思茅、昆明、曲
靖)，凤尾草(玉溪)，钻地风(临沧)，钻地蜈
蚣(东川)。

识　　别:多年生草本,高20～40厘米。根状茎长而
横走,密被淡褐色鳞片。羽状复叶,叶柄稻
秆色,无毛,有纵棱;侧羽片通常九对,顶端
羽片,与侧羽片同形,羽片披针形,长9～15
厘米,宽1～2厘米,先端长尾尖,基部狭或
不对称,边缘狭骨质,干后反卷呈波状。孢
子囊群单生或2～3枚合生。
　　　生于全省山间疏林树上和阴湿石上。

采集加工:药用根。全年可采,晒干备用或鲜用。

性味功效:微涩、苦,寒,有小毒。消食通便,利水,散瘀。

主治应用:消化不良、食积、便秘、尿潴留、跌打骨折,每
用鲜品2分,开水送服,或用1～2钱,泡酒
分服。

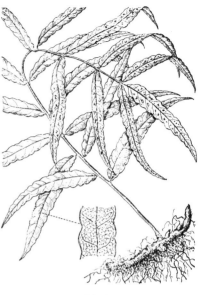

地蜈蚣

地 八 角

豆科　黄芪属

Astragalus bhotanensis Baker

别　　名:旱皂角(昆明)。

识　　别:多年生草本,高30～60厘米。茎圆柱形,坚
挺直立。奇数羽状复叶互生,小叶11～25
枚,倒卵形或卵状椭圆形,长0.6～1.5厘
米,宽0.3～0.5厘米,先端锐,基部阔楔形
或钝,全缘。头状花序生于花茎顶端,
12～20朵花组成,花紫色。荚果膨胀,直,腹
背稍扁,淡棕色,末端有尖喙。
　　　生于温带旷野草地或田间。

采集加工:药用全草。夏秋采集,晒干备用。

性味功效:苦、涩,凉。清热解毒,利尿。

主治应用:扁桃体炎、浮肿、牙痛、口鼻出血、麻疹,每用
3～5钱,煎服。

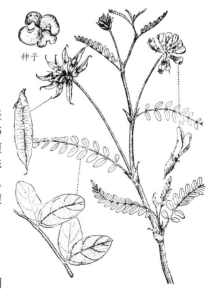

种子

地八角

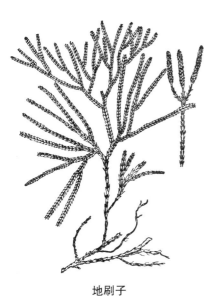

地刷子

地 刷 子

石松科　石松属

Lycopodium complanatum L.

别　　名:猴子尾巴(丽江),舒筋草(红河),猴子草
　　　　(保山),乌龙不过江、过山龙(曲靖),扫天
　　　　晴明草、过江龙、地蜈蚣、蒲地虎、扁叶石松
　　　　(昆明)。

识　　别:多年生常绿蔓生草本。生于背阴潮湿山坡
　　　　地带。高20~30厘米。根状茎长而横走,
　　　　侧枝开展或斜上,呈扇状两歧分枝。主枝
　　　　及孢子囊穗总梗上的叶为钻形而疏生,侧
　　　　枝叶略呈交叉对生。孢子囊穗总梗长达30
　　　　厘米,每总梗着生囊群穗数个,两歧分枝,
　　　　孢子囊肾形。

采集加工:药用全草。夏季采集,晒干切碎备用或鲜用。

性味功效:辛,微温。祛风除湿,活络止痛。

主治应用:风湿腰痛、关节痛、骨折,每用5钱,水煎服
　　　　或泡酒服。外用适量捣烂敷患处。

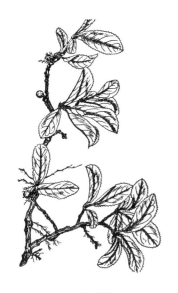

地石榴

地 石 榴

桑科　榕属

Ficus ti – koua Bur.

别　　名:遍地金、地板藤(思茅),母猪地瓜、匐地蜈
　　　　蚣、万年扒(昭通),地枇杷(昆明)。

识　　别:匍匐爬行半灌木。生于向阳坡地或岩石缝
　　　　中。茎贴地生长,节上生不定根。单叶互生
　　　　或簇生,粗糙,革质,边缘齿状。隐头花序,
　　　　腋生,球状梨形,多藏于土中,肉质,成熟时
　　　　可食,故名"地石榴"。

采集加工:药用全株。全年可采,洗净晒干备用或
　　　　鲜用。

性味功效:苦、涩,凉。清热解毒,收敛止痢。

主治应用:痢疾、腹痛、瘰疬、疮疡、风湿痛、毒蛇咬伤,
　　　　每用全株3~5钱,水煎服。遗精、滑精,每
　　　　用花3~5钱,水煎服。骨折,用鲜全株捣烂
　　　　外敷患处。

地 豇 豆

蔊菜 十字花科 蔊菜属
Roripa montana（*Wall.*）*Small*

别　　名:野萝卜菜(保山),野青菜(玉溪),惊解豆、
　　　　地平豆(丽江)。
识　　别:直立草本。生于田野、路旁,沟边阴湿草丛
　　　　中。高15~20厘米,直立或卧伏地面,近基
　　　　部有分枝。叶互生,长椭圆形,羽状分裂或
　　　　不分裂,长5~10厘米,边缘有不规则的波
　　　　齿。总状花序,腋生,花小,淡黄色。长角
　　　　果,线形,长1.5~2厘米,种子细小,多数,
　　　　卵状,褐色。
采集加工:药用全草。夏秋采集,洗净晒干备用或
　　　　鲜用。
性味功效:微苦,寒。清热除湿,消炎,解痉。
主治应用:肝炎、小儿惊风、结膜炎,每用3钱~1两,
　　　　水煎服。痔疮,用鲜草水煎洗患处。

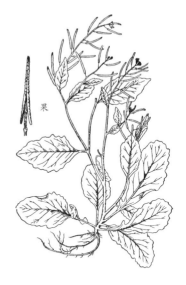

果

地豇豆

地涌金莲

芭蕉科 地涌金莲属
Musella lasiocarpa（*Fr.*）*C. Y. Wu*

别　　名:地金莲、地涌莲(昆明)。
识　　别:高大草本。多生于山间坡地。高1米余。
　　　　茎厚而粗,由叶鞘覆叠而成。巨型叶,长椭
　　　　圆形,有白粉,全缘。花4~6朵,簇生于花
　　　　茎上鲜黄色苞叶内,黄色。苞叶形如莲花,
　　　　故名"地涌金莲"。果实肉质,不开裂。
采集加工:药用花。夏季采集,晒干备用。
性味功效:苦、涩,寒。收敛止血。
主治应用:白带、红崩、大肠下血,每用5钱,水煎点酒
　　　　为引内服。

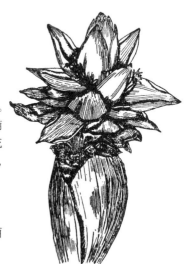

地涌金莲

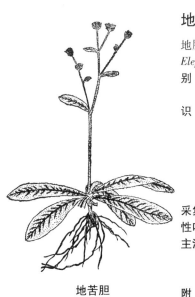

地苦胆

地 苦 胆

地胆头 菊科 苦地胆属 （小毒）

Elephantopus scaber L.

别　　名:理肺散(思茅、临沧)、地松牛、追风散(保山)、小
朝阳(临沧)。

识　　别:多年生草本。生于山坡、路边或村旁旷野草地
上。高 13 ~ 40 厘米。全株有毛。主根粗壮,多
须根。茎直立。单叶互生,基部者根生,常伏地
生长,矩圆状倒披针形,长 6 ~ 14 厘米,两面有粗
毛,边缘有浅齿。头状花序,生于分枝的花葶上,
花淡紫色。瘦果,纺锤形,棕灰色,顶端有硬刺毛。

采集加工:药用全草。夏秋采集,洗净切碎晒干备用。

性味功效:苦,凉,小毒。清热祛风,止咳除痰,止痢。

主治应用:感冒发热、虚热咳嗽、小儿咳嗽、百日咳、痢疾、风
湿痛,每用根 2 ~ 5 钱,水煎服或泡酒服。小儿疳
积,用全草适量剁肉蒸服。

附　　注:中毒解救,用红糖煮鸡蛋服。

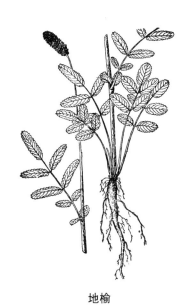

地榆

地 榆

蔷薇科 地榆属

Sanguisorba officinalis L.

别　　名:花椒地榆、水橄榄根(玉溪、临沧)、山枣子
(昆明、曲靖)、枣儿红(曲靖)、鼠尾地榆、线
形地榆、水槟榔(红河)、山枣参(东川)、黄
根子(丽江)、蕨苗参(保山)、白地榆(昆明、
临沧)。

识　　别:多年生草本。高 50 ~ 150 厘米。多生于山
野坡地或疏林下草丛中。根长圆锥形,外皮
暗棕色。奇数羽状复叶,互生,小叶 5 ~ 21
枚,边缘有尖圆锯齿。茎叶具半圆形环抱状
托叶,边缘有三角状齿。穗状花序,紧缩,花
紫红色。瘦果,椭圆形,种子 1 枚。

采集加工:药用根。秋冬采集,洗净切片晒干备用或鲜用。

性味功效:苦、涩,寒。清热凉血,止血,止痛,止痢。

主治应用:痢疾、腹泻、胃痛,每用 2 ~ 3 钱,水煎服或配
伍应用。消渴,用鲜根 3 ~ 5 钱,水煎服。外
伤出血,本品研末或烧炭研末外撒患处。

羊 肚 参*

玄参科　马先蒿属
Pedicularis henryi Maxim.

别　　名:追风箭、凤尾参(红河)。
识　　别:多年生斜卧草本,长 15～60 厘米。根成束,长纺锤形,白色,肉质,干后变黑。全株密被锈褐色毛。茎中空,下部圆筒形,上部略有棱角。叶互生,长圆状披针形,长 1～3 厘米,宽 0.5～1 厘米,羽状全裂。花单生叶腋,排成总状花序,花冠浅紫红色。蒴果斜卵形,种子卵形而尖。
　　　　　　生于温带山野,林边草丛或空旷处。
采集加工:药用根。秋冬采集,洗净晒干备用。
性味功效:甘、微苦,温。益气补血,舒筋活络,止咳祛痰。
主治应用:神经衰弱、病后体虚,每用 1 两,炖肉吃。虚寒咳嗽、支气管哮喘,每用 1 两,炖猪肺吃。手足痿软、半身不遂、流痰血痹、筋骨疼痛、湿气走注、疬疮风痛,每用 3 两,木瓜 1 两,烧酒 2 斤,煮 2 小时,每晚睡时温服 30 毫升。

*系《滇南本草》名称。

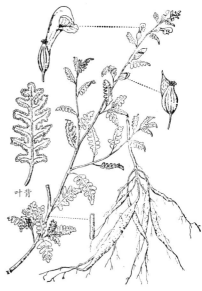

羊肚参

羊蹄暗消

西番莲科　西番莲属
Passiflora altebilobata Hemsl.

别　　名:苦胆七(保山),藤子暗消(红河)。
识　　别:多年生缠绕性草质藤本,长 2～5 米。根圆柱形,木质,淡褐色,有分枝。茎绿色,有细纵纹,卷须生于叶腋。单叶互生,两型,基部分枝的叶杯形,梢部分枝叶深裂成马蹄形,长 6～8 厘米,宽 2.5～4.5 厘米,二深裂约达叶长的 1/4 处,裂片等长或不等长,轮廓形似羊蹄,故名"羊蹄暗消"。花 1～2 朵生于叶腋,绿白色。浆果圆球形,黄绿色,有白条纹。
　　　　　　生于亚热带山间阔叶混交林中。
采集加工:药用根、叶。全年可采,洗净切片晒干备用或鲜用。
性味功效:辛、苦,平。消食健胃,行气止痛。
主治应用:肝炎、消化不良、胃痛腹胀、腹泻、腹痛、跌打损伤、风湿骨痛,每用 3 钱,煎服或研末,每次 3 分,日服 3 次,开水送服。小儿脱肛,用 3 钱,研末炖肉服。毒蛇咬伤,用鲜叶捣烂敷患处。

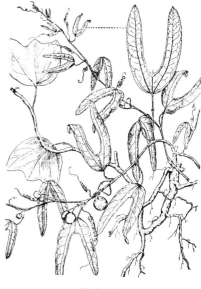

羊蹄暗消

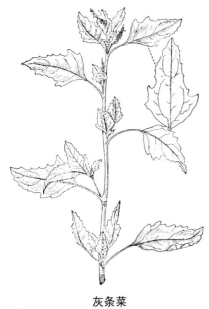

灰 条 菜

藜 藜科 藜属
Chenopodium album L.

别　　名:野灰菜(红河)。

识　　别:一年生草本,高40～100厘米。茎直立,有
棱角和绿色条纹。叶互生,下部叶片菱状
三角形,长约6厘米,宽约4厘米,先端短
钝尖,基部宽楔形,两面均具粉霜,故名"灰
条菜"。边缘具粗疏齿和不规则浅裂,叶柄
长;上部叶披针形。花小呈小穗状腋生或
顶生枝上,黄绿色。胞果,外包似花被,种
子扁卵形,黑色,光亮。

生于温带和亚热带的旷野、路边或田间。

采集加工:药用全草。夏秋采集,鲜用或晒干备用。

性味功效:涩、微甘,平。清热解毒,收敛止痒。

主治应用:肝炎、痢疾、腹泻、皮肤湿疹,每用鲜草1～2
两,煎服。

灰条菜

灰 叶 子

水红木 忍冬科 荚蒾属
Viburnum cylindricum Buch. – Ham. ex D. Don

别　　名:粉桐叶(思茅),马番莲(红河),羊脆骨(昆
明),翻脸叶(玉溪)。

识　　别:常绿灌木或乔木,高约4米。枝圆柱形,红
褐色,上有疣状物。单叶对生,椭圆形或长
椭圆形,长7.5～17.5厘米,先端渐尖,基
部楔形,叶面深绿色,被薄蜡状物,故名"灰
叶子",鲜时用手揉之即变白,故又名"翻
脸叶",叶背绿色,叶缘中部以上有极疏浅
齿。伞形花序式聚伞花序顶生,花白色。
核果,熟时黑色。

生于旷野山间疏林中。

采集加工:药用全株。全年可采,切碎晒干备用或鲜用。

性味功效:苦、微涩,凉。清热解毒,拔脓消肿,活络
止痛。

主治应用:咳嗽、支气管炎、肺结核、小儿肺炎、尿路感
染、肝炎,每用根5钱～1两,煎服。白口
疮、舌炎、口腔炎,用鲜叶适量嚼服或捣烂
取汁含服。食积胃痛、腹胀,用全草研末,
每次1～2钱,开水送服。胃痛,用根5钱,
酒1两为引炖服。烧伤、烫伤,用叶研末,
撒布患处。皮癣、痈疖、疮毒、跌打肿痛,用
鲜叶烘热,捣烂敷患处。风湿骨痛、跌打损
伤,每用根5钱,泡酒分服。

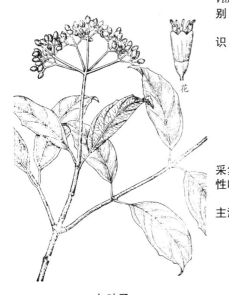

灰叶子

冲 天 子

厚果鸡血藤　豆科　鸡血藤属

Millettia pachycarpa Benth.

别　　名:闹鱼藤(思茅)。

识　　别:高攀缘状灌木(有时为乔木),高5~7米。
奇数羽状复叶,互生,长30~50厘米,小叶
13~17枚,矩圆状披针形,长14~16厘米,
宽约4厘米,先端短锐尖,基部楔形,叶面光
滑无毛,背面有毛,全缘。总状花序腋生,花
淡紫色。荚果厚,矩形或卵形,有1~5枚种
子,种子肾形,黑褐色,光亮。
　　　　生于亚热带山间林缘或箐沟处。

采集加工:药用根、果。春夏秋采集,晒干备用或鲜用。

性味功效:苦、辛、凉,有剧毒。根:散瘀消肿。果:止
痛,拔异物。

主治应用:急性胃肠炎,用根2~3钱,捣烂取汁,开水
冲服。跌打损伤、骨折,每用鲜根皮适量,捣
烂敷患处。枪伤,用果适量,捣烂敷患处。

附　　注:种子磨粉可作杀虫剂。

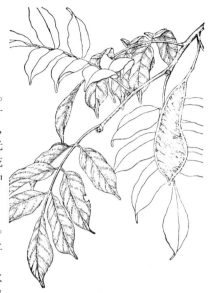

冲天子

冲 天 果

豆科　鸡血藤属

Millettia ichthyoctona Drake

别　　名:闹鱼藤(红河)。

识　　别:常绿高大乔木,高约10米。树皮灰褐色,较
光滑。小枝灰绿色,有椭圆形疣状突起,表
皮膜状剥落。奇数羽状复叶,小叶7~13
枚,顶端小叶倒卵形,长约6厘米,宽约2.4
厘米,先端芒尖,基部楔圆状;两侧小叶矩状
卵形或矩状椭圆形,长4~6厘米,宽
1.7~2.17厘米,先端芒尖或渐尖,基部偏
斜;两面光滑,边缘不对称。荚果镰状长倒
卵形,长约7厘米,有种子1枚,光滑。
　　　　生于亚热带沟谷。

采集加工:药用根、茎。全年可采,洗净切片晒干备用。

性味功效:苦,凉。祛风,除湿,止痒。

主治应用:痈疮、湿疹、癣、癞痢头,用适量煎水外洗,并
取鲜品捣烂敷患处。

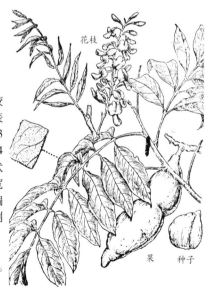

花枝

果　　种子

冲天果

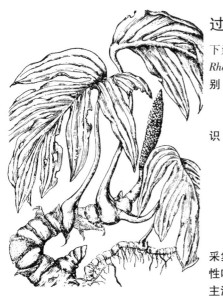

过 江 龙

下延崖角藤　天南星科　崖角藤属

Rhaphidophora decursiva(Roxb.) Schott

别　　名:过山龙、金草箍、青竹标(文山)、大过江龙、
　　　　大芦子(红河),大过山龙(玉溪),麒麟尾
　　　　(曲靖),爬树龙(思茅)。

识　　别:常绿附生攀缘藤木,长可达 8 米。茎绿色,
　　　　圆柱形,有节,节上生根。叶互生,长圆形,
　　　　长 38 ~ 50 厘米,宽 30 ~ 36 厘米,羽状深裂,
　　　　裂片披针形。肉穗花序圆柱形,佛焰苞白
　　　　色,常脱落。
　　　　　　生于亚热带山间密林中的阴湿岩上或
　　　　大树上。

采集加工:药用全草。全年可采,切片晒干备用或鲜用。

性味功效:淡,平。舒筋活络,止血散瘀,清热解表。

主治应用:跌打肿痛、风湿骨痛、瘫痪、骨折,每用 5 钱 ~
　　　　1 两,煎服,外用鲜品适量,捣烂敷患处。感
　　　　冒、气管炎、流脑、肺结核、咳嗽,每用 3 ~ 5
　　　　钱,煎服。痈疮、外伤出血、外伤感染,每用
　　　　鲜品适量,捣烂敷患处。

过江龙

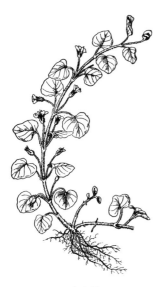

过 路 黄

多毛过路黄　报春花科　珍珠菜属

Lysimachia christinae Hance var. pubescens Franch.

识　　别:多年生草本。多生于山野路旁、坡地、草丛
　　　　中。长 20 ~ 60 厘米。全株密被白柔毛。茎
　　　　柔弱,匍匐地面生长,近根部的地上茎红紫
　　　　色。单叶对生,卵形或心形,长约 2 厘米,宽
　　　　1.5 ~ 2.2 厘米,全缘。花两朵相对腋生,黄
　　　　色。蒴果,球形。

采集加工:药用全草。春秋采集,鲜用或晒干备用。

性味功效:微酸、涩,凉。清热解毒,利水通淋,止血止痛。

主治应用:尿路结石、胆结石、肝炎、痢疾,每用 5 钱 ~ 1
　　　　两,水煎服。内外痔疮出血,每用鲜品(效
　　　　佳)4 两,水煎服,每日 1 剂,发作时服。风湿
　　　　关节炎、恶疮肿毒,取鲜草捣烂外敷患处。

过路黄

灯 笼 草

灯笼果　茄科　酸浆属

Physalis peruviana L.

别　　名:炮掌果(红河)。

识　　别:一年生草本,高 30~70 厘米。地下有伸长
根茎。茎绿色,直立或披散,具纵纹沟。单
叶孪生或互生,卵圆形,长 4~9.5 厘米,宽
2.5~7.5 厘米,先端长渐尖,基部心形或略
偏斜,边缘具不规则疏齿,纸质。花单生叶
腋,密白毛宿萼钟状,花后膨大如灯笼,故名
"灯笼草"。浆果圆形,黄色。
生于温带旷野、荒坡、草地或路旁。

采集加工:药用全草。夏秋采集,切碎晒干备用。

性味功效:酸,凉。清肺止咳,除湿活络。

主治应用:睾丸炎、感冒咳嗽、气管炎,每用 5 钱~1 两,
煎服。黄水疮,用适量炒黄研末,撒布患处。

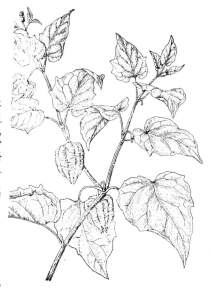

灯笼草

灯 盏 花

短葶飞蓬　菊科　飞蓬属

Erigeron breviscapus(Van.) H.-M.

别　　名:灯盏草(曲靖),地顶草、狗吞草(丽江),灯
盏细辛、土细辛(昆明)。

识　　别:矮小草本。生于原野山地疏林下或草丛中。
高 15~20 厘米。全株被白色柔毛。茎直
立,纤弱。单叶互生,多生于茎的下端,倒披
针形,长 1~4 厘米,宽 0.2~0.6 厘米,全
缘。头状花序,单生茎顶,花蓝色。瘦果,狭
扁平。

采集加工:药用全草。夏秋采集,洗净晒干备用或鲜用。

性味功效:香,甘,温。发表散寒,健脾消积,消炎止痛。

主治应用:小儿疳积、蛔虫病、感冒、肋痛,每用 3~5
钱,水煎服。牙痛,用鲜全草捣烂加红糖敷
痛处。疔疮,用鲜草捣烂敷患处。瘫痪,每
用全草 3 钱研末蒸鸡蛋服。

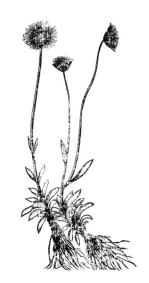

灯盏花

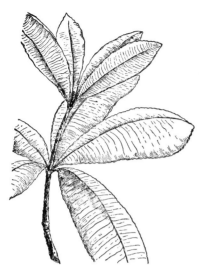

灯台树

灯　台　树

鸭脚树　夹竹桃科　鸡骨常山属
Alstonia scholaris（*L.*）*R. Br.*

别　　名: 大树将军、肥猪菜(思茅)。

识　　别: 直立乔木。多生于亚热带荒坡、路旁潮湿处。茎灰褐色,皮孔明显,有白色乳汁。3～5叶轮生,倒卵状阔椭圆形或长圆状披针形,边缘微波状,羽状脉平行,于叶缘联合。聚伞花序,顶生或近顶生,花浅白黄色。蓇葖果。

采集加工: 药用叶。夏秋采集,洗净晒干备用或鲜用。

性味功效: 香,甘淡,平。消炎退热,镇静止咳。

主治应用: 百日咳、咳嗽、支气管肺炎、胃痛、腹泻、妊娠呕吐,每用3～4钱炒黄,水煎服。跌打损伤,用鲜叶捣烂敷伤处。

合　掌　草

金不换　远志科　远志属
Polygala chinensis L.

别　　名: 合叶草(红河)。

识　　别: 亚灌木,高达30～45厘米。根系不发达。茎被细毛,下部多分枝。单叶对生,在下部个别互生或近对生;叶心状卵形或卵状长椭圆形,长1～2厘米,宽0.5～1.6厘米,纸质,全缘,叶端渐钝圆或微凹,叶基浅心形至圆形,被短毛,中脉明显,侧脉不显,叶柄短或近无。花全部侧生,总状花序或数花簇生,花较小,萼绿色,外3枚小,内2枚大,花瓣3,黄色,龙骨瓣,盔形,着生冠状附属体多细裂片。蒴果倒心形,被毛。种子黑色,密被白色绢毛,顶端具环冠状假种皮。
生于亚热带山野草坡。

采集加工: 药用全草。夏秋采集,洗净晒干备用。

性味功效: 苦、涩,凉。清热解毒。

主治应用: 感冒发热、喉炎、扁桃腺炎、淋巴腺炎、胃痛、疮疖红肿,每用3钱,煎服。外伤出血,用适量研末,撒布患处。

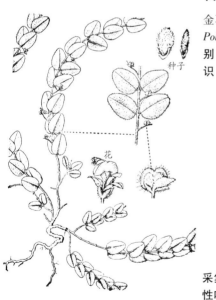

种子

花

合掌草

米 口 袋

云南米口袋　豆科　米口袋属

Gueldenstaedtia yunnanensis Franch.

别　　名:棉芪、断血草(丽江)。

识　　别:多年生矮小、披散草本,高 8～15 厘米。根
长圆锥形,上部增粗,长于株高。茎丛生,多
分枝,纤弱,节间明显,被棕褐色细柔毛。小
叶 3～5 枚,圆倒卵形或近心形,长 0.5～1.2
厘米,宽 0.6～1.4 厘米,先端微凹或截形,
基部圆形,两面被疏柔毛,老叶毛脱落,全
缘;具短柄;托叶大,倒卵形,伞形花序,有花
1～2 朵,总花梗长 5～6.5 厘米,花螺形,紫
色,苞片披针形,长 0.2 厘米。荚果圆筒形,
长 1.7 厘米,被疏柔毛。

生于寒、温带疏林下、草地及坡地。

采集加工:药用根。秋冬采集,洗净晒干备用或鲜用。

性味功效:微涩、甘淡,平。强筋壮骨,活血止血。

主治应用:体虚、脱肛,每用 5 钱～1 两,煎服或炖肉
吃。肋痛、痢疾、鼻衄、代偿性月经,每用 5
钱～1 两,煎服。刀伤、骨折,用鲜品适量捣烂敷患处。

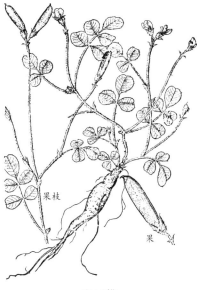

米口袋

尖 叶 子

灵香草　报春花科　排草属

Lysimachia ramosa Wall.

别　　名:打虫药(保山)。

识　　别:多年生草本,高可达 1 米。茎基部斜卧,上
部直立,有棱。单叶互生,卵状披针形,稍偏
斜,长 3～14 厘米,宽 0.7～3.8 厘米,先端
渐尖,基部楔形下延成叶柄,叶面绿色,背面
粉绿色,侧脉 3～9 对,全缘。花单生于叶
腋,黄色,直径约 1 厘米,具长梗,长 1.5～
3.5 厘米。蒴果球形,直径约 0.4 厘米。

生于亚热带山坡杂木林下、潮湿草地及
沟旁。

采集加工:药用全草。春夏秋采集,鲜用。

性味功效:淡,平。驱蛔虫。

主治应用:蛔虫症,用鲜草嫩枝 5 钱～1 两,切碎,煎鸡
蛋 1 个,空腹服。

附　　注:据实验,本品干用或煎服,效果不佳。

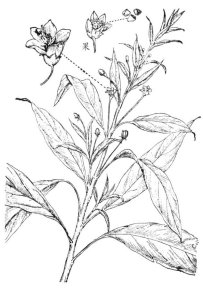

尖叶子

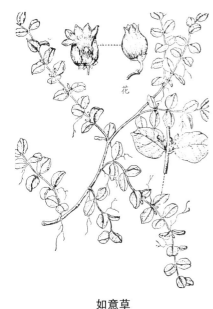

如意草

如 意 草

圆叶眼树莲　萝藦科　眼树莲属　（小毒）
Dischidia orbicularis C. Y. Wu sp. nov. ined.

别　　名:豆瓣草(思茅)。
识　　别:多年生的附生攀缘状草质小藤本,长可达3米,折断有乳白色液流出。气生根自茎节处生出攀缘他物上,肉质,白色。茎细弱,径约0.1厘米。叶对生,圆形或椭圆形,长0.8~1.3厘米,宽0.6~0.8厘米,先端圆或钝圆,基部圆形或楔形,肉质,全缘。伞形花序腋生,花小,直径约0.2厘米,花冠钟状,淡黄绿色。小蓇葖果,1~2个,纤细渐尖。
　　　　　生于热带、亚热带林中大树干上或阴湿石上。
采集加工:药用全草。夏秋采集,晒干备用。
性味功效:微辣,平,有小毒。消炎止咳。
主治应用:骨结核、淋巴结核、腮腺炎,每用2~3钱,煎服。

闭 鞘 姜

姜科　闭鞘姜属　（小毒）
Costus speciosus(Koenig) Smith

别　　名:老妈妈拐棍(思茅),樟柳头(红河)。
识　　别:直立高大草本,高1.5~2米。根茎块状,平生。茎下部木质,分枝。单叶螺旋状排列,披针形或椭圆形,长17~25厘米,宽4.5~6厘米,先端长锐尖,基部钝,叶面绿色,背灰褐色,密被平贴绢毛,全缘;叶鞘抱茎封闭。稠密穗状花序顶生,苞片硬,复瓦状排列,花冠白色微红。果圆球形,红色。
　　　　　生于亚热带山间疏荫灌木丛中或荒坡水沟边。
采集加工:药用根茎。秋冬采集,切片蒸熟晒干备用或鲜用。
性味功效:酸,寒,有小毒。消炎利水,散瘀消肿。
主治应用:中耳炎、肾炎水肿、膀胱炎、小便不利、肝硬化腹水,每用2~3钱,煎服。跌打扭伤,用2~3钱,煎服,外用鲜品适量,捣烂敷患处。外伤感染,用鲜品适量,捣烂敷患处。

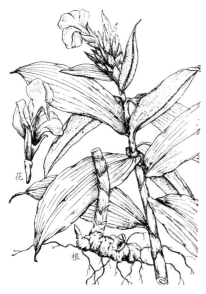

闭鞘姜

夹眼皮果

大叶千斤拔　豆科　千斤拔属

Moghania macrophylla(*Willd.*) *O. Ktze.*

别　　名:大叶千斤拔(思茅、临沧),千斤红(红河)。

识　　别:直立灌木,高1~2米。枝近四棱形,有纵纹
沟,密被褐棕色平贴长柔毛。叶互生,指状
三小叶,小叶卵状椭圆形,长7~9厘米,宽
4~8厘米,先端渐尖,叶背面除脉上有长硬
毛外,余几无毛,中间小叶基部楔形,两侧小
叶基部偏斜,全缘。总状花序腋生,花紫红
色。荚果膨胀。
　　　　生于亚热带山野空旷山坡或山溪水边。

采集加工:药用根。秋冬采集,洗净切片晒干备用或
鲜用。

性味功效:甘淡、涩,平。祛风除湿,强筋壮骨。

主治应用:感冒、咳嗽、咽喉肿痛、吐血、阳痿、气虚脚
肿、白带、四肢痿软,每用5钱~1两,煎服。
风湿关节痛、跌打损伤、腰肌劳损、偏瘫、胃及十二指肠溃疡,每用5钱~1
两,煎服或泡酒分服。外伤出血,用根研末撒布患处。骨折用鲜根捣烂敷
患处。

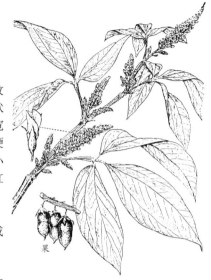

夹眼皮果

亚 泵 礴

鼠李科　咀签属

Gouania leptostachya DC.

别　　名:下果藤(思茅)。

识　　别:无刺藤状灌木。生于热带和亚热带山间林
边或疏林中。高约3~5米。小枝顶端有卷
须。单叶互生,叶片卵圆形,长2.2~9厘
米,宽1.2~5.5厘米,边缘有疏浅齿,托叶
二枚,半圆形,边缘有尖锯齿。总状花序,腋
生或顶生。革质蒴果,顶冠以宿存的花萼。

采集加工:药用茎、叶。全年可采,洗净鲜用。

性味功效:涩、微苦,凉。清热消炎。

主治应用:烧伤、烫伤,取鲜茎叶捣烂,加适量冷开水浸
泡,取浸出液涂搽创面。

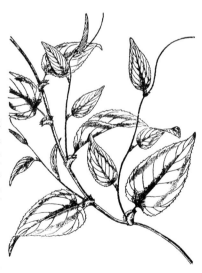

亚泵礴

芋 头 七

小独脚莲　天南星科　犁头草属　（毒）
Typhonium divaricatum（*L.*）*Decne.*

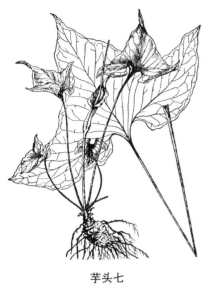

芋头七

别　　名：犁头七、土半夏、百步还原（思茅）、金半夏（保山）、野附子（楚雄）。

识　　别：宿根草本。生于滇南炎热的沟边、田间、旷野和山间箐沟阴湿草丛。地下块茎近球形。叶基生，蝙蝠形，长 10 厘米、宽 20 厘米左右，全缘，叶柄长 20 ~ 30 厘米。肉穗花序，生于基出花葶的佛焰苞内，夏季开深紫色花。浆果，卵形。

采集加工：药用块茎。秋季采集，除外皮，切片晒干备用或鲜用。

性味功效：苦、辛、麻、温，有毒。止血镇痛。

主治应用：外伤出血，用本品研末撒布患处。跌打损伤、骨折、疮疖、淋巴结核，用鲜品捣烂外敷患处。

附　　注：忌酸冷。孕妇忌服。内服每次 1 分，不能多服。

芒 种 花

金丝桃科　金丝桃属
Hypericum patulum Thunb.

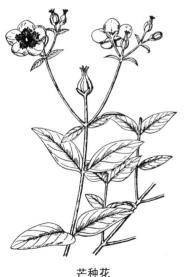

芒种花

别　　名：小黄花（思茅），黄花香（红河、昆明），黄香果（曲靖），土连翘（思茅、保山、丽江），金丝桃（曲靖、昆明），山栀子（玉溪），栽秧花（昆明）。

识　　别：半常绿或常绿灌木。多生于旷野山坡或疏林。高达 1 米左右。茎直立，多分枝。单叶对生，卵状矩圆形或卵状披针形，叶背疏布透光油点，全缘。花生于梢端，单生或呈聚伞花序，黄色，有光泽，五体雄蕊。蒴果，卵形，种子圆筒形。

采集加工：药用全株。全年可采，晒干备用或鲜用。

性味功效：苦，寒。清热解毒，舒筋活络，疏肝，止血。

主治应用：肝炎、感冒，每用根 4 ~ 5 钱，水煎服。痧证、倒经、口腔炎、痢疾，每用 3 钱 ~ 1 两，水煎服。血崩、小儿疳积，每用果实适量水煎服。鼻衄，用鲜叶捣烂塞入鼻孔。刀枪伤、骨折、狗咬伤，用全株煎水洗并捣烂敷患处。黄水疮，用茎叶研末，撒布患处。

百　部

丽江百部　百合科　天门冬属

Asparagus pseudofilicinus Wang et Tang

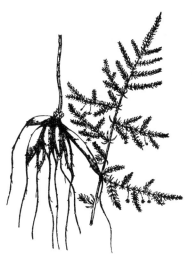

別　　名:天冬、白前(红河),月牙一枝蒿、小天冬(玉
溪),寸冬(保山)。

识　　别:多年生直立草本。生于山间林下潮湿草丛
中或林边草地。高40~100厘米。根簇生,
块状、长椭圆形。叶退化为鳞片,腋内有五
枚簇生的绿色叶状枝,扁平镰状。花1~2
朵簇生叶腋,白绿色。浆果,球形。

采集加工:药用根。秋季至翌年四月采集,在沸水中浸
后去皮,晒干备用。

性味功效:苦、微甘,寒。养阴润肺,止咳祛痰。

主治应用:肺热咳嗽、虚劳咳喘,每用5钱,水煎服。

附　　注:本品与百部科对叶百部 *Stemona tuberosa*
Lour. 同名异物。

百部

百　灵　草

长柄牛奶藤　萝藦科　牛奶藤属　（毒）

Marsdenia longipes W. T. Wang

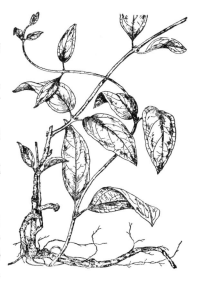

別　　名:小对节生、出浆藤、云百部、小爬角、小白药
(保山)。

识　　别:攀缘藤本。生于亚热带山间疏林灌木丛中。
幼枝与嫩叶生有疏毛,渐脱落无毛。叶披针
状长圆形,有尾尖,长达8~11厘米,宽2~
3.5厘米,全缘。聚伞花序,腋生,花小,浅
绿色。角状蓇葖果,两叉状。

采集加工:药用全株。全年可采,洗净切片晒干备用或
鲜用。

性味功效:甘、微苦,温,有毒。舒筋活络,补虚平喘。

主治应用:风湿、跌打损伤,每用根3~5钱水煎点酒引
或泡酒或炖猪脚服。支气管哮喘、风湿性心
脏病、红崩白带,每用根2钱研末蒸蜂蜜,鸡
蛋服。贫血,用根2钱炖肉服。外伤出血、
骨折,用鲜全株捣烂敷患处或研末撒布。

附　　注:中毒出现抽搐,可生嚼毛桃子数个解。

百灵草

虫 莲

线形地榆　蔷薇科　地榆属

Sanguisorba filiformis（*Hk. f.*）*H. - M.*

别　　名：五母那包、海参（丽江）。

识　　别：多年生草本。生于向阳山脚下或荒坡草地。高 20 ~ 30 厘米。主根粗壮，少分枝。叶互生，奇数羽状复叶，小叶 3 ~ 7 对，矩圆形，叶缘有锯齿。小头状花序，顶生，白色。瘦果，小，包藏于宿存的萼管内。

采集加工：药用根。秋冬采集，洗净晒干备用或鲜用。

性味功效：辛，温。补血调经。

主治应用：月经不调、不孕症，每用 4 钱，水煎服或蒸鸡服。

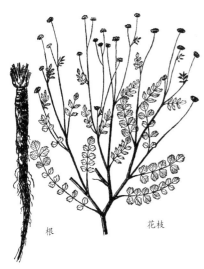

根　　花枝

虫莲

虫 草

冬虫夏草　麦角菌科　冬虫夏草属

Cordyceps sinensis（*Berk.*）*Sacc.*

识　　别：多生于森林下潮湿处。菌座单生，间有 2 ~ 3 个者，出自寄主头部，向上则渐次细小，上部稍膨大，褐色，近圆筒形。幼时内部中间充塞，成熟后则空虚。外皮具粗糙而突出的球果。孢子囊线形，顶端头状，囊孢子多隔膜，不分裂。

采集加工：药用菌座寄生之虫尸。夏季采集，晒干备用。

性味功效：甘，微温。补肺，壮肾阳。

主治应用：痰饮喘咳，每用 2 ~ 3 钱，配入止咳祛痰剂中煎服。虚喘，每用 5 钱 ~ 1 两，配老雄鸭蒸服。贫血、阳痿、遗精，每用 5 钱 ~ 1 两，炖肉或炖鸡服。

附　　注：有表邪者忌用。

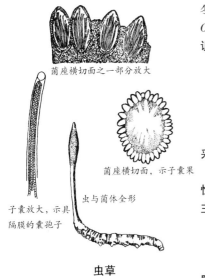

菌座横切面之一部分放大

菌座横切面，示子囊果

虫与菌体全形

子囊放大，示具隔膜的囊孢子

虫草

曲　莲

大子韩斯瓜　葫芦科　韩斯瓜属　（毒）

Hemsleya macrosperma C. Y. Wu

别　　名：锣锅底(曲靖)。

识　　别：多年生攀缘藤本。生于山间林下半阴处。块根巨大，扁圆形，如罗锅状，故名"锣锅底"。外皮褐色，内白色粉质。茎纤细，光滑无毛，有纵棱。单叶互生，呈鸟趾状全裂。长4～12厘米，宽1.5～3厘米，有5～9枚裂片，裂片椭圆形或倒卵形，边缘有粗锯齿。雌雄异株，雄花为总状花序，花肉红色，花瓣反折，雌花较少。蒴果，楔形，种子多数。

采集加工：药用块根。全年可采，晒干备用。

性味功效：苦、寒，有毒。健胃止痛，止血消炎，止痢。

主治应用：痢疾、胃痛、消化不良、肺炎、肝炎、尿路感染、前列腺炎，用根研末，每次1～2分，开水送服。外伤出血，用根研末撒布患处。

附　　注：本品服过量有呕吐、腹泻反应。

花放大　花枝　根

曲莲

竹叶防风

马氏邪蒿　伞形科　邪蒿属

Seseli mairei Wolff

别　　名：鸡脚暗消(红河)，鸡脚防风(昆明)。

识　　别：多年生草本。生于山野和松林中。高30～50厘米。根长圆锥形。茎直立，中空。叶为三出羽状复叶，往上渐成二出或一出，以至呈苞片状，小叶形似竹叶，故名"竹叶防风"。长7～10厘米，宽2～4厘米，全缘，基生叶柄基部扩大成鞘状抱茎。复伞形花序，舒展，腋生或顶生，花小，黄白色。双悬果，椭圆形。

采集加工：药用根。夏秋采集，洗净晒干备用。

性味功效：辛、温。祛风解表，行气止痛，除湿解毒。

主治应用：流感、感冒风寒、风湿、水肿、胃痛、腹胀、痧疹、植物药中毒，每用3～4钱，水煎服或研末每服1钱。

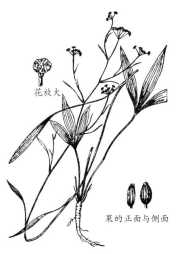

花放大　果的正面与侧面

竹叶防风

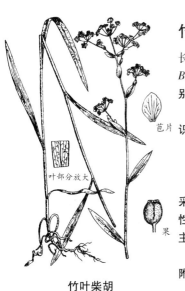

叶部分放大

苞片

果

竹叶柴胡

竹叶柴胡

长茎柴胡　伞形科　柴胡属
Bupleurum longicaule Wall.

别　　名:金柴胡、飘带草(昆明),大柴胡(丽江),柴胡(临沧、东川)。

识　　别:多年生草本。生于山野向阳山脚或半山草丛中。高1米左右。基部叶线形或披针形,长约15厘米;茎生叶基部较宽,抱茎。复伞形花序,开展,花黄色。

采集加工:药用全草。夏秋采集,洗净切片阴干备用。

性味功效:苦,微寒。祛风解热,疏肝散郁。

主治应用:风热感冒、肝郁胁痛,每用2~3钱,水煎服或配伍应用。疮疹,用本品煎水洗。

附　　注:本品同属植物:狭叶柴胡、小柴胡,其功效相似。

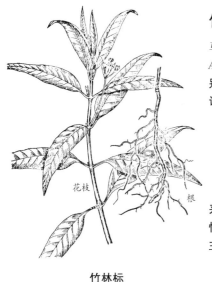

花枝

根

竹林标

竹　林　标

马利筋　萝藦科　马利筋属
Asclepias curassavica L.

别　　名:野辣子、金银花台(保山)。

识　　别:多年生草本。生于温暖的旷野、河谷湿地。高30~60厘米。主根圆柱形,疏生细长的须根。茎直立。单叶对生,长椭圆状披针形,长5~13厘米,宽1~3厘米,全缘。伞形花序,顶生或腋生,花红紫色。二角状蓇葖果,种子有长毛。

采集加工:药用全草。全年可采,晒干备用或鲜用。

性味功效:苦,寒。止血消炎,消肿止痛。

主治应用:乳腺炎、痈疖,每用2~3钱,水煎服。刀枪伤,用鲜品适量捣烂外敷。

血满草

红山花　忍冬科　接骨木属

Sambucus adnata Wall.

别　　名: 接骨药(红河),大血草(保山),接骨丹(曲靖),血管草(大理)。

识　　别: 直立高大草本。多生于旷野箐边疏林潮湿处。高 0.8~1.2 米。茎圆有纵纹,绿色,折断后有红色汁液。叶对生,奇数羽状复叶,有突起的成对腺体,小叶片 3~11 枚,长椭圆状披针形,长 8~16.5 厘米,宽 3.5~6.5 厘米,边缘有细锯齿。圆锥状聚伞花序,花小,繁密,白色,花间杂有黄色杯状腺体。浆果状核果。

采集加工: 药用全草。夏秋采集,洗净切碎晒干备用或鲜用。

性味功效: 辛,温。祛风活络,散瘀止痒。

主治应用: 风疹、风湿疼痛,用全草适量水煎外洗患处。小儿麻痹、跌打损伤,先用梅花针刺患处,再用鲜茎叶适量舂细,酒炒外包。骨折,用鲜全草适量捣烂加酒或开水调敷。民间用嫩叶、根皮 3~5 钱与豆腐同煮内服治疗水肿。

附　　注: 同属植物陆英 *S. javanica Reinw. apud. Bl.* 亦应用于临床。

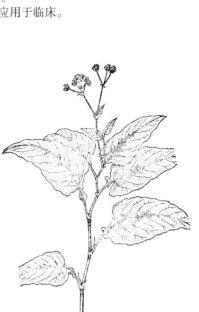

血满草

血当归

蓼科　蓼属

Polygonum runcinatum Buch. – Ham.

别　　名: 草见血、花蝴蝶、花叶天(曲靖),金不换(思茅),黄泽兰(楚雄),狗酸特(临沧)。

识　　别: 直立草本。生于旷野阴湿箐沟、疏林。高可达 1 米。基部半匍匐或倾斜,多少被毛。单叶互生,被短毛或粗毛,矩圆形或卵状矩圆形,长 4.5~9 厘米,全缘或波皱状。叶面绿色,有紫黑斑纹,形如蝶,故名"花蝴蝶"。头状花序排列为简单的伞房花序状,花小,白色或淡红色。瘦果,包于宿存花被内。

采集加工: 药用根。全年可采,洗净切片晒干备用或鲜用。

性味功效: 涩、微苦,温。补血调经,疏经活络。

主治应用: 月经不调、干血痨,每用 2~3 钱,水煎服或配伍应用。骨折、跌打损伤,用鲜根捣烂外包。

附　　注: 孕妇忌服。忌酸冷。

血当归

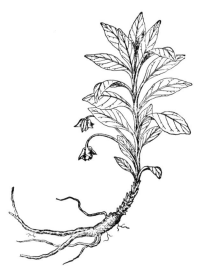

向阳花

向　阳　花

曼陀茄　茄科　曼陀茄属　（毒）

Mandragora caulescens C. B. Clarke

识　　别:多年生草本。生于高山向阳坡地。高约20
厘米。全株疏具白色柔毛。根长圆锥形,外
皮淡褐色。叶互生,茎生叶较基生叶大,菱
状倒披针形,长3~8厘米,宽1~2.5厘米,
全缘。花单生叶腋,花冠钟状,具长梗,紫
色,稍大,萼五裂,扩大,花柱长。浆果,球
形,种子多数。

采集加工:药用根。夏季采集,洗净晒干备用。

性味功效:甘、微苦,温,有毒。温中散寒,解郁止痛。

主治应用:胃痛,每用3分,日服2次,酒送服。

附　　注:忌酸冷、茶、豆类。中毒用绿皮洋芋一个生吃
解救。

阴　地　蕨

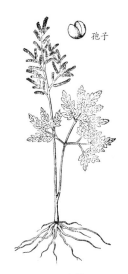

阴地蕨

阴地蕨科　阴地蕨属

Botrychium ternatum（Thunb.）Sw.

别　　名:蕨叶一枝蒿(大理、楚雄),箭柏(楚雄),芨
一颗蒿(临沧),石软蕨菜(玉溪),肺心草
(大理、丽江),独蕨叶、缺叶一棵蒿、蕨苗一
枝蒿(保山)。

识　　别:多年生草本。生于山间坡地及灌木丛草地。
高约20厘米以上。肉质根簇生。叶基生,
总叶柄长1~4厘米,营养叶黄绿色,叶片三
角形,长8~10厘米,宽10~12厘米,基部一
对羽片最大。孢子叶细裂有长柄,孢子囊穗
集成圆锥状。

采集加工:药用全草。全年可采,切碎晒干备用或鲜用。

性味功效:甘、辛,凉。清热解毒,止咳平喘。

主治应用:毒蛇、狂犬咬伤、乳腺炎、腮腺炎、咽喉炎、肺
结核、喘咳、身疼,每用5钱,水煎服。百日
咳,每用根1钱蒸鸡蛋服。外用鲜草捣烂敷
患处。

附　　注:另有绒毛阴地蕨,云南阴地蕨其功用和本品
相似。

防　己

穆平马兜铃　马兜铃科　马兜铃属

Aristolochia moupinensis Fr.

别　　名:马兜铃(曲靖、大理)。

识　　别:多年生缠绕草质藤本。生于山坡丛林下。
长4米左右。枝条密被丝状毛。单叶互
生,叶片阔卵圆形或心形,长4~11厘米,
全缘。花单生叶腋,黄色。蒴果,长椭圆
形,六棱,种子多数,压扁状。

采集加工:药用根。春秋采集,洗净切片晒干备用。

性味功效:苦,寒。清热除湿,排脓止痛。

主治应用:湿热小便不利、尿血、阴道滴虫、湿疹、荨麻
疹、风湿关节痛,每用根3钱,水煎服或配伍
应用。

附　　注:小便频数、遗尿、滑精者及孕妇忌用。

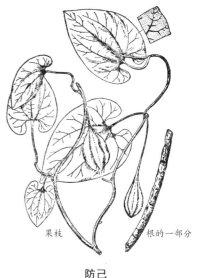

果枝　　　根的一部分

防己

鸡冠花

苋科　青葙属

Celosia cristata L.

识　　别:一年生栽培草本。高约60~100厘米,全体
光滑。茎直立,粗壮,绿色或绿红色,有纵
沟,近枝端形扁。叶互生,长椭圆形或卵状
披针形,长5~10厘米,宽2~5厘米,先端
渐尖或长尖,基部渐狭成叶柄,全缘。稠密
穗状花序顶生或近顶腋生,多变异成鸡冠状
或卷冠状,故名"鸡冠花",颜色有紫红、淡
红、黄或杂色,胞果盖裂,种子细小,有光泽。

采集加工:药用花。秋季采集,晒干备用。

性味功效:甘、涩、平。收敛止血,舒筋活络。

主治应用:跌打损伤、月经不调、赤白带、崩漏、痔疮出
血,每用5钱~1两,煎服。

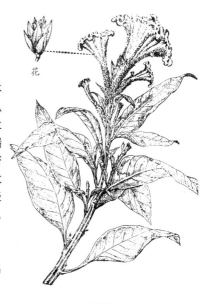

花

鸡冠花

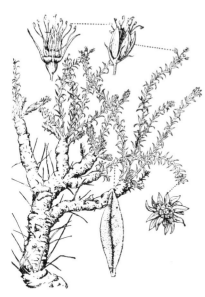

鸡掌七

鸡　掌　七

粗糙红景天　景天科　红景天属

Rhodiola scarida(Fr.) Fu

别　　名:雪松(曲靖)。

识　　别:多年生亚灌木状草本。根轴裸露多分枝,肥厚,根叶残体宿存,通常株高 20～30 厘米。茎丛生于根轴顶端,多分枝,细嫩。叶着生不规则,多数互生,少对生,线形,小,近肉质,长 0.5 厘米,宽 0.1～0.2 厘米,先端钝,基部钝截,两面绿色秃净,中脉在叶面下陷,背面不显,全缘,无柄。花单生茎顶和叶腋,淡黄绿色,小,径约 0.3 厘米。长角果卵形而扁,呈叶片状,不具喙。

生于滇东北、滇西北高寒山区的岩缝及坡地。

采集加工:药用全草。全年可采,晒干去皮研末备用或鲜用。

性味功效:涩、微甘、温。止血消炎,续筋接骨,益气补血。

主治应用:外伤出血用粉末撒布患处。骨折用鲜草适量捣烂,红糖、酒引调敷患处。红白痢疾用 2～3 钱,酒引,煎服。病后体虚及贫血用 2～3 钱,煎服。

鸡　血　藤

昆明鸡血藤　豆科　鸡血藤属

Millettia dielsiana Harms ex Diels

别　　名:大血藤(曲靖、昆明),岩豆藤(玉溪)。

识　　别:攀缘或长蔓延灌木,长可达 10 米。奇数羽状复叶,互生,小叶 5 枚,狭椭圆形或披针形,长 5～15 厘米,宽 1.7～3 厘米,先端钝尖,基部圆楔形,叶面光亮,背被毛。圆锥花序顶生,直立或下垂,花芳香,深红色,外面密生丝状毛。荚果,密被绒毛,种子矩圆形。

生于亚热带山野疏林中。

采集加工:药用茎。全年可采,切片晒干或熬膏备用。

性味功效:苦、涩、微甘、微温。调气补血,舒筋活络。

主治应用:胃痛、月经不调、闭经、产后腹痛、恶露不尽、跌打损伤、风湿骨痛、遗精,每用 5 钱～1 两,煎服或泡酒分服。贫血、肠风下血,每用 5 钱～1 两,煎服或熬膏,每次服 5～10 毫升。

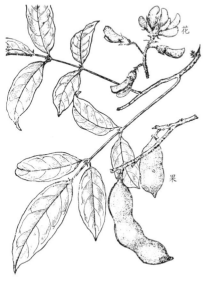

鸡血藤

鸡 蛋 花

夹竹桃科　鸡蛋花属

Plumeria rubra L. cv. acutifolia

别　　名:缅枝子(思茅)。

识　　别:栽培灌木或小乔木,高 3～7 米。小枝肥厚肉质。单叶聚生于枝顶,椭圆状披针形,长 14～27 厘米,宽 3.5～7.5 厘米,先端长锐尖,基部阔楔形,叶面绿色,有光泽,背色略淡,羽状脉明显,全缘。聚伞花序顶生,花冠漏斗状,外面白色而略带淡红,内面基部黄色或淡黄色,芳香。蓇葖果。

采集加工:药用树皮、花。全年采皮,火灰炮制备用。夏秋采花,晒干备用或鲜用。

性味功效:苦,凉,有小毒。清热解毒,止咳定喘。

主治应用:菌痢、传染性肝炎、感冒高热、气管炎、喘咳、防治疟疾,每用树皮 1～3 钱,煎服,花可泡开水当茶饮或炖蛋吃。

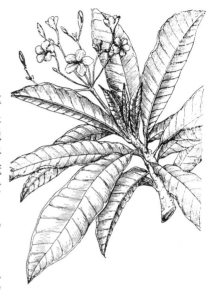

鸡蛋花

鸡 舌 草

石竹科　蝇子草属

Silene tenuis Willd. var. rubescens Fr.

识　　别:多年生草本,高 50～80 厘米。根长圆锥形,尖端有分叉,棕褐色。茎丛生根端,圆柱形,紫色,节膨大,节间自下而上渐长。单叶对生,狭披针形,长约 5 厘米,宽约 0.3 厘米,先端尖,基部无柄抱茎,全缘,外形似鸡舌,故名"鸡舌草"。花单生叶腋或为聚伞花序,白色或粉红色。蒴果长卵形,顶端 6 裂,种子多数。

生于温带山野坡地草丛中。

采集加工:药用全草。夏秋采集,晒干备用。

性味功效:麻、微甘、辛,温。活血调经,止血接筋。

主治应用:外伤出血,用根研末撒布患处。月经不调、崩漏,每用 3～5 钱,煎服。久痢用全株研末,每次 3～5 钱,红痢加白糖,白痢加红糖,开水送服。

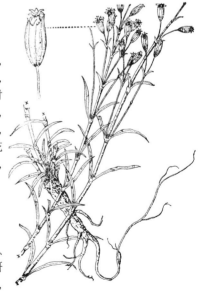

鸡舌草

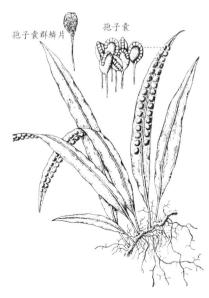

孢子囊群鳞片　孢子囊

鸡尾菜

鸡 尾 菜

粤瓦韦　水龙骨科　瓦韦属

Lepisorus obscure - venulosus(Hay.) Ching

别　　名:七星草、小石韦(红河)。

识　　别:多年生草本,高 16 ~ 40 厘米。根状茎横走,鳞片疏生,披针形,中部鳞片易脱落。叶片狭披针形,长 13 ~ 25 厘米或更长,宽 1.2 ~ 2 厘米,先端喙状,基部渐狭,亚革质或厚革质,叶面上有黑点,是为水囊,叶背沿中脉处疏被鳞片。孢子囊群圆形,中等大小,着生中脉及边缘之间。

生于亚热带山间疏林树皮上或阴湿石上。

采集加工:药用全草。全年可采,鲜用或晒干备用。

性味功效:淡,凉。清热止咳,健脾利湿。

主治应用:小儿疳积、咳嗽、口疮、羊胡子疮、腹胀、肾炎、尿路感染,每用 5 钱 ~ 1 两,煎服。麻风,用孢子囊群泡酒分服。

鸡挂骨草

刺蕊草　唇形科　广藿香属

Pogostemon glaber Benth.

别　　名:刺蕊草(思茅)。

识　　别:亚灌木状草本,高约 1 米。根须状。茎直立,红紫色方形,有纵沟 4 条。单叶对生,卵圆形或卵椭圆形,长 6 ~ 11 厘米,宽 2.5 ~ 6.5厘米,先端长渐尖,基部阔楔形,叶面绿色,有疏短柔毛,边缘有不规则锯齿。圆锥花序式头状花序顶生或腋生,花白色,唇形,密集。小坚果、平滑。

生于亚热带山野箐边、路旁向阳处或荒地潮湿处。

采集加工:药用全草。夏秋采集,晒干备用。

性味功效:苦,凉。清热解毒,凉血止血。

主治应用:肺结核咳血、吐血、急性胃肠炎,每用 1 ~ 2 两,煎服。

鸡挂骨草

鸡肠狼毒

大戟科　大戟属

Euphorbia Prolifera Buch. – Ham.

别　　名:小狼毒、一把香(曲靖、昆明)。

识　　别:多年生直立草本,高25～35厘米,全体具乳
汁。根长,肉质,扭曲状圆柱形,形似鸡肠,
故名"鸡肠狼毒"。茎自根端发出,丛生,圆
柱形,绿色或紫色,单叶、螺旋状互生,椭圆形
或椭圆状披针形,长2～3厘米,宽0.2～0.6
厘米,先端浑尖,基部钝形,全缘。聚伞花序
式鸟窠花序顶生,花鲜黄色。蒴果扁球形。
　　　　生于温带山坡草地或路旁。

采集加工:药用根。全年可采,灰火烧透晒干或切片晒
干加陈醋炒至黄褐色备用,或晒干备用。

性味功效:辛、麻、温,有剧毒。消食散痞,理气止痛,通
便利水。

主治应用:胃痛、肠绞痛、食积、心下痞满、小儿消化不
良、腹水,用醋炒本品研末,每次1～2分,开
水送服。跌打肿毒,用火炮品3～5钱,泡酒
半斤,3天后,每次5～10毫升,日服2次。便秘,用生品研末1分,开水送
服。外伤出血,用生品研末,撒布患处。疥疮、癣,生品研末,猪油调搽患
处。颈淋巴结核(已破溃),用生品熬膏敷患处。

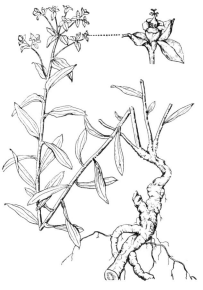

鸡肠狼毒

鸡　肾　参

兰科　玉凤花属

Habenaria delavayi Finet

别　　名:对对参(昆明)。

识　　别:宿根草本。生于旷野山林。高达15～25厘
米。一般有白色肉质块根2枚,形似鸡肾,
故名"鸡肾参"。铺地厚肉质基生叶,通常3
枚,椭圆形,中脉粗,背面突起,长宽3～5厘
米;茎生叶钻形,长1～1.5厘米,宽0.5～
0.8厘米,基部略抱茎。花葶自叶丛中抽
出,总状花序,顶生,花浅绿色,形似小飞燕。
蒴果,种子极小。

采集加工:药用块根。秋季采集,洗净晒干备用或鲜用。

性味功效:甘、苦、温。壮腰补肾。

主治应用:肾虚腰痛、神经官能症、肾炎,每用5钱～1
两,水煎服或炖鸡服。

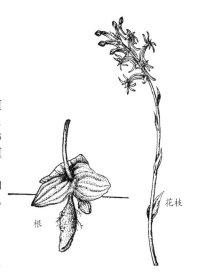

鸡肾参

173

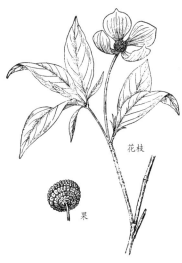

鸡嗉子果

鸡嗉果　山茱萸科　四照花属
Dendrobenthamia capitata(Wall.) Hutch.

别　　名:鸡嗉子(曲靖、楚雄、昆明)。

识　　别:常绿乔木。多生于山野杂木林中。高4米以上。树皮灰色。茎圆柱形,光滑。单叶对生,椭圆形或椭圆状披针形,长7～12厘米,宽2.5～5厘米,全缘,多被蜡质白粉。圆头状花序,顶生,有四片白色大总苞,花小。聚合果,为许多核果组成,肉质,球形,似鸡嗉子,故名"鸡嗉子果"。种子坚硬,较小。

采集加工:药用叶。全年可采,晒干备用。

性味功效:苦、涩,凉。清热解毒,杀虫。

主治应用:烧伤,用叶研末调鸡蛋清外搽。外伤出血,用叶研末外撒。蛔虫,每用5钱,水煎一次空腹服,或研末红糖开水送服5分。胎盘不下,每用3钱,水煎服。

鸡嗉子果

鸡　　根

荷包山桂花　远志科　远志属
Polygala arillta Buch. – Ham.

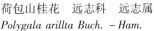

别　　名:小荷包(保山),瓦磁杯(红河),鸡肚子果(思茅),金不换、桂花岩托(大理、红河),洋雀花(丽江)。

识　　别:灌木或小乔木。多生于山间湿润坡地或常绿阔叶疏林下。高3米左右。全体有细毛。单叶互生,长椭圆形,长5～10厘米,宽1.5～2.5厘米,全缘。总状花序,顶生,俯垂,花黄色染以红晕,形如蝶。蒴果,二瓣开裂。

采集加工:药用根皮。秋季采集,洗净去木质心切片晒干备用或鲜用。

性味功效:甘、辛,平。清热解毒,祛风除湿,补虚消肿。

主治应用:风湿疼痛、跌打损伤、肺痨、水肿,每用鲜品5钱～2两,水煎服或配伍用。产后虚弱、虚痨,每用2两炖肉或炖鸡服。泌尿道感染、早期乳腺炎、肝炎、上呼吸道感染、肺炎,每用1两,水煎服。

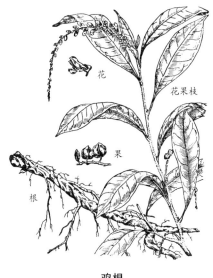

鸡根

鸡屎藤

茜草科　鸡屎藤属

Paederia scandens (*Lour.*) *Merr.*

别　　名:臭藤、狗屁藤(昆明)。

识　　别:缠绕藤本。多生于亚热带山谷、河旁灌木丛或山脚路旁。长 3 ~ 5 米。揉之有鸡屎臭味,故称"鸡屎藤"。单叶对生,长椭圆形或披针形,长约 11 厘米,宽约 4 厘米,叶的长宽变化很大,全缘。圆锥花序式的聚伞花序,腋生或顶生,花蓝紫色。蒴果,球形。

采集加工:药用全株。全年可采,洗净晒干备用或鲜用。

性味功效:腥臭、微甘、酸,平。清热解毒,祛风活络,消肿止痛,化食除痰。

主治应用:咽炎、扁桃腺炎、结合膜炎、气管炎、头痛、肺结核、咯血、肝区痛、腹痛、痢疾、肠炎、消化不良、疔疮疖肿、烫火伤,每用全草 5 钱 ~ 1 两,水煎服。外用鲜叶捣烂敷患处。

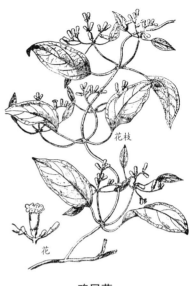

花枝

花

鸡屎藤

鸡 蛋 参

桔梗科　党参属

Codonopsis convolvulacea Kurz

别　　名:补血草(思茅),牛尾参(红河),金线吊葫芦(昆明)。

识　　别:蔓生缠绕草质藤本。生于林缘灌木丛或杂草丛中。长 1 ~ 4 米。全体光滑无毛,有乳汁。具一卵形肉质根。茎缠绕。单叶互生,叶片阔卵形或卵状披针形,长 2 ~ 8 厘米,宽 0.4 ~ 4 厘米,全缘。花单生,蓝紫色。蒴果。

采集加工:药用根。秋季采集,洗净切片晒干备用或鲜用。

性味功效:甘、微苦,微温。补气血,润肺生津。

主治应用:贫血、体虚自汗、肺虚咳嗽,每用 1 两,水煎服或炖肉服,或配伍应用。

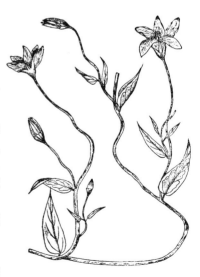

鸡蛋参

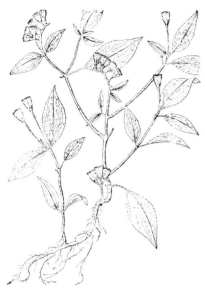

花花草

花 花 草

野牡丹科　蜂斗草属

Sonerila picta Korth.

别　　名: 花叶叶、小花草(红河)。

识　　别: 直立草本,茎部木质化,高约30厘米。茎圆筒形,褐色,节稍膨大。单叶对生,长椭圆形或卵状斜披针形,先端钝,基部斜楔形,叶面绿色,具卵圆状白色斑点,背紫红色,脉2~3对,边缘具细锯齿。聚伞花序,蝎尾状,花红色,萼管漏斗状。蒴果,顶部三瓣裂。

多生于南部热带疏林、山坡及草地。

采集加工: 药用全草。夏秋采集,晒干备用或鲜用。

性味功效: 淡,平。清热解毒,活络止痛。

主治应用: 结膜炎,取鲜品捣汁点眼。肺结核、胃痛、麻风,每用3~5钱,煎服或炖肉吃。骨折、带状疱疹,取鲜品捣烂敷患处。

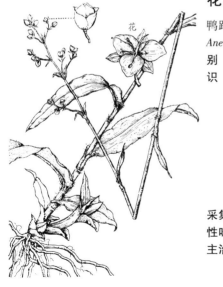

花竹叶菜

花竹叶菜

鸭跖草科　水竹叶属

Aneilema divergens C. B. Clarke

别　　名: 竹叶参(昆明),绕昼兰(红河)。

识　　别: 多年生草本,高约32厘米。须根细圆柱形,丛生,鲜时略肉质。茎直立,圆柱形,绿色,有纵槽纹。单叶互生,披针形,长6.5~10厘米,宽1~1.5厘米,先端钝尖,基部成鞘状抱茎,平行叶脉,全缘,形似竹叶,故称"竹叶参"。圆锥花序顶生,花蓝色。蒴果,阔卵形。

生于温带旷野山间荒坡草地。

采集加工: 药用全草。夏秋采集,晒干备用或鲜用。

性味功效: 甘淡,平。滋肾润肺,消炎接骨。

主治应用: 月经不调、胎动不安,每用3钱,胡椒、红糖引,煎服。肾虚耳鸣、虚咳、气虚浮肿,每用5钱~1两,煎服。骨折、毒蛇咬伤,用鲜品捣烂敷患处。

花脸细辛

土细辛　马兜铃科　细辛属
Asarum caudigerum Hance

别　　名:小麻药、杜衡、土细辛、折珠香、蜘蛛香、金耳环(红河)。

识　　别:多年生草本，高20~30厘米。地下根茎匍匐，上生细长须根。叶根出，卵状心形，长约10厘米，宽约11厘米，先端钝尖，基部耳状心形，叶面深绿色，背色淡，全缘，有长叶柄。花单生叶腋，贴近地面，花冠钟状，有特异辛香气味。浆果。

生于亚热带山间林下潮湿背阴处。

采集加工:药用全草。全年可采，晒干备用或鲜用。

性味功效:微辛、涩，温。散瘀消肿，止咳止痛。

主治应用:感冒咳嗽、支气管炎、哮喘、口腔炎、喉炎、胃痛、风湿关节痛、小儿疳积，每用1~2钱，煎服。神经衰弱、阳痿，每用3钱，煎服或炖肉吃。跌打肿痛、骨折，每用5分~1钱，煎服。外用鲜品捣烂敷患处。

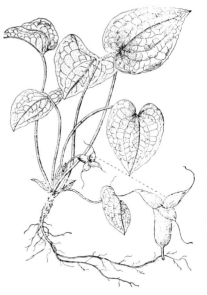

花脸细辛

花　蚁　虫

多毛隐翅虫　鞘翅目　隐翅目科　（毒）
Paederus densipennis Bernh.

识　　别:外形很像蚂蚁。多生于田边、沟边以及包谷根周围。性喜光，夏季夜晚常向灯光飞来。鞘翅甚短，长方形，颜色深蓝或暗绿。头和腹部的末两节黑色，前胸背板的腹面及足皆为赤褐色。触角末端暗褐色。小腮须，三、四节亦暗褐色，第四节颇短，末端成疣状。全身散生褐色毛。

采集加工:药用全虫。秋季采集，鲜用。

性味功效:有毒。解毒杀虫，止痒。

主治应用:神经性皮炎、癣疮，取本品适量，用75度酒精浸泡3日后，取液外擦患处，每7天擦1次。

附　　注:本品有毒，不可内服。

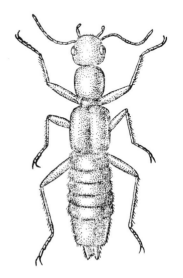

花蚁虫

· 177 ·

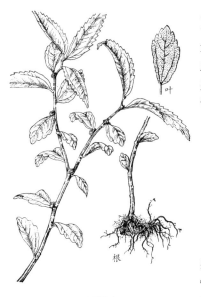

豆瓣七

豆 瓣 七

荨麻科　楼梯草属

Elatostema lineolatum Wight Var. maius Thw

别　　名:万年青(保山)。

识　　别:一年生草本,高约30厘米。茎分枝,有纵沟,无毛。单叶互生,椭圆形或卵状披针形,长2~6厘米,宽1~1.5厘米,两侧极不对称,先端尾状渐尖,基部斜形,上部叶两面被淡黄色粗短毛,下部叶仅边缘被淡黄色粗短毛,基出脉3条,边缘1/3处以上具锯齿,叶柄极短或无。雌雄异株,花序腋生,淡黄绿色。瘦果椭圆形。

　　　　　生于亚热带地区潮湿沟箐。

采集加工:药用全草。夏秋采集,晒干备用或鲜用。

性味功效:苦,寒。消炎接骨。

主治应用:痈疽、骨折,用鲜品捣烂敷患处。

豆腐渣果

山龙眼科　山龙眼属

Helicia erratica HK. var. Sinica W. T. Wang

识　　别:乔木,高5~10米。小枝和幼叶柄初被锈色短毛,很快变无毛。单叶互生,倒卵状长圆形或椭圆形,有时偏斜,长8.5~18厘米,宽4~8.5厘米,先端钝,基部楔形,全缘或具粗牙齿状锯齿,革质。总状花序腋生,花浅黄色。坚果,稍扁球形,不开裂,果皮木质。

　　　　　生于亚热带山间杂木林中或山坡路旁。

采集加工:药用根、叶。全年可采,切片晒干备用。

性味功效:涩,凉。收敛,解毒。

主治应用:肠炎、腹泻、食物中毒、蕈中毒、"六六六"中毒,每用1~2两,煎服。

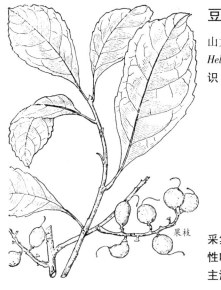

豆腐渣果

· 178 ·

豆 叶 七

缬草状景天　景天科　景天属

Sedum valerianoides Diels

别　　名:豆叶狼毒(楚雄),三台观音、铁脚莲、金剪
刀(昭通)、蚕豆七(丽江)。

识　　别:多年生草本。生于山间疏林下或高山草地。
高25～50厘米。主根增厚,圆柱形。茎直
立,圆柱状,绿色,光滑。三叶轮生,椭圆形,
长3～7厘米,宽1～3厘米,边缘有浅钝齿。
聚伞花序,顶生,小花淡绿色。小蓇葵果。

采集加工:药用全草。夏秋采集,洗净切碎晒干备用或
鲜用。

性味功效:香,涩、微苦,凉。消炎消肿,接筋骨。

主治应用:开放性骨折,用鲜草捣烂敷患处或配伍
外用。

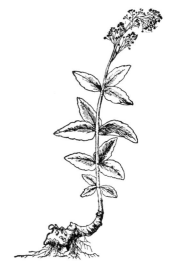

豆叶七

豆瓣如意

豆瓣绿　胡椒科　椒草属

Peperomia reflexa（L. f.）A. Dietr.

别　　名:石上开花、四块瓦(玉溪),客阶(红河),岩
花(保山),石上瓦浆(大理)。

识　　别:簇生肉质草本。生于山坡疏林下石岩上。
高10～15厘米。根须状,有少数走茎和不
定根。四叶轮生,阔卵圆形,长1～1.5厘
米,宽0.5～0.9厘米,全缘。小穗状花序,
顶生,花极小,淡绿色。果不开裂。

采集加工:药用全草。全年可采,晒干备用或鲜用。

性味功效:淡,微寒。清热解毒,舒筋活络。

主治应用:风湿筋骨疼痛,每用根5钱,泡酒服。跌打
损伤,每用3钱,水煎服或泡酒服。痢疾、中
暑、乳腺炎,每用3钱,水煎服。中耳炎,用
鲜草捣汁滴耳。

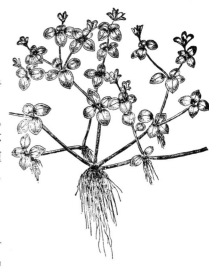

豆瓣如意

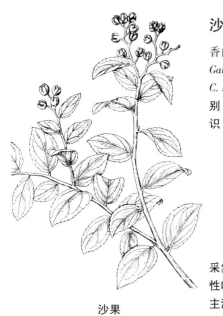

沙 果

沙　果

香白珠　杜鹃花科　白珠树属

Gaultheria fragrantissima Wall. var. hirsuta (Gardn.) C. B. Clarke

别　　名：枝热、火炭头果(红河)。

识　　别：小灌木,高约35厘米,有芳香味,根圆柱形,褐色,有分枝,须根少数。茎圆柱形,褐红色。叶互生,椭圆状卵圆形,长2～4.5厘米,宽1.2～2.2厘米,先端短尖,基部圆,叶面绿色,背绿白色,稍革质,叶缘有不规则的锯齿。圆锥花序或总状花序顶生,花冠钟状,粉红色。浆果状蒴果。

　　　　生于温带山间阔叶林下潮湿处。

采集加工：药用全株。夏秋采集,切碎晒干备用。

性味功效：气香、甘、微涩,凉。消炎止咳,舒筋活络。

主治应用：咳嗽,用根或果3～5钱,煎服。风湿,用根1两,泡酒分服。胸膜炎,用全草5钱,煎服。

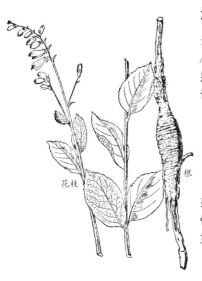

花枝　　根

沙参

沙　参

云南沙参　桔梗科　沙参属

Adenophora bulleyana Diels

别　　名：保利参(丽江),泡参(东川、昆明、丽江)。

识　　别：宿根草本。多生于山坡草地。高80～100厘米。主根圆锥形。茎直立。单叶互生,卵状椭圆形或披针形,长3.6～6厘米,宽1～2.4厘米,边缘浅锯齿,近无柄或略有短柄。圆锥花序,顶生,花淡蓝色。蒴果,椭圆形,向下弯垂。

采集加工：药用根。秋冬采集。洗净晒干备用或鲜用。

性味功效：甘淡、微寒。养阴润肺,益气生津。

主治应用：贫血、虚痨咳嗽、盗汗、喉痛、温热病、肝炎、腰膝酸软,每用5钱～1两,水煎服。

沙 糖 根

小头凉喉茶 茜草科 耳草属

Oldenlandia capitellata（Wall.）O. Ktze.

别　　名:荞花黄连(曲靖),节节乌、黑节草(红河),
中参、小伸筋草(保山),接骨丹、梵兰花、小
兰花(思茅),土红参(玉溪)。

识　　别:亚灌木状攀缘藤本。生于亚热带山野疏林
灌木丛中。高达 1～3 米。单叶对生,卵状
椭圆形或披针形,长 6～10 厘米,宽 1.5～3
厘米,全缘。头状聚伞花序,顶生或腋生,花
淡绿色。果小。

采集加工:药用全株。夏秋采集,洗净切碎晒干备用或
鲜用。

性味功效:淡,温。散寒通络,养血,截疟。

主治应用:疟疾、感冒,每用全株 3～5 钱,水煎服。骨
折,用鲜品配伍捣烂包患处。气血亏损,每
用根 2 钱,泡酒服。

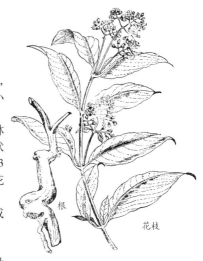

沙糖根

条　　参

菊科　绢毛菊属

Soroseris umbrella（Fr.）Stebbins

别　　名:条条参(丽江)。

识　　别:多年生平卧草本,高约 10 厘米。根长圆锥
形,分叉,肉质,粗壮而长,长达 30 厘米,淡
褐色。茎短不显。单叶互生,丛生状,卵圆
形,长 2～6 厘米,宽 1.8～4.5 厘米,基部心
形或圆形偏斜,叶面绿色,背面淡绿色,于近
基部染以紫红色晕,边缘具不规则小齿;叶
柄扁平状。头状花序生于茎顶,密集成团,
莲座状,总苞片 2 层,内层基部联合,外层狭
窄,线形。瘦果稍扁,有多数纵肋,冠毛多
层,羽毛状。

　　生于滇西北海拔 4000 米左右的高山潮
湿草地黑沙土中。

采集加工:药用根。秋季采集,洗净晒干备用或鲜用。

性味功效:苦、甘、温。补气益血。

主治应用:贫血、病后体虚,每用 1 两,煎服或炖肉吃。

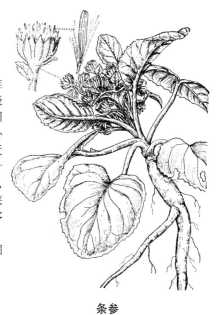

条参

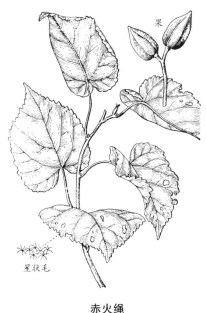

果

星状毛

赤火绳

赤 火 绳

火绳树　梧桐科　火绳树属

Eriolaena malvacea (Lévl.) H. – M.

别　　名:引火绳(红河)。

识　　别:常绿乔木,高约10米。树皮灰褐色,不规则纵裂,韧皮部赤褐色,韧性强,可作火绳,故名"赤火绳"。单叶互生,卵状心形,长约12厘米,宽约11厘米,先端长尖,基部心形,两面均被星状柔毛,背面尤密,边缘具不规则的圆齿。花单生枝顶。木质蒴果,种子上部有翅。

　　生于亚热带河谷沿岸或山坡疏林。

采集加工:药用根皮。全年可采,晒干备用或鲜用。

性味功效:苦、涩、凉。收敛止血。续筋骨。

主治应用:慢性胃炎、胃溃疡,每用3～5钱,煎服。外伤出血、刀枪伤,用根皮研末撒患处。烧烫伤,用2两加凡士林1斤煎熬后稍放冷,再加入桉叶油20%搅拌,调匀涂患处。骨折,用鲜品捣烂敷患处。

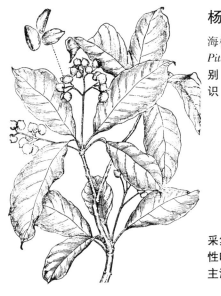

杨翠木

杨 翠 木 *

海桐花科　海桐花属

Pittosporum Kerri Craib

别　　名:白箐檀梨(思茅)。

识　　别:灌木或小乔木,高2～4米。树皮灰白色。小枝圆柱形,灰褐色,质脆易断,故名"杨翠木"。叶互生,枝顶端叶轮生,椭圆状披针形或阔椭圆形,长7～15厘米,宽3.5～4.5厘米,先端锐尖,基部楔形,叶面绿色,背淡绿,厚纸质,全缘。聚伞花序顶生或腋生,花淡绿色。蒴果圆球形,褐色,花柱宿存,种子2～3枚,紫褐色,有光泽。

　　生于亚热带旷野溪旁及路边向阳处。

采集加工:药用树皮。全年可采,晒干备用。

性味功效:苦、凉。清热解毒,祛风解表。

主治应用:感冒、流感、发热、百日咳、疟疾,每用3～5钱,煎服。

＊有称"羊脆木"者。

报 春 花

报春花科　报春花属

Primula denficulafa Sm. ssp. sinodeficulafa(Balf. et W.
W. Sm) W. W. Sm

别　　名:三月花(红河)。

识　　别:多年生草本,高约26厘米。须根细圆柱形,
多数丛生,鲜时肉质,白色。叶基生,莲座
状,长倒卵形,长6～15厘米,宽2～4厘米,
先端钝或圆,基部下延成叶柄,叶面绿色,背
淡绿,全缘。伞形花序单生花茎顶端,花蓝
色。蒴果。

　　　　　生于山间阴湿岩缝中或混交林下。

采集加工:药用全草。夏秋采集,晒干备用或鲜用。

性味功效:麻、微苦,微温。止血,消疮。

主治应用:产后流血不止、红崩,每用全草5钱,水煎,胡
椒、红糖引内服。小儿疳积、结核,每用根1
两,煎服。病后体虚,用根3～5钱,炖肉吃。

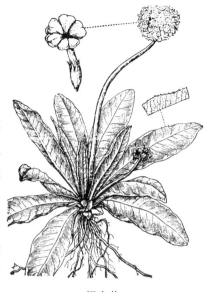

报春花

芙 蓉 花

木芙蓉　锦葵科　木槿属

Hibiscus mutabilis L.

别　　名:片掌花(红河)。

识　　别:大灌木或小乔木,高2～4米,密被灰黄色短
柔毛和星状毛。单叶互生,阔卵形,长约12
厘米,宽约9厘米,3～5掌状浅裂,中裂片
三角形,先端渐尖,基部心形,叶面深绿色,
背绿色,掌状叶脉,边缘有浅锯齿;长叶柄,
圆柱形。花单生枝顶或叶腋,花瓣初为白色
后变成粉红色或蜜黄色。蒴果长圆形,具棕
褐色毛。

　　　　　生于亚热带旷野路旁、山坡荒地,或栽培。

采集加工:药用根皮、叶、花。根皮全年可采,叶夏季采
集,花秋季采集,鲜用或晒干备用。

性味功效:微辛,平。清热解毒,拔毒生肌。

主治应用:接骨、乳腺炎、腮腺炎、疮疖红肿、外伤感染、
烫火伤,每用鲜叶和花适量捣烂敷患处。小
儿疳积、肝炎,每用根皮1两,花10朵,煎
服。骨折、跌打损伤,用鲜根皮适量捣烂敷
患处。

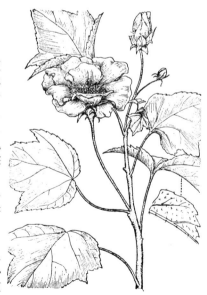

芙蓉花

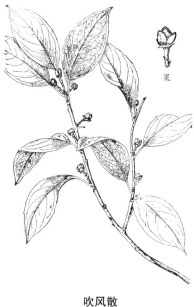

吹风散

吹 风 散

五味子科　南五味子属
Kadsura heteroclita(Roxb.) Craib

别　　名:红大风藤、红十八症、大钻(文山)。

识　　别:木质藤本,长4~6米。根圆柱形,表皮粗
糙,灰褐色,内红色,有香气,切断吹之可通
气,故名"吹风散"。单叶互生,椭圆形或矩
圆状椭圆形,长7~10厘米,宽3~5厘米,
先端长尖,基部阔楔形,纸质,干时黑褐色,
全缘,或具疏小齿。花单生叶腋,黄色,柄上
有宿存的苞片。聚合果球形,熟时红色。
　　多生于旷野山坡及沟边潮湿处。

采集加工:药用藤、根、果。夏秋采集,晒干备用或
鲜用。

性味功效:辛、微苦、温。藤、根:通经活血,行气止痛,
祛风消肿。果:养心补肾,止咳祛痰。

主治应用:感冒、胃肠炎、胃痛、胃及十二指肠溃疡,每
用藤3~5钱,煎服或研末,每次5分~1钱,
开水送服。跌打损伤、骨折、风湿骨痛,每用
藤或根5钱~1两,煎服或泡酒服,外用鲜品
捣烂敷患处。痛经,用根5钱,泡酒分服。
肾虚腰痛、气管炎、神经衰弱,每用果2~3
钱,煎服。

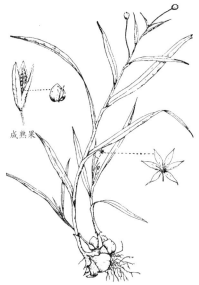

成熟果

丽江山慈姑

丽江山慈姑

百合科　益辟坚属　（剧毒）
Iphigenia indica Kunth et Benth.

识　　别:多年生草本,高9~20厘米。地下有鳞茎,
外皮褐色。茎直立,绿色。叶互生,狭披针
形,长6~10厘米,宽约0.5厘米,先端长
尖,基部无柄,抱茎,具平行脉,全缘。总状
花序顶生,花淡黄绿色。蒴果,倒卵状矩圆
形,种子扁圆形,棕褐色。
　　生于寒、温带旷野草坡荒地。

采集加工:药用鳞茎。夏秋采集,晒干备用。

性味功效:苦、温,有剧毒。止咳平喘,祛痰。

主治应用:支气管炎、哮喘,每用2分,研末,兑蜂蜜
蒸服。

附　　注:本品鳞茎外形似贝母,常被误食,多食可中
毒致死;本品鳞茎外皮褐色,贝母鳞茎无外
皮,白色,易于区别;据云可治癫痫,每用本
品鳞茎1~2个,研末,开水送服。

芪菜巴巴叶

冬葵　锦葵科　锦葵属
Malva verticillata L.

別　　名:土黄芪(楚雄、玉溪、丽江、红河),冬旱菜
　　　　　(昆明、丽江),红树茄花(昭通)。
识　　别:多年生草本。生于田野、村寨路旁或荒地草
　　　　　丛中。高30～90厘米。全体被星状毛或白
　　　　　色短柔毛。单叶互生,肾圆形,掌状5～7浅
　　　　　裂,边缘有钝锯齿。聚伞花序,腋生或顶生,
　　　　　花淡红色。蒴果,着生于宿存萼内。
采集加工:药用全草。全年可采,洗净去茎心,切碎晒
　　　　　干备用或鲜用。
性味功效:甘、温。止血接骨,补气敛汗,排脓生肌。
主治应用:血尿、血崩、自汗、盗汗、头昏失眠,每用根8
　　　　　钱～2两,水煎服或泡酒服。用鲜品捣烂外
　　　　　敷治疮疡、跌打损伤、骨折。
附　　注:昆明地区代黄芪用。

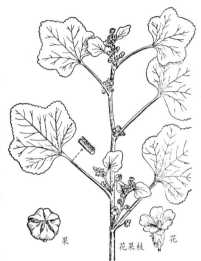

芪菜巴巴叶

果　　　花果枝　　花

苍　蝇　网

茅膏菜　茅膏菜科　茅膏菜属
Drosera peltata Sm. var. lunata Buch. – Ham.

別　　名:苍蝇草、捕蝇草(丽江)、地珍珠(大理、玉
　　　　　溪),珍珠草(昆明),野高粱(红河)。
识　　别:食虫柔弱小草本。生于山坡林下草丛中。
　　　　　高10～30厘米。具小球状块根(黄豆大
　　　　　小)。茎直立,单一或上部简单分枝,淡绿
　　　　　褐色。单叶互生,半圆形,黄绿色,边缘和
　　　　　叶面有无数凸起触毛。毛里有腺体,分泌
　　　　　黏液,以捕食昆虫,故名"苍蝇网"。穗状花
　　　　　序,分叉,夏季开白色花。蒴果,瓣裂。
采集加工:药用全草。夏秋采集,晒干备用或鲜用。
性味功效:苦、温。补虚益肾。
主治应用:小儿疳积、泄泻、神经衰弱、腰痛、月经不调、
　　　　　胎动不安、跌打损伤、鼻衄,每用3～5钱,水
　　　　　煎服。
附　　注:忌豆类,感冒发热者忌服。

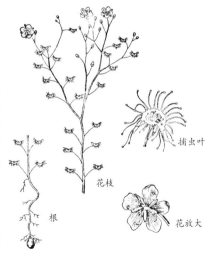

捕虫叶

花枝

根

花放大

苍蝇网

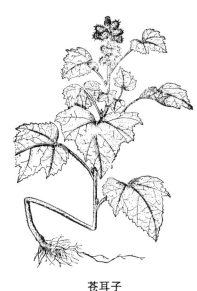

苍耳子

苍 耳 子

菊科　苍耳属

Xanthium sibiricum Patrin ex Widd.

别　　名: 棉花根(临沧)。

识　　别: 一年生粗壮草本。生于旷野荒坡地或路旁。高 30~80 厘米。茎直立,有时在基部分枝,具绿色或淡紫色斑点。单叶互生,阔三角形,通常三浅裂,长 6.1~12 厘米,宽 5~15 厘米,两面均被白色硬毛。头状花序,近无柄,聚生。瘦果,倒卵形,有钩刺,顶有直或稍弯曲的喙。

采集加工: 药用果、根。秋季采集,洗净晒干备用。

性味功效: 辛,温。疏风解表,通窍。

主治应用: 肾炎水肿,每用根 1 两,水煎服或配伍应用。风湿、感冒、鼻窦炎、麻风,每用果 3 钱,水煎服或配伍应用。痔疮,每用果适量煎水熏洗。

杏叶防风

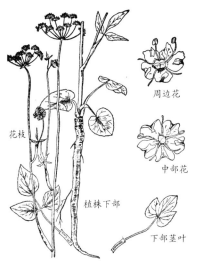

周边花

花枝

中部花

植株下部

下部茎叶

杏叶防风

鸭脚板　伞形科　茴芹属

Pimpinella candolleana Wight et Arn.

别　　名: 羊膻臭(昆明、保山、曲靖),马蹄叶(红河),地胡椒(昭通),马蹄防风(玉溪)。

识　　别: 宿根直立草本。生于山野松林中。根长圆锥形,肉质。根出叶心形,长 1.2~4.5 厘米,宽 1.5~3.5 厘米,叶缘呈细锯齿状;茎生叶为三小叶的复叶或掌状全裂叶。复伞形花序,舒展,顶生或腋生,花小,白色。

采集加工: 药用全草。夏秋采集,洗净晒干备用或鲜用。

性味功效: 辛,温。行气健胃,祛风除湿,解毒截疟。

主治应用: 风湿痛、胃痛、消化不良、疝气、小儿惊风、预防流感,每用鲜根(干品减半)5 钱~1 两,水煎服。疟疾,用鲜草半斤捣取汁液,发作前服,药渣包间使穴。骨折、疮痈溃烂,用鲜叶捣烂外敷。

杉 松

云南油杉　松科　油杉属

Keteleeria evelyniana Mast.

别　　名:松壳络树(思茅)。

识　　别:常绿大乔木。多生于旷野温暖红土地带松
林内。高达 15 米以上。树皮粗糙,鳞片状,
暗灰色,不规则开裂。叶螺旋状排列,革质,
线形,先端锐尖,长 4 ~ 5 厘米,宽约 3 厘米,
全缘。花单性,雌雄同株,雄花丛生于枝梢
或叶腋;雌花直立,生于短枝顶端。球果,直
立,圆筒状,种子具长翅。

采集加工:药用根皮。全年可采,晒干研末备用或
鲜用。

性味功效:辛,温。祛瘀消肿,接骨。

主治应用:跌打损伤、疮痈、漆疮,每用 3 ~ 5 钱,水煎酒
引内服;外用煎水洗患处。骨折,用鲜品捣烂敷患处。

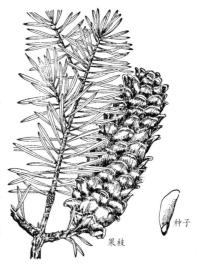

种子

果枝

杉松

还 阳 草

大王马先蒿　玄参科　马先蒿属

Pedicularis rex C. B. Clarke

别　　名:凤尾参、蒿枝龙胆草(昆明)。

识　　别:直立草本。生于海拔 1800 ~ 4000 米的山坡
草地、稀疏针叶林或山谷中。高 20 ~ 90 厘
米。主根粗壮,近地面根茎有丛密细根。茎
四方形。叶四枚轮生,有柄,上部的叶柄膨
大,联合穿茎,下部叶柄分裂,叶片羽状全裂
或深裂,裂片边缘有锯齿。穗状花序,多顶
生,花冠黄色。蒴果,卵圆形,种子多数。

采集加工:药用根。秋冬采集,洗净晒干备用或鲜用。

性味功效:气香,微甘,凉。补益气血,健脾利湿。

主治应用:阴虚潮热、风湿瘫痪、肝硬化腹水、慢性肝
炎、小儿疳积、乳汁少、宫寒不孕,每用 1
两,红糖为引,水煎服,或炖鸡、炖肉服。

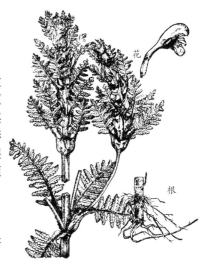

花

根

还阳草

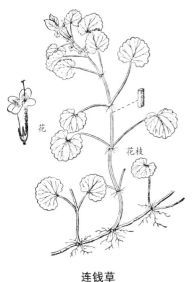

花

花枝

连钱草

连 钱 草

唇形科　连钱草属

Glechoma hederacea L.

别　　名:透骨消、活血丹(昭通)。

识　　别:多年生匍匐草本。生于潮湿隐蔽的沟边、山谷、草地。高 30～60 厘米。茎细长方形,被短柔毛,茎节着地生根。单叶对生,圆形或肾形,长 0.5～2.2 厘米,宽 0.6～3.2 厘米,边缘有圆钝齿。花 2～6 朵轮生叶腋,紫红色。小坚果,近球形。

采集加工:药用全草。春夏采集,洗净晒干备用或鲜用。

性味功效:辛,温。活血通络,消肿止痛。

主治应用:感冒、风湿骨痛、跌打损伤、砂淋、痛经,每用5 钱～1 两,水煎服。外伤出血、痈肿、腮腺炎,用鲜草捣烂敷患处。

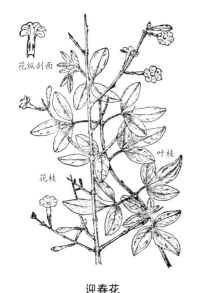

花纵剖面

叶枝

花枝

迎春花

迎 春 花

木樨科　素馨属

Jasminum nudiflorum Lindl.

别　　名:金梅花(楚雄、保山),阳春柳(红河)。

识　　别:常绿灌木。栽培。高 1 米左右。小枝平滑无毛,具四棱。叶对生,指状三小叶,长椭圆状卵形,全缘。早春开花,淡黄色。浆果,黑色,二裂。

采集加工:药用全株。全年可采,鲜用或晒干备用。

性味功效:苦,寒。消炎清热。

主治应用:阴道滴虫,取叶尖捣绒消毒后,用纱布包药,晚上塞入阴道,次晨取出。癌肿,用花 3 钱,水煎服并捣细外包患处。热淋、小儿热咳,每用根 1～2 钱,水煎服。小儿惊风,每用根2 钱,香油数滴为引,水煎服。

附　　注:脾胃虚寒者慎用。

旱 莲 草

鳢肠　菊科　鳢肠属

Eclipta prostrata L.

别　　名:墨菜(昭通)。

识　　别:一年生匍匐状或近直立草本。多生于湿地、水沟边或田间。高 18～60 厘米。全体被粗毛。茎叶折断流出白汁,接触空气后即变黑。单叶对生,宽披针形,长 1～5 厘米,宽 1～2厘米,边缘有极疏浅锯齿。头状花序,单生叶腋或枝端,花白色。瘦果,秃净,黑绿色。

采集加工:药用全草。夏秋采集,洗净切碎晒干备用。

性味功效:甘、酸,凉。滋阴补肾,凉血止血。

主治应用:鼻衄、牙龈出血、肺出血、胃肠出血、尿血、外伤出血、胃肠炎、痢疾、肝炎,每用 5 钱～1 两,水煎服。阴虚牙痛,用全草研末撒患处。痔疮漏管、脚癣,用适量煎水外洗。

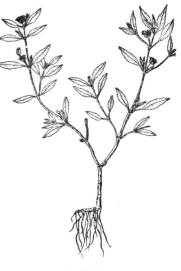

旱莲草

何 首 乌

蓼科　蓼属

Polygonum multiflorum Thunb.

别　　名:黄花污根(红河),血娃娃、夜交藤(曲靖),紫乌藤(昆明),小独根(临沧)。

识　　别:缠绕草质藤本。多生于旷野或村庄周围。根细长,末端膨大成块状,表面暗褐色。茎中空,上部分枝多,草质。单叶互生,长卵形或心形,长 4～8 厘米,宽2.5～5 厘米,全缘或微波状,托叶膜质,鞘状抱茎。大圆锥花序,腋生或顶生,花小极多,绿白色。坚果,卵形,有翅,萼片宿存。

采集加工:药用全草。秋季采集,洗净切片晒干备用,或鲜用。

性味功效:甘、涩、微苦,微温。补肝肾,强筋骨。

主治应用:腰膝痿软、白癜风、疟疾、痢疾,每用根 3～5 钱,水煎服或配伍用。失眠,每用藤 4～5 钱,水煎服或配伍用。疮疡、烫伤,用鲜叶捣烂加鸡蛋清调匀敷患处。

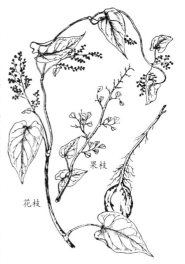

果枝

花枝

何首乌

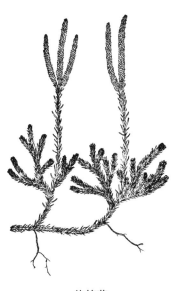

伸筋草

伸　筋　草

石松　石松科　石松属

Lycopodium clavatum L.

别　　名：抓地龙(丽江)，过山龙(东川、昆明、曲靖)，野人婆(昭通)。

识　　别：多年生匍匐蔓生草本。生于山坡向阳潮湿的沙壤上。走茎蔓延达1～2米，故名"过山龙"。叶多列，螺旋状排列，长0.3～0.5厘米，宽约0.5毫米，有长芒，全缘。孢子囊穗，单生或2～6个着生于总梗上，孢子囊肾形。

采集加工：药用全草。全年可采，洗净切碎晒干备用或鲜用。

性味功效：甘，温。舒筋活血，祛风活络，接骨。

主治应用：风湿麻木疼痛、跌打损伤、腰痛，每用3～5钱，泡酒或水煎服。皮肤不仁，用适量煎水外洗患处。骨折，用鲜品捣烂敷患处。

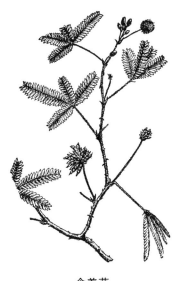

含羞草

含　羞　草

豆科　含羞草属

Mimosa pudica L.

识　　别：亚灌木状草本。多生于热带、南亚热带荒坡草地或栽培。高可达1米。茎上有下弯的钩刺及倒生刚毛。羽状复叶通常四片，指状簇生于叶柄之顶端，长3～7厘米，小叶多数线状长圆形，敏感性强，触之即闭合而下垂，故名"含羞草"。头状花序，单生或2～3个生于叶腋，花小，淡红色。荚果多数，扁平，稍弯曲。

采集加工：药用根。夏秋采集，洗净晒干备用。

性味功效：涩、微苦，温。利湿通络，明目，镇静。

主治应用：风湿痛，每用5钱，泡酒服。闭经、慢性胃炎、小儿消化不良、头痛失眠、眼花，每用3～5钱，水煎服。

附　　注：忌酸冷。

冷 饭 果

臭荚蒾　忍冬科　荚蒾属
Viburnum foetidum Wall.

别　　名:糯米果(红河),碎米果树尖(保山),碎米团
　　　　果(临沧),山五味子、老米酒(昆明)。
识　　别:灌木。生于山野疏林、路旁。高约 2 米。嫩
　　　　枝具白色柔毛,有臭气。单叶对生,多簇生
　　　　于短枝,倒卵披针形,长 1.5～5 厘米,宽
　　　　0.8～1.5厘米,边缘中上部有粗锯齿。伞形
　　　　花序式排列的聚伞花序,顶生,花白色。浆
　　　　果状核果,成熟时红色,种子 1 枚。
采集加工:药用叶、果。夏秋采集,晒干备用或鲜用。
性味功效:香,涩,平。清热解毒,止咳,接骨。
主治应用:头痛、咳嗽、肺炎、跌打损伤、走马牙疳、荨麻
　　　　疹,每用果 3 钱,水煎服。脓肿,用鲜叶捣
　　　　烂,炒热喷以酸醋包患处。骨折,取叶研末
　　　　酒调敷患处。

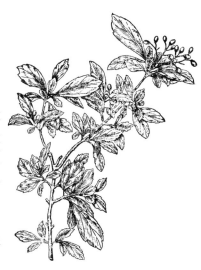

冷饭果

冷 毒 草

蔓茎堇菜　堇菜科　堇菜属
Viola diffusa Ging.

别　　名:扁担挑(红河)。
识　　别:匍匐蔓生草本。生于山野路边草地及山坡
　　　　林下潮湿处。通体具白色柔毛。匍匐走茎
　　　　自基部叶丛抽出,蔓延生根,发出新叶丛。
　　　　单叶丛生于根部,具扁平长柄,两侧具狭刺
　　　　和白柔毛,长卵形或卵状椭圆形,长 2～4 厘
　　　　米,宽 1～3 厘米,边缘具浅圆锯齿,两面均
　　　　有疏散白色柔毛。花单生,花葶顶端淡紫
　　　　色,中部有线状苞片二枚。蒴果,长椭圆形,
　　　　三瓣裂。
采集加工:药用全草。夏秋采集,洗净晒干备用或鲜用。
性味功效:苦,寒。凉血解毒,消肿止痛。
主治应用:毒蛇咬伤,用全草研末加茄子汁调成糊状外
　　　　敷患处。病情重者,用全草浸出液 800 毫
　　　　升,分 3 次服。病情轻者,用浸出液 300 毫
　　　　升,分 2 次服。
附　　注:本品浸出液比例:鲜草 1 两或干品 5 钱,用
　　　　开水 300 毫升浸泡,半小时即可内服。

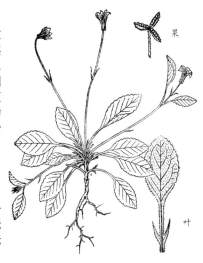

果

叶

冷毒草

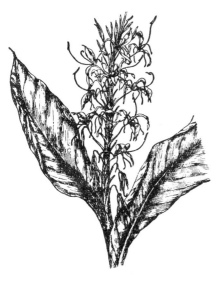

良姜

良　姜

姜科　姜花属

Hedychium spicatum Buch. – Ham.

别　　名:野姜、草果药(楚雄)、土良姜(昆明)、野
姜花、独叶台、四合红(曲靖)、草果(丽
江)。

识　　别:多年生高大芳香草本。生于山野疏林下
阴湿处。高1米左右。根茎块状。茎直
立,粗壮多汁。叶二列互生,叶片长椭圆
状披针形,长约34厘米,宽约11厘米,全
缘。穗状花序,顶生,花芳香,淡黄白色,
雄蕊朱红色。蒴果,扁球形。

采集加工:药用根茎。秋季采集,洗净切片晒干备用
或鲜用。

性味功效:辛、苦,温。温胃散寒,燥湿。

主治应用:胃寒痛、消化不良、疟疾,本品研末,每次
5分,日服3次。膝关节痛,用鲜根捣烂
敷患处。

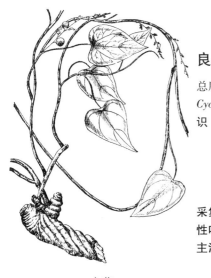

良藤

良　藤

总序轮环藤　防己科　轮环藤属

Cyclea racemosa Oliv.

识　　别:木质藤本。生于岩石箐边。长1~2米。根粗
壮,微扭曲,芳香。单叶互生,叶片通常卵圆
形,有长尾尖,长4~5厘米,宽2.5~3.5厘
米,全缘。圆锥花序,腋生,雌雄异株,花白绿
色。核果,球形。

采集加工:药用根。秋季采集,洗净晒干备用或鲜用。

性味功效:苦,寒。消炎止痛。

主治应用:急性胃肠炎,每用鲜品2~3钱,水煎服,日服
3次。

良 旺 茶

五加科　假参属

Nothopanax delavayi(Fr.) Harms ex Diels

别　　名:宝金刚、金刚树(思茅),白鸡骨头树(红河)。

识　　别:常绿无刺灌木或小乔木。生于山间坡地疏林下。高约 1 ~ 10 米。叶互生,指状复叶,偶有个别单叶,小叶片披针形,长 6.5 ~ 10.5 厘米,宽 1 ~ 1.17 厘米,边缘疏生睫齿。圆锥花序式排列的复伞形花序,顶生,花小,绿白色。核果。

采集加工:药用全株。全年可采,晒干备用或鲜用。

性味功效:清香,微苦,凉。清热解毒,理气舒筋。

主治应用:咽喉热痛,取本品泡开水作茶饮。月经不调、消化不良,每用 3 钱,水煎服。跌打损伤、骨折,用鲜品捣烂酒调外敷及水煎服。

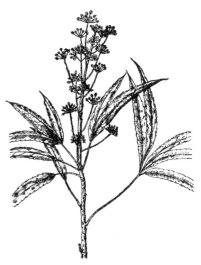

良旺茶

芦 子 藤

荨麻叶胡椒　胡椒科　胡椒属

Piper boehmerifolium Wall.

别　　名:叶子兰、芦子兰(思茅)。

识　　别:攀缘藤本。生于亚热带山野疏林中。全体生不显著的短毛。单叶对生或互生,叶片卵圆形,长 10 ~ 15.5 厘米,宽 4.5 ~ 9.5 厘米,全缘或浅波状,基部歪斜,不对称。花小,为稠密细圆柱状的穗状花序。小浆果,不开裂,排成稠密圆柱状的穗状体。

采集加工:药用全株。秋冬采集,洗净切碎晒干备用或鲜用。

性味功效:香,辛,温。舒筋活络,温经利湿,行气止痛。

主治应用:风湿、月经不调、胃痛,每用 5 钱,水煎服或泡酒服。跌打损伤,每用 5 钱,水煎或泡酒服。外用鲜全草捣烂包患处。

附　　注:同属植物葡萄茎胡椒 *Piper sarmenosa Roxb.* 亦应用于临床。

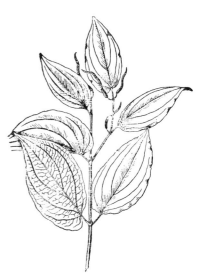

芦子藤

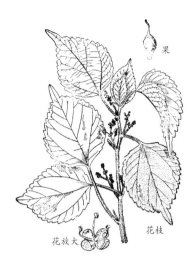

果

花放大 花枝

苎麻

苎 麻

荨麻科 苎麻属

Boehmeria nivea(*L.*)*Gaud.*

别　　名:钻骨风(昆明)。

识　　别:多年生草本。多生于坡地、路边小灌木丛中或栽培。高1～2米。全株密被白色刚毛。根为不规则圆柱形。茎直立,分枝。单叶互生,阔卵形或卵圆形,边缘粗锯齿,叶面粗糙,叶背白灰色,被绵毛。紧缩密集的穗状圆锥花序,腋生或顶生,花淡绿色或黄白色。瘦果,椭圆形,有毛。

采集加工:药用根。全年可采,洗净鲜用或晒干切碎备用。

性味功效:苦、涩、微温。续筋接骨,补虚安胎。

主治应用:骨折、扭伤、疮痈,用根捣烂外敷或配伍应用。神经衰弱、脱肛、胎动不安,每用3钱,水煎服或配伍服用。

苦 刺

白刺花 豆科 槐属

Sophora viciifolia Hance

别　　名:苦豆刺(曲靖),苦刺花(昆明)。

识　　别:灌木,高1～2米。枝直立,灰褐色,略圆柱形,小枝平展,尖刺状。奇数羽状复叶,互生,小叶11～21枚,椭圆形或椭圆状矩圆形,长0.5～1厘米,宽0.2～0.5厘米,先端微凹,有小尖,基部钝,叶背有短毛,全缘。总状花序,生于有叶短枝顶端,花白色或白蓝色。荚果纤细,念珠状,有3～5节,种子椭圆形。

生于温带旷野河谷砂地向阳处。

采集加工:根、果、叶、花。夏秋采集,晒干备用或鲜用。

性味功效:苦、寒。清热解毒,燥湿健胃,驱虫。

主治应用:扁桃腺炎、喉炎、气管炎、大叶肺炎、肝炎、肋膜炎、膀胱炎、痢疾、血尿、水肿、蛔虫、蛲虫症,每用根3～5钱,煎服。胃痛、腹痛,每用根5钱～1两,红糖适量,煎服。食积饱胀,用果3钱研末,调蜂蜜服,日服1次。消化不良,用果研末,每次6分,日服2次,开水送服。白口疮、痈肿、疥疮,每用鲜叶捣烂敷患处。阴道滴虫,用鲜叶配迎春花叶,共捣烂塞入阴道。盗汗、中暑,每用花5钱～1两,泡开水当茶饮。

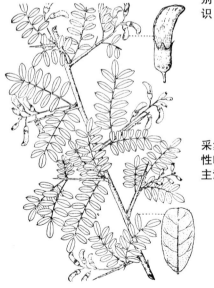

苦刺

苦 葛

豆科　葛属　（毒）

Pueraria peduncularls Grah.

别　　名:红葛、嘎卖(大理)。

识　　别:多年生攀缘或缠绕藤本。根粗壮,含丰富淀
粉。茎自根端生出,多达数十条,老枝疏被
粗毛,幼枝密被褐黄色短粗毛。羽状三小
叶,互生,顶端小叶卵菱形,长 6～11 厘米,
宽 5～8.5 厘米,先端渐尖,基部楔形,两侧
小叶斜卵形,长 6～9 厘米,宽 4～6.5 厘米,
先端渐尖,基部近圆形,两面被淡黄色长硬
毛,背面尤密,薄纸质,全缘,托叶舌状。总
状花序腋生,长达 20 厘米,总花梗和花梗密
被黄色短硬毛,花白色。荚果短线形,扁,几
无毛,绿色,干后褐黑色。

采集加工:药用根。全年可采,洗净晒干或鲜用。

性味功效:苦,寒,有毒。杀虫。

主治应用:1%～5%水浸液,杀灭血吸虫尾蚴。
0.1%～1%水浸液,杀钉螺及灭孑孓。制成毒饵可诱杀苍蝇。

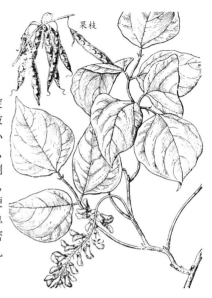

苦葛

苦 生 叶

玄参科　蓝猪耳属

Torenia vagans Roxb.

别　　名:小黄药、木布(红河)。

识　　别:一年生半匍披散草本,高 8～19 厘米。根
须状。茎略方,沿边具棱,节上着生不定根。
叶对生,椭圆形,长约 2 厘米,宽约 1 厘米,
先端钝,基部楔形,边缘具锯齿。短总状花序
单生叶腋,花淡蓝色。蒴果长椭圆形,具棱。
生于亚热带山间疏林下草地潮湿处。

采集加工:药用全草。秋季采集,晒干备用或鲜用。

性味功效:微苦,凉。清热解毒,消肿止痛。

主治应用:牙痛、口腔炎、发热、黄疸、腹泻、血尿,每用
3～5 钱,煎服。小儿疳积,用 2 钱研末,炖
鸡肝吃。中耳炎,用鲜品捣汁滴耳。睾丸肿
大、跌打损伤,每用鲜品 3 钱,捣烂开水泡
服,外用鲜品捣烂敷患处。外伤感染、毒蛇
咬伤、疮疖,每用鲜品适量捣烂敷患处。

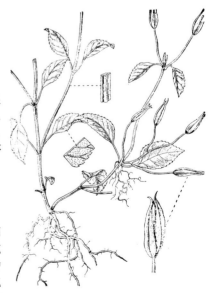

苦生叶

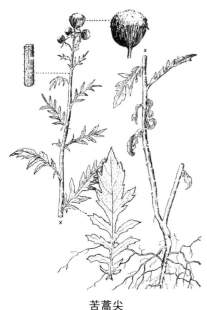

苦蒿尖

苦 蒿 尖

苦龙胆草　菊科　假蓬属
Conyza blinii Lévl.

别　　名：金蒿枝(玉溪)，矮脚苦蒿(昆明)，熊胆草
(曲靖)。

识　　别：一年生直立草本，高35～70厘米，全株密
被直立白色长柔毛。茎直立，圆柱形，具深
绿色纵纹。叶互生，轮廓矩圆形，长4～7
厘米，宽2.5～4厘米，羽状深裂，裂片披针
形。全缘或具不规则疏齿。总状花序式头
状花序，顶生或腋生，花淡黄绿色。瘦果，
椭圆形，顶具白色冠毛。
　　　生于温带山间向阳荒坡草地或山脚处。

采集加工：药用全草。夏秋采集，切碎阴干备用或鲜用。

性味功效：苦，寒。清肝利胆，泻火解毒。

主治应用：急性黄疸型肝炎、喉头炎、扁桃腺炎、淋巴
腺炎、口腔炎、气管炎、百日咳、胃炎、痢疾，
每用3～5钱，煎服。牙痛，用鲜叶3～5片
嚼服。疮疡、烧、烫伤，每用适量研末，加凡
土林调敷患处。外伤出血，用适量研末，撒
布患处。

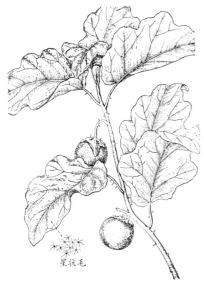

星状毛

苦天茄

苦 天 茄

野茄　茄科　茄属　(小毒)
Solanum coagulans Forsk.

别　　名：洋苦茄、刺颠茄、洋苦果(红河)。

识　　别：多年生亚灌木状，粗壮草本，直立，分枝，高
约1米。全体具稀疏散生短刺和星状柔
毛。叶卵形或矩圆状卵形，长8～13厘米，
先端钝，基部两侧不等，两面均被星状柔
毛，背面更密，边缘不规则深波状，单花侧
生，蓝色，花柄长约3.5厘米；萼裂片三，披
针形。果球形，黄色，直径约2厘米，秃净。
　　　生于亚热带旷野。

采集加工：药用根、叶、种子。夏秋采集，晒干备用或鲜用。

性味功效：微苦，凉，有小毒。止咳平喘、散瘀止痛，解
毒消肿。

主治应用：牙痛，用果研末，取少许含口中，隔片刻后
以酒送服。胃痛、尿道炎、慢性支气管炎、
哮喘、风湿腰腿痛、精神错乱、麻疹、痈疮溃
烂，每用根3～5钱，煎服。跌打损伤，用鲜
叶捣烂敷患处。头皮多且痒，用种子加侧
柏叶各适量，煎水洗头。蚂蟥入鼻，用鲜叶
捣汁滴入鼻腔。

苦 远 志

瓜子金　远志科　远志属

Polygala japonica Houtt.

别　　名：紫花地丁、直立细辛、苦草(曲靖)。

识　　别：多年生常绿小草本，高约 20 厘米。根圆柱形，较细，支根纤细。茎多数，自基部丛生，下部近木质化，表面有灰褐色细柔毛。单叶互生，卵形或卵状披针形，长 1～2 厘米，宽 0.5～1 厘米，先端短尖，基部圆形或楔形，全缘，具短柄。总状花序腋生，白紫色。蒴果，广卵圆形而扁，直径约 0.5 厘米。

　　生于亚热带山坡荒野。

采集加工：药用全草。全年可采，洗净晒干备用或鲜用。

性味功效：辛、苦，平。消炎止痛，活血消肿，止咳化痰。

主治应用：流感、支气管炎、咳嗽痰多、咽喉肿痛、胸痛、偏头痛、小儿肺炎、百日咳、小儿高热、麻疹不透、失眠、月经不调、疟疾、湿疹、疮疖、乳腺炎，每用 5 钱～1 两，煎服。小儿疳积，用根 1 钱，研末炖鸡或羊肝吃。跌打肿痛、风湿腰腿痛、胃痛，用适量研末，每服 1 钱，清酒或酸汤送服。刀枪伤，用适量研末，撒布患处。

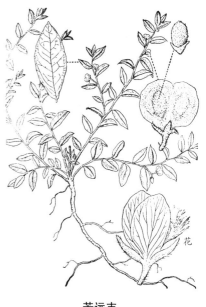

苦远志

苦 参

豆科　槐属

Sophora flavescens Ait.

别　　名：苦刺花(红河)。

识　　别：灌木。生于山野、丘陵、向阳坡地。高 1.5 米左右。根黄色，常为不规则分叉。奇数羽状复叶互生，小叶 11～12 枚，卵状椭圆形或椭圆状披针形，全缘；茎叶有短毛，渐脱落。总状花序，顶生或腋生，花黄白色。荚果，念珠状，细长，不开裂，种子 2～6 枚，深褐色。

采集加工：药用根、叶。春夏秋采集，根洗净切片晒干备用；叶鲜用。

性味功效：辛、苦、涩，寒。清热解毒，祛风燥湿，杀虫止痒。

主治应用：跌打损伤、枪伤、骨折、风湿肿痛，每用根 2～4 钱，泡酒内服。胃炎、肠风下血、蛔虫病，每用根 1～3 钱，水煎服。杀蛆、灭孑孓，用鲜叶切碎投入粪坑、臭水塘内。

附　　注：忌鱼腥。

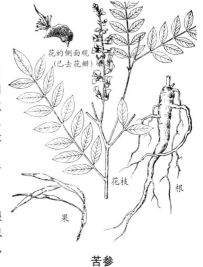

苦参

苦 楝

楝树 楝科 楝属 （毒）

Melia azedarach L.

识 别：落叶乔木。多为栽培。高可达 10 米。树皮有纵槽纹，幼枝有皮孔。二回羽状复叶互生，小叶卵形或披针形，边缘有粗齿。复总状花序，腋生，花淡紫色。核果，近球形，黄色。

采集加工：药用果、叶、皮。全年可采，晒干备用或鲜用。

性味功效：苦，寒，有毒。驱虫止痛。

主治应用：蛔虫病，每用皮 3～5 钱，水煎服。骨折、外伤肿痛，用鲜皮捣烂敷患处。疖肿，用鲜叶捣烂敷患处。疝气、膀胱炎，每用果 3～5 钱，水煎服。

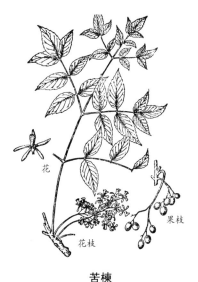

苦楝

苦 荬 菜

苣荬菜 菊科 苦荬属

Sonchus arvensis L.

别 名：野苦荬菜(红河)，黄菜花(丽江)，尖刀苦荬菜(文山)，蒲公英(东川、楚雄、红河)。

识 别：直立草本。多生于湿润肥沃的田野、路边及房屋周围。高 30～80 厘米，有乳汁。叶互生无柄，披针形，长 10～20 厘米，宽 2～5 厘米，具多角状浅裂，边缘有大小不齐的锯齿，基部叶呈耳状抱茎。头状花序排成疏散的圆锥花序，花黄色。瘦果，长椭圆形，长约 3 毫米，顶端有白色冠毛。

采集加工：药用全草。春夏采集，切碎晒干备用或鲜用。

性味功效：苦，寒。清热解毒。

主治应用：痢疾、乳痈、肠痈，每用 5 钱，水煎服或配伍应用。疔毒红肿、疮疖，每用鲜草 5 钱取汁酒引服，外用鲜草捣烂敷患处。

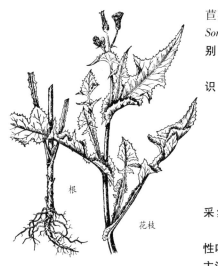

苦荬菜

苦龙胆草

点花滇龙胆　龙胆科　龙胆属

Gentiana rigescens Franch. var. stictantha Marq.

别　　名:地胆草(昆明)。

识　　别:宿根草本。生于山野疏林下。高40厘米。
根细圆柱形,白黄色。茎绿色,略木质化。
单叶对生,叶片椭圆形或倒卵形,长2~7厘
米,宽0.8~2.2厘米,基部渐狭成鞘状抱
茎,全缘。花顶生或腋生,排列成聚伞花序
状,紫色,有斑点纹饰,故名"点花滇龙胆"。
蒴果。

采集加工:药用根。春夏采集,洗净晒干备用。

性味功效:苦,寒。清热解毒,消肿止痒。

主治应用:咽喉疼痛,每用2钱,水煎服。疥疮肿毒,用
根煎水外洗及研末用芝麻油调匀搽患处。

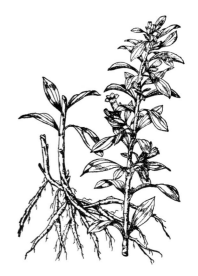

苦龙胆草

岩　芋

零余芋　天南星科　零余芋属　（毒）

Remusatia vivipara(Lodd.) Schott

别　　名:红岩芋(保山、思茅),红芋(思茅)。

识　　别:一年生宿根草本,高20~40厘米。块茎扁
圆形,外皮红色。叶根出,卵形或长卵形,长
15~20厘米,宽12~16厘米,先端长锐尖,
基部心形,全缘,叶柄长,盾状着生。肉穗花
序数个,自块茎生出,暗红色。
生于亚热带山野林下或箐中潮湿处。

采集加工:药用块茎。秋冬采集,洗净切片晒干备用或
鲜用。

性味功效:麻,温,有毒。散瘀消肿,麻醉止痛。

主治应用:急性乳腺炎、痈疽疔肿、无名肿毒、疥癣,每
用鲜品捣烂敷患处或研末撒布患处。跌打
肿痛,用根泡酒外擦及用鲜品捣烂敷患处。

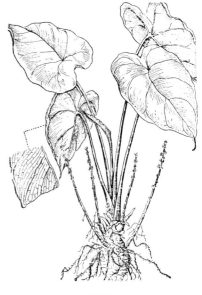

岩芋

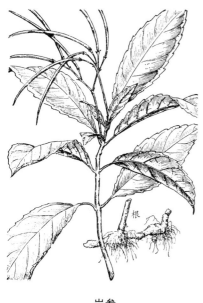

岩 参

苦苣苔科　吊石苣苔属

Lysionotus serratus D. Don

别　　名: 小粘头(思茅),石参(文山)。

识　　别: 附生肉质草本,高 25~55 厘米。根肥厚。茎直立,圆柱形,绿色有紫色斑点,节膨大。单叶交互对生,卵状椭圆形,长 7.5~11.5 厘米,宽 3~5.5 厘米,先端短、锐尖或尖,基部阔楔形,叶面绿色,背淡红,边缘具波状齿。聚伞花序腋生或顶生。蒴果线形,种子多数,有一长球柄,顶端有一长毛。

采集加工: 药用全草。全年可采,晒干备用或鲜用。

性味功效: 苦、微涩,平。清热解毒,消肿止痛,健脾燥湿。

主治应用: 跌打损伤、骨折,每用鲜品捣烂敷患处。消化不良、腹泻、菌痢、支气管炎、咳血、哮喘、风湿疼痛、疟疾、贫血,每用 3~5 钱,煎服。预防流感、流脑,每用鲜品 1~2 两,煎服或煮大锅药服。

岩参

岩 葱

兰科　莪白兰属

Oberonia myosurus Lindl.

别　　名: 树葱(红河),石葱(玉溪)。

识　　别: 多年生肉质草本,高 12~18 厘米。须根多数,灰白色。叶基出,线状圆柱形,长 8~18 厘米,径约 0.5 厘米,先端尖,基部折合状,两侧排列。穗状花序着生在扁平叶上,花黄色,蒴果小卵球形。
生于寒、温带半山区和高山区山坡岩石上。

采集加工: 药用全草。春夏采集,晒干备用或鲜用。

性味功效: 辛、微苦,凉。解毒,清热,接骨。

主治应用: 锌、野荸荠、菌子、野皂角等中毒,用 1 两加水 1 斤,煎至 300 毫升,每 4 小时服 1 次,每次 100 毫升。肺炎、支气管炎、肝炎、尿路感染,每用鲜品 2~3 钱,煎服。中耳炎,用鲜品捣汁滴耳。外伤出血、疮痈,用鲜品捣烂加酒炒热,敷患处。疯狗咬伤,用鲜品配蚕豆捣烂敷患处。

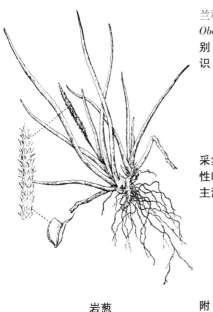

岩葱

附　　注: 孕妇忌用。

岩　紫　苏

唇形科　香茶菜属

Rabdosia sp

识　别:多年生草本,高约60厘米。根须状,近圆柱
形,有细纵纹。茎直立,四方形,淡褐色,有
短柔毛。单叶对生,卵圆形,边缘有齿缺,有
长柄。聚伞花序式总状花序顶生或腋生,花
蓝色。小坚果。
　　　　生于亚热带山野疏林石岩缝中。

采集加工:药用全草。夏秋采集,晒干备用或鲜用。

性味功效:辛、微苦,温。茎、叶:散寒解表;根:祛痰
止咳。

主治应用:感冒咳嗽,用茎、叶3钱,煎服。肺结核咯
血、肺脓疡、神经衰弱,每用根1～2钱,
煎服。

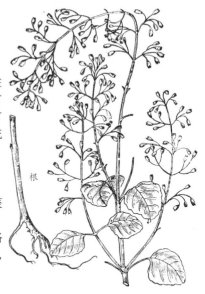

岩紫苏

岩　　角

通兰　兰科　通兰属　(小毒)

Thunia marshalliana Reichenb. f.

别　　名:岩笋(思茅、保山、临沧),石竹子(红河),接
骨丹(大理)。

识　　别:多年生草本。生于温暖地区疏林下或向阳
山坡石缝中。高50～70厘米。须根细圆柱
形,白色。茎直立,绿色,节多而明显。叶互
生,茎下部叶椭圆形,上部叶箭状披针形,长
7～24厘米,宽3～4厘米,全缘。总状花
序,顶生,花白色。

采集加工:药用全草。全年可采,洗净鲜用或切片晒干
研末备用。

性味功效:微苦,温,小毒。活血祛瘀,接骨。

主治应用:骨折,用鲜品加酒适量捣绒,炒热加入鸡蛋
清调匀外敷或配伍外用。跌打损伤、刀枪
伤,每用3～5钱,水煎服或泡酒服,外用鲜
品捣烂敷患处。

附　　注:本品多为外用。

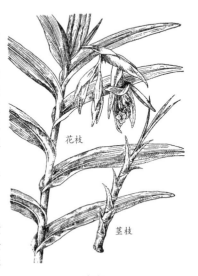

岩角

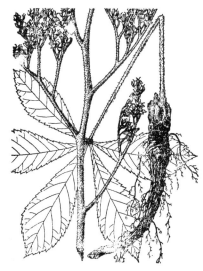

岩陀

岩　陀

檠岩托　虎耳草科　鬼灯檠属

Rodgersia sambucifolia Hemsl.

别　　名:毛青红(昭通),枣儿红(曲靖),九叶岩陀
　　　　(丽江)。

识　　别:多年生直立草本。生于山坡阴湿处或高山
　　　　草地。高 0.6~1.2 米。根茎粗壮,有鳞片。
　　　　茎圆柱形,中空,表面绿色或稍带红色,全体
　　　　有粗毛。叶大,互生,基生叶有长柄,掌状五
　　　　深裂;茎生叶三裂,裂片有尖锯齿。大圆锥
　　　　花序,顶生,多枝密集,花小,绿白色。蒴果。

采集加工:药用根。夏秋采集,洗净切片晒干备用。

性味功效:苦、微涩、微温。通经活血,消食止泻。

主治应用:跌打损伤、骨折、风湿痛、消化不良,每用 2~4
　　　　钱,水煎服或配伍应用。捣细外包治疗骨折。

附　　注:孕妇忌服。丽江尚产一种岩陀:羽叶鬼灯檠 *R.*
　　　　pinnata Franch. 主要识别点:茎上的复叶具有
　　　　3~7片,排列成羽状小叶,花深红色或红白色,
　　　　根茎切面粉红色。其功效与本品相似。

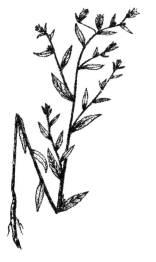

岩兰花

岩　兰　花

着色风铃草　桔梗科　风铃草属

Campanula colorata Wall.

别　　名:兰花石参(曲靖),鸡肉参(红河)。

识　　别:草本。生于山野和疏林中。高 30 厘米左右。
　　　　全株有白色刚毛。茎直立。单叶互生,粗糙,
　　　　披针形,较小,长约 3 厘米,宽约 0.5 厘米,边
　　　　缘具疏钝齿。花单生枝端,花冠钟状,蓝紫
　　　　色。蒴果。

采集加工:药用根。夏秋采集,洗净晒干备用或鲜用。

性味功效:香、甘、温。养血除风,利湿。

主治应用:风湿瘫痪、破伤风,每用 1 两,水煎服。虚痨
　　　　咳血,每用 1 两炖肉或鸡吃。

附　　注:忌酸冷、豆类。

岩 菖 蒲

岩白菜　虎耳草科　岩白菜属

Bergenia purpurascens（*Hk. f. et Thoms.*）*Engl. var.*
delavayi（*Fr.*）*Engl. et Irmsch.*

别　　名:岩七(临沧)、兰花岩陀、紫梗(丽江),岩白
菜、红缎子、观音莲(昭通)。

识　　别:多年生草本。多生于高山阴湿岩壁上。高
约30厘米。全体无毛。叶丛生于根茎顶
端,长椭圆形或卵圆形,长7~10厘米,宽
4.5~7厘米,叶面深绿色,有光泽,背黄绿
色,有腺状小点。蝎尾状聚伞花序,顶生,花
白色。蒴果。

采集加工:药用全草。夏季采集,洗净晒干备用。

性味功效:苦、涩、平。止血生肌,健胃止泻。

主治应用:胃痛、消化不良、腹泻、大便下血、头痛、胸
痛、腰痛、痛经,每用根1~2钱,研末,开水送服。跌打损伤、风湿疼痛,每
用根2钱泡酒内服。外伤出血,用根研末外撒或用鸡蛋清调匀敷患处。

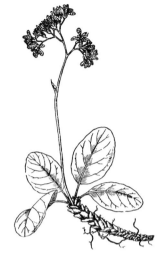

岩菖蒲

岩 人 参

紫花党参　桔梗科　党参属

Codonopsis purpurea Wall.

识　　别:多年生蔓生性草本。多生于山沟、坡地、灌
木丛中。主根长圆锥形,表皮灰褐色,疏生
细须根。单叶对生,长椭圆形,叶面深绿色,
背灰绿色,全缘或微波状。花单生枝顶,钟
形,紫色。蒴果。

采集加工:药用全草。夏秋采集,切碎晒干备用或
鲜用。

性味功效:苦、微甘辛,平。止血镇痛。

主治应用:外伤出血,用鲜草捣烂外敷患处。内外伤疼
痛,每用1钱,水煎服。

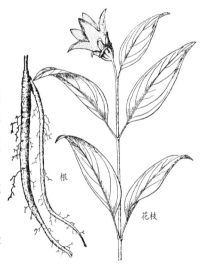

根

花枝

岩人参

青 洋 参

萝藦科　鹅绒藤属

Cynanchum otophyllum Schneid.

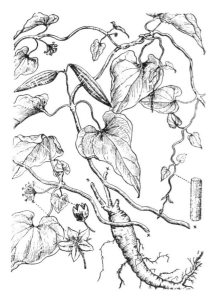

青洋参

别　　名:小绿羊角藤(临沧),小白敛(保山),白芩
　　　　(大理),白药、白芪、断节参、对节参(红
　　　　河),地藕(大理、保山)。

识　　别:多年生草质藤本,长 2～5 米,具白色乳汁。
　　　　根圆柱形,肉质、肥大、黄褐色。茎细长,圆
　　　　柱形,绿色,有棱。叶对生,三角状卵圆形,
　　　　长 3～5 厘米,宽 2～5 厘米,先端渐尖,基
　　　　部心脏形,叶面绿,背灰白色,全缘。伞形
　　　　花序腋生,花小,黄绿色。蓇葖果三角状。
　　　　　生于山坡杂木林或灌木丛中。

采集加工:药用根。秋季采集,洗净切片晒干备用。

性味功效:甘、微苦、温。益肾强筋,健脾和胃,驱虫。

主治应用:虚咳、食积、胃痛、腹胀痛、小儿疳积、惊风、
　　　　蛔虫、风湿关节痛、经期腰痛、贫血、头晕、
　　　　白带、狂犬痛、癫痫、毒蛇咬伤,每用 3～5
　　　　钱,煎服。中气不足、肾虚、虚肿,每用 1～
　　　　2 两,炖肉或鸡蛋吃。刀伤,用 5 钱,泡酒
　　　　分服,并用鲜品捣烂敷患处。

附　　注:忌酸、冷。本品对动物有毒性作用。

青 竹 标

高山岩角藤　天南星科　崖角藤属

Rhaphidophora peepla (Roxb.) Schott

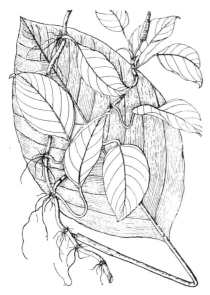

青竹标

别　　名:爬树龙(思茅),小过山龙(文山),过江龙
　　　　(临沧),金竹标(红河),小南苏、爬山虎、
　　　　大青竹标、爬地龙(玉溪),小石芝藤(曲
　　　　靖)。

识　　别:常绿粗壮、肉质藤本,高可达 10 米余。茎
　　　　圆柱形,绿色。单叶互生,阔椭圆形,长
　　　　15～20厘米,宽 10～15 厘米,先端渐尖,基
　　　　部阔楔形,全缘,叶柄长。肉穗花序顶生,
　　　　佛焰苞状,白色,脱落。浆果。
　　　　　生于亚热带阴湿山坡及沟谷中,以气
　　　　根攀缘他物上。

采集加工:药用全株。全年可采,晒干备用或鲜用。

性味功效:甘、微苦、凉。舒筋活络,润肺止咳。

主治应用:上呼吸道感染、支气管炎、百日咳,每用
　　　　2～5钱,煎服。跌打损伤、风湿关节痛、痈
　　　　肿恶疮、骨折,每用 1 两,泡酒分服,外用
　　　　鲜品捣烂敷患处。

附　　注:忌牛、羊肉。

青 香 树

清香木　漆树科　黄连木属

Pistacia weinmannifolia Poiss.

别　　名: 紫油木(思茅、东川),对节皮(文山)。

识　　别: 常绿乔木,高 8~15 米。树皮灰色而稍呈片裂。小枝灰褐色。偶数羽状复叶互生,叶轴具窄翼,小叶椭圆形或椭圆状矩圆形,长 1.5~3 厘米,宽 0.8~1.5 厘米,先端凹,具一短芒尖,基部阔楔形,叶面绿色,有光泽,革质,全缘。圆锥花序腋生,繁密,花小,紫红色。核果球状,红色,熟时黑红色。

生于温带山野疏林中,石灰岩地区较多。

采集加工: 药用叶、皮。全年可采,晒干备用或鲜用。

性味功效: 涩、微苦,凉。清热解毒,收敛止血。

主治应用: 痢疾、肠炎、腹泻、疮疡、湿疹,每用鲜嫩叶 3~5 钱,煎服。外伤出血,用皮研末撒布患处。风疹,用鲜嫩叶煎水外洗。食积,用茎叶 2 钱,煎服。

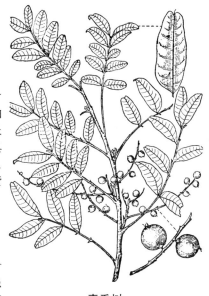

青香树

青 木 香

菊科　久苓菊属

Vladimiria berardioidea (Franch.) Ling

识　　别: 多年生草本,高约 10 厘米,贴地而生。根肉质,粗壮而长,淡褐色。茎短不显或高 10 厘米左右,圆筒形,具细纵沟纹,密被棕褐色茸毛。单叶互生,丛生状,平铺地面,圆形或卵圆形,长 9~17 厘米,宽 6~13 厘米,先端钝或圆,基部近圆或偏斜,叶面深绿色,背面绿黄色,两面均被短毛,边缘齿状深裂或波状均具小齿尖,有柄,柄密被棕褐色茸毛。头状花单一顶生,淡紫色,苞片多列。瘦果秃净,有四棱,冠毛二层,羽毛状。

生于滇西北地区海拔较高的荒坡、沙砾中。

采集加工: 药用根。秋冬采集,洗净晒干备用或鲜用。

性味功效: 辛、苦,温。理气止痛,散郁宽中。

主治应用: 腹痛、胃痛、奔豚、消化不良,每用 1~2 钱,研末,开水送服或煎服。

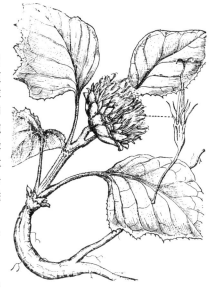

青木香

青 刺 尖

蔷薇科　扁核木属
Prinsepia utilis Royle

别　　名:鸡蛋糕(思茅)。

识　　别:灌木。生于山坡林边或灌木丛中。高
　　　　　1~1.5米,具腋生棘针。单叶互生或2~5
　　　　　枚簇生,叶片椭圆形,全缘或有浅锯齿。花
　　　　　1~4朵,生于小枝腋内,白色。核果,椭圆
　　　　　形,紫色。

采集加工:药用叶。夏秋采集,鲜用或晒干备用。

性味功效:淡、微辛,平。活血祛瘀,接骨消肿,补虚。

主治应用:骨折、枪伤,用适量捣烂敷患处或配伍内服。
　　　　　贫血,每用5钱,炖猪脚吃。

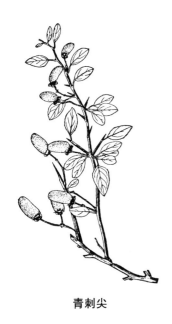

青刺尖

青 叶 胆

稍美丽獐牙菜　龙胆科　獐牙菜属
Swertia pulchella(*D. Don*) *Buoh. - Ham.*

别　　名:肝炎草、小青鱼胆、土疟药(红河)。

识　　别:一年生草本。生于山野荒坡草地。高15~20
　　　　　厘米。根黄色或黄褐色,须根较少。茎方形,
　　　　　常带紫色。叶对生,无柄,狭披针形,长2~5
　　　　　厘米,宽0.3~0.7厘米,全缘。圆锥形聚伞
　　　　　花序,顶生或腋生,花蓝紫色,花萼宿存。蒴
　　　　　果,椭圆形,种子多数。

采集加工:药用全草。春夏采集,晒干备用或鲜用。

性味功效:苦,寒。清肝胆湿热,除胃中伏火。

主治应用:肝炎、泌尿道感染,每用5钱,水煎服。

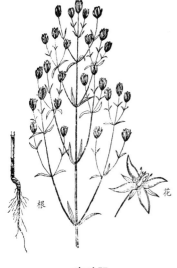

根　　花

青叶胆

青 香 藤

马兜铃科　马兜铃属

Aristolochia calcicola C. Y. Wu

别　　名:青木香(昭通)。

识　　别:藤本。生于山间坡地林下。根粗壮,不规则
圆柱形,略分枝。单叶互生,卵状心形,长
5.5～8.5厘米,宽4～5.5厘米,叶面粗糙,
略革质,背面密生白色厚绒毛,全缘。花单
生叶腋,深紫色。蒴果,椭圆形。

采集加工:药用根。全年可采,洗净切片晒干备用。

性味功效:苦,微温。行气健胃,止痛。

主治应用:胃痛、跌打损伤,每用2～3钱,水煎服或泡
酒服。

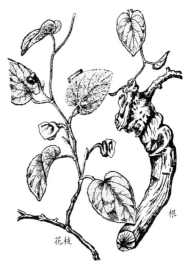

青香藤

金 不 换

滇黄芩　龙胆科　滇黄芩属

Veratrilla baillonii Franch.

识　　别:多年生高山秃净草本,高16～30厘米。根
粗壮,肉质,分叉,黄色。茎直立,圆柱形,黄
绿色。基生叶丛生状,长披针形或长倒披针
形,长7～15厘米,宽1.5～2.5厘米,先端
急尖状,基部渐狭延伸扩展为膜质叶鞘,茎
生叶对生,卵状披针形或披针形,长4～8厘
米,宽1～2.8厘米,先端急尖状,基部抱茎,
平行脉3～7条,两面黄绿色。全缘。总状
花序顶生或腋生,稠密,雌雄异株,花冠黄绿
色。蒴果卵形。

　　生于寒温带高山,海拔在4000米以上
的草地及缓坡。

采集加工:药用根。夏秋采集,洗净晒干备用或鲜用。

性味功效:苦,寒。清热解毒,活络止痛。

主治应用:肺炎、肾炎、乳腺炎、扁桃腺炎、胃炎、支气管
炎、草乌中毒,每用1～2钱,煎服。跌打损
伤,用适量,泡酒分服。

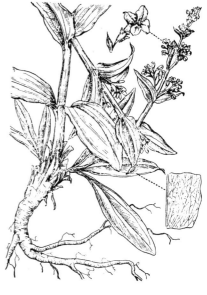

金不换

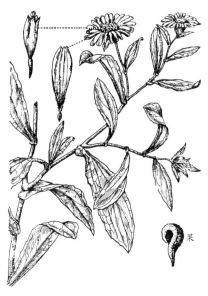

金盏花

菊科　金盏花属
Calendula officinalis L.

别　　名:月月红(昭通、丽江)。

识　　别:一年生草本,高30~60厘米。茎直立,上部有分枝。单叶互生,下部叶匙形,上部叶长椭圆形或长椭圆状倒卵形,长5~9厘米,宽1~2厘米,先端钝或尖,基部略心形,稍抱茎,具疏细齿。头状花序单生枝顶,舌状花淡黄色或橘黄色。瘦果,两侧具窄翼。
栽培。

采集加工:药用全草。夏秋采集,晒干备用或鲜用。

性味功效:苦,寒。清热解毒,活血调经。

主治应用:中耳炎,用鲜叶取汁滴入耳内。月经不调,用3钱,煎服。

金盏花

金钟茵陈

阴行草　玄参科　阴行草属
Siphonostegia chinensis Benth.

别　　名:青叶胆(楚雄)。

识　　别:一年生直立草本,高30~60厘米,密被锈色短毛。主根不发达,侧根粗细不等,须根多数。茎中空,上部多分枝。下部叶对生,上部叶互生,广卵形,长0.8~5.5厘米,宽0.4~6厘米,二回羽状全裂。总状花序着生茎枝上部,花冠上唇红紫色,下唇黄色,萼管部很长。蒴果,包于宿存萼内,披针状长圆形,黑褐色,种子多数,长圆形,黑色。
生于温带及亚热带旷野山间荒坡草地。

采集加工:药用全草。夏秋采集,晒干备用。

性味功效:苦,微寒。清热渗湿。

主治应用:百日咳、肺炎、高热,用本品配鸡根各1斤,水煎过滤去渣,取液蒸馏,分装入瓶,高压消毒备用,每次2毫升,肌注。胆囊炎、湿疹黄疸、黄疸型肝炎、湿温、溲赤、水肿、胃肠炎,每用5钱~1两,煎服。

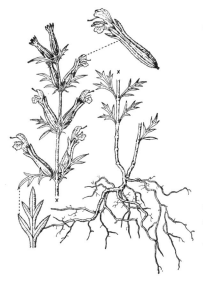

金钟茵陈

金 花 果

薯莨　薯蓣科　薯蓣属
Dioscorea cirrhosa Lour.

识　　别:缠绕草本。生于滇南亚热带山野湿润阔叶
林下。长 2～3 米。多数不规则圆形块根组
成肥大块根系。茎下部有短钝刺。下部叶
互生,上部叶多对生,长椭圆形或椭圆状长
披针形,长 10～15 厘米,宽 4～6 厘米,基部
浅心形,三出脉,叶面光亮,全缘。穗状花
序,腋生。蒴果,有三翅,开裂为三果瓣,种
子有翅。

采集加工:药用根。秋季采集,洗净切片晒干备用或
鲜用。

性味功效:涩、苦,寒。清热解毒。

主治应用:腹泻、痢疾,本品研末,每次 1 钱,日服 3 次。

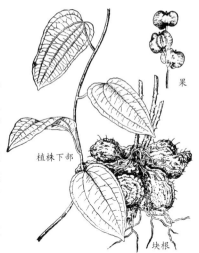

果

植株下部

块根

金花果

金 叶 子

云南克榴木　石南科　克榴木属　(剧毒)
Craibiodendron yunnanense W. W. Sm.

别　　名:风姑娘(昆明),马虱子草(保山),闹羊花
(玉溪)。

识　　别:秃净灌木。生于亚热带山间阔叶疏林或灌
木丛中。高 1～2 米。单叶互生,椭圆状矩
圆形,长 4.5～8 厘米,宽 1～3 厘米,革质,
羽网脉联结而明显,全缘。圆锥花序,顶生
或腋生,花冠短钟状,白色。蒴果,扁球形五
裂,种子多数,一侧有翅。

采集加工:药用叶。夏秋采集,晒干备用或鲜用。

性味功效:涩、微辛,温,剧毒。发表温经,活络止痛。

主治应用:跌打损伤、风湿麻木、外感风寒,每用叶 1
片,水煎服,或研末每次 1 分,开水送服。

附　　注:忌豆类、鱼腥、羊肉、酸冷。孕妇及体弱者忌
服。中毒用酸汤解。

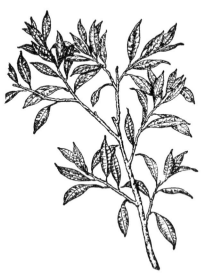

金叶子

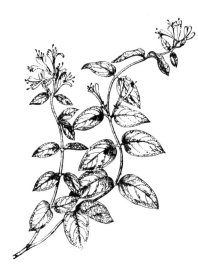

金银花

金 银 花

忍冬科　忍冬属

Lonicera Japonica Thunb.

别　　名：双花(保山)，金银藤(楚雄)。

识　　别：多年生缠绕藤本。多生于山野路旁或栽培。茎下部木质，褐色，被柔毛。单叶对生，卵形或长椭圆状卵形，长4～8厘米，宽2～4厘米，全缘；叶背多少被毛。花成双腋生，白色，后变成金黄色，故名"金银花"。浆果，圆形，黑色。

采集加工：药用花、茎、叶。初夏采集，晒干备用或鲜用。

性味功效：甘，寒。清热解毒。

主治应用：风热感冒、咽喉炎、痢疾、疮痈疔毒、发热，每用3～5钱，水煎服。恶疮肿痛，用鲜茎、叶捣烂敷患处。

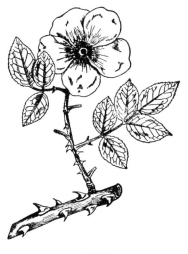

金樱子

金 樱 子

打破碗　蔷薇科　蔷薇属

Rosa odorata Sweet var. gigantea（Coll. et Hemsl.）Rehd. et Wils.

识　　别：攀缘状灌木。多生于山间向阳疏林下或路旁。高3～5米。全株具倒钩刺。奇数羽状复叶互生，小叶3～7枚，阔卵形或椭圆状矩圆形，长约3厘米，宽2～2.5厘米，边缘具尖锐锯齿。花单生于新枝顶端，花大，黄白色。成熟花托黄色，扁圆形，光滑，内含多数瘦果。

采集加工：药用果。秋冬采集，去毛晒干备用。

性味功效：酸、涩，微温。固肾涩精，止泻。

主治应用：遗精、遗尿、白带、脾虚泄泻，每用2～3钱，水煎服。

金 铁 锁

石竹科　金铁锁属　（毒）

Psammosilene tunicoides W. C. Wu et C. Y. Wu

别　　名：金丝矮陀陀(昆明)、独定子、蜈蚣七、对叶
七(丽江)、白马分鬃(保山)、麻参(红河)。

识　　别：宿根匍匐草本。多生于山间沙质荒地、红土
山坡或石缝中。独根肥大，呈长圆锥形，表
皮棕褐色。茎圆形，被短柔毛，中空易断。
单叶对生，卵形，叶面光滑或具稀疏细毛。
聚伞花序，顶生，花小，淡紫色。蒴果，棒状，
内具 1 枚褐色种子。

采集加工：药用根。全年可采，洗净去皮切片晒干研末
备用。

性味功效：苦、辛、麻、大温，有毒。止血止痛，活血祛
瘀，除风湿。

主治应用：跌打损伤、创伤出血、风湿疼痛、胃痛，每次 3～5 分，水煎服或泡酒服。外
用撒布患处。蛔虫，先服半个油煎鸡蛋，隔半小时，再服粉末 2 分及剩余的
半个油煎鸡蛋。

附　　注：孕妇忌服。忌酸冷、豆类、鱼腥。

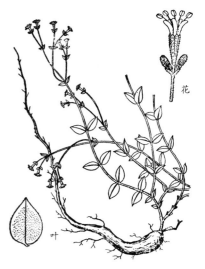

金铁锁

金 雀 花

锦鸡儿　豆科　锦鸡儿属

Caragana sinica (Buc' hoz) Rehd.

别　　名：金鹊花(保山)，大狗吉(红河)。

识　　别：落叶小灌木。多生于旷野路旁或栽培。高
1～2 米。树皮褐色具明显的皮孔，幼枝被
毛，有刺。叶为偶数羽状复叶，总轴顶常有
一刺毛，小叶通常 2 对，倒卵形或卵状矩圆
形，顶端一对较大，长 1.3～2 厘米，宽 0.8～
1 厘米，全缘。花单生叶腋，黄色，可食用。
荚果，圆柱状，稍两侧压扁，无毛。

采集加工：药用花。春季采集，晒干备用。

性味功效：甘，温。补气血，益肝肾。

主治应用：贫血、咳嗽、中气下陷、白带、小儿疳积、头昏耳
鸣、腰痛，每用 3～5 钱，水煎服或蒸鸡蛋吃。

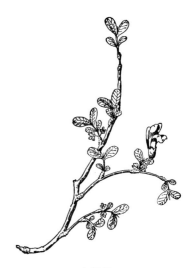

金雀花

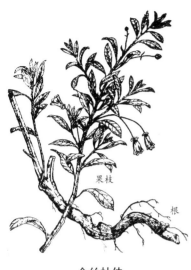

金丝杜仲

金丝杜仲

云南卫矛　卫矛科　卫矛属　（毒）

Evonymus yunnanensis Fr.

别　　名: 黄皮杜仲(玉溪)。

识　　别: 灌木。生于干热的山坡灌木丛中。高0.8~1
米。根外皮粗糙,黄褐色,根皮断面具有弹性
白丝。茎枝四棱形。单叶互生,革质,长椭圆
形,长3~5.4厘米,宽0.9~1.5厘米,边缘具
粗锯齿。聚伞花序,腋生,花淡绿黄色,花盘
扁平。半肉质蒴果,较大,四裂,粉红色,种子
4粒,具有红色的假种皮。

采集加工: 药用根皮。夏秋采集,晒干备用。

性味功效: 甘淡、微涩,温,有毒。舒筋活血,接骨止血。

主治应用: 跌打损伤、骨折、风湿痛、刀枪伤,每用3~5
钱,水煎服或泡酒服。外用本品研末开水调
敷患处或撒布创面。

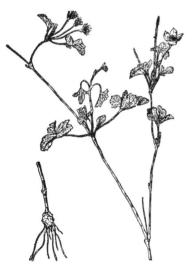

金丝木通

金丝木通

金毛木通　毛茛科　铁线莲属

Clematis chrysocoma Franch.

别　　名: 小木通(曲靖、东川、丽江),铁脚威灵(曲靖),
山棉花(丽江)。

识　　别: 多年生亚灌木。多生于山间荒坡或路旁。高
约50厘米。茎直立,圆柱形。叶为对生或丛
生的三出复叶,通常顶端一片较大,长1.5~5
厘米,宽1~2厘米,边缘具不规则3~5裂,叶
柄及叶的两面均密生细淡黄色长丝毛。花
2~4朵簇生叶腋;萼片花瓣状,绿白色具紫斑。
瘦果,结成头状,花柱宿存,具长毛。

采集加工: 药用全株。全年可采,鲜用或晒干备用。

性味功效: 淡,平。清热利尿。

主治应用: 肾炎、尿结、火眼,每用3钱,水煎服。鼻窦炎,
用鲜品捣烂放鼻腔内,另用3钱水煎服。疥
疮、骨折,用鲜根捣烂外敷。

金挖耳草

天名精　菊科　天名精属

Carpesium abrotanoides L.

别　　名:娃耳草(昭通、文山)。

识　　别:多年生草本。多生于山坡、路旁、河边、田边
草丛或灌木丛中。高60~80厘米。通体被
毛。茎直立,上部多分枝。单叶互生,椭圆
状披针形,先端尖,基部楔形,全缘或具锯
齿。头状花序,腋生,花黄色,花时俯垂。
瘦果。

采集加工:药用全草。全年可采,洗净晒干备用或
鲜用。

性味功效:甘,寒。消炎,截疟,止泻。

主治应用:小儿肺炎、疟疾、腹泻、疮痈肿毒、蛇、犬咬
伤,每用3~5钱,水煎服。外用鲜草捣烂敷
患处。

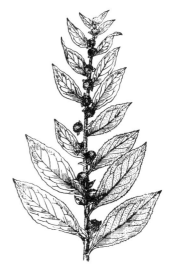

金挖耳草

金毛狗脊

金毛狗　蚌壳蕨科　金毛狗属

Cibotium barometz（L.）J. Sm.

别　　名:怕弯状(思茅)。

识　　别:多年生草本。生于山脚沟边及林下阴处酸
性土上。高1~2米。根茎木质,粗壮,平
卧,密生金黄色长茸毛,形如狗头,故名"金
毛狗"。叶三回羽状分裂,叶柄粗壮,褐色,
基部生棕黄色鳞片,羽片卵状矩圆形,小羽
片线状披针形,羽状深裂或全裂,裂片密接。
孢子囊群在裂片上2~12枚,囊群盖双唇
状,棕褐色,横矩圆形。

采集加工:药用根茎。全年可采,洗净去毛切片晒干备
用,茸毛干燥后备用。

性味功效:甘、微苦,温。补肾,强筋壮骨,除风湿。

主治应用:风湿骨痛、肾虚腰痛,每用5钱,水煎服或泡
酒服。骨折,用鲜根茎捣烂敷患处。外伤出
血,用茸毛撒布伤口。

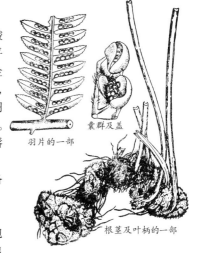

囊群及盖

羽片的一部

根茎及叶柄的一部

金毛狗脊

213

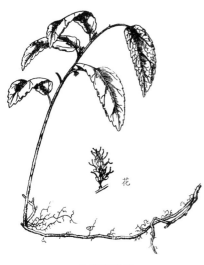

金丝矮陀陀

金丝矮陀陀

粉蕊黄杨　黄杨科　粉蕊黄杨属　（小毒）
Pachysandra axillaris Fr.

别　　名：草本叶上花(昆明)，白金、黄芩矮陀陀(曲靖)。

识　　别：半匍匐蔓生草本。生于石灰岩山坡箐沟或灌木丛中。高 15～25 厘米。叶互生或簇生于枝顶，长椭圆形，长 5 厘米，宽 2.2 厘米，叶缘有浅锯齿。短缩的穗状花序，腋生或顶生，花黄绿色。蒴果。

采集加工：药用全草。夏秋采集，洗净晒干备用或鲜用。

性味功效：甘、苦、热，小毒。祛风除湿，舒筋活络。

主治应用：跌打损伤、风湿麻木，每用根或全草 1 钱，水煎服或泡酒服。

附　　注：忌豆类。

刺　黄　柏

小檗科　十大功劳属
Mahonia ilicifoliola C. Y. Wu sp. nov. ined.

别　　名：大黄连、八角刺(红河)。

识　　别：常绿小乔木，高约 3 米。叶互生，革质，奇数羽状复叶，长达 27 厘米，小叶 23～27 片，三角形或卵形或长卵形，顶端小叶披针形，长 2～5.5 厘米，宽 1.2～1.8 厘米，先端锐尖，基部楔形或阔楔形，叶面褐黄色，有光泽，背面淡褐色，边缘有 2 对刺尖疏粗齿或一侧三齿，无柄。总状花序生于茎顶叶腋密集簇生状，长 10～25 厘米，花黄色。果实圆球形，成熟时蓝黑色。
　　　　　生于滇西南亚热带常绿阔叶林中。

采集加工：药用全株。全年可采，切碎晒干备用或鲜用。

性味功效：苦，寒。清热消炎，燥湿止泻。

主治应用：咳嗽、咯血、潮热、肺结核、腰肌无力、头晕、失眠，每用叶或种子 2～3 钱，煎服。肠炎、痢疾、黄疸型肝炎、火眼、疖痈感染，每用根茎 3～5 钱，煎服。

附　　注：同属植物均可使用。

刺黄柏

刺 苋 菜

刺苋　苋科　苋属

Amaranthus spinosus L.

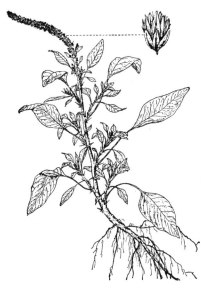

刺苋菜

识　　别：一年生直立草本,高约1米。茎绿色,秃净,具纵纹。单叶互生,叶片矩圆状卵形或椭圆状披针形,长0.5～5厘米,宽0.3～2厘米,先端钝,基部楔尖,光滑,边缘微波状,叶腋具1～2枚刺,具长柄。穗状花序稠密顶生,花绿白色,长约0.1厘米,苞片刺毛状。胞果盖裂。

　　　　多生于南部热带、亚热带地区的旷野及荒地。

采集加工：药用全草。夏秋采集,切碎晒干备用或鲜用。

性味功效：酸、涩,凉。清热解毒,收敛止血。

主治应用：预防麻疹、痢疾、肠炎、肾炎水肿、尿急、尿痛、尿血、痔疮出血,每用1～2两,煎服。咽喉痛,用根1～2两,煎服。牙龈糜烂出血,用适量烧存性研末撒敷患处。湿疹,用鲜品适量,煎水外洗。下肢溃疡、疮肿、脓疮,每用1～2两,煎服,外用鲜品捣烂敷患处。

刺　　参

山萝卜科　蓝苓草属

Morina bulleyana Forr. et Diels

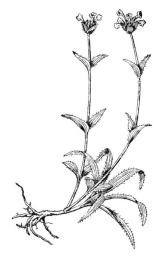

刺参

识　　别：多年生草本。生于高山坡地灌木丛中。高25～30厘米。主根细圆柱形,分枝。茎直立。单叶对生,基生叶狭披针形,长9～14厘米,宽1～2厘米,边缘有刺状锯齿;茎叶较基生叶小。花轮生,排成短穗状花序,顶生,花冠玫瑰色,二唇形。

采集加工：药用根。秋冬采集,切片晒干备用或鲜用。

性味功效：甘、微苦,温。补气血,接筋骨。

主治应用：神经官能症、贫血、肺虚咳嗽,每用5钱～1两,水煎服或炖鸡、肉服。跌打损伤、骨折,用鲜根捣烂敷患处。

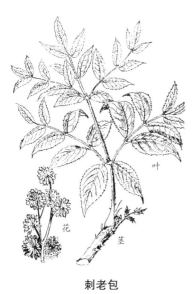

刺老包

刺老包

楤木　五加科　楤木属

Aralia chinensis L.

别　　名:雀不站(玉溪、曲靖),黑龙皮(丽江)。

识　　别:落叶乔木。生于山间坡地杂木林中或山脚路旁。高3~4米。茎多生锐刺,故有"刺老包"之称。叶大型,为1~3回奇数羽状复叶,小叶片长卵圆形,长5~12厘米,宽1~8厘米,边缘有浅锯齿。花杂性,圆锥花序式排列的伞形花序,花淡黄绿色。果为核果状。

采集加工:药用根皮。全年可采,洗净切碎晒干备用或鲜用。

性味功效:苦,凉。接骨止痛,祛风除湿。

主治应用:跌打损伤、骨折,用根皮捣烂加酒外包,并用1两泡酒分次服。胃痛,每用1两炖肉服。

附　　注:同属植物光叶楤木 *A. Chinensis L. var. nuda Nakai* 功效与本品相似。

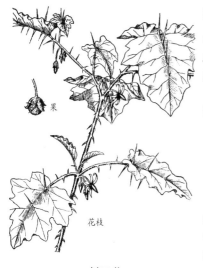

刺天茄

刺 天 茄

喀西茄　茄科　茄属

Solanum khasianum C. B. Clarke

别　　名:苦颠茄(文山),阿公、苦天茄(红河),卡西茄、黄角刺(楚雄)。

识　　别:直立草本。多生于山间林下或荒坡。高约1米。全体生有针状刺和硬毛。单叶互生,叶片菱状宽椭圆形,长7.5~11厘米,宽5~9厘米,边缘有不规则角状波齿。聚伞花序,2~4枚花组成,侧生,花白色。浆果,黄色,萼较小。

采集加工:药用全草。夏秋采集,晒干备用或鲜用。

性味功效:微苦,凉。消炎止痛,解毒止痉。

主治应用:小儿惊厥,每用叶2钱,水煎服。牙痛,用鲜果实捣烂置牙痛处。用根配伍治麻风。

刺 五 加

五加　五加科　五加属

Acanthopanax gracilistylus W. W. Sm.

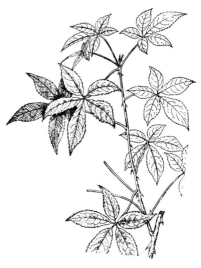

别　　名:五加皮(思茅、昭通、昆明)、戈哈(红河)。
识　　别:多年生攀缘状灌木。多生于旷野、村边、路旁或灌木丛中。茎枝、叶柄及叶背主脉均有小钩刺,全体有刚毛。叶互生,指状复叶,小叶长卵形,长 4~8 厘米,宽 2.5~4.5 厘米,边缘有锯齿。伞形花序排成圆锥花序,顶生,花白色。果球形,稍扁,熟时紫黑色。
采集加工:药用全株。全年可采,洗净切片晒干备用或鲜用。
性味功效:辛、苦、凉。清热解毒,祛风除湿,强筋壮骨。
主治应用:风湿关节痛、跌打损伤,每用全株或根 5 钱~1 两,水煎服。骨折、疮毒,用鲜品捣烂敷患处。配伍应用可治疟疾。

刺五加

定 心 藤

甜果藤　茶茱萸科　甜果藤属

Mappianthus iodioides H. – M.

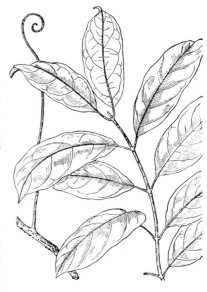

别　　名:羊不吃(红河)。
识　　别:攀缘状灌木,高约 5 米。茎圆柱形,灰绿色,有木质卷须,小椭圆形皮孔和纵花纹饰。单叶对生或近对生,椭圆形或椭圆状矩圆形,长 11~18 厘米,宽 3.5~6 厘米,先端锐尖,基部阔楔形或钝,全缘。花单性,雄聚伞花序单生于节上,与叶并生少花。核果,压扁状。
　　生于亚热带林中箐边。
采集加工:药用藤茎。全年可采,切片晒干备用。
性味功效:苦,凉。活血调经,止血止痛,安神,除湿。
主治应用:月经不调、痛经、闭经、产后血虚、宫缩痛、心慌心悸、风湿性关节痛、类风湿性关节炎、腰膝痹痛,每用 3~5 钱,煎服或泡酒服,或研末,每次 3~5 分,开水送服。外伤出血,用 3~5 钱,煎服或泡酒服,外用适量研末撒布患处。

定心藤

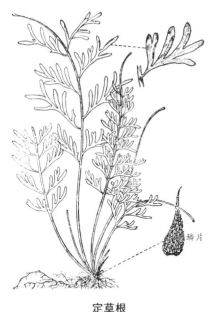

定 草 根

长叶铁角蕨 铁角蕨科 铁角蕨属
Asplenium prolongatum Hk.

别　　名:刷把草(昭通)。

识　　别:多年生直立小草本,高 15 ~ 35 厘米。根状茎短。叶柄丛生,长 8 ~ 15 厘米;叶片线形,近革质,绿色,长 10 ~ 20 厘米,宽约 3 厘米,先端延长成尾状,顶端着根其上,二次羽状分裂,下部羽片稍缩短,羽片有极短的柄,多数,矩圆形,基部不相等,小羽片狭线形,先端钝,具一条细脉。孢子囊群每小羽片上一枚,线形,囊群盖膜质,向上开口。

　　生于滇东南亚热带地区林中树上及阴湿石上。

采集加工:药用全草。全年可采,晒干备用或鲜用。

性味功效:苦,平。舒筋活血,止痛消炎。

主治应用:刀枪伤、跌打损伤,每用鲜草适量捣烂敷患处。

定草根

拐 枣

鼠李科 拐枣属
Hovenia dulcis Thunb.

别　　名:鸡爪梨(文山)。

识　　别:落叶乔木,高达 15 米。树皮灰黑色,外皮浅裂剥落,一年生枝褐红色,具皮孔。单叶螺旋状互生,广卵形或广卵状椭圆形,长 8 ~ 15 厘米,宽 5 ~ 11 厘米,先端短尖或渐尖,基部圆形或心形,基出脉三,淡红色,边缘具锯齿;叶柄长 3 ~ 4.5 厘米。聚伞花序顶生或腋生,花白色,小,直径约 0.2 厘米。果实圆形,果梗肉质,肿大肥厚,曲折弯拐,故名"拐枣"。

　　栽培。

采集加工:药用果梗。秋季采集,晒干备用或鲜用。

性味功效:甘,平。健脾和胃,舒筋活络。

主治应用:小儿消化不良、小儿疳积、食欲不振,每用 3 ~ 5 钱,煎服。风湿麻木,用本品泡酒,浸 3 天,每次 10 ~ 20 毫升,日服 3 次。

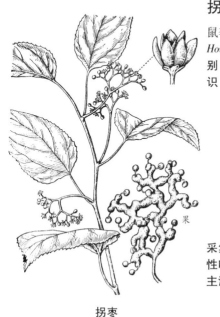

拐枣

肾　茶

猫须草　唇形科　肾茶属

Orthosiphon spiralis(*Lour.*) *Merr.*

别　　名:猫须草(思茅)。

识　　别:一年生草本,高约1.5米。茎四棱形,具纵沟,被褐黄色短柔毛。单叶对生,椭圆状阔披针形或卵状披针形,长2.5~6.5厘米,宽0.8~2.8厘米,先端渐尖,基部楔形,边缘1/3处以上具不规则的粗钝齿,具柄。假总状花序顶生,花白色,花蕊长出花冠筒外似猫胡须,故称"猫须草"。

生于热带、亚热带地区,多为引种栽培。

采集加工:药用全草。全年可采,切碎晒干备用。

性味功效:苦,凉。清热利尿,消炎。

主治应用:肾炎、尿路感染、结石、风湿关节痛,每用1~2两,煎服。

附　　注:同属植物 *Orthosiphon aristatus*(*Bl.*) *Miq.* 功效和本品相似。

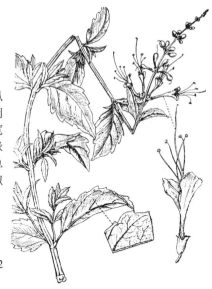

肾茶

败　酱

败酱科　败酱属

Patrinia scabiosaefolia Fisch. ex Link

别　　名:黄花参(红河)。

识　　别:多年生草本,高60~80厘米。全株揉之有臭味。根褐黄色,须根细圆柱形,少数。茎直立,圆柱形。基生叶丛生,椭圆形,具长柄;茎生叶为单叶对生,羽状深裂,顶端裂片椭圆形,边缘具粗锯齿,无柄。伞房花序式的圆锥花序顶生,花黄色。蒴果,种子1颗。

生于温带山间荒坡草地。

采集加工:药用全草。秋季采集,阴干备用。

性味功效:苦,寒。清热利湿,消炎排脓。

主治应用:急性阑尾炎、急性黄疸型肝炎、胆囊炎、腮腺炎、小儿肺炎、外感高热、衄血、结膜炎、肠炎、湿热带下、疮疖红肿,每用3钱~2两,煎服。产后腹痛、慢性肝炎,每用5钱~1两,水煎,红糖引内服。

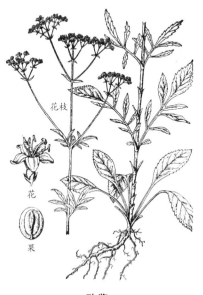

花枝

花

果

败酱

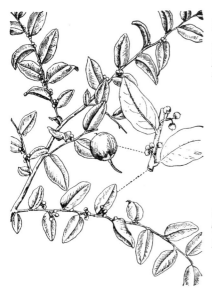

虎尾草

虎 尾 草

当归藤　紫金牛科　酸藤果属

Embelia parviflora Wall.

识　　别：藤状灌木,高 2～3 米。根灰褐色,断面髓心菊花纹。小枝圆柱形,黑褐色,具细纵纹,椭圆形皮孔和直立短柔毛,平展,互生于茎的两侧。单叶互生,矩圆状椭圆形,长 1.5～3 厘米,宽 0.8～1.5 厘米,先端钝,基部截状近圆形或钝,脉网不显,全缘。小伞形花序腋生或顶生,花淡黄绿色。肉质小浆果球形,黑色,花柱宿存。

　　　　　生于亚热带山间密林较阴湿处。

采集加工：药用根。全年可采,洗净切片晒干备用或鲜用。

性味功效：苦、涩、温。活血散瘀,调经止痛。

主治应用：月经不调、腹泻,每用 3～5 钱,煎服。骨折、跌打损伤,每用 3～5 钱,煎服,外用鲜品捣烂敷患处。

虎 掌 草

溪畔银莲花　毛莨科　银莲花属　（小毒）

Anemone rivularis Buch. – Ham.

别　　名：草玉梅(红河、保山、玉溪、楚雄、丽江、昭通),汉虎掌(临沧),见风青(玉溪),土黄芪、大狗脚迹(昭通),小绿升麻、见风黄(保山),蜜马常(文山)。

识　　别：宿根多年生草本。生于山间林下、路旁、沟边潮湿处。高 60～90 厘米。全株被丝状长毛。根粗糙,圆锥形,外皮紫褐色,断面黄色。根生叶有长柄,掌状三深裂,近顶端叶 2～3 片呈总苞状。聚伞花序,顶生,花白色。瘦果,有毛。

采集加工：药用根、叶。夏秋采集,根去外皮切片晒干备用,叶鲜用。

性味功效：苦、辛,寒,小毒。消炎止痛,活血散瘀,除湿退热。

主治应用：喉炎、扁桃腺炎、牙痛,每用 5 分～1 钱,加酒口含或水煎服。肝炎、胆囊炎、胃痛、痢疾、疟疾、偏头痛、闭经、血尿、淋症、蛇咬伤、草乌中毒,每用根 3 钱,水煎服或配伍应用。风湿痛、跌打损伤,每用根 2 钱泡酒服。曾试用治疗癌症。

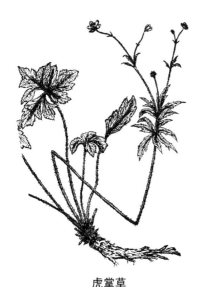

虎掌草

虎耳草

虎耳草科　虎耳草属　（小毒）

Saxifraga stolonifera Meerb.

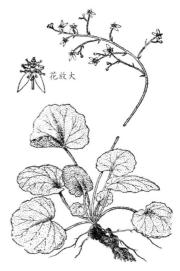

花放大

识　别:多年生常绿草本。生于背阴潮湿土壤。高
　　　达 40 厘米。全株生粗毛。须根多而纤细。
　　　叶基部丛生,有柄,叶片心圆形、椭圆形或肾
　　　形,略肉质,长 2～4.5 厘米,宽 1.5～4.5 厘
　　　米,叶缘波状圆齿,叶面深绿色,脉有白纹,
　　　背淡绿带红。圆锥花序,顶生,花白色。蒴
　　　果,卵圆形。

采集加工:药用叶。全年可采,晒干备用或鲜用。

性味功效:辛、苦,微寒,小毒。清热散结。

主治应用:中耳炎,用鲜叶取汁滴耳。溃疡性淋巴结
　　　核,用鲜叶捣烂敷患处。癌症,每用 2 钱,
　　　水煎服。

附　　注:同属植物滇大萼虎耳草 *S. imparilis Balf. f.*
　　　亦应用于临床。

虎耳草

夜 行 草

紫背黄芩　唇形科　黄芩属

Scutellaria discolor Colebr.

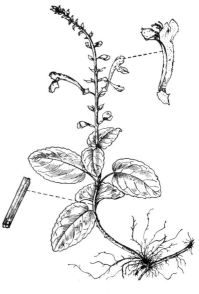

别　　名:挖耳草、一支箭(思茅)。

识　　别:宿根草本,高约 20 厘米。根茎细,白色,须
　　　根多数。茎直立,紫色,四棱形,节间短。单
　　　叶交互对生,长卵形,长约 4.5 厘米,宽约 3
　　　厘米,先端钝圆,基部心形,叶面绿色,背红
　　　色,边缘具浅圆齿。总状花序顶生,狭长,花
　　　紫色。小坚果。
　　　　　生于亚热带旷野疏荫灌木丛中草地。

采集加工:药用全草。夏秋采集,晒干备用。

性味功效:苦,寒。解表退热,消炎止痛。

主治应用:感冒、高热、胃肠炎、咽喉肿痛、痈毒疔疮,每
　　　用 5 钱～1 两,煎服。

夜行草

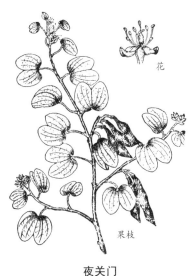

花

果枝

夜关门

夜 关 门

马鞍叶羊蹄甲　豆科　羊蹄甲属
Bauhinia faberi oliv.

识　　别:灌木。生于亚热带山野疏林内或林缘。小枝有棱角及短柔毛,瘦细。单叶互生,心形或肾圆形,顶端二圆裂,叶形似羊蹄,日开夜闭,故有"羊蹄甲"和"夜关门"之称,长1～3厘米,宽2～3.5厘米,叶面无毛,叶背有短柔毛,全缘,基出脉7～9条。伞房式的总状花序,顶生或与叶对生,5月开白色花。荚果,有短毛。

采集加工:药用根。秋冬采集,洗净切片晒干备用或鲜用。
性味功效:酸、涩,平。收敛止泻,安神。
主治应用:神经官能症,每用根5钱,红糖为引,水煎服。痢疾,每用3钱,水煎服。

果 上 叶

石仙桃　兰科　石仙桃属
Pholidota chinensis Lindl.

别　　名:石果、石芭蕉、叶下果(红河),千年矮、小扣子兰(文山)。

识　　别:多年生常绿附生草本,高约30厘米。根茎圆柱形,横走,节密生,下着须状根。假鳞片花萎后逐渐形成,丛生,长卵形,长3～7厘米,径1～2厘米,绿色,表面有不规则的纵沟纹,肉质,光滑。叶2枚对生于假鳞茎的顶部,长椭圆形,长11～21厘米,宽4～5.5厘米,先端短尖,基部渐狭,叶面亮绿色,背面绿色,基出平行脉3条,厚纸质,全缘,具柄。总状花序下垂,基生,花白色。蒴果倒卵形,浅橙色,有六棱,三裂。

采集加工:药用全草。全年可采,晒干备用或鲜用。
性味功效:甘、微涩,凉。清热消肿,润肺止咳。
主治应用:感冒、咳嗽、咽喉肿痛、支气管炎、肺炎、肺结核、哮喘、胃炎、消化不良、肝炎、牙痛,每用鲜草1～2两,煎服。跌打损伤、骨折、外伤出血,每用鲜草适量捣烂敷患处。

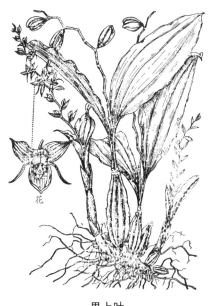

花

果上叶

货 郎 果

南酸枣　漆树科　南酸枣属

Choerospondias axillaris（*Roxb.*）*Burtt et Hill*

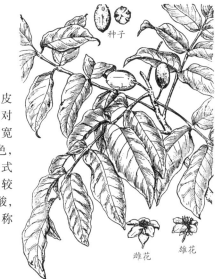

种子

雌花　　雄花

货郎果

别　　名:五眼果、山枣（文山）。

识　　别:落叶乔木,高 7 ~ 8 米。树皮褐棕色,有皮
孔。奇数羽状复叶互生,小叶 7 ~ 15 枚,对
生,披针形或卵状长圆形,长约 9 厘米,宽
约 4 厘米,先端渐尖,基部偏斜,叶面绿色,
背苍白色,全缘。花杂性异株,圆锥花序式
排列,淡紫色,单性花细小腋生,两性花较
大,排成总状花序。核果卵状,黄色,味酸,
有黏液,核坚硬,顶端有 5 个小孔。故称
"五眼果"。
　　生于热带、亚热带山谷疏林中。

采集加工:药用根皮。全年可采,洗净晒干备用。

性味功效:苦、涩,凉。清热解毒,止血止痛。

主治应用:失眠,用 5 钱 ~ 1 两,煎服。烧烫伤,用适量
熬膏敷患处。外伤出血,用适量研末撒布患处。

软 皮 树

滇桂　卫矛科　卫矛属

Evonymus grandiflorus Wall.

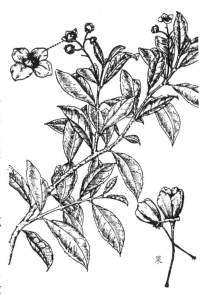

果

软皮树

别　　名:摆衣耳柱（红河）,金丝杜仲（丽江）。

识　　别:灌木或乔木,高约 4 米。嫩枝四方形。叶对
生,倒卵形或倒卵状长椭圆形,长 3.5 ~ 9.5
厘米,宽约 3 厘米,先端尖或钝,基部楔形,
稍革质,光滑,边缘具钝状细锯齿。稀疏聚
伞花序腋生,有花 5 ~ 9 朵,绿黄色。蒴果,
有四棱,黄色,种子黑色,有深红色假种皮。
　　生于亚热带山间常绿阔叶林中。

采集加工:药用树皮。全年可采,切碎晒干备用或
鲜用。

性味功效:辛,温。补肾强筋,调经活络。

主治应用:风湿麻木、癫痫、月经不调、高血压、腰膝痛,
每用 1 ~ 2 钱,煎服。跌打骨折,用鲜品适量
捣烂敷患处。

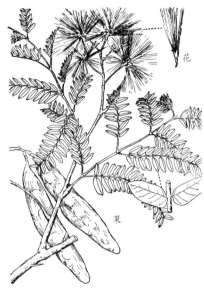

花

果

细黑心

细 黑 心

合欢　豆科　合欢属　（毒）

Albizzia julibrissin Dur.

别　　名:独脚金鸡(思茅)。

识　　别:落叶小乔木,高 3～5 米。树皮淡灰色,平滑。小枝黑褐色,近圆柱形,具纵沟纹和皮孔。偶数二回羽状复叶互生,羽片 4～12 对,小叶 10～30 对,对生,矩形,长 1～1.5 厘米,宽约 0.5 厘米,先端短锐尖,基部偏斜,叶面深绿色而有光泽,背面绿,全缘,总叶柄基部有腺点。头状花序腋生或为伞房状排列,花粉红色。荚果扁平,狭矩圆状椭圆形,扁平,褐色,边缘波状。

生于温带、亚热带旷野路旁或村旁。

采集加工:药用根。全年可采,洗净切片晒干备用或鲜用。

性味功效:辛,温,有毒。止血生肌,散瘀止痛。

主治应用:风湿关节炎、跌打损伤、腰肌劳损、创伤出血、疮疡癣疥,每用 2～3 钱,煎服或泡酒分服。外用鲜品捣烂敷患处或研末撒布患处。

附　　注:孕妇忌服。

细 木 通

木通藤　毛茛科　铁线莲属

Clematis peterae H.－M.

别　　名:小木通、风藤草(红河)。

识　　别:木质藤本。多生于山间路旁灌木丛中。长 2～3米。全株具细毛。叶对生,羽状复叶,小叶 3～7 枚,卵形或卵状长圆形,长 3～8 厘米,全缘或有少数锯齿。圆锥花序,腋生,花小,白色。瘦果,结成一头状体,花柱宿存。

采集加工:药用全株。秋季采集,洗净晒干备用或鲜用。

性味功效:淡,平。清热利尿,止痛。

主治应用:湿热淋病、小便癃闭、水肿,每用茎 2～3 钱,水煎服。头痛,用鲜茎捣烂加葱、姜适量炒热包太阳穴。风湿关节痛,用鲜茎叶捣烂炒热包痛处。

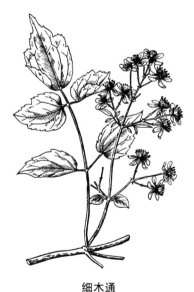

细木通

茄叶一枝蒿

菊科　斑鸠菊属

Vernonia clivorum Hance

识　　别:直立草本,高约1米。茎圆柱形,褐色,有纵
　　　　纹沟。单叶互生,披针形,长10～12厘米,
　　　　宽3～5厘米,先端短尖,基部楔形,叶纸质,
　　　　稍粗糙,边缘具尖齿。聚伞花序或圆锥花序
　　　　式头状花序顶生或腋生,花全部两性,花冠
　　　　管状,淡紫色。瘦果,淡褐色,有纵纹沟,冠
　　　　毛丰富。
　　　　　　　生于亚热带山野荒坡草地。

采集加工:药用全草。春夏采集,晒干备用。

性味功效:淡、微苦,凉。消炎止痛。

主治应用:腮腺炎、风火牙痛,每用5钱,煎服。

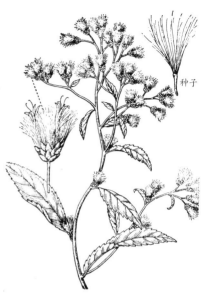

茄叶一枝蒿

茄　子　花

茄　茄科　茄属

Solanum melongana L.

识　　别:一年生栽培草本。高60～100厘米。基部
　　　　木质化,须根多数。茎直立,圆柱形。单叶
　　　　互生,卵形或矩圆状卵形,略歪斜,长6～15
　　　　厘米,宽5～14厘米,边缘有不规则浅裂或
　　　　浅波状。花通常单生,淡紫色。浆果,大而
　　　　肉质,平滑光亮,紫色,种子多数。

采集加工:药用全草。夏秋采集,晒干备用。

性味功效:根、茎、叶:甘,微苦,寒。花:甘淡,凉。清热
　　　　利湿,凉血止痛。

主治应用:急性肝炎,每用花1钱,红糖为引,水煎服。
　　　　冻疮,每用全草适量,水煎服。

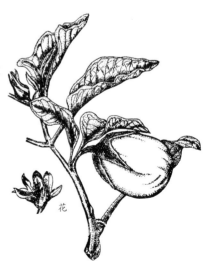

茄子花

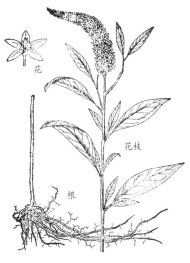

现鸡尾

现 鸡 尾

矮桃　报春花科　珍珠菜属

Lysimachia clethroides Duby

别　　名:沙糖根、瘰伤药(曲靖),白花叶(红河),伸
　　　　筋散(玉溪)。

识　　别:多年生直立草本。多生于山间林下阴湿处
　　　　或山坡路旁草丛中。高 30 ~ 60 厘米。支根
　　　　多数,长条形,淡红色。单叶互生,披针形,
　　　　全缘。总状花序,顶生,略向下弯,花粉红
　　　　色。蒴果,球形。

采集加工:药用全草。秋季采集,鲜用或晒干备用。

性味功效:酸、涩、平。活血调经,祛风湿。

主治应用:跌打损伤、骨折,用适量捣细外包或配伍用。
　　　　风湿、死胎不下,每用根 3 ~ 5 钱,水煎服或
　　　　泡酒服。闭经、崩漏、白带,每用 1 两炖肉
　　　　吃。黄疸型肝炎、支气管炎、乳痈,每用 1 ~ 2
　　　　两,水煎服。

附　　注:孕妇忌用。

拔 毒 散

锦葵科　黄花稔属

Sida szechuensis Matsuda

别　　名:王不留行(玉溪、曲靖、昆明、文山、楚雄),小
　　　　黄药(玉溪),小迷马桩(红河),迷马桩棵
　　　　(文山),小克麻(保山)。

识　　别:多枝亚灌木。多生于旷野、路旁、向阳山坡
　　　　的草丛中。高可达 1 米。全体密被星芒状
　　　　短柔毛。单叶互生,椭圆状菱形或椭圆形,
　　　　长 1.2 ~ 3.6 厘米,宽 0.7 ~ 2 厘米,边缘具
　　　　粗锯齿。花单生叶腋或排成总状花序,黄
　　　　色。蒴果,扁球形,成熟时裂为 8 ~ 10 瓣。

采集加工:药用全株。夏秋采集,晒干备用或鲜用。

性味功效:苦、平。活血祛瘀,拔毒,接骨,通乳。

主治应用:闭经,每用 3 钱,水煎服。疔疮、枪伤、骨折,
　　　　用鲜品捣烂外敷。乳汁不通,每用 3 ~ 5 钱
　　　　炖猪脚服。

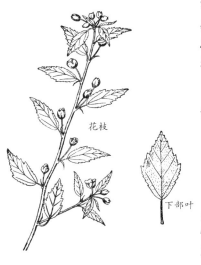

拔毒散

抽 筋 草

菁姑草　石竹科　繁缕属　（小毒）

Stellaria saxatilis Buch. – Ham.

别　　名：单背叶、背单草、滇繁缕(昆明)。

识　　别：匍匐蔓生草本。多生于旷野、田间、路旁沟
边。长 10~90 厘米。全株密被白色星状柔
毛。有不定根。茎脆易断。单叶对生，椭圆
形或卵圆形，长 1~3 厘米，宽 0.5~2 厘米，
全缘。二歧聚伞花序，较舒展，腋生或顶生，
花小，白色。蒴果，长卵形，种子多数，细小，
扁圆形。

采集加工：药用全草。夏秋采集，洗净晒干备用或
鲜用。

性味功效：辣、凉，小毒。清肝息风，接骨。

主治应用：肝风头痛、中风不语、风热，每用 3 钱，水煎
服。骨折，用鲜品捣烂加酒调匀包患处。

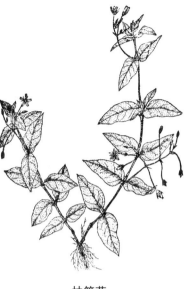

抽筋草

松叶防风

云南邪蒿　伞形科　邪蒿芹属

Seseli yunnanense Fr.

别　　名：竹叶防风(保山、曲靖、玉溪)，松叶柴胡(昆
明)。

识　　别：宿根直立柔弱草本。多生于山间松林下。
高 15~30 厘米。根圆柱形，褐黄色，多生
褐色粗纤维毛。枝根细瘦，叶根出而簇生，
为线状三叉连续分裂，裂片形似松叶，故名
"松叶防风"。简单的复伞形花序，顶生，花
细小，淡黄色。双悬果，较小。

采集加工：药用根。秋季采集，洗净晒干备用。

性味功效：辛、温。祛风解表，解毒。

主治应用：感冒、风湿骨痛、头痛，每用 2~3 钱，水煎
服。附子中毒，每用本品 4 钱，红糖为引，
水煎服。

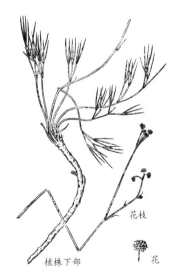

花枝

植株下部　　花

松叶防风

227

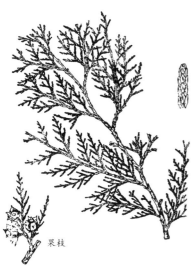

侧柏

侧　柏

柏科　侧柏属

Biota orientalis（L.）Endl.

别　　名:扁柏(东川)。

识　　别:常绿乔木。主要为栽培。高可达20米以上。干直,树冠圆锥形,枝叶扁平侧生,羽状排列在一水平面上,不分枝,故名"侧柏"。叶细小,鳞片状,交互对生,平贴于枝上。单性花着生于去年生的小枝梢端。雄花卵状圆形,黄色;雌花球状,紫色。球果,卵球形,种子深褐色,即中药柏子仁。

采集加工:药用叶、子仁。全年采叶,冬季采果,晒干,压碎,收集子仁备用。

性味功效:叶:辛、苦、微酸,寒。清热凉血,止血。子仁:甘,平。养心安神,润肠通便。

主治应用:吐血、衄血、便血、崩漏、肝炎,每用叶2～3钱,炒黑单用或配伍水煎服。阴虚失眠、便秘,每用子仁3～5钱,水煎服。外伤出血,用叶炒黑研末撒布患处。

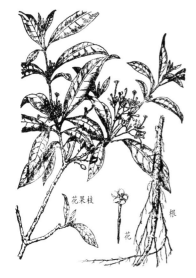

罗芙木

罗　芙　木

夹竹桃科　罗芙木属

Rauwolfia yunnanensis Tsiang

别　　名:麻三端(思茅)。

识　　别:灌木。生于亚热带山坡草丛、林下草地或栽培。高0.8～1.5米。主根长圆锥形,外皮黄褐色,具粗糙纵纹及少数须根。叶对生或三枚轮生,椭圆状披针形,长7～11厘米,宽2.5～5厘米,全缘。聚伞花序,腋生或顶生,花白色。果实,核果状,卵椭圆形,熟时红色。

采集加工:药用根。全年可采,洗净晒干备用。

性味功效:苦,寒。平肝息风,镇静,降血压。

主治应用:高血压、头痛、失眠、眩晕,每用5钱～1两,水煎服。

乳 汁 草

一点红　菊科　一点红属

Emilia sonchifolia（L.）*DC.*

别　　名: 野苦菜、一点红(曲靖),旱地蒲公英(昆明)。

识　　别: 一年生直立草本。多生于村边、路旁、园地、荒地。高 10～50 厘米。全株具乳液,被白色疏毛。单叶互生,基生叶琴状分裂;茎叶卵状披针形,基部抱茎,有不规则的钝齿。头状花序,成聚伞花序式排列,顶生,花紫红色。瘦果,圆柱形,冠毛白色。

采集加工: 药用全草。全年可采,洗净晒干备用或鲜用。

性味功效: 微苦,凉。清热凉血,拔毒生肌。

主治应用: 痢疾、急性肠炎、尿路感染、结膜炎、咽炎、皮炎、湿疹、疮痈,每用 2～5 钱,水煎服或配伍用。外用适量。

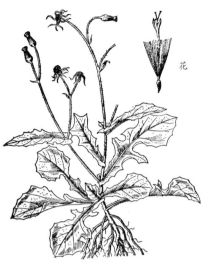

乳汁草

鱼 眼 草

菊科　鱼眼草属

Dichrocephala benthamii C. B. Clarke

别　　名: 地胡椒(保山),鼓丁草、星宿草(昆明)。

识　　别: 一年生草本。生于旷野荒地草丛中或路旁草地。高 10～25 厘米。分枝多,茎紫色或绿色,密被白色柔毛。叶互生,长 3.5～6.5厘米,中部以下叶常呈琴状羽裂,两面均有柔毛。头状花序排成聚伞花序式,花全为管状,周花雌性,白色,中部的两性,绿黄色。瘦果,扁平,无冠毛。

采集加工: 药用全草。夏秋采集,洗净切碎晒干备用或鲜用。

性味功效: 苦,寒。清热解毒。

主治应用: 肝炎、小儿消化不良、夜盲,每用 2～4 钱,水煎服。疮疡,用鲜草煎水外洗及捣烂外敷。

附　　注: 同属植物小鱼眼草 *D. bodinieri Le'v*1. 亦应用于临床。

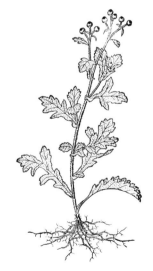

鱼眼草

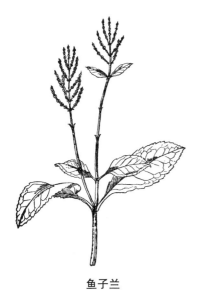

鱼子兰

鱼 子 兰

珠兰　金粟兰科　金粟兰属
Chloranthus spicatus（Thunb.）Makino

别　　名:叶枝兰(保山),小疙瘩(思茅)。

识　　别:直立或披散亚灌木。生于亚热带山间密林中或栽培。高可达1米,秃净。叶对生,椭圆形或倒卵状椭圆形,长6~10厘米,宽3~5厘米,边缘有小锯齿。穗状花序呈圆锥花序式排列,顶生,花小,黄绿色,极芳香。核果。

采集加工:药用全株。夏秋采集,洗净切片晒干备用。

性味功效:辛、微甘、温。祛风湿,接筋骨。

主治应用:风湿疼痛、跌打损伤、癫痫,每用全株1~2两,水煎或泡酒服。子宫脱出、感冒、腹胀,每用根5钱~1两,水煎服。

鱼 腥 草

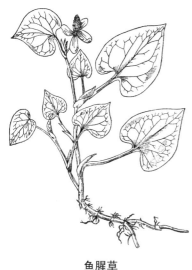

鱼腥草

蕺菜　三白草科　蕺菜属
Houttuynia cordata Thunb.

别　　名:壁虱菜(曲靖、丽江、楚雄),侧耳根(昆明、楚雄、曲靖)。

识　　别:湿性宿根草本。多生于沼泽地、沟边、山坡潮湿处。高30~60厘米。匍匐茎有节,节上生不定根。茎直立,圆柱形,光滑。单叶互生,心形,全缘。穗状花序,顶生或与叶对生,总苞四片,白色,花小密集,无花被。蒴果,种子卵形。

采集加工:药用全草。夏秋采集,洗净切碎晒干备用或鲜用。

性味功效:腥、微酸、寒。清热利湿,排脓。

主治应用:肺脓疡、急性支气管炎、疮疡久不收口、风热感冒、脉管炎,每用3钱~2两,水煎服或配伍应用。肺痨咯血、痔疮、产后流血不止、水肿,每用根1~2两,水煎服。黄水疮,用鲜叶及嫩尖捣烂敷患处。

附　　注:虚寒及腹泻者忌服。

鱼 胆 草

小飞蓬　菊科　飞蓬属

Erigeron canadensis L.

别　　名:苦蒿(玉溪)。

识　　别:直立草本。生于原野路旁。高 1 ~ 1.5 米。全体有短毛。单叶互生,线状倒披针形,长 3 ~ 6 厘米,宽 0.4 ~ 0.7 厘米。头状花序为圆锥花序式排列,花淡绿色,雌花舌状,两性花管状。瘦果,密生白色冠毛。

采集加工:药用全草。夏季采集,洗净晒干备用或鲜用。

性味功效:苦,凉。清热解毒。

主治应用:中耳炎,用鲜叶捣烂取汁加鳝鱼血滴耳,每日 2 次。结膜炎,用鲜叶取汁滴眼。热性牙痛,用鲜全草捣烂含于牙痛处。口腔炎,取叶配伍水煎服。外伤出血,用全草配伍研末,冷开水调敷患处。

花枝　　根

鱼胆草

肺 筋 草

百合科　肺筋草属

Aletris spicata (Thunb.) Fr.

别　　名:百味参、韭叶麦冬(昆明),绿翠草(曲靖)。

识　　别:多年生草本。多生于旷野山坡及荒地。根茎短,丛生须根,上生多数弯曲白色小块根。叶多数,自根部丛生,线状披针形,长 15 ~ 30 厘米,宽 0.3 ~ 0.7 厘米,全缘。花葶由叶丛中抽出,穗状花序,长 15 ~ 25 厘米,花小,淡红色。蒴果,椭圆形种子锯屑状。

采集加工:药用全草。全年可采,洗净晒干备用或鲜用。

性味功效:甘、辛、温。壮阳补气,活络止血。

主治应用:风湿瘫痪、妇女虚弱、阳痿、遗精,每用 2 两炖肉服。肝硬化腹水,每用 2 两,红糖适量,水煎服。小儿脱水,用 1 两配伍应用。内出血,用全草烧灰内服。

附　　注:感冒发热,实症者忌服。

肺筋草

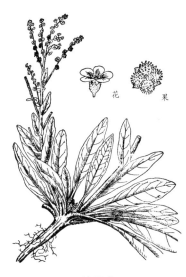

狗屎花

狗 屎 花

倒提壶　紫草科　倒提壶属
Cynoglossum amabile Stapf et Drumm.

别　　名:大肥根(曲靖),莲子叶、绿花心、绿花叶(昭
通),一把抓、倒提壶(昆明、丽江),蓝花参
(红河)。

识　　别:多年生宿根草本。生于山野、路边、草坪。高
达50厘米。全株密被白色绒毛。根长圆锥
形。茎圆柱形。基生叶簇生,具长柄,椭圆形
或匙状;茎叶无柄,披针形,基部略抱茎,全
缘。总状花序,顶生,花小,蔚蓝色,偏生于总
状花序之一侧。宿萼小坚果,有钩刺。

采集加工:药用根。夏秋采集,洗净切片晒干备用或鲜用。

性味功效:甘,平。清热利尿,补虚止血。

主治应用:肝炎、痢疾、疟疾、淋症、疝气,每用3钱~1
两,水煎服。虚弱、虚咳、白带,每用1~2
两,炖肉吃。外伤出血,用鲜根皮捣烂外敷
或研末撒患处。

狗 响 铃

毛假地豆　豆科　猪屎豆属
Crotalaria ferruginea Grah.

别　　名:小狗响铃(思茅、临沧),响铃草(曲靖、玉溪、
大理、保山),大响铃豆(昆明),老鼠响连科
(曲靖),野豌豆(丽江)。

识　　别:灌木状多年生草本。生于向阳的山坡、草
地。高30~80厘米。分枝多,全体被粗毛。
叶互生,长椭圆形,长2~5厘米,宽1~3厘
米,全缘。总状花序,顶生或腋生,花2~6
朵,黄色,蝶形。荚果,椭圆形,饱满,种子
10~30粒,肾形,褐色。

采集加工:药用全草。夏秋采集,洗净切碎晒干备用或
鲜用。

性味功效:苦、微酸,寒。消炎利尿,止咳定喘。

主治应用:小便不利、白浊、肾炎、淋巴腺炎、腮腺炎、扁桃
腺炎、慢性支气管炎、哮喘、耳聋、耳鸣,每用
3~4钱,水煎服。疮疡,用鲜草捣烂外敷。

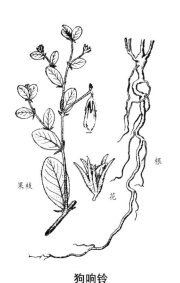

狗响铃

狗 核 桃

茄科　曼陀罗属　（剧毒）

Datura stramonium L.

别　　名：天生膏、一股箭（红河），曼陀罗（保山）。

识　　别：一年生直立草本。多生于田野、村边、路旁
　　　　　及坡地。高1~2米。茎绿色，圆柱形，上部
　　　　　呈二歧状分枝。单叶互生，广卵形，长8~
　　　　　12厘米，宽4~12厘米，边缘有不规则波状
　　　　　分裂。花单生于枝分叉间或叶腋间，花大，
　　　　　白色。蒴果，卵形，直立，表面具有不相等的
　　　　　坚硬针刺，种子多数。

采集加工：药用全草。夏秋采集，切碎晒干备用或
　　　　　鲜用。

性味功效：苦、麻，温，剧毒。麻醉止痛，止咳平喘，杀虫。

主治应用：咳喘，用花、叶制成烟卷吸或用全株研末，每
　　　　　次1~2分，开水送服。跌打损伤、骨折疼
　　　　　痛、关节疼痛，用全株研末，每次服1~2分
　　　　　或配伍用。外用鲜果捣烂敷痛处。鲜全草切碎投入粪坑内杀蛆。

附　　注：本品剧毒，用量不可超过2分。

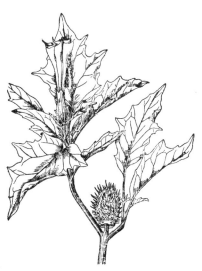

狗核桃

贯 众

狗脊　乌毛蕨科　狗脊属　（小毒）

Woodwardia japonica（L. f.）Sm.

识　　别：多年生草本。生于湿润常绿阔叶林下或箐
　　　　　沟。高50~120厘米。根茎横走或倾斜，与
　　　　　叶柄下部均密生棕色鳞片。叶为二回羽状
　　　　　分裂，羽片10对左右，披针形或线状披针形，
　　　　　互生或近对生，羽状分裂。孢子囊群矩圆状
　　　　　线形，沿裂片中脉两旁着生，囊群盖褐色。

采集加工：药用根茎。秋季采集，洗净切片晒干备用或
　　　　　鲜用。

性味功效：苦、微寒，小毒。清热解毒，杀虫散瘀。

主治应用：预防流行性乙型脑炎、流感、伤寒，每用3
　　　　　钱，水煎服。痢疾、疮疡、血崩、虫积腹痛，
　　　　　每用3钱，配伍水煎服。外伤出血，用鲜品
　　　　　捣烂外敷。

附　　注：孕妇忌服。

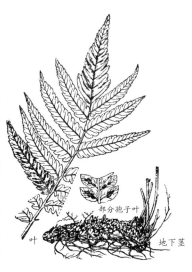

部分孢子叶

叶　　　地下茎

贯众

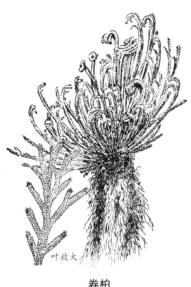

叶放大

卷柏

卷 柏

垫状卷柏 卷柏科 卷柏属

Selaginella tamariscina（Beauv.）Spr. var. pulvinata（Hk. et Grev.）Alston

别　　名:一把抓(玉溪、东川、大理),石花(思茅、保山),岩花(大理)。

识　　别:多年生常绿草本。多生于石灰岩的石壁上。潮湿时呈座莲状展开,干后蜷卷闭合。须根密集而细长。叶两型,复瓦状排列成4行,侧叶较中叶为大,卵状钻形或长圆状卵形,全缘;中叶两行,卵状披针形或斜卵状披针形,边缘膜质。孢子囊着生枝顶,有四棱,孢子叶三角形,孢子囊肾形,大小孢子囊不规则。

采集加工:药用全草。春秋采集,洗净晒干备用。

性味功效:辛,平。活血祛瘀,催产,止血。

主治应用:跌打损伤、催产、胎盘不下,每用5钱,水煎服或泡酒服。鼻衄、胃肠出血、崩漏,每用3~5钱炒黑,水煎服。

附　　注:无瘀血者及孕妇忌服。

泡 掌 筒

忍冬科 来色木属

Leycesteria formosa Wall. var. glandulosissima Airy－Shaw

别　　名:炮竹筒、鬼竹子、大笔杆草(曲靖),空心草(大理、曲靖),猴橘子、梅竹叶、金鸡一把锁(丽江)。

识　　别:小灌木。多生于山坡向阳荒地或密林灌木丛中。高1~1.5米。茎直立中空。单叶对生,叶片长椭圆形,全缘。穗状花序,具叶状苞片,顶生或腋生,花冠漏斗状,紫红色。浆果,种子多数。

采集加工:药用全株。夏秋采集,晒干备用或鲜用。

性味功效:苦,平。利湿,活血,消炎。

主治应用:膀胱炎、水肿、支气管哮喘、风湿、痔疮、食积、腹胀,每用3~5钱,水煎服。外伤出血、骨折,用鲜全株捣烂外敷患处。

附　　注:孕妇忌服。

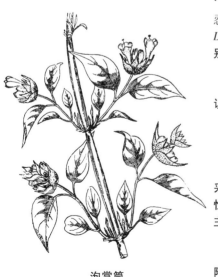

泡掌筒

泽　兰

异叶泽兰　菊科　泽兰属

Eupatorium heterophyllum DC.

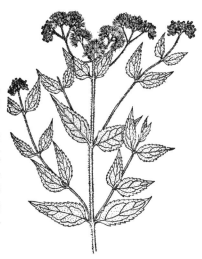

别　　名：佩兰草(昆明)，红升麻(丽江、昆明、曲靖、红河)，黄力花(红河)，接骨草(玉溪)，土细辛(保山)，小升麻(思茅)。

识　　别：多年生草本。生于山间坡地草丛及田边、沟边等处。高0.8～2米。全体被长毛。茎直立，基部淡褐色或紫色，上部具散生紫斑。叶对生，椭圆形或椭圆状披针形，长7～16厘米，宽3～8厘米，叶背有腺点，叶缘具锯齿。头状花序，呈伞房式排列，小花密集，粉红色。瘦果，熟时黑色，尖端有冠毛一列。

采集加工：药用全草。夏秋采集，切碎晒干备用或鲜用。

性味功效：甘、苦，微温。活血祛瘀，除湿止痛。

主治应用：跌打损伤、骨折、睾丸炎、刀伤，用鲜叶捣烂敷患处。月经不调、腰痛、风湿痛、防治流感，每用根3～5钱，水煎服。

泽兰

树　葱

毛兰　兰科　毛兰属

Eria pannea Lindl.

别　　名：阿拔舌波(红河)，石葱(曲靖、文山)，蜈蚣草(楚雄)，岩葱(思茅)。

识　　别：草本，高10～20厘米。根茎横走，节下具丛生的黄褐色细须根。叶密集基出，肉质，管状如葱，故称"树葱"。总状花序，密被白棉毛，花小，橙黄色。蒴果小，种子多数。
　　生于亚热带密林树干上或岩石上。

采集加工：药用全草。全年可采，鲜用或晒干备用。

性味功效：苦，凉。清热解毒，消肿止痛。

主治应用：水马桑中毒、蕈类中毒、雪上一枝蒿中毒、草乌中毒、断肠草中毒、磷化锌中毒、荨麻疹、腰腿痛，每用1～5钱，煎服。跌打损伤、骨折、痈疮疖肿、烫伤，每用鲜品3～5钱，煎服，外用鲜品捣烂敷患处。

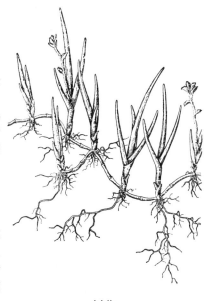

树葱

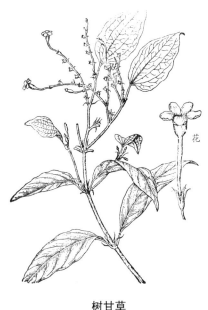

树甘草

裂果金花　茜草科　裂果金花属
Schizomussaenda dehiscens(*Craib*) *Li*

识　　别:常绿乔木,高可达 8 米。小枝条被灰白色柔毛,疏具皮孔。单叶对生,卵状披针形,长 10～13 厘米,宽 3.5～4.5 厘米,先端渐尖,基部楔形,两面被柔毛,纸质,具柄;托叶全裂,裂片披针形,有长睫;萼管陀螺形,被柔毛,五裂,裂片相等或其中一片扩大为一具柄,叶白色,卵形,长 6～10 厘米,宽 3～6厘米。花冠漏斗状,黄色,长达 2 厘米。蒴果,顶部室裂。

　　　　生于亚热带地区杂木林林缘。

采集加工:药用根、茎。全年可采,切片晒干备用。

性味功效:辛、甘,平。清热解毒,祛风化痰。

主治应用:风热感冒、支气管炎、肺热咳嗽、咽喉炎、扁桃腺炎、肾炎水肿、尿路感染、疟疾,每用 5 钱～1 两,煎服。

树甘草

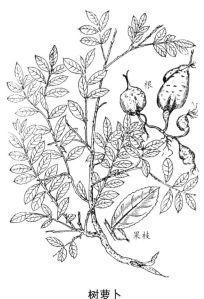

树萝卜

白花树萝卜　乌饭树科　树萝卜属
Agapetes mannii Hemsl.

识　　别:多年生常绿附生灌木,高约 1 米。根木质纺锤形,茎多分枝,小枝褐黑色,疏被灰白色柔毛,嫩枝褐红色,被黄色柔毛。单叶互生,革质,倒卵形至椭圆形,长 0.7～1.5 厘米,宽 0.4～0.9 厘米,先端锐尖,基部楔形,边缘具缘毛,两面疏被短毛,主脉上稍多,侧脉两面均不明显,具短柄。花单生叶腋,小,粉红色。浆果,球形。

　　　　生于亚热带地区林中树干上或石上。

采集加工:药用块根。全年可采,晒干备用或鲜用。

性味功效:淡,凉。疏肝,祛风利湿,散瘀消肿。

主治应用:黄疸型肝炎、月经不调、风湿骨痛、腰膝痹痛、小儿惊风、麻风,每用 5 钱～1 两,煎服或泡酒服。骨折、跌打瘀肿、无名肿毒,每用鲜品适量捣烂敷患处。

树萝卜

树 葫 芦

宜昌橙 芸香科 柑橘属

Citrus ichangensis Swingle

别　　名:妥葫、三刮木(大理)。

识　　别:常绿小乔木,枝有长棘针。叶互生,长椭圆形或卵形,长 6～13 厘米,宽 2.5～3.5 厘米,先端尖,基部圆形,全缘;叶翼大,较叶略大或相等。花单生叶腋,自下向上逐渐开放,花瓣肉质,白色,带紫晕,芳香。柑果椭圆形,淡黄色,有香气。

　　　　　生于亚热带及温带山间疏林或栽培。

采集加工:药用根。秋冬采集,洗净切片晒干备用。

性味功效:苦、涩、辛、微麻,温。止血消炎,祛瘀止痛。

主治应用:外伤出血、外伤感染,用适量研末撒布患处。跌打劳伤,用 1 两泡酒半斤,分 5 次服。皮肤溃疡,先用双氧水洗净患处,再用适量研末,配成 10% 凡士林软膏涂患处。牙出血,用适量研末,棉花蘸粉放于患处。

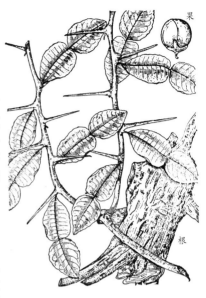

果
根

树葫芦

树 灵 芝

细穗石松 石松科 石松属

Lycopodium phlegmaria L.

识　　别:多年生附生草本,长约 50 厘米,枝条下垂,有沟,1～4 次两歧分枝。叶螺旋排列,卵状披针形,长约 1.5 厘米,宽约 0.5 厘米,先端急尖,基部圆,有光泽,近于革质,展开,全缘;孢子囊穗顶生,分枝;孢子叶卵状三角形,稍呈渐尖,较孢子囊为短,革质,孢子囊圆形,其二瓣相等。

　　　　　生于亚热带树上及石上。

采集加工:药用全草。全年可采,晒干备用或鲜用。

性味功效:淡,凉。活络除湿。

主治应用:水肿,用半斤,水煎,2 日分服。跌打损伤,用半斤,泡酒 1 斤,每次 10 毫升,早晚服。

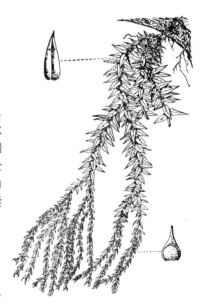

树灵芝

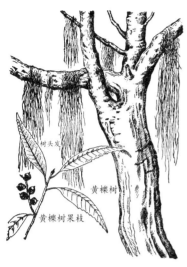

树头发

黑龙须 黄栎树枝

黄栎树果枝

树头发

树 头 发

黑龙须菌　珊瑚菌科　龙须菌属
Pterula umbrinella Bres.

别　　名:黑龙须、银头发(丽江)。
识　　别:菌类植物。附生于潮湿林内,黄栎树分枝上的一种粘菌,黑色,细长,形如头发,故名"树头发"。
采集加工:药用全菌(菌丝体)。全年可采,晒干备用或鲜用。
性味功效:苦、涩、微凉。消肿止痛,接骨。
主治应用:骨折,本品配伍冲细包患处。肺结核,本品配伍研末,每日3次,每次1钱,开水送服。
附　　注:孕妇忌服。

草 决 明

决明　豆科　决明属
Cassia tora L.

别　　名:倒挂龙(红河),野花生(红河、思茅)。
识　　别:一年生灌木状草本,高1～2米,有腐败气味。偶数羽状复叶互生,托叶线状锥尖,早落;小叶通常3对,倒卵形或矩圆状倒卵形,长3～6厘米,宽1.5～3.5厘米,先端钝有小锐尖,基部偏斜,一边偏斜,全缘;叶轴上在二小叶之间有线形腺体。花成对腋生,生于最上部的聚生,花冠鲜黄色。荚果纤弱,近四棱形。
　　　　　　生于亚热带山坡砂土中或无荫河边。
采集加工:药用全草。夏秋采集,晒干备用。
性味功效:咸、微苦,凉。祛风散热,清肝明目,润肠。
主治应用:角膜云翳,用种子1～2钱,研末炖肝或鸡蛋吃。夜盲、急性结膜炎、黄疸型肝炎、乳腺炎、高血压、肝火头痛、胃痛、尿路感染、便秘,每用3～5钱,煎服。小儿疳积,用种子3钱研末,鸡肝1具,白酒少许,共捣成饼蒸熟服。肾虚眼花,用花3～5钱切碎拌鸡蛋炒吃。脱肛,用根2钱,炖猪大肠吃。流感、感冒,每用全草5钱～1两,煎服。

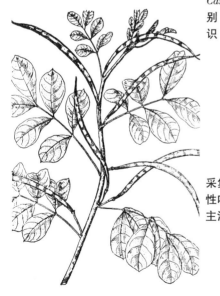

草决明

草 金 杉

菊科　苇谷草属

Pentanema indicum（L.）Ling var. hypoleucum（H. - M.）Ling

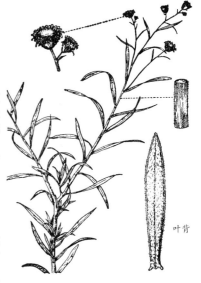

草金杉

叶背

别　　名:黄花地丁(红河)。

识　　别:半灌木,高可达1米,全株被短柔毛,茎褐红色,圆柱形,具细纵棱。单叶互生,线形,长1~6厘米,叶面绿色,背灰白色,密被短绒毛,边缘反卷。头状花序,顶生或近顶腋生,舌状花鲜黄色,管状花绿黄色。瘦果,无沟或棱,有刺状冠毛。

生于亚热带旷野荒坡。

采集加工:药用全草。夏秋采集,晒干备用或鲜用。

性味功效:淡、凉。清热解毒,利水通淋。

主治应用:腮腺炎,用5钱,姜、葱引,煎服。扁桃腺炎、黄疸型肝炎、小便短赤、感冒,每用5钱,煎服。肾结石、膀胱结石、尿道结石,每用1两,水煎,米酒汁(或白酒)和红糖引内服。结膜炎、角膜云翳,用鲜品适量,水煎取滤液外洗,同时内服。外伤出血,用适量研末撒布患处。

草 乌

黄草乌　毛茛科　乌头属　（剧毒）

Aconitum vilmorinianum Komorov

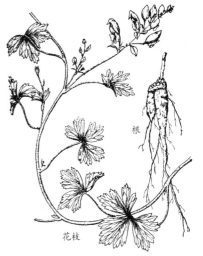

根

花枝

草乌

别　　名:大草乌(曲靖)。

识　　别:缠绕草质藤本。生于山间箐沟和潮湿疏林下。长约1米以上。根长圆锥形。茎圆形,绿色或紫色。叶互生,掌状三深裂,轮廓三角状卵形,长6~10厘米,宽7.5~15厘米,每裂片均作不规则的分裂,边缘有粗锯齿。总状花序,顶生或腋生,花盔形蓝色。菁葖果。

采集加工:药用根。秋冬采集,竹刀刮去外皮,用石灰水浸泡7~10天,再用清水漂3日,每日换水2次,捞出晒至半干,蒸3小时,晒干备用。

性味功效:苦、辛麻、温,剧毒。祛风散寒,除湿止痛。

主治应用:跌打、风湿、手足厥冷,每用2~3钱,水煎至不麻嘴后服或泡酒1斤,日服5毫升及外擦患处。民间习用鲜品去皮炖肉服(需炽火煮24小时以上无麻味时,取汁服,服后避风)。

附　　注:本品有剧毒,需经炮制方可使用。忌酸冷、豆类。孕妇忌服。

草 血 竭

蓼科 蓼属

Polygonum paleaceum Wall.

别　　名:回头草(保山、昆明、曲靖),土血竭(红河、临沧),地蜈蚣、地蜂子(红河),老腰弓(临沧),山高梁(昭通),观音倒座(保山、思茅、临沧)。

识　　别:宿根草本。生于山坡荒地或林下路边湿润的草丛中。高 20～40 厘米。块状根粗糙,具纤维状毛及须根。叶根生,披针形或矩圆状披针形,长 8～20 厘米,宽 0.5～4 厘米,边缘略反卷;茎叶互生,较小,托叶鞘状,其余均同根生叶。穗状花序,繁密,顶生,花淡红色。坚果,包藏于扩大的花被内。

采集加工:药用根。夏秋采集,去须根及纤维层,晒干备用或鲜用。

性味功效:苦、涩、微温。收敛止血。

主治应用:痢疾、红崩白带、食滞胃痛,每用根 3～5 钱,水煎服或研末每服 1 钱。外伤出血,用根研末撒布伤口。

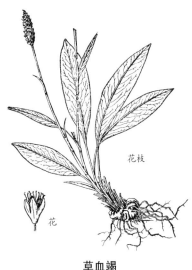

花枝

花

草血竭

扁　　藤

通关藤　萝藦科　牛奶菜属

Marsdenia tenacissima(Roxb.)*Wight et Arn.*

别　　名:癞藤子、小扁藤、白暗消(红河)。

识　　别:木质攀缘藤本,长可达 10 米。折断有白色乳汁流出。根条状,粗长。下部藤茎扁圆形,褐灰色,中间有纵沟,表层多栓皮,呈粗糙状开裂;上部藤茎旋转压扁形,密生黄色柔毛,两侧各有一带木栓层或密毛带。单叶对生,心形或尖椭圆状心形,长 6～17 厘米,宽 5～10 厘米,基出脉七,羽脉每侧 4～5 条,全缘或波皱状,叶柄长 4～9 厘米,密生黄色绒毛。聚伞花序腋生,花钟形,黄色。蓇葖果纺锤形,2 枚。种子多数,先端生一束丝状绢毛。

生于南亚热带和热带林内和林缘。

采集加工:药用全株。全年可采,切碎晒干备用或鲜用。

性味功效:苦、微甘,凉。清热解毒,止咳平喘,散结止痛。

主治应用:胃肠炎、胃痛、黄疸型肝炎、小儿疳积,每用根茎 1 两,煎服。口腔炎、咳嗽,支气管炎、哮喘,每用根茎 1 斤,加水 3 斤,煎至 1 斤,每次 15 毫升,白糖或蜂蜜引内服。疮疖,用根茎 3～5 钱,煎服,外用鲜叶适量捣烂敷患处。

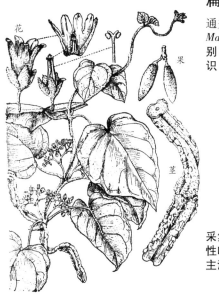

花

果

茎

扁藤

扁竹兰

柄叶开口箭　百合科　开口箭属　（小毒）
Tupistra wattii Hk. f.

别　　名:白跌打、见血封口(大理)。

识　　别:多年生草本。生于亚热带山间疏林潮湿背
阴处。高约 30 厘米。地下根茎粗壮。横
走,节明显,节上生须根。叶互生,卵状椭圆
形或长椭圆形,长 10~15 厘米。宽 3~5 厘
米,基部延长成柄,抱茎,全缘,平行脉多而
明显。穗状花序,顶生或腋生,花白色。浆
果,球形,种子通常一粒。

采集加工:药用根茎。全年可采,去须根洗净切片后用
米泔水泡,再用京竹叶煮 3 小时,晒干研末
备用或鲜用。

性味功效:辛、苦、寒,小毒。清热解毒,止血消肿。

主治应用:外伤出血、跌打损伤、胃出血,取鲜根 1 两水煎酒为引服。外用粉末撒布患
处。目赤眼雾、扁桃腺炎、淋巴腺炎,每用粉末 5 分,开水送服。

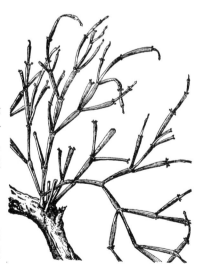
扁竹兰

扁枝槲寄生

桑寄生科　槲寄生属　（小毒）
Viscum articulatum Burm. f.

别　　名:柿寄生(曲靖)。

识　　别:寄生丛生状蟹爪形绿色亚灌木。斜立或悬
垂,下部茎圆柱形多节,离基 2~3 叉状分
枝,枝扁平有纵纹沟。叶对生,退化为鳞片,
位于花下。花细小,3 朵簇生于节上。浆
果,椭圆形。

采集加工:药用全株。夏秋采集,晒干备用或鲜用。

性味功效:微苦,平,小毒。祛风除湿,杀虫止痒。

主治应用:风湿,每用 2~3 钱,水煎服。小儿牙疳,用
全株研末吹入患处。牛皮癣,用全株研末用
鸡蛋油调匀搽患处。

扁枝槲寄生

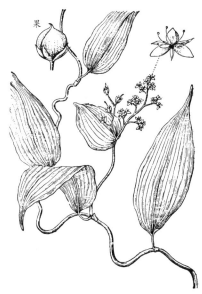

果

珊 瑚 草

竹叶吉祥草　鸭跖草科　竹叶吉祥草属

Spatholirion longifolium（Gagn.）Dunn

别　　名:马耳朵草(昆明)。

识　　别:攀缘状草本,长2～3米。茎圆柱形,绿色或
紫色。单叶互生,卵状心形或披针形,长
6～16厘米,宽2.5～6厘米,先端长,尾尖,
基部近圆,薄纸质,全缘;叶柄基部鞘状抱
茎。圆锥花序腋生,花杂性,淡紫色,雄花生
于花序上部,雌花生于佛焰苞状的叶腋内。
蒴果,有种子5～7颗。
生于温带山间疏林背阴处。

采集加工:药用花。夏季采集,晒干备用。

性味功效:腥,涩,凉。调和气血,止痛。

主治应用:月经不调、神经性头痛,每用3～5钱,煎服。

珊瑚草

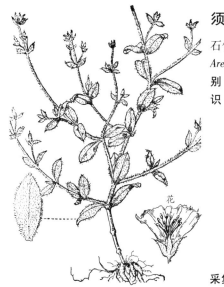

花

须 花 参

石竹科　蚤缀属

Arenaria barbata. Franch. var. hirsutissima W. W. Sm.

别　　名:七姐妹(丽江)。

识　　别:多年生草本,全株被毛,高25～40厘米。
根肉质,纺锤形,簇生,5～7枚,长约1厘
米,径约0.3厘米。茎分枝广,圆柱形,淡
紫褐色,节膨大明显,密被灰白色硬毛。
单叶对生,披针形、倒披针形或倒卵形,长
1.2～2.4厘米,宽0.4～1厘米,先端钝,
基部抱茎,全缘,两面密被硬毛。分叉聚
伞花序顶生,花白色,花瓣先端丝裂呈须
状花梗被短毛。蒴果。
生于滇西北高山地区石隙中。

采集加工:药用根。秋季采集,洗净晒干备用。

性味功效:微苦,温。补肾壮阳。

主治应用:肾虚腰痛,用5～8钱,红糖引,煎服。

须花参

复 生 草

少花肺筋草　百合科　肺筋草属

Aletris pauciflora（Klotsch）H. – M. var. spicata（Klot – sch）Wang et Tang

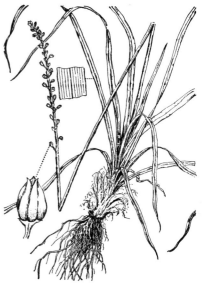

别　　名:公复生草、母复生草(大理),扁竹参(玉溪)。

识　　别:多年生草本,高约37厘米。须根细圆柱形,成束状。叶根出,基部具多数纤维状残叶鞘,叶片线状披针形,长约22厘米,宽约0.5厘米,先端尖,全缘。穗状花序式总状花序顶生,花淡黄色。蒴果卵形,包藏于宿存花被内。

　　　生于温带山野疏林下荒坡草地。

采集加工:药用全草。秋冬采集,晒干备用。

性味功效:淡、微麻,微温。滋阴补虚,调经止痛。

主治应用:水肿、胃痛、小儿腹泻、月经不调,每用3～5钱,煎服。头晕、耳鸣、小儿营养不良,每用3钱～1两研末,炖肉或鸡蛋吃。外伤疼痛,用根研末,每次1钱,白酒送服。

复生草

炮 弹 果

清明花　夹竹桃科　清明花属

Beaumontia grandiflora Wall.

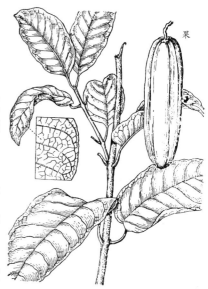

果

别　　名:藤杜仲(保山)。

识　　别:常绿木质大藤本,长达10米,有白色乳汁。单叶对生,椭圆状矩圆形,长11～19厘米,宽4～11厘米,先端短锐尖,基部圆或阔楔形,叶面绿色,背淡绿,羽状脉明显,全缘。聚伞花序顶生,花大,花冠漏斗状,白色。蓇葖果木质,圆柱形。

　　　生于亚热带旷野路边、河谷、灌木丛中。

采集加工:药用根、叶。全年可采,洗净切片晒干备用或鲜用。

性味功效:微辛、麻,温。祛风除湿,散瘀活血,接骨。

主治应用:骨折、跌打损伤、风湿腿痛、腰肌劳损、风湿关节炎,每用根3～5钱,水煎服或泡酒服。外用鲜叶适量捣烂敷患处。

炮弹果

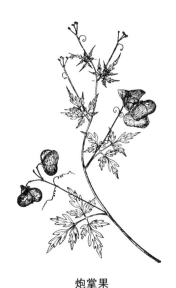

炮掌果

炮 掌 果

小果倒地铃　无患子科　倒地铃属

Cardiospermum halicacabum L. var. microcarpum（Kunth）Bl.

别　　名:倒地铃、三角泡、包袱草(红河)。

识　　别:纤弱缠绕草质藤本。多生于亚热带林边坡地、路旁、沟边杂草丛中。高2~3米,有卷须。叶互生,三角形,二回羽状分裂,裂片披针形。聚伞花序,腋生,花小,白色。蒴果,膨大,囊状,种子球形。

采集加工:药用果。夏秋采集,晒干备用或鲜用。

性味功效:微苦,寒。祛风解痉,解毒。

主治应用:小儿脐风,每用果5~8粒,捣烂拌蜜服。外用果捣汁搽肚脐及双膝眼穴、寸口(两处皮肤先用三棱针刺破)。湿疹、皮炎、疮痈,用适量煎水外洗。

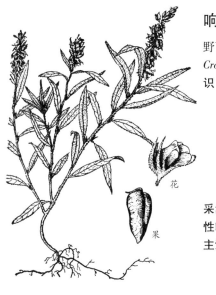

响铃果

响 铃 果

野百合　豆科　野百合属

Crotalaria sessiliflora L.

识　　别:一年生直立草本,高20~100厘米,全株被毛。主根不明显,支根细圆柱形。叶互生,线形或披针形,大小变化较大,长2.5~8厘米,宽0.5~1厘米,先端短尖,基部楔形,全缘。总状花序顶生,花冠蝶形,紫蓝色或淡蓝色。荚果矩形,无毛。

　　生于山间疏林下荒坡草丛中。

采集加工:药用全草。夏秋采集,切碎晒干备用。

性味功效:甘淡,凉。清热利尿。

主治应用:尿路感染,用果仁2钱,煎服。水肿,用全草1~3钱,煎服。膀胱结石,用根或根瘤1两,煎服。

花

果

响 铃 豆

豆科　猪屎豆属

Crotalaria albida Heyne

别　　名:响铃草、土蔓荆、野豌豆(红河)、狗响铃(红
河、楚雄)、响铃根(思茅)、摆子药(保山)、
黄花地丁(昆明)。

识　　别:宿根簇生草本。多生于旷野、山坡草地灌木
丛或疏林中。高 15 ~ 100 厘米。全株有短
毛。主根圆柱形,扭曲,多凸凹纵纹,略分
枝。单叶互生,狭椭圆形或倒卵形,长
0.8 ~ 1.3 厘米,宽 0.2 ~ 0.4 厘米,全缘。总
状花序,顶生或腋生,花淡黄色。荚果,圆柱
形,有种子 6 ~ 12 粒。摇动即响,故名"响
铃豆"。

采集加工:药用全草。春夏采集,洗净晒干备用。

性味功效:苦、辛,凉。清热利尿。

主治应用:小便不利、肝炎、胃肠炎、疮毒、口舌起泡、疟
疾、小儿惊风、心烦不眠、咳嗽,每用 3 ~ 5 钱,水煎服。

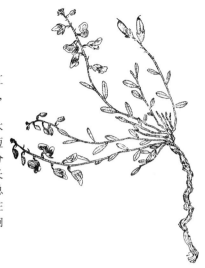

响铃豆

厚 皮 香

山茶科　厚皮香属

Ternstroemia gymnanthera (Wight. et Arn.) Sprag

别　　名:白花果(昆明)、桂枝(曲靖)、莫红砍(思
茅)、山茶树(大理)。

识　　别:常绿小乔木或灌木,高约 6 米,全株无毛。
小枝轮生或多次分叉,褐红色。叶假轮生
聚生于枝梢,椭圆形或椭圆状倒卵形,长
2.5 ~ 5.5 厘米,宽 1.2 ~ 2.8 厘米,先端急
尖状圆形,微凹,偏斜,基部楔形下延,革
质,全缘反卷,具短柄。单花侧生,淡黄色。
蒴果不开裂,球形,干后褐红色,宿存花萼。
　　　生于全省高海拔密林中。

采集加工:药用全株。全年可采,切碎晒干备用或鲜用。

性味功效:气清香,苦、微甘,温。散寒逐瘀,杀虫。

主治应用:感冒,用 2 ~ 3 钱,煎服。大疮痈疡、乳腺炎,
每用鲜叶适量捣烂敷患处。杀灭钉螺,取鲜
叶切碎,浸泡 2 ~ 3 天,按 0.5% ~ 1.0% 浓度
浸杀。癣,花捣烂外搽。

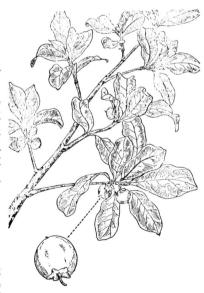

厚皮香

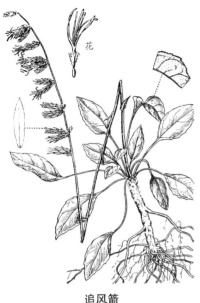

追风箭

追 风 箭

菊科 兔儿风属

Ainsliaea yunnanensis Fr.

别　名：毛叶马蹄香、大麦穗、倒吊花（红河）、威灵仙（保山），扁胡子、燕麦灵（曲靖），铜脚威灵（玉溪）。

识　别：多年生草本，高 27～35 厘米。地下根茎粗短，须根细圆柱形，淡褐色。叶根出，长卵形，长 2.5～4 厘米，宽 1～2 厘米，先端短尖，基部楔形下延成叶柄，叶面绿色，背淡绿带紫红色斑块，被毛，全缘。头状花序排列于花葶之一侧，顶生，花粉红色。瘦果有条纹，冠毛多数。

生于山间坡地草丛中。

采集加工：药用全草。夏秋采集，晒干备用或鲜用。

性味功效：辛、微苦，寒。祛风除湿，活血散瘀，消食健胃。

主治应用：黄疸、胃痛、消化不良、食积发热、阑尾炎、肝炎、肺炎、尿路感染、小儿惊风，每用 2～5 钱，煎服。产后恶露不尽、风湿骨痛、跌打损伤、牙痛，每用 3～5 钱，煎服或泡酒 2 两分服。白带多、先兆流产、小儿疳积，每用根 3 钱～1 两，炖肉或煮红糖服。体虚，用 3～5 钱，拌糯米煮吃。蛔虫症，每用 3～5 分研末，开水送服。狂犬咬伤，用 3～5 钱，煎服，外用鲜品捣烂敷患处。

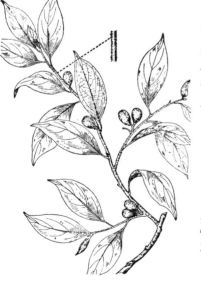

亮叶香

亮 叶 香

香油果 樟科 钓樟属

Lindera communis Hemsl.

别　名：红果叶、小粘叶（红河），红木姜、豆青香、万年青（楚雄），亮叶子树（文山）。

识　别：常绿灌木或小乔木，高 4～10 米。树皮灰色或淡灰褐色。小枝细长，淡褐绿色。单叶互生，椭圆形或阔卵形，长 4～8 厘米，宽 3～5 厘米，先端短尖或长尖，基部阔楔形，叶面亮绿色，背淡灰或淡褐色，全缘。伞形花序，腋生，花黄色。核果，卵形，红色。

生于温带山野路旁或混生于常绿阔叶林中。

采集加工：药用叶。全年可采，晒干备用或鲜用。

性味功效：微苦、涩，凉。清热解毒，止血接骨。

主治应用：感冒、消化不良，每用嫩叶 5 钱，泡开水服。跌打肿痛、骨折，用鲜叶捣烂敷患处。外伤出血、疮疖、无名肿毒，每用鲜叶捣烂敷患处，或研末撒布患处。

胎 盘 草

菊科　下田菊属

Adenostemma lavenia（L.）O. Ktze.

别　　名:雪满草(文山),白龙须(思茅),蛇毒一颗蒿
(保山),肥猪草(红河)。

识　　别:多年生草本,高 30～100 厘米。茎直立,紫
红色,着地节上生根。基生叶小,花时凋
落;茎生叶卵圆形或卵状椭圆形,长 4～20
厘米,宽 3～12 厘米,先端锐尖,基部圆楔
形,边缘具钝齿。头状花序,2～3 枝疏散圆
锥花序式排列,顶生或腋生,花管状,花柱
分枝伸长露出。瘦果,倒椭圆形,具腺点或
细瘤,具 4 枚棍棒形冠毛。
　　　生于亚热带旷野水边及低湿处。

采集加工:药用全草。夏秋采集,切碎阴干备用或鲜用。

性味功效:辛、微甘苦,凉。清热解表,祛风除湿。

主治应用:感冒高热、黄疸型肝炎、肺炎、支气管炎、咽
喉炎、扁桃腺炎、疟疾,每用 1～2 两,煎服。
腮腺炎、无名肿毒、蛇咬伤、痈疮疖肿,每用
1～2 两,煎服,外用鲜品适量捣烂敷患处。
跌打肿痛、风湿、骨折,每用根 3～5 钱,泡酒
分服,外用鲜品适量捣烂敷患处。

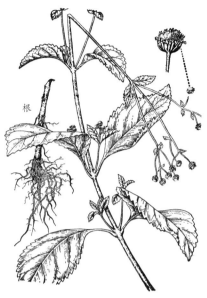

胎盘草

映 山 红

尖子木　野牡丹科　尖子木属

Oxyspora paniculata DC.

别　　名:酒瓶花、大叶朝天罐、酒瓶果(红河),小煨
罐(临沧)。

识　　别:灌木,高 1～2 米。枝褐色或褐灰色,具纵纹
沟,叶对生,椭圆形或卵状椭圆形,长 12～
28 厘米,宽 5～13 厘米,先端长尖,基部圆
形,具 5 条明显基出褐色脉,全缘或具浅尖
齿。圆锥花序顶生,花紫色。蒴果包于萼管
内,室背开裂。
　　　生于亚热带山野荒坡或疏林中。

采集加工:药用全草。秋冬采集,切段晒干备用或鲜用。

性味功效:涩、微苦,凉。清热解毒,收敛止血。

主治应用:胃腹痛、腹泻、痢疾,每用根 3～5 钱,红糖引,
煎服。月经过多、产后流血不止、吐血,每用
1 两,煎服。小儿疳积,用根研末,每次 5 分,
炖猪肝吃。外伤出血、疮疖,用叶研末撒布
患处或鲜品捣烂敷患处。

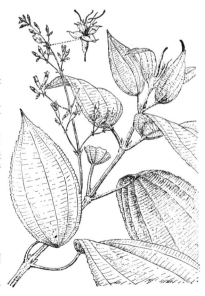

映山红

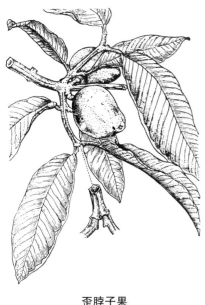

歪脖子果

歪脖子果

人面果　藤黄科　山竹子属
Garcinia tinctoria（DC.）W. F. Wight

别　　名:戈吗拉(思茅)。
识　　别:常绿高大乔木,高达 20 米。小枝表皮皱褶
　　　　成宽槽。单叶对生,长卵形或矩圆状卵形,
　　　　长 10～25 厘米,宽 5～7 厘米,先端短尖,基
　　　　部楔形,叶面深绿色,有光泽,背面淡绿色,
　　　　秃净,侧脉紧密,平直斜出,网脉明显,厚革
　　　　质,全缘,背面边缘卷曲,具柄。小圆锥花
　　　　序腋生,花小,绿黄色。肉质浆果椭圆形,绿
　　　　黄色,成熟时黄色,不开裂,干后果皮凹陷。
　　　　　生于热带地区山箐、沟谷及丛林中。
采集加工:药用茎和叶的浆汁。全年可采,鲜用。
性味功效:苦、酸、凉,驱虫。
主治应用:蚂蟥(水蛭)入鼻,取鲜汁适量滴入鼻腔,蚂
　　　　蟥可自行掉出。
附　　注:果可食,含单宁,多食会引起腹疼。

钮子跌打

胡椒科　胡椒属
Piper peepuloides Roxb.

别　　名:细芦子藤(思茅)。
识　　别:秃净常绿藤本,长达 1～2 米。下部节膨大,
　　　　有气生根。芽小,钻尖形。单叶互生,椭圆
　　　　形或倒椭圆形,长 3.5～15 厘米,宽 1.7～6
　　　　厘米,叶纸质,全缘,基出脉五条,其中一对
　　　　沿主脉离基约 1 厘米处才分出,叶柄长
　　　　0.7～1.2厘米。短穗状花序腋生,直立,淡
　　　　黄绿色,长 0.7～1 厘米,花序柄极短。浆果
　　　　球形,小,果序柄长 0.1～0.4 厘米。
　　　　　生于滇南热带林中和箐边。
采集加工:药用全株。全年可采,切碎晒干备用。
性味功效:微辛,温。温中散寒,活络止痛,解毒消肿。
主治应用:跌打损伤、风湿骨痛、腰腿痛、四肢麻木、喘
　　　　咳、感冒、胃痛、腹胀痛、月经不调、痛经、产
　　　　后腹痛,每用 2～3 钱,煎服。牙痛,用鲜茎
　　　　少许咬于痛牙处。骨折、毒蛇、蜈蚣咬伤、外
　　　　伤出血、烫伤、疮毒、乳腺炎,每用 2～3 钱,
　　　　煎服,外用鲜品适量捣烂敷患处。

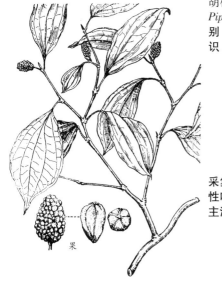

果

钮子跌打

蛤蟆跌打

芸香科　小苹果属
Micromelum integerrinum（*Roxb.*）*Jackson*

别　　名:野黄皮、癞蛤蟆跌打(思茅)。

识　　别:常绿小乔木,高达8米。树皮灰褐色,小枝、叶柄、叶脉、花轴及花枝密被贴伏短柔毛或长柔毛。奇数羽状复叶,小叶互生,小叶片5~13片,卵形,广披针形或卵状长圆形,长6~8厘米,宽2.5~7厘米,先端短尖或渐尖,基部楔形或钝斜,不对称,全缘或不规则波状,具短柄。平顶伞房圆锥花序顶生,花枝互生,花白色,外面被毛。浆果椭圆形或倒卵形,成熟时,金黄色或朱红色,有腺点、种子1~2粒。
　　　　生于南部热带、亚热带地区的丛林及次生林中。

采集加工:药用皮、叶。全年可采,皮晒干,叶阴干备用。

性味功效:苦、辛,温。疏风解表,温中行气,消肿散瘀,止血。

主治应用:流感、感冒、疟疾,每用叶1~2两,煎服。跌打损伤、胃痛、风湿关节炎,每用皮3~5钱,煎服。外伤出血、骨折,每用皮适量研末撒布患处或酒调敷患处。

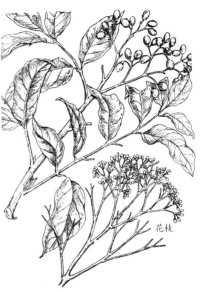

花枝

蛤蟆跌打

柳叶见血飞

毛茛科　铁线莲属
Clematis quinquefoliolata Hutch.

别　　名:见血飞、血见愁、大花木通(玉溪),大舒筋活血、大伸筋(红河)。

识　　别:攀缘藤本,叶长1~3米。支根十多条丛生,粗长,黑褐色。茎圆柱形,有纵槽纹。叶对生,叶多变,单叶或2~5小叶的复叶呈羽状或指状排列,叶形变化较大,有披针形、长椭圆状披针形、卵形、卵状长圆形,近革质,长1.5~8厘米,宽0.5~4厘米,全缘,叶端渐尖或钝,叶基半圆或微心形,基出脉3条,少数5条,与羽脉连接。圆锥花序腋生,疏散,多花,花白色。瘦果顶端有长的羽毛状花柱宿存。
　　　　生于亚热带山地和灌丛。

采集加工:药用全株。秋冬采集,洗净切碎晒干备用。

性味功效:辛、辣,温。破血通经,活络止痛。

主治应用:胃痛,用根5分~1钱,研末,开水送服。闭经、跌打瘀肿、风湿麻木、腰痛,每用1两,泡酒半斤,浸泡一天,每次服10~20毫升,日服2次,或研末,每次1钱,酒送服。风寒感冒,用1~2钱,煎服。

附　　注:忌豆类、鱼腥,孕妇忌服。

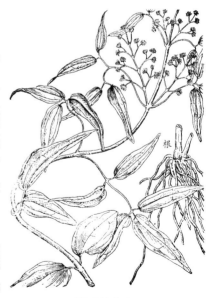

根

柳叶见血飞

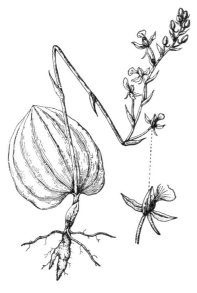

独叶一枝花

独叶一枝花

兰科　舌喙兰属

Hemipilia sp

别　　名:无柄一叶兰(昆明),牛胆参、独叶一枝蒿(丽江),老母鸡抱蛋(玉溪),独叶子(红河)。

识　　别:多年生草本,高19～35厘米。块根倒卵形或长圆形,有时叉状,外面具纤维层,鲜时半透明内汁。茎直立,基部仅有一叶,广心脏形,长宽均约8厘米,先端钝尖,其部心脏形,叶面灰绿色,有紫色斑点、背紫红或绿色,全缘。总状花序顶生,花淡玫瑰色。生于山间向阳坡地。

采集加工:药用块根和花。秋季采集,晒干备用。

性味功效:甘、微苦,平。清热解毒,强筋壮骨。

主治应用:支气管炎、肾虚腰痛、跌打损伤、疝气,每用块根2～3钱,煎服。疮疖红肿、毒蛇咬伤,用鲜花适量捣烂敷患处。

独叶白及

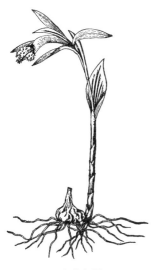

独叶白及

滇独蒜兰　兰科　独蒜兰属

Pleione yunnanensis(Rolfe) Rolfe

别　　名:糯白及、小白及(玉溪),白及(昆明、东川)。

识　　别:宿根草本。生于林下背阴潮湿处。高15～25厘米。块茎肥厚,角状卵圆形,白色。叶单片,花后自根茎生出,卵状披针形,具平行脉,全缘。花葶根出,单花顶生,桃红色。蒴果,种子细微。

采集加工:药用块茎。秋季采集,洗净切片晒干备用或鲜用。

性味功效:苦,平。止咳化痰,补肺生肌。

主治应用:百日咳、肺结核、气管炎,每用1钱研粉用蜂蜜调服。热性哮喘,每用3钱,水煎服。化脓性骨髓炎(骨折所致者),每用粉1钱,酒送服。疮痈红肿,用鲜根捣烂敷患处。

附　　注:同科植物白及 *Bletilla striata*(*Thunb.*) *Rei-chenb. f.* 为民间广泛使用,主治肺虚久咳咯血、痈肿溃疡,用量不拘,研末或配伍煎服均可。

珍 珠 草

石竹科　漆姑草属

Sagina japonica（Sw.）Ohwi var. parviflora（Burtt –Davy）C. Y. Wu

别　　名:星秀草(曲靖),羊毛草(昭通)。

识　　别:一年生半匍匐小草本。多生于山野、庭园、路旁。高约10厘米。茎丛生,自基部分枝。单叶对生,线形,叶端锐尖,基部膜质,联合成短鞘抱茎,全缘。春夏自茎上叶腋抽花梗,开白色小花。蒴果,广卵形,种子肾形。

采集加工:药用全草。全年可采,洗净鲜用或晒干备用。

性味功效:淡,平。清热除湿,平肝息风。

主治应用:破伤风、小儿脐风、小儿黄疸型肝炎,每用3~5钱,水煎服或配伍应用。

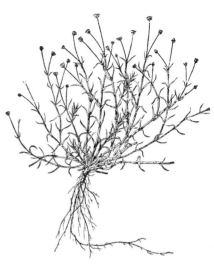

珍珠草

珍 珠 莲

毛发唐松草　毛茛科　唐松草属

Thalictrum trichopus Franch.

识　　别:直立草本。多生于森林阴湿地或河边。高40~70厘米。根簇生,肉质线状纺锤形,皮层松脆,干后易剥落,断面黄色。茎较纤细。三回羽状复叶,小叶卵形或菱状卵形,顶端小叶较大,侧叶较小,边缘三浅裂;叶面淡绿色,背灰白色,光滑无毛。圆锥花序,腋生,花白色,常三出一轮呈伞形排列,小花梗极细长舒展,呈毛发状,故名"毛发唐松草"。瘦果,2~3个。

采集加工:药用根。秋冬采集,晒干备用。

性味功效:苦,寒。清热解毒,消炎止泻。

主治应用:小儿高热、惊风、肺炎、膀胱炎、百日咳、脚气病、肠炎、痢疾,每用5分~1钱,水煎服。

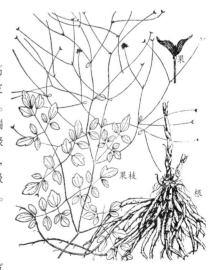

果

果枝

根

珍珠莲

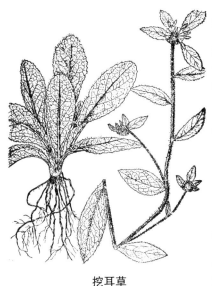

挖耳草

挖 耳 草

烟管头草　菊科　天名精属

Carpesium cernuum L.

别　　名:倒提壶(曲靖、昆明、红河),野葵花、六氏草(红河),毛叶芸香草(昆明),野朝阳柄(保山)。

识　　别:多年生草本。生于山野、坡地、草丛或村旁路边。高 25 ~ 50 厘米。全株被长刚毛。根生叶较大,茎叶互生,倒卵圆形或椭圆形,长 3 ~ 10 厘米,宽 1.5 ~ 3 厘米,叶缘具齿。头状花序,顶生或腋生,花黄色。瘦果,长形,具冠毛。

采集加工:药用全草。夏季采集,切碎晒干备用或鲜用。

性味功效:甘,寒。清热解毒,消肿祛风。

主治应用:口腔炎、喉炎、小儿肺炎、泌尿道感染,每用 3 ~ 5 钱,水煎服。痢疾、牙痛,每用根 3 钱,水煎服。子宫脱垂、脱肛,每用根 3 钱炖肉服。疮疖,用鲜叶捣烂敷患处。

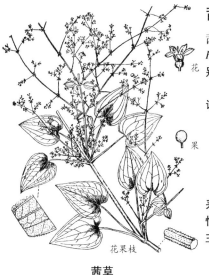

茜草

茜　　草

茜草科　茜草属

Rubia cordifolia L.

别　　名:大茜草(玉溪),大红参(临沧、保山),舒筋(曲靖),铁箭草(楚雄)。

识　　别:多年生蔓生草本。多生于山野、疏林灌木丛或草丛中。走根细长具节,灰黄色或微紫红色。茎四棱形,逆生钩状毛。四叶轮生,有长柄,叶片卵状心形或狭卵形,长 1.5 ~ 6 厘米,宽 1 ~ 4 厘米,全缘。圆锥花序,开展,顶生或腋生,花小,淡黄色。浆果,球形,熟时黑色。

采集加工:药用根。春秋采集,洗净切碎晒干备用。

性味功效:苦,凉。活血通经,利湿止血。

主治应用:吐血、鼻衄、便血、血崩,每用 3 钱炒成炭,研末开水送服。痛经,每用 5 钱,红糖、酒为引,水煎服。水肿、黄疸、风湿关节痛,每用 5 钱 ~ 1 两,水煎服。

荠　菜

十字花科　荠菜属

Capsella bursa - pastoris(L.) Medic.

识　　别:二年生草本。生于旷野路边草地或耕地上。
高 10 ~ 30 厘米。根须状。茎直立,单一或
分枝,绿色。根生叶丛生,放射状铺于地面,
羽状分裂;上部叶互生,披针形,长 2.5 ~
4.5 厘米,宽 0.4 ~ 0.9 厘米,边缘有极浅疏
齿。总状花序,顶生或腋生,花小,白色。短
角果,三角状倒心形,种子细小。

采集加工:药用全草。全年可采,晒干备用或鲜用。

性味功效:甘淡,凉。凉血止血,平肝利尿。

主治应用:目赤肿痛、咳血、小儿肝热、高血压、痢疾、血
热崩漏、月经过多、血尿、白带、泌尿道结石、
肾结核、乳糜尿,每用 1 两,水煎服(鲜品可
用 4 两)。

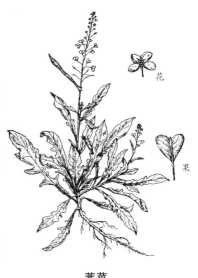

花

果

荠菜

苗　心　草

暖地大叶藓　真藓科　大叶藓属

Rhodlobryum giganteum(Hk.) Par.

别　　名:苗薪草(临沧)。

识　　别:丛生或疏生苔藓植物。群生于林地土坡、腐
木或附土石上。高 4 ~ 5 厘米。茎倾立,具
明显横生根茎,由此产生新枝。叶较大,倒
卵状披针形,长 1 ~ 1.5 厘米,宽 0.2 ~ 0.4
厘米,深绿色,丛集茎顶。孢子体 1 ~ 3 枚生
雌株顶端,红紫色,孢子囊平列或下垂。植
物体对水湿反应非常敏感,虽干数月经水湿
立即舒展返青复生。

采集加工:药用全草。全年可采,洗净晒干备用或
鲜用。

性味功效:辛、苦,平。养心安神。

主治应用:心脏病,每用 1 ~ 3 钱,以冰糖或酒为引,水
煎服。

附　　注:同属植物大叶藓 *Rhodobryum roseum(Weis.)*
Cimpr。其形体较小,分布在较高的森林地
带,多生石缝中,紧密丛生。功效与本品
相似。

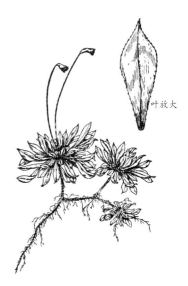

叶放大

苗心草

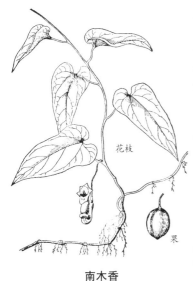

南木香

南 木 香

云南马兜铃　马兜铃科　马兜铃属

Aristolochia yunnanensis Fr.

别　　名:小南木香(昆明),土木香、打鼓藤、串石藤(楚雄),毛叶子寒药(东川),白防己(保山),金不换(思茅)。

识　　别:草质小藤本。多生于温带山间疏林下及石灰岩石缝中。长1~2米。根茎细长,圆柱形,有节,节上着生多数细须根,黄褐色,具辛香气味。单叶互生,卵状心形,先端长渐尖,基部心形,全缘或微波状。花单生叶腋,黄绿色,裂片紫色。蒴果,椭圆形,成熟时开裂。

采集加工:药用根茎。秋冬采集,晒干备用。

性味功效:辛,温。温中散寒,消食。

主治应用:胃炎、腹冷痛,每用1~2钱,水煎服或配伍服用。

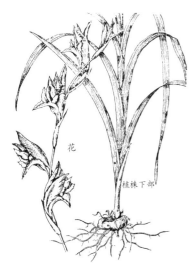

标杆花

标 杆 花

唐菖蒲　鸢尾科　剑兰属　(毒)

Gladiolus gandavensis Van Houtt.

别　　名:谷穗花(曲靖),荸荠莲(昭通)。

识　　别:多年生栽培草本。地下球茎有膜质鳞被,形如荸荠,故名"荸荠莲"。叶箭状长带形,二列互生,基部包茎,长25~60厘米,宽1~2厘米。夏秋叶间抽直立花葶,有小叶,高50~120厘米,上部着生总状花序,花侧向于一方,有大而革质的佛焰苞,每一苞内着生无柄花一朵,花黄红色。蒴果。

采集加工:药用球茎。秋季采集,晒干备用或鲜用。

性味功效:辛,温,有毒。散瘀消肿,止痛。

主治应用:腮腺炎,用球茎在酒或水中磨成浓汁,外搽患处,每日2次。

威 灵 仙

脉叶旋复　菊科　旋复花属
Inula nervosa Wall.

别　　名:小黑药(昆明)。

识　　别:多年生草本。生于山坡林下荒地或草丛中。高约50厘米。全株被褐色毛。支根簇生,顶端具一丛淡黄色绒毛,外皮棕褐色。茎直立,单叶互生,长卵状椭圆形,长2~5厘米,宽0.5~2厘米,叶缘具疏齿。头状花序,生于叶腋花梗顶端,舌状花白色。瘦果,具刺状冠毛。

采集加工:药用根。秋冬采集,洗净切碎晒干备用。

性味功效:辛,温。祛风除湿,活络止痛,健胃消食。

主治应用:风湿疼痛、腰膝痿软、食滞、胃痛,每用3~5钱,水煎服。

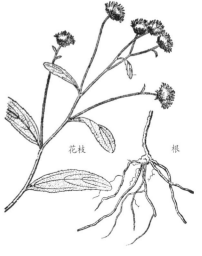

花枝　　根

威灵仙

背 蛇 生

费氏马兜铃　马兜铃科　马兜铃属　(小毒)
Aristolochia feddei Le' vl.

别　　名:朱砂灵、躲蛇生(文山)。

识　　别:多年生草质藤本。生于亚热带山野常绿阔叶林中。块根外皮黄褐色,断面黄红色。单叶互生,卵状心形,长5~8.5厘米,全缘。花单生叶腋,紫红色。蒴果,长约5.5厘米。

采集加工:药用块根。秋季采集,洗净晒干备用。

性味功效:苦,寒,小毒。清热解毒,消炎止血。

主治应用:肾炎,高热,结膜炎,胃肠炎,胃、十二指肠溃疡,痢疾,破伤风,蛇咬伤,疮痈,乳痈,痔疮出血,外伤出血,每用粉末2~5分,日服3次,开水送服。外用磨酒搽患处。

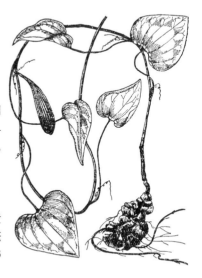

背蛇生

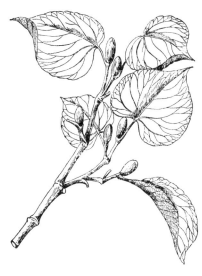

省雀花

省 雀 花

白克木　金缕梅科　白克木属　（小毒）

Symmingtonia populnea（R. Br.）*Van Steenis*

识　　别:高大粗直秃净光滑乔木。生于亚热带常绿
阔叶林。高 10～35 米。小枝有托叶环和
节。苞片状托叶二片,厚革质,裹住芽体,脱
落性。单叶互生,常绿革质,心状阔卵圆形,
长 5～13 厘米,宽 4～11 厘米,全缘或为角
波状分裂。肉穗花序,生于顶芽新枝侧面,
为二片苞状托叶所包裹,小花 12～16 朵,螺
旋状排列于肉穗状花序上,无花瓣。蒴果,
卵形,种子亮黑色。

采集加工:药用茎。全年可采,切碎晒干备用或鲜用。

性味功效:酸、涩、温,小毒。舒筋活血,活络止痛。

主治应用:风湿关节炎、坐骨神经痛,每用 2 钱,水煎服
或配伍应用。

附　　注:孕妇忌服。

星 秀 花

红花龙胆　龙胆科　龙胆属

Gentiana rhodantha Franch.

别　　名:星秀草、小青鱼胆(红河),小龙胆草(昭通、
大理),血龙胆(昆明),益胆草(思茅),小酒
药花根(保山),寒风草(昭通)。

识　　别:多年生草本。生于荒坡、石缝、灌木丛及林
边草地。单叶对生,无柄,叶卵圆形,先端
尖,基部阔心形,边缘具细锯齿。花单生枝
端,粉红色,有深紫色条纹。蒴果,长圆形。

采集加工:药用全草。秋冬采集,洗净阴干备用或
鲜用。

性味功效:苦,寒。消炎止咳。

主治应用:肺结核、淋巴结核、支气管哮喘、实热喘咳、
小便不利、小儿疳积、火眼,每用 3～5 钱,水
煎服。黄疸型肝炎,每用鲜品 4～5 钱,水煎
加白糖服。

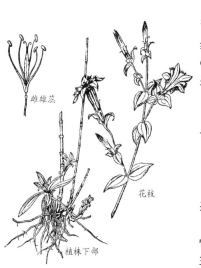

雌雄蕊

花枝

植株下部

星秀花

胃　友

清香桂　黄杨科　野扇花属

Sarcococca ruscifolia Stapf

别　　名:叶上花、野樱桃、万年青(昆明)。

识　　别:常绿灌木。生于石灰岩山坡灌木丛或阔叶
林中。高 1 米左右。单叶互生,革质,长椭
圆形,长 4~4.5 厘米,宽 1.2~2.5 厘米,全
缘。总状花序,腋生,花白色。果为核果状,
近球形,种子 1~2 粒。

采集加工:药用根、果。夏秋采集,洗净切碎晒干备用
或鲜用。

性味功效:辛、苦,平。活络止痛,养肝安神。

主治应用:胃痛、跌打损伤,每用根 3~5 钱,水煎服或
研末,每次 5 分,日服 3 次。头晕、心悸、视
力减退,每用果 3~5 钱,水煎服。

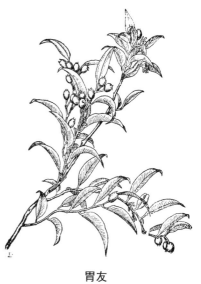

胃友

骨　碎　补

槲蕨　水龙骨科　槲蕨属

Drynaria fortunei(*Kze.*)*J. Sm.*

别　　名:利水竹(临沧)、绿扒山虎、爬山虎(红河),
老鹰翅膀(保山)。

识　　别:多年生附生草本。生于阴湿岩或树干上。
根茎肉质,横走,密被金黄色狭长鳞片。叶
两型,营养叶无柄,卵形,贴生于根茎上,上
部羽状深裂,裂片三角形;孢子叶绿色,有
柄,大而羽状深裂,叶脉明显。孢子囊群
大,在裂片背面近上部居多。

采集加工:药用根茎。秋冬采集,洗净晒干备用。

性味功效:苦、微辛,温。补肾,续骨,除湿。

主治应用:耳鸣、肾虚腰痛、风湿腰痛、食积,每用 5~8
钱,水煎服。外伤出血,取根茎绒毛敷伤口。
骨折,用适量研末同糯米共煮成粥外包,亦
可配伍外用。

附　　注:风寒外感,阴虚内热者忌用。同属植物滇槲
蕨 *D. delavayi Christ* 功效与本品相近。

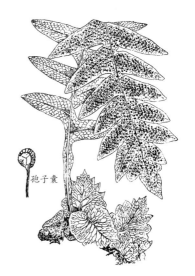

孢子囊

骨碎补

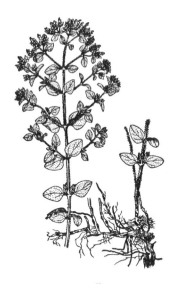

香薷

香薷

牛至 唇形科 牛至属

Origanum vulgare L.

别 名: 白花茵陈(昆明),蛇药(曲靖)。

识 别: 多年生半灌木状草本。生于山野荒地、草地或林中。高 30 ~ 70 厘米。茎直立略方形,密被白色短柔毛,多分枝。单叶交互对生,卵圆形或椭圆形,长 1 ~ 2 厘米,宽 0.5 ~ 1 厘米,两面被短柔毛和腺点,全缘。穗状花序,生小枝顶端,排列成圆锥花序状,花淡粉红色。坚果,卵形,光滑。

采集加工: 药用全草。夏秋采集,阴干备用或鲜用。

性味功效: 香,辛,微温。发汗解表,清暑和胃。

主治应用: 预防流感、湿温病、中暑、腹痛、呕吐、月经过多,每用 1 ~ 3 钱,水煎服。

香 石 藤

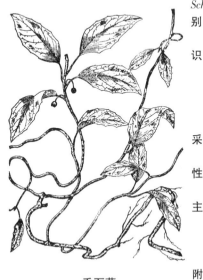

香石藤

披针叶五味子 五味子科 五味子属

Schisandra lancifolia(Rehd. et Wils.) A. C. Sm.

别 名: 小密细藤(思茅),满山香、小血藤(红河),黄袍(保山)。

识 别: 攀缘藤本。生于山间疏林或灌木丛上。长约 5 米。长枝上的叶互生,短枝上的叶簇生,椭圆形或卵状椭圆形,长 6 ~ 9 厘米,宽 3 ~ 6 厘米,边缘具疏锯齿。花单生叶腋,黄绿色。浆果,红色。

采集加工: 药用全株。全年可采,晒干备用或鲜用。秋冬采果,蒸后取出晒干备用。

性味功效: 微苦、涩,温。止血接骨,祛瘀消肿。果:酸、咸,温。益肾固精。

主治应用: 跌打损伤、骨折,取全株适量捣烂开水调,酒引外敷患处,另取根皮 5 钱 ~ 1 两泡酒内服。外伤出血,取叶研末撒患处。神经衰弱,每用果 2 ~ 3 钱,水煎服。

附 注: 同属植物黄龙藤 *S. propinqua(Wall.) Hk. f. et Thoms.* 楔形花药五味子 *S. sphenanthera R. et W.* 等多种,功效与本品相似。

香 附 子

莎草科　莎草属

Cyperus rotundus L.

别　　名:三棱草根、莎草根(昆明),酒药芸香草(曲
靖)。

识　　别:多年生草本。喜生于原野、旷地或耕地上。
地下有匍匐茎,蔓生,先端有纺锤形或椭圆
形的硬质块茎,有香气。叶螺旋状互生,宽
线形,宽0.2~0.8厘米。伞形复穗状花序,
由茎顶抽出,棕褐色。瘦果,倒卵状长圆形,
呈三棱状。

采集加工:药用块茎。秋季采集,洗净去须毛晒干
备用。

性味功效:辛,微温。理气开郁,调经止痛。

主治应用:乳痈、痛经、虚寒胃痛,每用3~5钱,水煎服
或配伍用。疳积,每用2钱炖肉吃。气郁胁痛,用块茎研末,每次3钱,开
水送服。

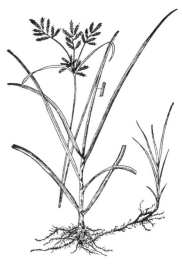

香附子

香 茅 草

芸香草　禾本科　香茅属

Cymbopogon distans（Nees）A. Camus

别　　名:臭草、韭叶芸香草(保山),射香草(丽江、大
理),细叶茅草、野芸香草(大理)。

识　　别:多年生草本。生于山坡草地。高60~100
厘米。揉之有香气。杆直立丛生,节略膨
大。叶两列,线形,长30~50厘米,宽4~6
厘米,扁平,全缘。窄穗状圆锥花序,长
25~35厘米,花穗孪生,长0.8~1.8厘米。
无柄小穗长圆状披针形,有柄小穗无芒。

采集加工:药用全草。夏季采集,洗净晒干备用或
鲜用。

性味功效:辛、微苦、微寒。清暑透表,利湿和胃。

主治应用:伤暑、夏日感冒、淋症,每用3~5钱,水煎
服。据说本品对破伤风引起的痉挛有控制
作用。

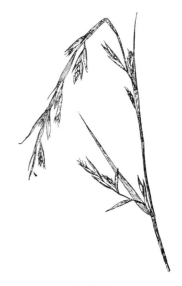

香茅草

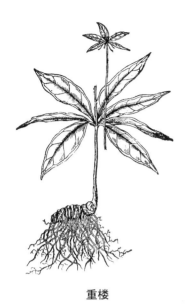

重楼

重　楼

多叶重楼　延苓草科　重楼属　（毒）

Paris polyphylla Sm.

别　　名：七叶一枝花（昆明、临沧），草河车（东川），
　　　　　虫蒌（大理、丽江），蚤休、七叶一枝蒿（思
　　　　　茅），独脚莲（昭通、东川）。

识　　别：宿根草本。多生于山箐草丛或林下阴湿处。
　　　　　高 60～100 厘米。全体被毛。有肥厚的横
　　　　　卧根茎，上生多数粗纤维根。3～9 片叶轮生
　　　　　于梢端，椭圆形，排成一层，长 4～9 厘米，宽
　　　　　2～5 厘米，全缘。花葶从叶间抽出，具一轮
　　　　　叶状苞片，花浅黄绿带暗紫色。种子多数，
　　　　　红色。

采集加工：药用根茎。全年可采，洗净晒干备用。

性味功效：苦、辛、微寒，有毒。止血散瘀，消炎消肿，止
　　　　　痛健胃。

主治应用：外伤出血，研末撒布伤口。胃痛、疮疡、乳腺
　　　　　炎、扁桃腺炎、腮腺炎、关节肿痛、疳积、脱
　　　　　肛、肺结核、血尿、毒蛇咬伤，每用 3 钱～2
　　　　　两，水煎服或炖肉服。外用研末用酒或醋调
　　　　　敷患处。有人试用治癌症。

鬼 针 草

菊科　鬼针草属

Bidens pilosa L.

别　　名：鬼针刺（昆明）。

识　　别：一年生草本。多生于旷野荒地、路边、田间
　　　　　及村寨房屋周围。高 30～150 厘米。根须
　　　　　状。茎直立，略呈方形。三出复叶对生，小
　　　　　叶为卵状披针形，叶缘锯齿状。头状花序，
　　　　　两型，舌状花白色，管状花黄色。瘦果，顶有
　　　　　2 条分叉钩刺，钩住人畜播种他处，故名"鬼
　　　　　针刺"。

采集加工：药用全草。全年可采，洗净切碎晒干备用或
　　　　　鲜用。

性味功效：苦、平。解毒除湿。

主治应用：风湿关节痛、外感发热、鼻窦炎、急性肠炎、
　　　　　阑尾炎，每用 3 钱～1 两，水煎服或配伍应
　　　　　用。疮痈、蛇咬伤，用鲜品捣烂外敷患处。

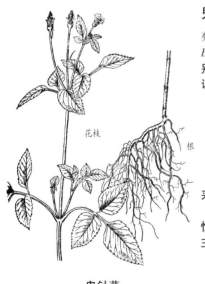

花枝　　根

鬼针草

胜 红 蓟

菊科　胜红蓟属

Ageratum conyzoides L.

别　　名:胜红药、广马草(文山),水丁药、鱼眼草、油
　　　　贴贴果(保山)。

识　　别:一年生草本。多生于亚热带荒地草丛中及
　　　　村边、路旁。高 30 ~ 60 厘米。全株被毛,有
　　　　特殊气味。单叶对生,菱状椭圆形或椭圆
　　　　形,长 2.5 ~ 5.2 厘米,宽 1.2 ~ 4 厘米,边缘
　　　　有钝齿。头状花序,伞房状排列,花浅蓝色。
　　　　瘦果,球形,黑色。

采集加工:药用全草。夏秋采集,洗净晒干备用。

性味功效:微苦、辛,凉。拔毒消肿。

主治应用:疔疮红肿、鹅口疮、崩漏,每用 3 ~ 5 钱,水煎
　　　　服。外用适量,水煎洗患处。外伤出血,用
　　　　全草研末撒布患处。

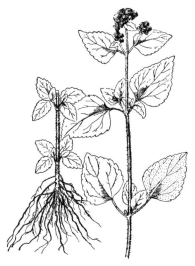

胜红蓟

顺 江 木

狭叶樟　樟科　樟属

Cinnamomum burmannii (Nees) Bl. var. angustifolium
(Hemsl.) Allen

别　　名:三股筋、大舒筋活血(红河)。

识　　别:乔木。生于亚热带山间疏林中。高约 10 米。
　　　　有芳香味,枝褐色。叶互生或近对生,稍革
　　　　质,披针形,长 5.5 ~ 7.5 厘米,宽 1.3 ~ 2.3 厘
　　　　米,为明显的离基三出脉,全缘。圆锥花序,
　　　　顶生,花小,白绿色。浆果,有杯状萼托。

采集加工:药用根、叶。全年可采,洗净切片晒干备用
　　　　或鲜用。

性味功效:辛,温。舒筋活络,散寒止痛。

主治应用:风湿、跌打、骨折,每用根 3 钱,泡酒服或水
　　　　煎服。用叶煎水外洗或捣细用酒调敷患处。

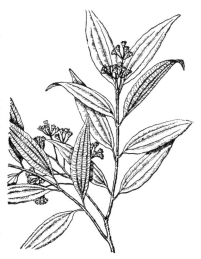

顺江木

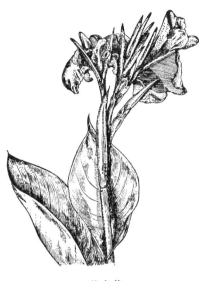

美人蕉

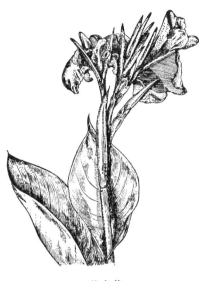

美人蕉科　美人蕉属
Canna indica L.

别　　名:凤尾花(昆明)、五筋草(思茅)。

识　　别:多年生草本。多为栽培。高可达 2 米。叶巨型,长椭圆形或椭圆状卵圆形,长 19～40 厘米,宽 12～20 厘米,叶柄基部鞘状抱茎。花葶自叶丛中抽出,总状花序,顶生,花大,鲜红色。蒴果,绿色,卵状长圆形,有小软刺。

采集加工:药用根。全年可采,洗净晒干备用或鲜用。

性味功效:苦,凉。补肾,止血,疏经。

主治应用:遗精、红崩白带、神经官能症,每用 1～2 两,炖鸡及糯米服。遗尿,每用 1 两炖猪膀胱服。小儿麻痹后遗症,本品配伍应用。

美人蕉

姜　三　七

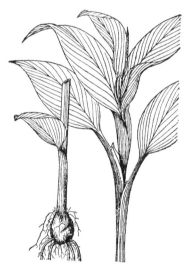

曲蕊姜　姜科　曲蕊姜属
Camptandra yunnanensis(Gagn.) K. Schumann

识　　别:矮小秃净草本。多生于山间林下草丛中。有香味。叶数枚,卵形,二列,鞘上部张开。顶生佛焰花苞,内生花数朵,淡黄色。蒴果,长椭圆形,种子纺锤形,有撕裂状的假种皮。

采集加工:药用根。秋季采集,洗净去皮和毛切片晒干研末备用。

性味功效:辛,温。止血消肿。

主治应用:跌打损伤、骨折、吐血、衄血、子宫功能性出血,每用 1 钱配伍内服。外伤出血,研末撒布患处。

姜三七

姜 味 草

唇形科　姜味草属

Micromeria biflora Benth.

别　　名:小姜草(红河),小香薷(丽江)。

识　　别:多年生草本。生于山间向阳的荒地,路边或
草丛中。高 10～33 厘米。全株有芳香味。
茎紫褐色,被白毛。叶对生,卵圆形,长
0.2～0.8厘米,宽0.1～0.4厘米,全缘。花
单生叶腋,唇形,粉红色。坚果,极小。

采集加工:药用全草。春夏采集,洗净晒干备用。

性味功效:辛,温。温中健胃,祛风散寒,除湿。

主治应用:胃痛、腹胀、呕吐、腹泻、感冒风寒、预防痢
疾,每用 3～4 钱,水煎服或配伍应用。

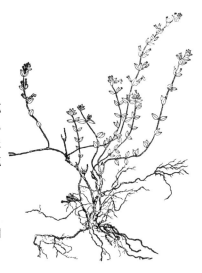

姜味草

炸 腰 果

镰叶扁担杆　田麻科　扁担杆属

Grewia falcata C. Y. Wu

识　　别:直立灌木。多生于亚热带疏林灌木丛中。
高 2～3 米。全株密被黄色柔毛。单叶互
生,披针形,长 5～15 厘米,宽 1～3 厘米。
叶面绿色,背黄灰色,叶缘具细锯齿。伞形
花序,腋生。核果,球形,2～4 裂。

采集加工:药用全株。夏秋采集,洗净晒干研末备用。

性味功效:苦、涩,寒。止血。

主治应用:刀枪伤、外伤出血,用粉末撒布患处。

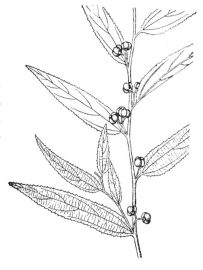

炸腰果

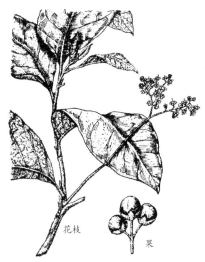

花枝

果

洗碗叶

洗 碗 叶

假烟叶树　茄科　茄属　（毒）

Solanum verbascifolium L.

别　　名: 三叉树、大发散(思茅)，毛叶(红河)，大毛叶(玉溪)。

识　　别: 灌木。多生于热带亚热带山坡箐沟或村寨附近。高1～4米。全株密被星状柔毛。单叶互生，阔卵形或广椭圆形，长10～23厘米，宽6～15厘米，全缘。聚伞花序，顶生或近顶生，花白色。浆果，球形，肉质，绿色或浅黄色。

采集加工: 药用全株。全年可采，洗净晒干备用或鲜用。

性味功效: 淡、微辛，温，有毒。消肿解毒，发散，止血。

主治应用: 风寒感冒，每用根2钱，水煎服。风疹，用叶煎水外洗。外伤出血，用叶研末撒布患处。白内障、急性结膜炎，用鲜叶配葱等量，捣绒包敷患眼同侧足拇指和对侧手拇指。

屎 咕 咕

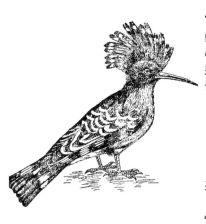

屎咕咕

戴胜　佛法僧目　戴胜科

Upupa epops epops L.

别　　名: 鸡冠鸟，山和尚，呼哼哼。

识　　别: 常见于开阔的郊野和园地。在地上觅食，以蠕虫、昆虫及其幼虫等为主要食物。体长约30厘米。头上具褐色羽冠，体羽背部黑褐，而杂以淡棕色横斑。尾羽黑色，其中部横贯以一道明显的白斑。胸以下棕色渐淡，至腹部变白。嘴细长稍曲，呈黑色。脚暗铅色。

采集加工: 药用全鸟。全年可捕，去毛及肠胃，洗净焙黄研末备用或鲜用。

性味功效: 臭，温。柔肝息风，镇心安神。

主治应用: 癫痫，每用本品1只研末用药液(见附方)送服。精神病，每用本品1只去皮毛及肠胃，留心肝，洗净剁成肉饼，加朱砂5分～1钱，拌匀，放盐少许，蒸熟，一次服完，每日1次，3日为一疗程。疟疾，每用本品1只研末用药液(见附方)送服。

绛 头

蓼科 蓼属

Polygonum denticulatum Huang sp. nov. ined.

别　　名: 血地胆(曲靖),大红药(楚雄)。

识　　别: 多年生缠绕草质藤本。生于山间疏林下潮湿处。长1~2.5米。全体疏生短毛。块根肥大(18×20厘米)略葫芦形,表面棕褐色,有鳞片状纹节和突起,内部绛红色,淀粉质,故称"绛头"。幼枝、叶柄水红色。叶片长卵状戟形,长6~11.5厘米,宽4.5~6.5厘米,顶端具尾尖,全缘。秋日开花,聚伞花序,舒展,顶生或腋生,花小,淡绿色。小坚果,有三棱。

采集加工: 药用块根。秋季采集,洗净切片晒干备用。

性味功效: 涩,温。解毒消炎,收敛止血。

主治应用: 慢性肝炎、哮喘,用块根研末每服1钱。外伤出血,用块根研末撒患处。跌打损伤,每用5钱泡酒分次服。

花放大

花枝

块根

绛头

铁 指 甲

水龙骨科 抱树莲属

Drymoglossum heterophyllum（C. Chr.）Ching

别　　名: 金鱼藤(大理)。

识　　别: 多年生小型附生草本。根状茎长而横走,细弱,密被棕褐色鳞片,鳞片披针状线形。叶疏生,二型,营养叶长椭圆形,长3.5~4.5厘米,宽1.4~1.7厘米,先端圆,基部楔形,全缘,背卷,主脉两面微隆起,侧脉网状隐没不显,具柄,柄长1~3厘米;孢子叶线形,长约4厘米,宽约0.4厘米,先端钝,基部渐狭,具长柄,革质,囊群马蹄形,密被叶背。

采集加工: 药用全草。全年可采,晒干备用或鲜用。

性味功效: 甘淡,微温。消肿镇痛,接骨止血。

主治应用: 骨折、跌打损伤、外伤出血,用鲜品适量,捣烂敷患处或研末撒布患处。中耳炎,用鲜品取汁滴入耳内。

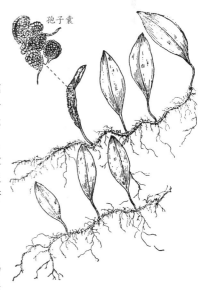

孢子囊

铁指甲

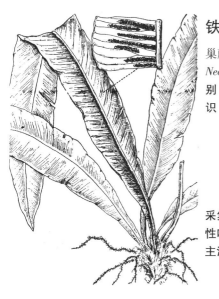

铁蚂蟥

巢蕨　铁角蕨科　巢蕨属

Neottopteris nidus（L.）*J. Sm.*

别　　名:尖刀如意散(红河)。

识　　别:多年生附生草本,高 50～100 厘米。根状茎短。叶丛生,叶片矩圆状披针形,长 50～100 厘米,宽 6～12 厘米,先端渐尖,基部渐狭,叶革质,叶轴在背面隆起,全缘或稍呈波状。囊群线形,近中脉处着生并到达距边缘 1/3 处。

　　　　生于亚热带林中树上或石上。

采集加工:药用全草。全年可采,鲜用或晒干备用。

性味功效:苦,温。强筋壮骨。

主治应用:阳痿,用根茎 3 个,泡酒常服。骨折,用鲜品捣烂,鸡蛋清调敷患处。

铁蚂蟥

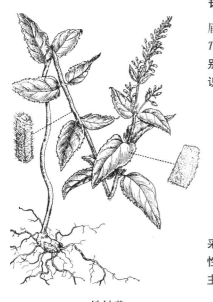

铁 轴 草

唇形科　香科属

Teucrium quadrifarium Buch. – Ham. ex D. Don.

别　　名:绣球防风、黄香科(文山)。

识　　别:多年生草本,高约 38 厘米,全株密被淡黄色粗柔毛。宿根木质肥厚,上具须根。茎直立,方形。单叶对生,长卵圆形,长 3～4.5 厘米,宽 1～2 厘米,先端短尖,基部浅心形或平截,边缘密具尖锯齿。圆锥花序顶生或总状花序腋生,花蓝紫色。小坚果倒卵形,有网状皱纹。

　　　　生于亚热带至温带的山地阳坡或林下灌丛中。

采集加工:药用叶。夏秋采集,晒干备用。

性味功效:涩,平。消炎止血。

主治应用:外伤出血、刀枪伤,每用适量研末撒布患处。

铁轴草

铁丝蕨蕨

海金沙　海金沙科　海金沙属

Lygodium japonicum（*Thunb.*）*Sw.*

别　　名:柱状藤、海金沙（红河）。

识　　别:陆生攀缘缠绕植物,草本,长达 2～3 米。叶
轴浑圆细长而扭曲。羽片多数,对生于叶轴
的短距(枝)上,向两侧平展,休眠芽为灰色
柔毛复被。能育羽片二回奇数羽状,长
16～22厘米,宽 8～1 4 厘米,纸质,叶脉
2～3处分离,叶缘密生孢子囊穗流苏状,长
3～5毫米,由两行并生的6～5对孢子囊组
成,外被囊群盖式的反折小瓣,其上密生短
毛,孢子囊肾圆形,生于短柄上,环带位于小
头,孢子珠状四面形,蜡黄色。

　　　生于滇南热带林缘和次生阔叶林。

采集加工:药用全草。夏秋采集,晒干备用或鲜用。

性味功效:甘、寒。清热除湿,利水通淋。

主治应用:感冒、百日咳、肝炎、半身不遂,每用 5 钱～1
两,煎服。跌打扭伤、风湿腰痛、关节炎,每用 1～2 两,泡酒分服。蜂螫伤,
用 5 钱,煎服,外用鲜品适量捣烂敷患处。

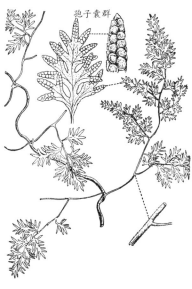

铁丝蕨蕨

铁核桃树

大头茶　山茶科　大头茶属

Gordonia axillaris（*D. Don*）*Dietr.*

别　　名:羊咪树（红河）。

识　　别:常绿灌木或小乔木,高可达 8 米。树皮灰白
色。单叶互生,矩圆状倒卵形或倒披针形,
长 7～15 厘米,宽2.5～4 厘米,先端钝而微
凹入,基部稍狭,全缘或近顶部有疏浅齿。
花单生或 2～3 朵聚生叶腋,乳白色。蒴果,
木质,长椭圆状卵形,3～5 瓣裂,种子扁平,
顶有翅。

　　　生于亚热带旷野山坡荒地。

采集加工:药用茎皮、果实。秋季采集,晒干备用。

性味功效:涩、辣,温。活络止痛,温中止泻。

主治应用:风湿腰痛、跌打损伤,每用茎皮 3 钱,煎服,
或泡酒分服,或研末,每次 1 钱半,开水送
服。腹泻,用果实3～5 钱,煎服。

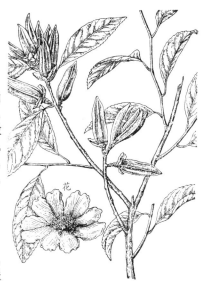

铁核桃树

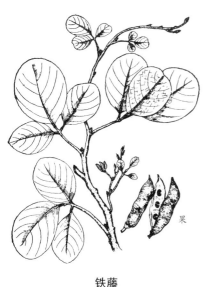

铁 藤

巴豆藤 豆科 巴豆藤属

Craspedolobium schochii Harms

识　别:木质藤本。生于亚热带山间疏林中。长可达15米。幼枝叶有平贴亮棕色细毛,渐脱落无毛。复叶互生,小叶3枚,倒卵圆形或矩圆形,长4~8厘米,宽2~6厘米,全缘或微波状,钻形托叶小,常脱落。总状花序伸长,有密生或疏生花,紫红色。荚果,扁平,腹部有翅,种子3~5枚。

采集加工:药用根。秋季采集,洗净切片晒干备用。

性味功效:涩、微苦,温。祛瘀活血,除风湿。

主治应用:内脏出血、风湿、跌打,每用3钱,水煎服。

铁藤

铁 扫 帚

截叶铁扫帚 豆科 胡枝子属

Lespedeza cuneata(Dum.-cours.)G.Don

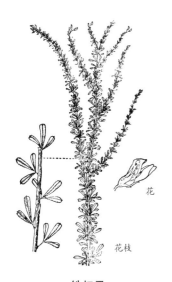

别　名:格密亲(思茅),穿鱼串(红河),串鱼草(临沧),红杆草(丽江),夜关门、帽顶草(曲靖),三叶草(玉溪)。

识　别:直立或上升亚灌木。多生于山坡、灌木丛或杂木林。高50~80厘米。茎直立,多少被毛。复叶互生,小叶3枚,倒披针形,长1.5~2厘米,宽0.25~0.4厘米,先端钝圆,中凹,具短尖。花白色,分有瓣花和无瓣花两种,前者成总状花序,后者簇生于叶腋。荚果,短,斜卵形,种子1粒。

采集加工:药用全株。全年可采,晒干备用或鲜用。

性味功效:苦、微涩,凉。清热解毒,活血止血,消食化积。

主治应用:刀枪伤、烫伤、疮毒,用鲜草捣绒外敷患处。乳腺炎、红崩白带,每用根3~5钱,水煎服。夜尿、小儿疳积、蛔虫,每用2~3钱,水煎服。催产,每用8钱~1两,红糖为引,水煎服。

附　注:孕妇忌服。

铁扫帚

铁 线 草

狗牙根　禾本科　绊根草属

Cynodon dactylon（*L.*）*Pers.*

别　　名：铺地草、绊根草（昆明）。

识　　别：多年生草本。多生于旷野、山坡或草地。根茎长 10~30 厘米，匍匐地面，多分枝，向四面蔓延。叶片短线形，长 1.5~5 厘米，宽 0.15~0.2 厘米，全缘。穗状花序，2~6 个指状排列于枝顶。颖果。

采集加工：药用根茎。全年可采，鲜用或晒干备用。

性味功效：苦、微甘、酸，温。舒筋活络，消肿止痛。

主治应用：风湿骨痛、半身不遂、手足麻木，每用 1~2 两，泡酒服。用鲜品捣烂外敷治跌打损伤、疮痈。

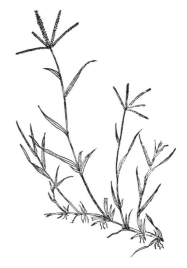

铁线草

铁 草 鞋

长琴叶球兰　萝藦科　球兰属　（毒）

Hoya longipandurata W. T. Wang

别　　名：豆瓣绿（临沧）、岩浆草（大理）。

识　　别：攀缘藤本。多生于热带潮湿林下或石缝中。长 2 米以上。单叶对生，倒椭圆状矩圆形，顶端具锐尖头，形似鞋底，故名"铁草鞋"。厚肉质，长 6~8 厘米，宽 2~3 厘米，全缘。聚伞花序，腋生，花冠肉质，轮状五裂。蓇葖果。

采集加工：药用叶。全年可采，晒干备用或鲜用。

性味功效：苦，凉，有毒。接筋骨，活血祛瘀。

主治应用：跌打损伤、骨折，鲜叶捣绒拌鸡蛋清外敷患处。刀枪伤，用叶研末撒伤处。

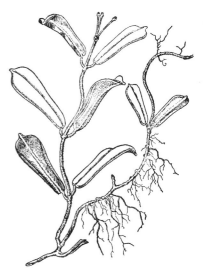

铁草鞋

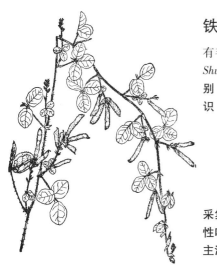

铁马豆

铁 马 豆

有毛宿苞豆　豆科　宿苞豆属

Shuteria pampaniniana Hand. – Mzt.

别　　名:黄花马豆(昆明)。

识　　别:蔓生草本。多生于田边或湿润的路旁。长1米左右。茎绿色,圆柱形,有毛。复叶互生,指状三小叶,叶片阔椭圆形或近倒卵形,长1～2.5厘米,宽0.6～1.5厘米,两面有毛,边缘多少波状。总状花序,腋生,花黄色。荚果,扁平,长1～2厘米,两面均有柔毛。

采集加工:药用全草。夏秋采集,晒干备用或鲜用。

性味功效:微苦,凉。清虚火,泄肝胆热。

主治应用:阴虚潮热、骨蒸痨热、虚痨咳嗽,每用3钱,水煎服或配伍应用。

铁箭岩陀

十一叶木兰　豆科　木兰属

Indigofera hendecaphylla Jacq.

识　　别:半匍匐草本。多生于旷野、疏林和箐沟湿地。高20～40厘米。茎被灰色细毛。奇数羽状复叶,长2.5～7.5厘米,小叶5～11片,互生,倒椭圆形或矩圆形,长0.8～1.2厘米,叶背有平贴毛。总状花序,腋生,较叶稍长,花小,青紫色。荚果,直,有四角,无毛,种子8～10粒。

采集加工:药用全草。夏秋采集,晒干备用。

性味功效:淡、凉。

主治应用:试用避孕,取全草1两,水煎,于月经净后,连服2～3剂,每日1剂,服药后一月避免同房,可避孕半年。试用绝育,取种子5钱、火麻仁1两,共研末,月经净后,每日1剂,开水送服,连服2～3剂。

果

根

花枝

铁箭岩陀

破 钱 草

绒毛野菊　菊科　菊属

*Chrysanthemum lavandulaefolium（Fisch.）Makino var.
tomentellum H. – M.*

别　　名:千里光、千光草(昆明)。

识　　别:蔓生草本,长可达 1 米。茎圆柱形,有纵纹
和毛绒。单叶互生,长卵状披针形,长 3～6
厘米,宽 1.5～4.5 厘米,先端短尖,基部近
截形或多少偏斜,羽状分裂达叶片中部,边
缘具粗锯齿,叶背密被白色柔毛。伞房花序
式头状花序。顶生,疏散,花黄色,异型。瘦
果光滑,无冠毛。

　　　　生于温带山间疏林下荒坡及草地。

采集加工:药用全草。夏秋采集,晒干备用。

性味功效:苦,辛,温。发散风寒,祛风利湿,清肝明目。

主治应用:风寒感冒、头痛、角膜云翳、黄疸,每用 3～5
钱,煎服。

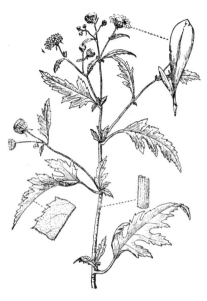

破钱草

破 布 叶

豨莶　菊科　豨莶属

SiegeSbeckia orientalis L.

识　　别:一年生草本,高 30～100 厘米。茎直立,圆柱
形,紫色,被白色或灰白色长柔毛。叶对生,
上部叶片较小,椭圆形、卵形或卵状披针形,
长 2～6 厘米,宽 0.5～1.6 厘米,先端钝,基
部楔形,边缘具不规则的疏齿,两面被灰黄
色柔毛,下部叶较大,阔卵形或卵状三角形,
长 5～12 厘米,宽 3～9 厘米,先端尖,基部楔
形下延成翼柄,边缘具不规则的锯齿或圆
齿,两面均被灰黄色柔毛,主脉三出。头状
花序顶生或腋生,圆锥状,黄色,苞片及萼片
被有柄腺毛。瘦果倒卵形,具四棱。

　　　　生于温带、亚热带旷野及路旁。

采集加工:药用全草。夏秋采集,切碎晒干备用。

性味功效:苦,寒。舒筋活络,散风止痛。

主治应用:风湿、四肢麻木、腰膝痿软、疮疡,每用
5 钱～1 两,煎服或泡酒分服。高血压,用
2 钱,煎服。

附　　注:省外使用的豨莶草即为本品。

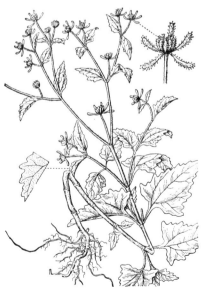

破布叶

破 布 草

野甘露　唇形科　水苏属

Stachys kouyangensis（Van.）Dunn

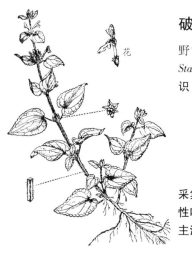

识　　别:直立草本。生于旷野潮湿草地。高 25～60 厘
米。全株密生白色长柔毛。茎直立,四方形,具
纵沟。单叶对生,卵状心形,长 1.5～4.5 厘米,
宽 1～3.5 厘米,叶缘有圆锯齿。花轮有花 2～6
朵,排成穗状花序,腋生或顶生,花淡紫色,二唇
形,下唇较阔。果由四个小坚果组成。

采集加工:药用全草。夏秋采集,洗净晒干备用或鲜用。

性味功效:咸、微苦,凉。消炎解毒,拔脓。

主治应用:疮疖、骨髓炎,用鲜草捣烂敷患处。

破布草

臭　皮

海桐花科　海桐花属

Pittosporum crispulum Gagn

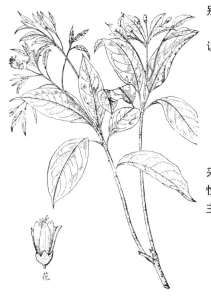

别　　名:鸡蛋白树、羊脆果(红河),羊脆木(思茅),
黄木(昭通)。

识　　别:小乔木,高 4～5 米。单叶互生,椭圆状披针
形或倒卵状披针形,长 7～12 厘米,宽 2～
3.5 厘米,先端锐尖,渐尖或钝,基部阔楔
形,叶面绿色,背淡绿,全缘或波状齿缺。伞
房花序顶生或单生梢部叶腋,花黄色。蒴
果,卵状长椭圆形,三瓣裂。

生于亚热带旷野林缘或沟谷。

采集加工:药用皮、叶。全年可采,晒干备用或鲜用。

性味功效:气臭,苦、涩,凉。收敛止血,消肿止痛,解毒。

主治应用:胃及十二指肠溃疡出血、鼻衄、产后流血不
止、月经过多、黄疸、心悸、失眠、小儿麻痹后
遗症、瘫痪,每用皮 5 钱～1 两,煎服。风湿
疼痛、坐骨神经痛、跌打损伤,每用皮 1～2
两,泡酒服或煎服。外伤出血、毒蛇咬伤、无
名肿毒、骨折,每用皮 5 钱～1 两,煎服,外
用鲜品捣烂敷患处,或研末撒布患处。

花

臭皮

臭　麻　木

假黄皮树　芸香科　黄皮属

Clausena excavata Burm. f.

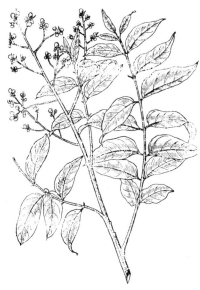

臭麻木

别　　名:小黄皮(思茅)。

识　　别:常绿灌木至小乔木,高可达6米。幼枝,花
序,叶柄均有小突体,被毛。奇数羽状复叶,
互生,揉之有"臭"味,小叶通常21~27片,
少至15片,多至41片,卵形,披针形,至长
圆状披针形,长2~8厘米,宽1~2.5厘米,
先端急尖或钝,基部偏斜,两侧不对称,歪
斜,两面均被毛,脉上尤显,边缘波状或具不
明显的小圆齿,具短柄。圆锥状聚伞花序顶
生,花小,直径约0.5厘米,白色。浆果卵形
至椭圆形,淡红色。

生于滇南、滇西、热带、亚热带地区旷野
及林缘灌丛中。

采集加工:药用根、叶。全年可采,根切片晒干备用,叶
阴干备用。

性味功效:气臭,苦,微寒。清热解毒,杀虫止痒。

主治应用:感冒发热、咳嗽气喘、疟疾、急性胃肠炎、腹泻、尿路感染、风湿水肿,每用根
3~5钱,煎服。疥癣、湿疹、疮疖,用叶适量煎水洗患处。

臭　灵　丹

菊科　四棱峰属

Laggera pterodonta(*DC.*)*Benth.*

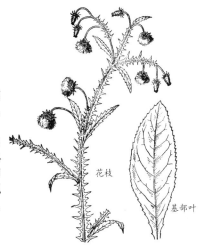

花枝

基部叶

臭灵丹

别　　名:臭叶子、狮子草、大黑药(昆明),鱼富有(曲
靖),臭树、归经草(玉溪),山林丹(楚雄),
野腊烟(红河)。

识　　别:多年生草本。生于山野旷地。高0.5~1
米。分枝较多,有强烈臭味。茎圆棒形,具
不规则缺刻翼。单叶互生,椭圆形或长卵
形,长10~25厘米,宽5~12厘米,具不规
则波状锯齿。头状花序,圆锥花序式排列,
花紫红色。

采集加工:药用全草。夏秋采集,洗净晒干备用或鲜用。

性味功效:辛、苦,寒。清热解毒,消炎。

主治应用:上呼吸道感染、扁桃腺炎、口腔炎、防治流
感,每用3~5钱,水煎服。腮腺炎,用鲜品捣烂敷患处。

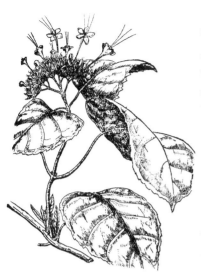

臭 牡 丹

马鞭草科　赪桐属

Clerodendron bungei Steud.

别　　名:紫牡丹(红河)。

识　　别:直立分枝灌木。多生于亚热带山间坡地疏林下。高 1～2 米。单叶互生,阔卵形,长5.5～15 厘米,宽 3.5～11 厘米,边缘具不规则锯齿。聚伞花序,顶生,花白色。核果,常包于萼内。

采集加工:药用根、叶。全年可采,洗净切片晒干备用或鲜用。

性味功效:微臭,淡,平。祛风活血,消肿解毒。

主治应用:风湿性关节炎、脚气水肿、四肢发软、白带,每用 5 钱～1 两(鲜用 1～2 两),水煎服。皮肤过敏、瘙痒、痔疮、疱疹,用根叶煎水外洗。

臭牡丹

鸭　脚　板

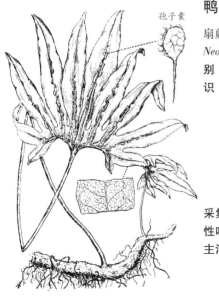

孢子囊

扇蕨　水龙骨科　扇蕨属

Neocheiropteris palmatopedata（Bak.）Christ

别　　名:搜山虎、八爪金龙(曲靖),野蕨菜(玉溪)。

识　　别:多年生草本,高 30～45 厘米。根状茎长而横走,密被棕色、披针形鳞片。叶片扇形,鸟足状掌状分裂,裂片披针形,中裂片长 17～20 厘米,宽 2.5～3 厘米,叶纸质,全缘,侧裂片较小。孢子囊群背面上部圆形,下部汇合成矩圆形,近主脉着生。

　　　　　生于温带、亚热带山间疏林下石岩上。

采集加工:药用全草。全年可采,去毛,切碎晒干备用。

性味功效:涩、微苦,凉。清热利湿,消食导滞,通便。

主治应用:咽喉痛、扁桃腺炎、膀胱炎、尿闭、痢疾,每用3～5 钱,煎服。食积饱胀、消化不良、食物中毒、便秘、慢性胃炎,每用根 1～3 钱,煎服。风湿关节炎,用根 1～2 钱,煎服或泡酒服。

附　　注:体虚、严重心脏病及孕妇忌用。

鸭脚板

鸭嘴花

爵床科　鸭嘴花属

Adhatoda vasica Nees

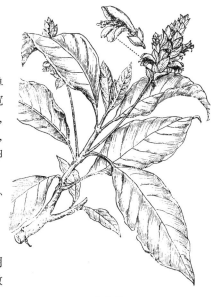

识　　别:常绿灌木,高 2～3 米。茎节膨大歪斜。单
叶对生,卵状披针形,长 7～13 厘米,宽
2.5～5.5厘米,先端渐尖,基部楔形,全缘,
具柄,两面被短毛。穗状花序顶生或腋生,
花白色,唇形,花瓣上有紫斑,苞片叶状,卵
形。蒴果椭圆形。
　　　　　生于热带、亚热带地区的旷野、村旁、
路旁。

采集加工:药用全株。秋冬采集,切碎晒干备用。

性味功效:辛、微苦,温。活血散瘀,除湿止痛。

主治应用:肾炎、风湿关节痛、跌打损伤、血崩,每用
3～5钱,煎服。骨折,用鲜品适量捣烂敷
患处。

鸭嘴花

鸭跖草

鸭跖草科　鸭跖草属

Commelina communis L.

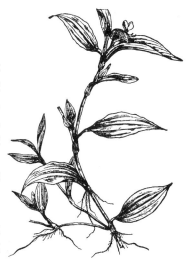

别　　名:地地藕、水竹子(昆明)。

识　　别:半匍匐草本。多生于旷野路边草丛中或林
边草地。长达 1 米左右。须根簇生,圆柱
形。茎绿色。单叶互生,斜卵圆状披针形,
长 4～11.5 厘米,宽 2.5～4.6 厘米,全缘。
3～4 朵花着生在二叉状的花序柄上,深蓝
色。蒴果,椭圆形,种子4粒。

采集加工:药用全草。夏秋采集,切碎晒干备用或
鲜用。

性味功效:甘,微寒。养阴清热,舒筋活血。

主治应用:鼻衄、红崩、白带、尿血、淋症,每用 1 两,水
煎服。跌打损伤、筋骨疼痛,每用 2 两,泡
酒服。

鸭跖草

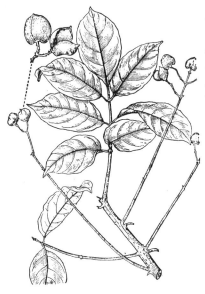

海　木

海　木

鹧鸪花　楝科　鹧鸪花属　（小毒）

Heynea. trtjuga Roxb.

别　　名：鸡波（思茅）。

识　　别：乔木，稀为灌木，高3～5米。叶互生，奇数
羽状复叶，小叶5～11枚，椭圆状矩圆形或
倒卵状椭圆形或卵圆形，长6～11厘米，宽
3～6厘米，先端锐尖，基部阔楔形或钝圆，
略偏斜，全缘。圆锥花序式伞房花序顶生
或腋生，花小，白色。蒴果二瓣裂，种子1
粒，平滑。

　　生于亚热带旷野路旁或山间林下。

采集加工：药用根。全年可采，切片晒干备用。

性味功效：苦，凉，有小毒。清热解毒，祛风湿，利
咽喉。

主治应用：风湿性关节炎、风湿腰腿痛、咽喉炎、扁桃
腺炎、心胃气痛，每用3～5钱，煎服或泡酒
分服。

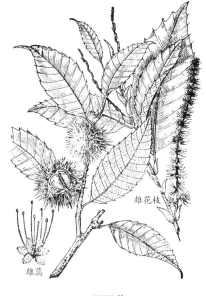

雄花枝

雄蕊

栗子花

栗　子　花

栗　山毛榉科　栗属

Castanea mollissima B1.

别　　名：板栗（全省）。

识　　别：落叶乔木，高15～20米。树皮暗灰色，不规
则深裂。幼枝被毛，冬芽短，阔卵形。单叶
互生，卵状矩圆形或矩圆状披针形，长10～
19厘米，宽3.5～6厘米，先端渐尖，基部圆
或阔楔形，叶背密被毛，羽状脉明显，边缘有
不规则锯齿，齿端有芒刺。花单性，雌雄同
株，雄花序穗状，直立，单生叶腋，花淡黄褐
色，雌花生于雄花序下部，总苞有利刺，熟时
开裂，坚果褐色。

　　栽培。

采集加工：药用花。春季采集，晒干备用。

性味功效：苦、涩，微温。健脾燥湿，收敛止血。

主治应用：赤白带、大肠下血、菌痢、阿米巴痢疾，每用
3～5钱，煎服。

咋腮树

柘树　桑科　柘树属

Cudrania tricuspidata（Carr.）Bur.

别　　名:拓桑、黄龙蜕壳、柞桑刺（红河），刺桑（曲靖）。

识　　别:落叶灌木或小乔木，高约8米，具白色乳汁，树皮灰褐色，成不规则的薄片剥落。枝条绿褐色，细长密生，有坚硬棘刺。单叶互生，卵圆形或倒卵形，长3～11厘米，宽2～7厘米，先端锐尖或渐尖，基部圆，全缘或有时三裂。头状花序单生或成对腋生，花单性异株。复果球形，肉质。

生于亚热带旷野荒地、路边或栽培。

采集加工:药用根。全年可采，切片晒干备用或鲜用。

性味功效:苦、微甘、平。清热解毒，活血散瘀。

主治应用:腮腺炎、淋巴结核、咳嗽、肺结核咯血、肝炎、经闭、膀胱炎、头晕、乳汁不通、疮肿，每用5钱～1两，煎服。风湿骨痛，用5钱，泡酒分服。胎盘滞留，用根白皮1两，水煎，点酒引内服。腮腺炎、疮肿、关节扭伤，用鲜根皮或鲜叶适量捣烂敷患处。

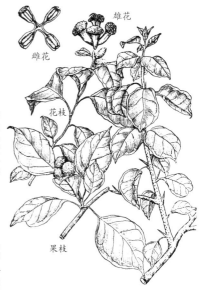

咋腮树

粉　棠　果

蔷薇科　蔷薇属

Rosa longicuspis A. Bertol.

别　　名:卡卡果（昆明），哈哈果、金樱子（红河），倒挂刺、乌龙须（曲靖）。

识　　别:有刺蔓状灌木，高1～3米。枝圆柱形，淡褐色，有倒钩刺。奇数羽状复叶互生，小叶通常7枚，卵状椭圆形，长2～5厘米，宽0.5～2厘米，先端尖，基部钝或略偏斜，叶面亮绿色，背绿色，网脉不明显，边缘具尖齿。伞房花序顶生，花粉白色。果实（花托）卵球形，棕红色，内含多数骨质瘦果。

生于温带、亚热带旷野路边及坡地向阳处。

采集加工:药用叶上虫瘿、根、果。秋季采集，晒干备用。

性味功效:涩、酸、平。收敛止泻，舒筋活络。

主治应用:肠炎、痢疾、跌打，每用根3～5钱，水煎服。小便频数、小儿夜尿，每用果3～5钱，煎服。子宫脱垂、小儿疝气，每用虫瘿3钱，煎服。风湿，用根5钱或虫瘿5钱，煎服或泡酒分服。喘咳，用虫瘿5钱研末，炖肉吃。

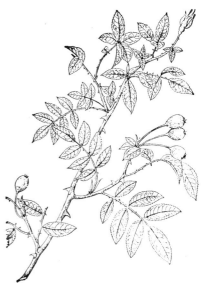

粉棠果

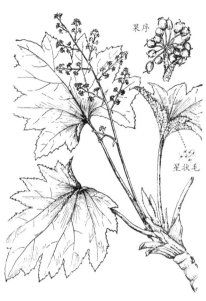

果序

星状毛

通脱木

通 脱 木

五加科　通脱木属

Tetrapanax papyrifera (Hk.) Koch.

别　　名:大木通(昭通、丽江)、万丈深、紫金莲(昭通)、通草(曲靖、文山)。

识　　别:灌木,有时呈小乔木状,高 3 ~ 6 米。茎粗壮,木质松脆,髓大。幼枝表面浅红褐色,被易脱落星状毛或灰黄色长柔毛。叶大型,互生,多聚生于茎顶,近圆形,掌状分裂,长宽均 30 ~ 90 厘米,裂片先端钝尖,基部心脏形,密被灰黄色星状毛,网结如毡毛状,边缘具疏锯齿。大型圆锥花序顶生,花小、白色或绿色。核果,浆果状,扁球形。

采集加工:药用全株。全年可采,晒干备用或鲜用。

性味功效:根:微苦,凉。活血调经、清热消炎。茎枝(通草):甘淡,平。渗湿利水,催生下乳。

主治应用:便秘,用根 3 钱,煎服。月经不调、崩漏、大叶性肺炎,每用 2 钱 ~ 1 两,红糖引,煎服。风湿腰痛,用根 3 钱,水煎,点酒引,内服。水肿、五淋、尿闭,每用茎枝 3 钱,煎服。缺乳,用茎枝 3 钱,炖猪脚吃。咳嗽痰多、支气管哮喘,每用根皮 5 钱,煮稀饭吃或煎服。

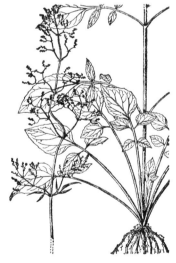

通经草

通 经 草

岩参　败酱科　缬草属

Valeriana hardwickii Wall.

别　　名:蛇头细辛。

识　　别:宿根直立草本。多生于山间疏林草丛中。高 30 ~ 50 厘米。根须状,具强烈的臭气。根生叶有长柄;茎叶对生,羽状复叶,小叶 3 ~ 5 枚,卵圆形或椭圆形,顶端一片最大,近叶柄一对最小。圆锥状聚伞花序,顶生,花小,白色。瘦果,扁平。

采集加工:药用全草。夏秋采集,晒干备用。

性味功效:甘淡、辛,平。通经活络,除湿利尿。

主治应用:风湿关节炎、腹痛、月经不调、闭经、小便不利、脉管炎,每用 3 ~ 4 钱,水煎服。

附　　注:孕妇忌服。

贼 骨 头

豆科　槐属　（毒）

Sophora glauca Lesch. var. albescens Rehd. et Wils.

别　　名:千层皮(红河)。

识　　别:灌木,高2~3米。根圆柱形,横走,橙色,一
层层脱落。故称"千层皮"。小枝密生,黄
灰色,短绒毛。奇数复叶互生,小叶椭圆形
或矩圆形,长约2厘米,宽约0.5厘米,先端
短尖,基部钝,叶面绿色,背灰黄色,两面均
被绒毛,尤以背面被毛多,全缘。总状花序
顶生,花白色。荚果。密被毛。

生于亚热带山间向阳坡地。

采集加工:药用根。全年可采,洗净切片晒干备用。

性味功效:苦、辛、温,有毒。祛风除湿,调气活血。

主治应用:月经不调,用2钱,红糖引,煎服。跌打损
伤、风湿肿痛、腰痛,每用1~2钱,泡酒分
服。阴道滴虫,用2两,煎水冲洗。癫痫,用
3~4钱,煎服。

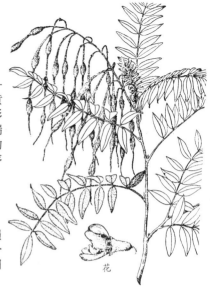

贼骨头

素 珠 果

薏苡　禾本科　薏苡属

Coix lachryma－jobi L.

别　　名:野薏仁(玉溪)、野薏米、鼻涕珠(昆明)、阿
者(红河)。

识　　别:多年生草本,高1~1.5米。茎直立,圆柱
形,粗壮,节明显,多分枝,基部节上生根。
叶互生,线形或披针形,长10~40厘米,宽
1~4厘米,先端渐尖,基部阔心形,扁平,具
平行脉,边缘粗糙。花单性同株,总状花序
腋生,雄花小穗位于雌花小穗上部,雌花小
穗包藏于骨质总苞内,总苞卵形或近球形,
成熟时光亮,灰白色或灰蓝色。

生于温带、亚热带旷野河边,阴湿山谷
中,或栽培。

采集加工:药用种仁(薏苡仁)、根。秋季采集,晒干
备用。

性味功效:甘淡、微寒。健脾补肺,渗湿利水。

主治应用:尿路感染、肾盂肾炎、肾炎、肾结石、水肿、白
带、风湿筋骨痛、蛔虫症、小儿腹泻,每用根
5钱~1两,煎服。便溏腹泻、阑尾炎、肺痈、
风湿肿痛、扁平疣,每用种仁3~5钱,煎服。

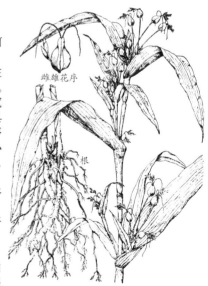

素珠果

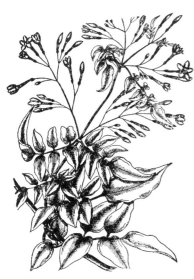

素 馨 花

多花素馨　木樨科　素馨属

Jasminum polyanthum Fr.

别　　名: 鸡爪花(玉溪)。

识　　别: 攀缘状灌木。多生于村边路旁灌木丛中或栽培。叶对生,奇数羽状复叶,小叶通常7枚,顶端一枚最大,卵状披针形,全缘。聚伞花序,腋生,花香,淡红色。浆果,有宿萼。

采集加工: 药用全株。全年可采,晒干备用或鲜用。

性味功效: 淡,凉。清热消炎。

主治应用: 睾丸炎、淋巴结核,每用1两,水煎服或配伍应用。

素馨花

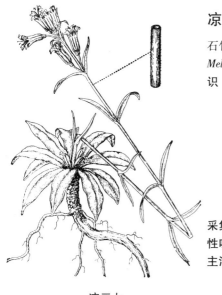

凉 三 七

石竹科　女娄菜属

Melandrium delavayi (Fr.) H. - M.

识　　别: 二年生直立草本。根长圆锥形,淡褐色。茎圆柱形,中空。叶根出,披针形,长3.5~8.5厘米,宽1~2厘米,先端短尖,基部阔,全缘,无柄。茎生叶较根生叶小,无柄,抱茎。聚伞花序顶生,花粉白色。蒴果,淡黄色,顶端三裂,种子多数,亚圆形,棕色,边缘有小突起。

生于滇西北山坡乱石间。

采集加工: 药用根。秋冬采集,晒干备用。

性味功效: 甘、微苦、涩,凉。解热止痛。

主治应用: 感冒,用1~2钱,煎服。跌打损伤,用1~2钱,泡酒分服。

凉三七

莎 萝 莽

齿果草　远志科　齿果草属

Salomonia cantonlensis Lour.

别　　名:一碗泡(红河)。

识　　别:一年生纤细直立分枝草本,高约 8～18 厘
米。根须状。茎绿色,方形,沿边具窄翅。
单叶互生,心状卵形或圆形,长宽均约 0.5
厘米,先端短尖,基部浅心形,基出明显三
脉,薄纸质,边缘具极疏浅齿。穗状花序顶
生,上部密,下部疏,花小,淡红色。蒴果极
小,边缘有一列弯曲三角形的齿,种子黑色。
　　　　生于温带、热带山间荒坡草地。

采集加工:药用全草。夏秋采集,鲜用或晒干备用。

性味功效:气香,微辛,平。解毒消肿,散瘀镇痛。

主治应用:毒蛇咬伤、无名肿毒,每用鲜品适量捣烂敷
患处。

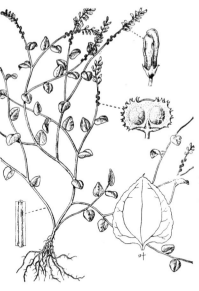

莎萝莽

夏 枯 草

唇形科　夏枯草属

Prunella asiatica Nakai

别　　名:麦穗夏枯草(保山、曲靖),棒槌草、枯草穗
(文山)。

识　　别:多年生草本,高约 30 厘米。根茎匍匐,生多
数细根。茎方形,略分枝,直立或上倾,淡紫
红色或褐红色,茎梢被白色细毛。叶对生,
基部叶具长柄,上部叶具短柄,叶片卵状披
针形,先端钝,基部楔形,长 1.5～4.5 厘米,
宽 0.6～1.6 厘米,边缘波状或有稀锯齿。
头状式穗状花序顶生,花冠唇形,淡蓝色。
小坚果褐色。

　　　　分布于全省,生于荒地、路旁及草丛。

采集加工:药用全草。夏秋采集,晒干备用。

性味功效:辛、苦,寒。清肝火,散郁结,降血压。

主治应用:高血压、结合膜炎、急性膀胱炎、肝炎、胆囊
炎、黄疸型肝炎、小儿惊风、乳腺炎、小便淋
痛、淋巴结核、筋骨酸痛、半身不遂、面神经麻
痹、脾肿大,每用 3～5 钱,煎服。

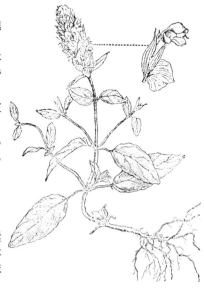

夏枯草

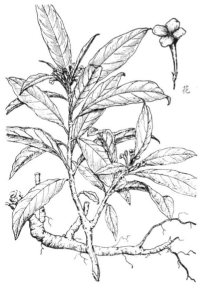

桂花岩陀

桂花岩陀

瑞香科　瑞香属
Daphne feddei Lévl.

别　　名:开花矮陀陀、细叶寡鸡蛋树皮(红河),鼠皮黄、山皮条(玉溪),雪花构(大理),小鼠皮(曲靖),桂花矮陀陀(昆明)。

识　　别:常绿小灌木,高1~2米。根多分枝,褐黄色,具纵纹。小枝灰绿色,幼枝疏被短毛。单叶互生,披针形或倒卵状披针形,长6~12厘米,宽1.8~2.8厘米,先端钝,基部楔形下延,叶面深绿色,背淡绿,两面疏被白色长柔毛,叶背中脉凸起,全缘。花8~12朵,聚生梢端叶腋,花白色,略粉红。果圆球形,橘红色。
　　　　生于亚热带、温带的湿润山沟及阔叶林下面。

采集加工:药用全株。全年可采,切碎晒干备用或鲜用。

性味功效:辛、麻,温,有小毒。祛风除湿,舒筋活血,消食行气。

主治应用:风湿性关节炎、跌打损伤、腰痛、坐骨神经痛、半身不遂,每用1~3钱,泡酒分服。胃痛、食积、便秘,每用1~3钱,水煎,蜂蜜调服。感冒、内脏出血、肾盂肾炎,每用1~3钱,煎服。骨折,用鲜根皮适量捣烂,蜂蜜调敷患处。

附　　注:忌酸冷及豆类。

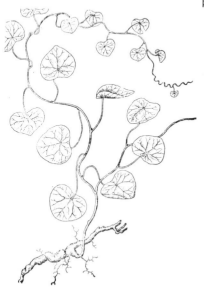

荷叶暗消

荷叶暗消

防己科　千金藤属
Stephania graciliflora Yamamoto

别　　名:金钱暗消、小黑藤、金丝荷叶、金丝暗消、独脚乌柏、藤子暗消(红河),一文钱(思茅、玉溪)。

识　　别:攀缘藤本,长约1~2米。根圆柱形,扭曲,褐色,粗糙或有细纵棱。老茎木质化,幼茎绿色,圆形,有纵纹沟。单一叶互生,盾状卵圆形,长2~5厘米,宽2~6厘米,全缘,叶柄长,形式荷叶,故名"金丝荷叶"。花单性,聚伞式伞形花序。核果,马蹄形,背有小瘤体。
　　　　生于亚热带林缘灌丛或疏林中。

采集加工:药用根、叶。夏秋采集,洗净晒干备用或鲜用。

性味功效:苦、辛,寒。理气止痛,祛风燥湿。

主治应用:感冒、口腔炎、喉炎、慢性胃炎、胃痛、消化不良、食积腹痛、风湿性关节炎、腰膝痛,每用5钱,煎服或研末,每次1~2钱,开水送服。毒蛇咬伤、疔疮,每用3钱,煎服,外用鲜叶适量捣烂敷患处。哮喘,用1两研末,放入猪心内蒸服。

荷莲豆草

石竹科　荷莲豆草属

Drymaria cordata Willd.

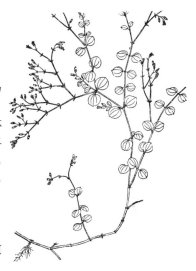

别　　名:月亮草(保山),苦桃花、野豌豆菜、哈煮马哈(红河),白花龙胆草(文山)。

识　　别:纤弱半匍匐草本。多生于亚热带山间疏林草地或村边路旁草地。长 30～50 厘米。单叶对生,圆形或卵状心形,长 1～1.5 厘米,宽 1～1.7 厘米,全缘或微波状。聚伞花序,腋生和顶生,花小,白色。蒴果,三瓣裂。

采集加工:药用全草。全年可采,鲜用或晒干备用。

性味功效:苦,凉。清热消炎,利湿退翳。

主治应用:黄疸、疟疾、翳状胬肉,每用 2～3 钱,水煎服。骨折、疮痈,用鲜草捣烂敷患处。

荷莲豆草

耗子耳朵树

豆科　千斤拔属

Moghania fruticulosa（Wall. ex Benth.）Wang et Tang

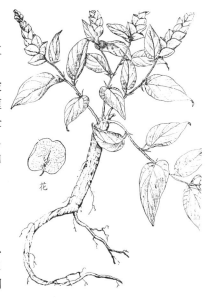

别　　名:金歪斜(曲靖),蚌壳草、咳嗽草、铁扫把(红河),扯病药(保山)。

识　　别:半灌木,高 18～39 厘米。茎自基部分枝,被毛。单叶互生,长卵状矩圆形,长 3～6 厘米,宽 1～3 厘米,先端急尖,基部略心形,全缘。总状花序藏在不脱落的贝状大苞片内,大苞片似鼠耳,故俗称"耗子耳朵树",花白色。荚果矩形,膨胀,二瓣开裂。

　　　　　生于亚热带、温带的山间坡地或林中。

花

采集加工:药用根。秋冬采集,洗净晒干备用。

性味功效:微苦、甘,凉。退热除湿,消疳,止咳。

主治应用:感冒、高热不退、咳嗽、肺炎、哮喘、百日咳、黄疸、风湿性关节炎、痛经、精神病,每用 1 两,煎服。小儿疳积、腹泻、消化不良,每用 3 钱,煎服或研末炖肉吃。

耗子耳朵树

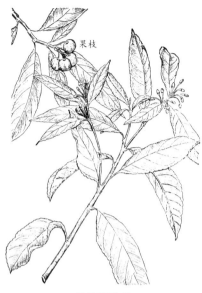

果枝

豹子眼睛果

豹子眼睛果

紫金牛科　紫金牛属

Ardisia virens Kurz

别　　名:大罗伞(思茅、文山),山豆根(文山、曲靖)。

识　　别:常绿直立小灌木,高0.6~2米。根肉质,柔软,断面有小红点,根皮淡红色。单叶互生,亚革质,长椭圆形,长4~16厘米,宽1.5~5厘米,先端渐尖,基部楔形,两面具腺点,边缘有凸波状细圆齿,秃净,具柄。伞形花序顶生,花白色或粉红色。核果球形,紫红色。

　　　　　生于热带、亚热带的林中、溪边、路边阴湿处及灌丛中。

采集加工:药用根。全年可采,洗净晒干备用。

性味功效:苦、辛,凉。清热解毒,活血散瘀。

主治应用:感冒、咳嗽、扁桃腺炎、咽喉炎、肺结核咯血、颈淋巴结核、牙龈肿痛、小儿疳积、消化不良、胃痛,每用5钱~1两,煎服。小儿口腔炎,每用3钱,泡水搽患处。风湿关节炎、月经不调,每用5钱~1两,煎服或泡酒分服。跌打肿痛、骨折、外伤出血,每用5钱~1两,煎服或泡酒分服,外用鲜品捣烂敷患处或研末撒布患处。

珠　子　参

五加科　人参属

Panax major (Burk.) Ting

别　　名:纽子七、疙瘩七(丽江),野三七(红河),土三七(大理),盘七(曲靖)。

识　　别:多年生直立草本。生于山野林下腐殖质深厚的土中。高约40厘米。横行的走根似念珠状,故名"珠子参"。茎细柔,表面有纵条纹,无毛。三叶轮生于茎端,掌状复叶,小叶五片,椭圆形或卵形,中间一片较大,基部两片较小,边缘有细密锯齿,两面近无毛,叶柄细长。伞形花序,单一,顶生,总花梗细而柔弱,远较叶柄为长。果熟时红色,如豌豆大,肉质。

采集加工:药用根。秋季采集,洗净晒干备用。

性味功效:苦、微甘,温。祛瘀生新,止痛补血。

主治应用:跌打损伤,每用1两,泡酒服。胃痛、咽颊炎、喉炎、颌下腺炎、腮腺炎、月经不调,每用3~5钱,水煎服或配伍应用。外伤出血,用根研末撒患处。病后体虚,本品适量炖肉服。

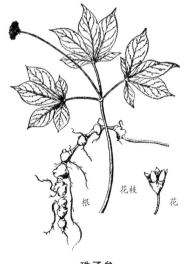

根　花枝　花

珠子参

盐 肤 木

漆树科　漆树属
Rhus chinensis Mill.

别　　名:柞木树根(文山),洋松毛根(红河),扶烟
叶、盐霜果(保山)。

识　　别:落叶乔木。多生于山野箐沟和杂木林中。
高约 10 米。全体有毛。树皮灰褐色,奇数
羽状复叶互生,总叶柄有翼,小叶 7 ~ 13
片,卵形或长椭圆状卵形,边缘有粗锯齿。
圆锥花序,顶生,花小,白色。核果,扁圆
形,微紫色,密布短毛。

采集加工:药用根、叶。夏秋采集,晒干备用。

性味功效:酸、咸、凉。清热凉血,活血祛瘀。

主治应用:骨折,用根捣烂外敷。外伤出血,用根研末
撒布创面。淋巴结肿大、咽喉炎、感冒发热,
每用根 5 钱 ~ 1 两,水煎服。预防中暑,用
叶煎水作茶饮。

附　　注:1. 盐肤木叶翼上寄生的虫瘿即中药五倍子。
2. 同属植物盐酸果 *R. chinensis Mill. var. roxburghii*(*DC.*)*Rehd.* 亦应用于临床。

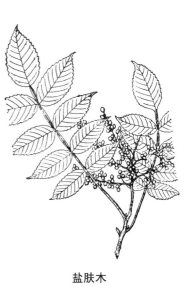

盐肤木

桉 树

蓝桉　桃金娘科　桉属
Eucalyptus globulus Labill.

别　　名:洋草果树(昆明)。

识　　别:常绿大乔木。绿化树种。高达 30 米左右。
全株有浓厚的芳香气味,树皮深灰褐色,呈
长片状脱落。幼枝及幼苗之茎方形,淡蓝灰
色。叶两型,幼枝和萌生枝方形,叶对生,无
柄,卵圆形,被白粉;老枝叶互生,披针状镰
形,长 14 ~ 30 厘米,宽 2 ~ 3 厘米,具透明油
点,全缘。花单生叶腋或 2 ~ 3 朵聚成伞形
花序,白色。蒴果,木质,有棱角,具蒴盖,种
子多数。

采集加工:药用叶、果。全年可采,阴干备用或鲜用。

性味功效:香,苦、辛,凉。消炎杀虫,发表祛风。

主治应用:预防疟疾、流感、消化不良,每用果 1 ~ 3 个
或叶 2 钱,水煎服或配伍用。疥癣,用叶煎
水洗。杀蛆,用鲜叶投入坑内。

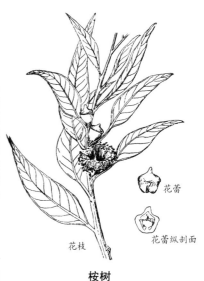

花蕾

花蕾纵剖面

花枝

桉树

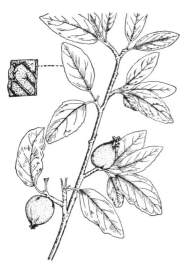

杙桋

蔷薇科　杙桋属

Docynia delavayi（Fr.）Schneid.

别　　名:酸多李皮(丽江)。

识　　别:落叶小乔木。生长于山野沟边或疏林中。高
7～8米。叶椭圆形或长椭圆状披针形,长5～8
厘米,先端渐尖,基部阔楔形,叶缘有浅锯齿,叶
面亮绿,背密被白色绵绒毛。花2～5朵,排成
伞形花序,花白色。梨果,较大,卵状圆形,果肉
硬,可食。

采集加工:药用茎皮。全年可采,晒干备用。

性味功效:酸、涩,凉。清热解毒。

主治应用:烧伤,用茎内皮煎水,浓缩成膏状,外敷患处。

杙桋

钻 地 风

黄蘼　蔷薇科　悬钩子属

Rubus obcordatus Fr.

别　　名:红锁梅、大红黄泡叶(思茅),乌泡(玉溪)。

识　　别:常绿灌木。多生于山坡、沟谷、路旁灌木丛
中。高1.5～3米。枝、叶柄均有刚毛及倒
钩刺。叶互生,三出复叶,倒心形,顶端小叶
较大,长4～5.5厘米,宽4～6厘米,叶缘牙
齿状。聚伞花序,密集,顶生或腋生,花白
色。聚合果,球形,肉质,熟时黄色。

采集加工:药用根、叶。全年可采,洗净切片晒干备用。

性味功效:苦、涩,平。止血止痢,解毒消肿。

主治应用:外伤出血,用叶研末撒布患处。扁桃腺炎、
无名肿毒、痢疾,每用根3～5钱,水煎服。

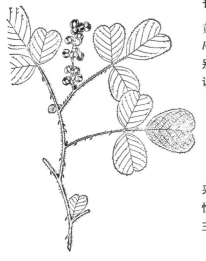

钻地风

酒 瓶 花

小杜鹃　杜鹃花科　杜鹃花属

Rhododendron microphyton Franch.

识　　别:常绿矮小灌木。生于松林、栎树林或山野草
　　　　地。高50~150厘米。小枝细,淡褐色。枝
　　　　叶密生褐棕色鳞毛。单叶互生,革质,椭圆
　　　　形或椭圆状卵圆形,长1~2厘米,宽0.5~
　　　　1厘米,全缘。花近顶腋生,粉红色。小蒴
　　　　果,五裂。

采集加工:药用根。夏秋采集,洗净切片晒干备用或
　　　　鲜用。

性味功效:涩,凉。清热利尿。

主治应用:小儿惊风、肾炎,每用2两,水煎服或配
　　　　伍用。

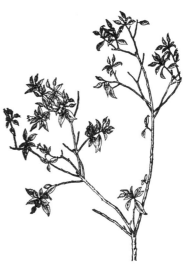

酒瓶花

浮 萍

紫萍　浮萍科　紫萍属

Spirodela polyrrhiza(L.) Schleid.

别　　名:水萍(昆明)。

识　　别:一年生水草。浮生于水田、池沼、潴水等处。
　　　　须根多数纤维状。叶状茎扁平,背面红紫
　　　　色,叶脉不明显,常3~4枚相连,倒卵形或
　　　　椭圆形,长0.6~0.9厘米。花序由2个雄
　　　　花及1个雌花组成,白色或淡绿色。

采集加工:药用全草。夏秋采集,洗净晒干备用。

性味功效:辛,寒。发汗透疹,利水解毒。

主治应用:风热感冒、风疹、麻疹不透、小便不利、风湿
　　　　脚气、疥癞疮癣、水肿,每用2~3钱,水
　　　　煎服。

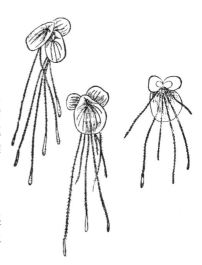

浮萍

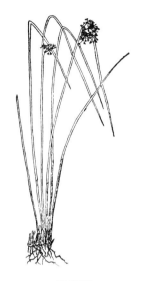

秧 草 根

野灯心草　灯心草科　灯心草属

Juncus setchuensis Buchenan var. effusoides Buchenan

别　　名:水通草(丽江)。

识　　别:多年生草本。生于沼泽或水边湿地。高
30～90厘米。根茎粗壮,簇生而横走。茎绿
色,圆柱形,有细纵纹沟。叶退化为膜质的
鞘。圆锥花序,侧生,无柄,密集成团,往往
俯垂,花细小淡褐色。蒴果,近三棱形,分裂
为三果瓣。

采集加工:药用根。全年可采,洗净晒干备用。

性味功效:甘、涩,寒。解表利水,凉血止血。

主治应用:风热感冒、五淋白浊、崩漏,每用3～5钱,水
煎服或配伍应用。

秧草根

透 骨 草

滇白珠树　杜鹃花科　白珠树属

Gaultheria yunnanensis(Fr.) Rehd.

别　　名:九里香、洗澡叶(红河),芳香叶(保山),满
天香(昆明)。

识　　别:常绿小灌木。多生于山坡、路旁或疏林下。
高1～1.5米。单叶互生,卵圆形,革质,边
缘有锯齿。总状花序,腋生或顶生,由10余
朵花组成,花冠钟状,白色。蒴果,种子细
小,多数。

采集加工:药用全株。全年可采,洗净切碎晒干备用或
鲜用。

性味功效:香,辛,平。祛风除湿,活血祛瘀。

主治应用:风湿疼痛、跌打损伤、闭经,每用根3～5钱,
水煎服或泡酒服。湿疹,用全株煎水洗患处。

附　　注:忌酸冷、鱼腥、荞面。

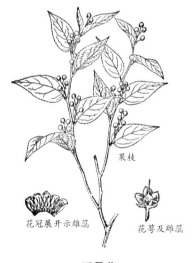

果枝

花冠展开示雄蕊　　花萼及雌蕊

透骨草

射　干

鸢尾科　射干属　（小毒）

Belamcanda chinensis (*L.*) *DC.*

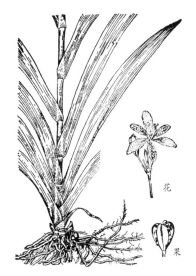
花

果

识　　别:多年生草本。喜生于旷野山坡阳光充足处
或栽培。高达 1.5 米。地下根茎匍匐,鲜黄
色。须根多数。叶互生,二列,扁平,带状剑
形,长 20~60 厘米,宽 2~4 厘米,平行叶
脉,全缘。花序顶生,二歧分枝,枝端着生具
柄的花数朵,花橘黄色,散生橘红色斑点。
蒴果,三角倒卵形或长椭圆形,种子球形,黑
色,有光泽。

采集加工:药用根茎。夏秋采集,洗净去须根切片晒干
备用。

性味功效:苦、辛,寒,小毒。清热解毒,消肿散结。

主治应用:喉炎、扁桃腺炎、淋巴腺炎、瘰疬、目赤肿痛,
每用根 1~3 钱,水煎服或配伍应用。

附　　注:脾胃虚寒者忌用。

射干

倒　钩　刺

三叶悬钩子　蔷薇科　悬钩子属

Rubus delavayi Fr.

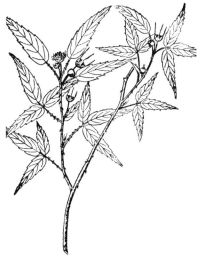

别　　名:小乌泡(昆明),小倒钩刺(曲靖、丽江),刺
黄连(楚雄),刺茶(丽江),散血草(昭通)。

识　　别:直立小灌木。生于山坡沟谷稀疏灌木丛中。
全体光滑,具倒钩锐刺。三出复叶互生,小
叶披针形或椭圆状披针形,长 4~6 厘米,宽
8~15 厘米,边缘刺状。花 1~2 朵,腋生或
顶生,白色。聚合果,肉质,多汁,成熟时橘
黄色。

采集加工:药用全株。夏秋采集,晒干备用。

性味功效:甘、微酸,平。清热解毒,除湿止痢,驱蛔。

主治应用:扁桃腺炎、火眼、痢疾、疥疮、风湿性关节炎,
每用根 5 钱~1 两,水煎服。蛔虫,每用全株 5 钱,水煎服或配伍应用。腮
腺炎、乳腺炎、无名肿毒,用鲜品捣烂外敷。

倒钩刺

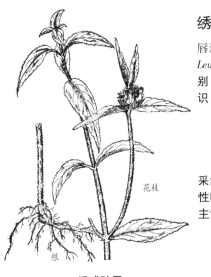

绣球防风

唇形科　绣球防风属
Leucas ciliata Benth.

别　　名:绣球草(楚雄),蜜蜂草(保山),紫药(红河)。

识　　别:一年生草本。多生于荒坡草丛或林下草地。高30～140厘米。全株密生黄色倒向硬毛。根须状。单叶对生,披针形,长5～10厘米,宽1.5～2厘米,边缘有锯齿。花轮状簇生于叶腋,白色。坚果,小,宿萼。

采集加工:药用全草。全年可采,晒干备用或鲜用。

性味功效:苦、辛,微温。祛风解毒,疏肝理气。

主治应用:肝气郁结、风湿麻木疼痛、痢疾、小儿疳积、皮疹、脱肛,每用根3～5钱,水煎服或配伍应用。感冒风寒,用果与发表药配伍服用。小儿肺炎,每用5钱,水煎服。疮疡肿毒,每用鲜草1两,水煎服或火烤取汁涂患处。皮疹,用鲜草煎水熏洗。

绣球防风

桑　树

桑　桑科　桑属
Morus alba L.

识　　别:落叶乔木。多为栽培。高可达10米。单叶互生,卵形或广卵形,边缘有粗锯齿或作不规则的琴状分裂。花单性,同株或异株,雄花为柔荑花序,雌花为穗状花序。花小,淡黄绿色。椹果,成熟时紫黑色,多汁,可食。

采集加工:药用全株。夏秋采枝、叶,秋采果实,秋冬挖根皮,洗净晒干即成桑白皮。

性味功效:桑白皮:辛、甘,寒。泻肺热,利水。桑枝:甘、平。祛风湿。桑叶:甘、微苦,凉。疏风散热。桑椹:甘、酸,温。补肝肾。

主治应用:肺热咳血、水肿、脚气,每用根皮3～5钱,水煎服。风湿关节疼痛,每用枝3～5钱,水煎服。感冒风热,每用叶3～5钱,水煎服。慢性肝炎、贫血、神经衰弱,每用桑椹3～5钱,水煎服。

附　　注:肺虚无热,小便多者忌用皮。

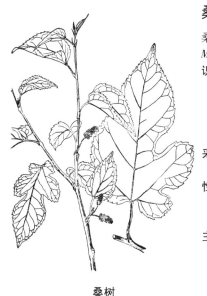

桑树

益母草

唇形科 益母草属

Leonurus heterophyllus Sweet

识　别:直立草本。多生于田野、村旁、路旁、山坡草地或溪边。高60~100厘米。叶对生,根生叶有长柄,叶片略呈圆形,边缘有5~9浅裂,裂片有锯齿;茎叶近无柄,通常三裂。花多数,粉红色,密集于腋内而成一花轮。小坚果,三棱形,黑色。

采集加工:药用全草。夏季采集,切碎晒干备用或鲜用。

性味功效:苦、辛,微寒。益精明目,祛瘀生新,通经活血,消肿。

主治应用:闭经、产后流血,每用3~5钱,红糖为引,水煎服。痈肿恶疮,用鲜叶捣烂外敷或配清热解毒药内服。子宫脱垂,每用果实(茺蔚子)5钱,水煎服。急性肾炎,每用鲜品4两,水煎服。

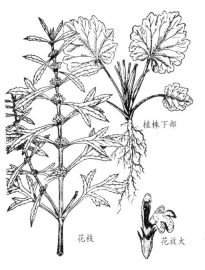

植株下部

花枝　花放大

益母草

唢 呐 花

两头毛 紫葳科 毛子草属

Amphicome arguta Royle

别　名:马尾连、羊奶子、燕山红(昭通)。

识　别:多年生草本。多生于山间坡地路边红壤地带。高30~60厘米。根茎木质。叶互生,奇数一回羽状复叶,小叶矩状卵圆形,长2.4~6厘米,宽0.9~2.2厘米,边缘有粗锯齿。总状花序,顶生,花红色。蒴果,纤细,线状圆柱形,种子有翅。

采集加工:药用根茎。秋季采集,洗净切碎晒干备用。

性味功效:苦,凉。止泻止痢,消食健胃。

主治应用:腹泻、痢疾、消化不良,每用5钱~1两,水煎服。

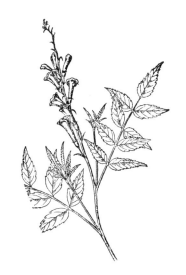

唢呐花

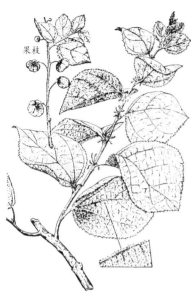

果枝

野 火 绳

椴树科　扁担杆属

Grewia lantsangensis Hu

别　　名: 接骨丹(红河)。

识　　别: 小灌木,高约1米。茎圆形,淡绿色。单叶互生,阔卵圆形或近圆形,长4～10厘米,宽3～9厘米,先端钝或渐尖,基部截形,两面被星状柔毛,尤以背面为密,边缘具尖齿。小聚伞花序,腋生或顶生。核果近球形或二圆裂。
生于亚热带的干热河谷地。

采集加工: 药用根皮。全年可采,切碎晒干备用或鲜用。

性味功效: 涩、微苦,凉。收敛止血,生肌接骨。

主治应用: 外伤出血,用适量研末,撒布患处。骨折,用鲜品适量捣烂,鸡蛋清调敷患处,2日换药1次。刀枪伤、疮疖红肿,用鲜品适量捣烂敷患处,或研末冷开水调敷患处。

野火绳

野 丁 香

滇丁香　茜草科　滇丁香属

Luculia intermedia Hutch.

别　　名: 栀子花、酒瓶花、小黄树、丁香花(红河)。

识　　别: 灌木,高2～3米。茎褐色,圆柱形。单叶对生,椭圆状披针形,长11～15厘米,宽3～5厘米,先端长渐尖,基部楔形,叶面绿色,背淡绿,全缘。伞形花序式圆锥花序顶生,花粉红色。木质蒴果,倒卵形,种子有翅。
生于亚热带山间荒坡或林中。

采集加工: 药用全株,全年可采,晒干备用或鲜用。

性味功效: 气臭,涩、微苦,凉。止咳化痰,活血调经,消炎止痛。

主治应用: 咳嗽、百日咳、慢性支气管炎、肺结核,每用花、果各1两,水煎,蜂蜜引,内服。小儿高热昏迷、咽喉肿痛,每用皮、叶1钱,煎服。月经不调、痛经、风湿疼痛、偏头痛、尿路感染、尿路结石、黄肿病、病后头昏、心慌、毒蛇咬伤、外伤感染,每用1两,煎服。

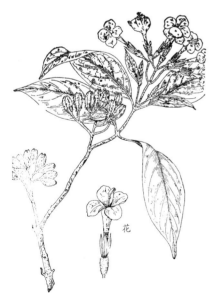

花

野丁香

野 蚕 豆

大花胡麻草　玄参科　胡麻草属

Centranthera grandiflora Benth.

别　　名:化血丹(红河)。

识　　别:直立粗糙草本,高约60厘米。茎圆柱形,褐
色。单叶对生,长椭圆形,长约3.5厘米,宽
约1.5厘米,先端钝,基部阔楔形,粗糙,脉
网不明显,边缘具疏齿。总状花序顶生或腋
生,花萼佛焰苞状,一边开裂,花冠管延长,
紫色。蒴果。
　　　　生于亚热带山间荒坡。

采集加工:药用根。夏秋采集,洗净晒干备用。

性味功效:苦,凉。清热解毒,活血调经。

主治应用:小儿高热、产后感染、尿血、不孕症,每用
3～5钱,水煎服。跌打劳伤、产后流血,每用
2～3钱,泡酒分服。产后腹痛,用3钱,鸡
肠1根,煎服。月经不调,用2钱,煎服,或
配鸡血及鸡肚杂煎服。

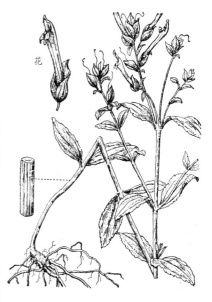

野蚕豆

野 芦 子

毛蒟　胡椒科　胡椒属

Piper puberulum（Benth.）Maxim.

别　　名:色此(红河)。

识　　别:藤本,长5～6米,被毛,节上生不定根。叶
互生,卵形或卵状披针形,长2.5～11厘米,
宽2～6厘米,先端急尖或渐尖,稀钝或圆,基
部狭心形或心形,偏斜不对称,网状脉明显,
全缘。花单性,雌雄异株,雄穗状花序较雌
穗状花序细长。浆果,球形。
　　　　生于亚热带疏林或潮湿谷地。

采集加工:药用根、果序。秋季采集,晒干备用或鲜用。

性味功效:气香、辛,热。发汗解表,温胃止痛。

主治应用:感冒头痛、胃痛,每用根或果3～5钱,煎服,
或研末开水送服。外伤出血,用鲜果适量捣
烂敷患处。

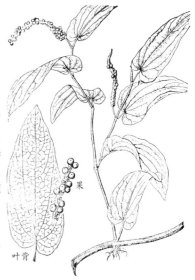

野芦子

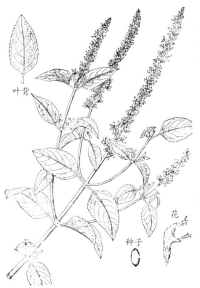

叶背

花

种子

野坝蒿

野 坝 蒿

野坝子　唇形科　香薷属

Elsholtzia rugulosa Hemsl.

识　　别：多年生亚灌木状草本,高 0.4 ~ 1 米,有香
味。根须状。茎自基部分枝,褐色,方形,
密被短绒毛。单叶对生,长卵形或卵状椭
圆形,长 1.5 ~ 4.5 厘米,宽 1 ~ 2.5 厘米,先
端短尖或钝,基部阔楔形或圆,叶面绿色,
粗糙,背灰白色,密生短绒毛,脉网明显,缘
具锯齿。聚伞式穗状花序,花白色。小
坚果。
　　　　生于旷野疏林下的山坡或路旁。

采集加工：药用全草。全年可采,晒干备用或鲜用。

性味功效：苦、微辛,温。发汗解表,理气健胃,止血
止痛。

主治应用：风寒感冒、头痛呕吐、急性胃肠炎、产后腹
痛、痢疾,每用 5 钱 ~ 1 两,煎服。消化不
良、腹痛,用花、叶研末,每次 1 ~ 2 钱,红糖
引,开水送服。脱肛,用花 5 钱,煮糯米稀饭
吃。腹胀、腹泻,每用根 3 钱,煎服。外伤出
血、蛇咬伤,每用 3 ~ 4 钱,煎服,外用鲜叶适
量捣烂敷患处。

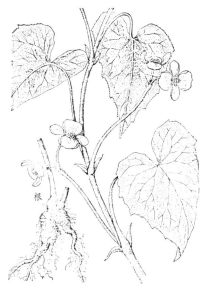

根

野海棠

野 海 棠

秋海棠科　秋海棠属

Rcgonia Cathayana Hemsley

别　　名：红叶子、紫背天葵、散血子、红双通、红酸杆、
夜变红、丹叶、无翅秋海棠(红河),花酸台
(思茅)。

识　　别：多年生草本,高 50 ~ 70 厘米,全体被毛。茎
直立,圆柱形,紫褐色,具纵纹。单叶互生,
斜卵形,长 6 ~ 25 厘米,宽 3 ~ 15 厘米,先端
长渐尖,基部斜心形,叶面绿色,染以紫色,
背紫色,故有"红叶子"之称。边缘具不规
则细齿和浅裂。花单性同株,聚伞花序顶生
或近顶生,粉红色。蒴果,有三翅,种子多
数,黄色。
　　　　生于亚热带山野疏林下或溪旁。

采集加工：药用全草。全年可采,鲜用或切碎晒干备用。

性味功效：酸、涩,凉。清热止咳,散瘀消肿。

主治应用：慢性支气管炎、肺热咳嗽、咯血、外感高热、
扁桃腺炎、百日咳、痢疾、小儿脱肛、尿闭,每
用 2 ~ 3 钱,煎服。跌打瘀肿、烧烫伤、痈疮
红肿、无名肿毒、风湿、骨折,用鲜品适量捣
烂敷患处或捣汁外搽。

野厚朴

山玉兰　木兰科　木兰属

Magnolia delavayi Franch.

别　　名:野玉兰、优昙花(昆明)。

识　　别:常绿乔木,高可达 10 米。树皮灰色,小枝节
明显,被棕黄色短毛。叶互生,章质,卵形至
卵状椭圆形,长 17 ~ 30 厘米,宽 10 ~ 17 厘
米,先端钝或圆,基部圆,叶面绿色,光滑,背
面粉绿色,叶脉凸起,全缘,具柄,柄长 4 ~
11 厘米,被棕黄色短毛,托叶早落。枝顶开
花,花大,直径 10 ~ 17 厘米,白色或淡黄色,
花瓣通常 9 枚,雄蕊多数,螺旋排列,雌蕊多
数聚生于延伸的花托上。聚合果多数,种子
倒卵形,有光泽。

生于北亚热带石灰岩地区,园庭等多为
栽培。

采集加工:药用树皮、花。夏秋采集,晒干备用或鲜用。

性味功效:皮:苦、辛,温。温中理气,消食健胃。花:
苦、辛、涩,寒。清热解毒,镇咳利水。

主治应用:消化不良、气积痞痛、腹胀腹泻、慢性胃炎,
每用树皮 3 ~ 5 钱,煎服。鼻炎、肺炎、支气管炎、咳嗽、泌尿道炎,每用花
3 ~ 5 钱,煎服。

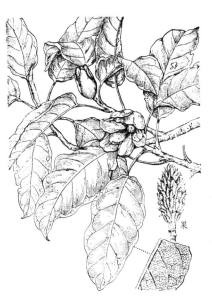

果

野厚朴

野 芭 蕉

兰科　兰属

Cymbidum pendulum（Roxb.）Sw.

别　　名:牛屎别草(临沧),树茇瓜(思茅)。

识　　别:多年生附生草本,高 40 ~ 61 厘米。须根细
圆柱形,灰白色。花茎肥厚肉质,扁圆形,干
后具纵棱沟。叶二列排列,带状披针形,长
30 ~ 52 厘米,宽 1 ~ 2.5 厘米,先端钝尖,平
行叶脉,全缘。总状花序,花白色。蒴果长
圆形,有纵棱,未成熟时形似芭蕉,故名"野
芭蕉"。种子粉末状,淡黄色。

附生于亚热带山谷的树上或岩石上。

采集加工:药用根、种子。秋冬采集,晒干备用。

性味功效:甘淡,平。止咳化痰,散瘀消肿,止血消炎。

主治应用:肺结核、肺炎、气管炎、喘咳、风湿关节炎,每
用 5 ~ 8 钱,煎服。骨折筋伤,用 5 ~ 8 钱,
煎服,外用鲜品适量捣烂敷患处。烧伤、烫
伤、外伤出血,每用种子适量撒布患处。

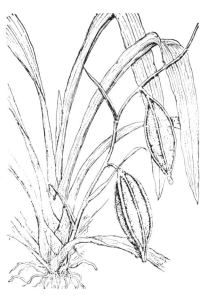

野芭蕉

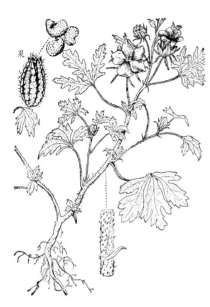

果

野西瓜苗

野西瓜苗

锦葵科　木槿属

Hibiscus trionum L.

别　　名:香铃草(昆明)。

识　　别:一年生草本,高18～25厘米,全体被星状毛。主根细长圆锥形,具细须根。茎稍披散,直立或斜卧地面。单叶互生,阔卵状三角形或近圆形,长1.5～5厘米,宽2～5.5厘米,3～5个掌状深裂或全裂,每裂片又不规则分裂。花单一腋生或顶生,花瓣淡黄,紫心。蒴果圆球形,为宿萼所包。

生于温带山野疏林下或荒坡草地。

采集加工:药用全草。夏秋采集,切片晒干备用。

性味功效:气香,辛、微苦,平。润肺止咳,滋肾柔肝,消炎止痛。

主治应用:肺结核,用种子半斤研末,炼蜜调匀,早晚各服1钱,白酒送服。百日咳,用3钱研末,蜂蜜调匀,开水送服。肾虚耳鸣,用种子1两,煎服。胃痛,用2钱研末,姜汤送服。牙痛,用2钱,煎服。翳状胬肉,用叶、果2钱,炖猪肝吃。疮毒,用鲜草和红糖各适量,捣烂敷患处。

野　烟

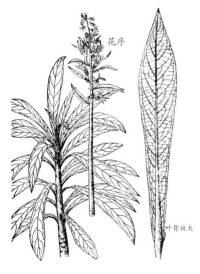

花序

叶背放大

野烟

山梗菜科　山梗菜属　(剧毒)

Lobelia seguinii Le'vl. et Van.

别　　名:红麻菠萝、红野莴笋、大将军(思茅),红雪柳(保山)。

识　　别:多年生草本。生于旷野山间湿地。高可达2米。茎直立,圆柱形,绿色带紫,无毛,含乳汁。单叶互生,宽披针形,长5～30厘米,宽1～9厘米,边缘有不明显的细浅齿。总状花序,腋生或顶生,花繁密,蓝紫色。蒴果,椭圆形,萼宿存。

采集加工:药用根。秋季采集,洗净切片晒干备用或鲜用。

性味功效:辛、麻,寒,剧毒。消炎镇痛。

主治应用:扁桃腺炎,用根研末吹入患处。热毒疔疮、痈疽、发背、无名肿毒,每用5分,水煎服。

野　荞

金荞麦　蓼科　蓼属

Polygonum cymosum Trevir.

别　　名:土茯苓、血娃娃(曲靖),地榆(临沧),野荞
　　　　根、万年荞(玉溪),野荞菜(文山)。

识　　别:多年生草本。多生于山坡、灌木林下或阳光
　　　　充足的村边、路旁。高 0.5 ~ 1 米。块根膨
　　　　大,上生多数细须根,表面灰褐色,内面黄红
　　　　色。单叶互生,具长柄,叶片狭卵状三角形,
　　　　全缘,托叶膜质,鞘状抱茎。圆锥花序,顶生
　　　　或腋生,花白色。瘦果,三棱形。

采集加工:药用块根。夏秋采集,洗净晒干备用或
　　　　鲜用。

性味功效:辛,微寒。消食行气,祛风除湿,解毒。

主治应用:食积、腹泻、胃痛、乳痈,每用 3 钱 ~ 1 两,水
　　　　煎服。跌打损伤、骨折、风湿性关节炎,每用
　　　　3 ~ 4 钱,水煎服或研末每次 5 分 ~ 1 钱,酒送服。毒蛇咬伤,用鲜根捣烂敷
　　　　伤处。

野荞

野 桃 花

野棉花　锦葵科　梵天花属

Urena lobata L.

别　　名:土黄芪、巴巴叶、红花地桃花、杨梅(玉溪),
　　　　土口芪(楚雄),窝吼(红河)。

识　　别:亚灌木状草本。多生于旷野或疏林箐边。
　　　　高 0.6 ~ 1.2 米。全体被星状柔毛。茎直立,
　　　　分枝多。单叶互生,心形或近圆形,边缘有
　　　　细齿,或稍分裂,或有角。花腋生或数朵丛
　　　　生,粉红色。蒴果,扁球形,有细毛和钩刺。

采集加工:药用根、叶。全年可采,叶鲜用,根晒干备用。

性味功效:辛,微涩,温。祛风除湿,消肿排脓。

主治应用:风湿关节痛、风湿瘫痪,用根 3 ~ 4 两泡酒 1
　　　　斤,每次 20 毫升,日服 2 次或水煎酒引服。
　　　　感冒、疔疮,用根 7 ~ 8 钱,水煎服。外用取
　　　　叶捣烂敷患处。

附　　注:忌鱼腥、豆类。

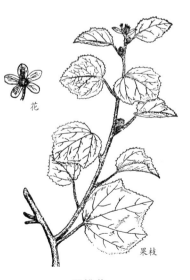

花

果枝

野桃花

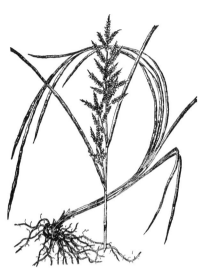

野红稗

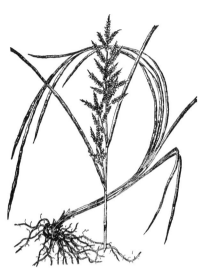

野 红 稗

山稗子　莎草科　苔属
Carex baccans Nees

别　　名:红稗(保山),野红米草(文山),水高粱(楚雄),野鸡稗(临沧),红米(红河),野高粱(昭通)。

识　　别:宿根秃净草本。多生于山间荒坡路边或疏林下草丛中。高约 1 米。茎直立,三棱形。叶基部丛生,线形,长 50～70 厘米,全缘。圆锥形穗状花序,顶生。坚果,红色,包藏于扩大的囊苞内。

采集加工:药用全草。全年可采,洗净切碎晒干备用。

性味功效:果:甘、微辛、微寒。透表止咳,补中利水。根:苦、涩、微寒。止血调经。

主治应用:崩漏、月经过多、产后出血,每用根 2 两,红糖、胡椒为引,水煎服。麻疹,每用果 5 钱,水煎服。脱肛,每用果 2 两,炖猪大肠服。水痘、百日咳、鼻衄、消化道出血,每用全草5～8钱,水煎服。

野 高 粱

水滨升麻　虎耳草科　落新妇属
Astilbe rivularis Buch. – Ham.

别　　名:假淫羊藿(思茅),假升麻(文山),大药片(楚雄),活根(保山),黄药(昭通)。

识　　别:多年生直立草本。多生于山野或阔叶林湿地。高 30～80 厘米。全体密生黄棕色柔毛。根长圆柱形,被多数鳞片状褐色毛及细须根。二回羽状复叶,小叶三出,椭圆状卵圆形,长 3.2～5.5 厘米,宽 1.5～3.2 厘米,边缘有重锯齿。大型穗状圆锥花序,顶生,花小,密集,白色。

采集加工:药用根。全年可采,去鳞片及细根切碎晒干备用。

性味功效:辛、微苦,温。行气止痛,活血祛瘀。

主治应用:慢性胃炎、跌打损伤,每用 3～5 钱,水煎服或泡酒服。黄水疮,用根研末香油调匀敷患处。

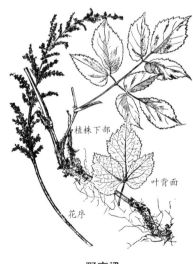

野高粱

野　棉　花

白背湖北银莲花　毛茛科　银莲花属　（毒）
Anemone hupehensis Lemoine f. alba W. T. Wang

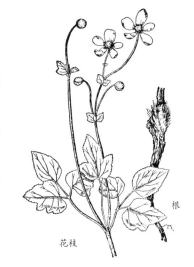

野棉花

别　　名:满天星(昆明)，花升麻(保山)，绿升麻(楚雄)，水棉花(丽江)。

识　　别:多年生草本。生于旷野草地或疏林中。高30～60厘米。全体有毛。根圆锥形，深褐色，顶端具纤维毛。茎直立。叶基生，三出复叶，小叶斜卵形或卵圆形，长3～9厘米，宽2～8厘米，边缘有锯齿；茎叶较小，叶背密生白色绵毛。聚伞花序，顶生，花白色。瘦果，密生丝状毛。

采集加工:药用根、叶。夏秋采集，洗净切片晒干备用或鲜用。

性味功效:苦、涩、寒，有毒。清热除湿，活血祛瘀。

主治应用:痢疾、淋病、难产、死胎、胃痛、食积，每用1～3钱，水煎服。风湿关节痛、外伤所致内出血，用根适量泡酒服。疮疡，用鲜叶取汁外搽。

附　　注:孕妇忌服。

野　牡　丹

马缨花　野牡丹科　野牡丹属
Melastoma normale D. Don

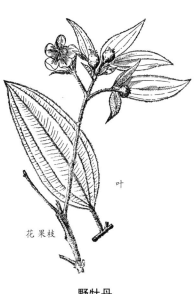

野牡丹

别　　名:水烟屎果(玉溪)，炸腰果(思茅)，打破碗花树、野广石榴(红河)，茶罐叶(保山)。

识　　别:直立灌木。多生于亚热带山野疏林或灌木丛中。高1米左右。全株密被棕黄色粗毛。单叶对生，椭圆形或椭圆状披针形，长4～10厘米，宽2～5厘米，脉3～5条，网脉明显，全缘。花3～10朵簇生于枝梢，紫红色。肉质蒴果，近球形。

采集加工:药用全株。春夏采集，晒干备用。

性味功效:苦、涩、凉。止血消炎，止痛，止泻。

主治应用:刀枪伤、外伤出血，每用嫩尖适量，捣烂兑红糖敷伤口，或用根叶研末撒患处。腹痛、腹泻、痢疾、白带，每用根3～5钱，红糖为引，水煎服，或用果2钱，水煎服。

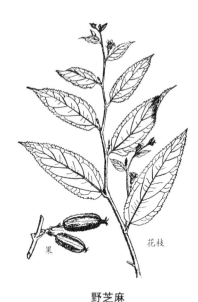

野 芝 麻

长叶山芝麻　梧桐科　山芝麻属

Helicteres elongata Wall.

别　　名:野芝麻棵(思茅)。

识　　别:灌木。多生于亚热带山间疏林下坡地。高
40~80 厘米。多少被星状柔毛。单叶互生,
长卵状披针形,长4~8.5 厘米,宽1.5~2.5
厘米,边缘具细锯齿。花1~2 朵生于叶腋,
蓝色。蒴果,长椭圆形,密被毛。

采集加工:药用全株。全年可采,洗净切片晒干备用或
鲜用。

性味功效:苦、微甘,寒。清热解毒,截疟。

主治应用:恶性疟疾、感冒、高热、扁桃腺炎、腮腺炎,每
用5 钱~1 两,水煎服。外用鲜品捣烂敷
患处。

野芝麻

野冬青果

短序蒲桃　桃金娘科　蒲桃属

Syzygium brachythyrsum Merr. et Perry

别　　名:麻里果(玉溪)。

识　　别:乔木。分布于南亚热带或热带旷野低山的
疏林中。高6~12 米。小枝浅黄褐色,圆柱
状或稍压扁状。单叶对生,革质,椭圆形或
披针状椭圆形,长5~10 厘米,宽3~4.5 厘
米,干时叶面暗褐色、光亮,背黄褐色,全缘,
先端有长尾尖,羽脉细密,平行。聚伞花序,
短小,花白色芳香。浆果,圆形或梨形,萼宿
存,紫红至黑色,有种子1 枚。

采集加工:药用果、茎、叶。秋冬采集,晒干备用。

性味功效:涩,温。止咳平喘。

主治应用:寒性哮喘、过敏性哮喘,每用果20 粒(约1
钱)研末,肉汤送服,日服3 次,或用1 两炖
肉分6 次服,日服3 次。无果时用茎、叶1
钱,研末,用无盐肉汤送服或水煎服。

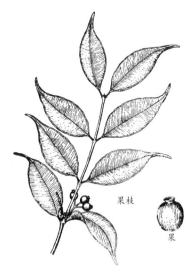

野冬青果

黄 皮

山茱萸科　梾木属

Cornus oblonga Wall.

识　　别:灌木或小乔木,高 3~5 米。树皮红棕色,具
不规则的花斑裂纹。枝近四棱形,具纵纹
沟。叶对生,椭圆状披针形,长约 7 厘米,宽
约 3 厘米,先端短锐尖,基部阔楔形,叶面绿
色,背淡绿,近革质,全缘。聚伞花序伞房
状,顶生,花小,白绿色。核果。
　　　　　生于寒带和温带的高山区疏林中。

采集加工:药用皮。全年可采,鲜用或晒干备用。

性味功效:气香,苦,温。温经活络。

主治应用:风寒湿痹、腰痛、骨折、跌打损伤,每用 5 钱~
1 两,煎服,或用 5 钱泡酒 1 斤,分服。外用
鲜品适量捣烂敷患处。

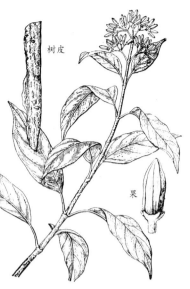

黄皮

黄 精

滇黄精　百合科　黄精属

Polygonatum kingianum Coll. et Hemsl.

别　　名:鹿竹(昆明、思茅、曲靖),片尾参(东川),节
节高(红河)。

识　　别:多年生草本,高约 1 米。地下根茎平生,粗
厚,有节,疤痕和须根。茎绿色,圆柱形,有
纵棱。叶轮生,带状披针形,长约 16 厘米,
宽约 1 厘米,先端呈反卷钩状,基部楔形,平
行叶脉,全缘。伞形花序腋生,花紫红色,下
垂。浆果圆球形,种子多数。
　　　　　生于山间荒坡草地。

采集加工:药用根茎。秋季采集,洗净蒸透切片晒干备
用或鲜用。

性味功效:甘,平。补肾益精,润肺生津,健脾和胃。

主治应用:肺痨咳嗽、久病体虚、神经衰弱、自汗、盗汗、
风湿骨痛、食欲减少、慢性肝炎、小儿疳积,
每用 5 钱~1 两,水煎,蜂蜜引,内服。疮
毒,用鲜品适量捣烂敷患处。

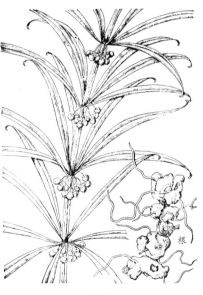

黄精

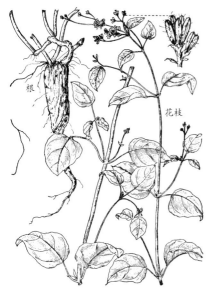

黄寿丹

黄寿丹

黄细心　紫茉莉科　黄细心属

Boerhaavia diffusa L.

识　　别:多年生草本。根肉质肥厚,枝条披散,长
1~2米,疏被柔毛。叶对生,卵形、卵圆形
或椭圆形,长1~3厘米,宽0.7~2.5厘
米,先端急尖,基部近圆形,偏斜,叶面绿
色,背面灰黄色,两面均被疏柔毛,边缘微
波状。聚伞花序顶生或腋生,总花序纤
细,花小,淡红色。果小,倒卵状长圆形,
有五棱。
　　　　生于热带、亚热带旷野。

采集加工:药用根。秋冬采集,洗净切片晒干备用。

性味功效:苦、辛、温。活血调经,强筋壮骨,消积。

主治应用:跌打损伤、筋骨疼痛、腰腿痛,每用根1~2
两,泡酒服或煎服。小儿疳积,用1钱研
末,鸡蛋一个,炖服。月经不调,用1两,煎
服。小儿麻痹后遗症,用5分~1钱,煮猪
骨头吃。

黄花虎掌草

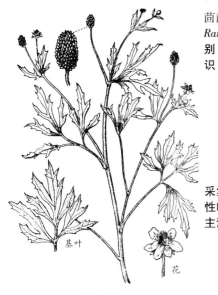

黄花虎掌草

茴茴蒜　毛茛科　毛茛属　(小毒)

Ranunculus chinensis Bge.

别　　名:水杨梅(昆明),水虎掌草、回回蒜(曲靖)。

识　　别:一年生直立草本,高25~60厘米,全体被粗
毛。根茎短,有多数白色须根,茎圆柱形,绿
色,中空,有分枝。基生叶簇生,小叶3枚,
顶端小叶三深裂,侧生叶二深裂,每裂片复
作不规则分裂,有长柄;茎部叶形同基生叶,
柄短或无柄。花单生枝端,黄色,光亮。瘦
果多数,聚集为椭圆形。
　　　　生于温带、亚热带湿地或浅水中。

采集加工:药用全草。夏季采集,晒干备用或鲜用。

性味功效:苦、涩、辣,微温,有小毒。清热解毒。

主治应用:口腔炎,用5钱,花椒6粒,大米饭3钱,用
布将药包扎,油煎至药呈黄色取出,冷后用
油涂患处。急性黄疸型肝炎,用2钱,红糖
引,煎服,或用3钱,蒸水豆腐吃。夜盲,用
果适量研末,蒸猪肝吃。

黄 秋 葵

锦葵科　黄葵属
Abelmoschus manihot（L.）Medicus

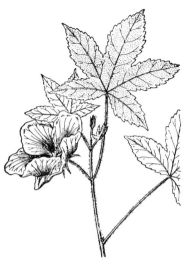

黄秋葵

别　　名:野棉花(红河、文山),火炮药、卡片花、大苏子(红河),黄花麻(曲靖),黄芙蓉(保山),玄麻(文山),豹子眼睛花、竹芙蓉、荞面花、大粘蓟(昆明)。

识　　别:一年生草本。多生于路旁、溪旁、疏林下草丛中。高1～1.5米。全株有硬毛。茎直立。单叶互生,有长柄,掌状5～9裂,裂片披针形或长卵状披针形,边缘具粗锯齿。花大单生,黄色,基部具紫色纹饰。蒴果,大圆锥形,瓣裂。

采集加工:药用根、叶。夏秋采集,洗净晒干备用或鲜用。

性味功效:苦、辛,微寒。活血祛瘀,消炎,接骨。

主治应用:跌打损伤、骨折,每用根3～5钱,水煎服,外用鲜根捣烂敷患处。疔疮肿毒,用鲜叶捣烂敷患处。

黄 药 子

蓑衣包　薯蓣科　薯蓣属　（小毒）
Dioscorea bulbifera L.

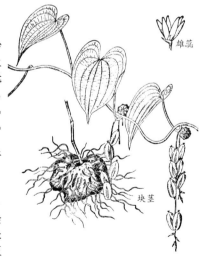

黄药子

别　　名:苦茅薯(临沧)。

识　　别:多年生缠绕草本。生于山野溪边或潮湿沙质土灌木丛中。长1～3米。块茎扁圆,上生多数细根。茎圆柱状,绿色,略带紫色,光滑。单叶互生,卵状心形,长2.5～10厘米,宽2～9厘米,全缘,叶腋多生球形零余子。穗状花序,腋生,下垂,花白色,略带紫色。蒴果,矩形,有翅。

采集加工:药用块茎。夏秋采集,去须根洗净切片晒干备用或鲜用。

性味功效:苦,凉,小毒。清热解毒,利湿散结。

主治应用:疝气、甲状腺肿、化脓性炎症,每用根5钱～1两,水煎服。天疱疮,用根研末,茶油调涂患处。化脓性炎症,用本品配大黄研末,米泔水调敷患处。肿瘤,用本品泡酒服或配伍内服。

附　　注:肝癌忌用。

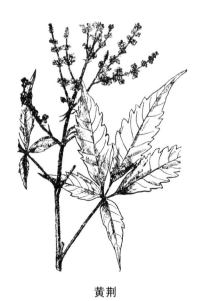

黄荆

黄　荆

牡荆　马鞭草科　牡荆属

Vitex negundo L.

识　　别:落叶灌木或小乔木。生于山坡、路旁或疏林
小灌木丛中。高1~2米。通体被毛,有臭
味。茎灰色,方形。叶对生,掌状五小叶,叶
片披针形,长7.5~10.5厘米,宽1.5~3.5
厘米,边缘有粗锯齿。圆锥花序,顶生,花白
蓝色。核果,下有扩大蓓萼承托。

采集加工:药用果。秋冬采集,晒干扬去枝叶及灰渣
备用。

性味功效:苦,温。养肝除风,行气止痛。

主治应用:风寒感冒、呃逆、喘咳、食积、小儿疝气、痔
漏,每用1~3钱,水煎服。

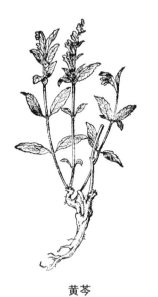

黄芩

黄　芩

美黄芩　唇形科　黄芩属

Scutellaria amoena C. H. Wight

识　　别:宿根草本。生于旷野草地或林下。高20~
30厘米。主根粗壮,长圆锥形。茎直立,分
枝。单叶对生,叶片椭圆状矩圆形,长1.5~
2.5厘米,宽0.5~1厘米,全缘或具极浅疏
齿。总状花序,顶生,花成对腋生于花序之
一侧,蓝紫色。小坚果。

采集加工:药用根。春秋采集,洗净切片晒干备用。

性味功效:苦,寒。泻火解毒,安胎。

主治应用:风热感冒、肺热咳嗽、痢疾热泻、湿热黄疸、
目赤肿痛、痈肿疮毒、热淋、胎动不安,每用
1~3钱,水煎服。

黄　连

滇黄连　毛茛科　黄连属

Coptis teetoides C. Y. Cheng

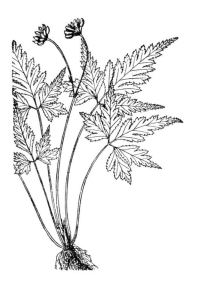

识　　别：多年生草本。生于高山密林下潮湿处或栽培。高 20～30 厘米。地下茎根状,具多数须根。叶掌状三出分裂,基生,有长柄,三角状卵形,小叶 3 片,中央一片较两侧者略长,每片小叶略成菱形羽状深裂,边缘具重锯齿。伞房花序,顶生,花绿白色。蓇葖果,种子细小。

采集加工：药用根茎。秋冬采集,去须根洗净晒干备用或鲜用。

性味功效：苦,寒。清热解毒,燥湿泻火。

主治应用：风热目赤痛、痢疾、腹痛、呕吐、吞酸、疮疖,每用 1～2 钱,水煎服或配方用,外用研末撒布患处。

附　　注：脾胃虚寒者忌用。

黄连

黄　栎

山毛榉科　栎属

Quercus delavayi Fr.

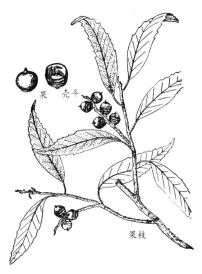

果　壳斗

别　　名：黄栗树(曲靖)。

识　　别：常绿乔木。生于山间阔叶林中。高 8～15米。树皮深灰色,呈不规则的纵裂。单叶互生,革质,卵圆状矩圆形或椭圆状披针形,长 6～12 厘米,宽 2～4.5 厘米,叶缘上部有疏锯齿,叶背密生绒毛。花单性,雌雄同株,雄花为柔荑花序,黄色;雌花序粗壮,5～8 朵,花疏生于花序柄上。坚果,卵球形,壳斗具同心环纹,多黄毛。

果枝

采集加工：药用树皮。全年可采,晒干备用。

性味功效：微苦、涩,微温。平喘。

主治应用：哮喘,取本品与水冬瓜树皮各 1 两,研末,用蜜调匀,再用开水冲老墙土,取澄清液送服,每次 2 钱,日服 3 次。

黄栎

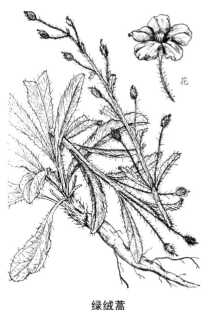

绿绒蒿

绿 绒 蒿

罂粟科　绿绒蒿属
Meconopsis horridula HK. f. et Thoms. var. racemosa
（*Maxim.*）*Prain*

别　　名:土高丽参、雪参(丽江)。
识　　别:多年生草本,高约 30 厘米。全体被黄色刺
　　　　毛,折断有黄色乳汁流出。根肉质,圆锥
　　　　状,灰黄色。茎淡紫色,有棱,具纵沟纹。
　　　　基生叶披针形至倒披针形,长 5～9 厘米,
　　　　宽1.5～2厘米,先端钝尖至近圆,基部楔形
　　　　下延,具长柄,长约 5 厘米;茎生叶披针形,
　　　　长 2～5.5 厘米,宽 0.7～1.2 厘米,先端渐
　　　　尖,基部抱茎,无柄,细浅裂或边缘近基部
　　　　处二深裂。总状花序顶生,花冠蓝色,雄蕊
　　　　多数,花梗长 2～4 厘米。蒴果长椭圆形,
　　　　仅上部开裂。
　　　　　　生于滇西北高寒山区,海拔较高处及
　　　　流石堆石砾中。
采集加工:药用根。夏秋采集,洗净晒干备用或鲜用。
性味功效:气香,甘,温。补气益肾。
主治应用:体虚、头昏眩晕、食欲不振、夜盲,每用 3～4
　　　　钱,炖鸡吃。

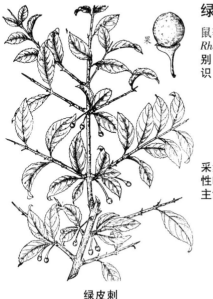

绿皮刺

绿 皮 刺

鼠李科　鼠李属
Rhamnus leptophyllus Schneid.

别　　名:牛筋刺(曲靖)。
识　　别:灌木,高约 2 米。枝扩展,红褐色,有棘针,
　　　　平滑无毛。单叶互生或对生,倒卵状椭圆形
　　　　或倒卵形,长3.5～7厘米,宽 1～2 厘米,先
　　　　端渐尖,基部楔形,边缘具疏浅齿。聚伞花
　　　　序腋生,花小,淡绿色。浆果状核果,卵椭圆
　　　　形,黑色,种子表面有沟。
　　　　　　生于温带、亚热带山坡路旁疏林中。
采集加工:药用全株。夏秋采集,切碎晒干备用或鲜用。
性味功效:微苦、涩,凉。清热解毒,消食止痛,截疟。
主治应用:疟疾,用嫩枝尖 7 个,加水 50 毫升,煎至 20
　　　　毫升,一次服,或用根内皮,果 2～3 钱,红糖
　　　　引,煎服。消化不良、便秘,每用果 5 分～1
　　　　两研末,开水送服。胃炎、胃痛,每用 1～3
　　　　钱,煎服,或用果 5 钱,泡酒分服。慢性肝
　　　　炎,用根内皮 3 钱,煎服。牙痛,用根内皮
　　　　3～5钱,红糖引,煎服。磷化锌和草乌中毒,
　　　　每用鲜果 3 钱,煎服。急性结膜炎,用果适
　　　　量,水煎,过滤,滴眼。

绿皮杜仲

扶芳藤　卫矛科　卫矛属

Evonymus fortunei（Turcz.）H.－M.

别　　名：接骨筋、棉花杜仲、大树杜仲、反修革（红河）。

识　　别：常绿匍匐灌木，高可达 6 米。小枝圆筒形，绿色，有棱，具细疣状突起，折断有胶丝。叶对生，革质，倒卵形至卵状椭圆形，长 3.5 ～ 7.5 厘米，宽 1.5 ～ 4.5 厘米，先端尖或钝，基部楔形，叶面深绿色，背面绿黄色，边缘有细锯齿，两面光滑，中脉明显。聚伞花序腋生，花淡黄绿色。蒴果球形，种子有橙红色假种皮。

　　　　　　生于亚热带湿润阔叶林中。

采集加工：药用根、茎。全年可采，洗净切碎晒干备用或鲜用。

性味功效：微涩，平。舒筋活络，止血生肌，接骨。

主治应用：骨折、跌打损伤、风湿关节痛、外伤出血，每用 2 ～ 4 钱，煎服或泡酒服，外用鲜品适量捣烂敷患处。咯血、月经过多，每用 2 ～ 4 钱，煎服。小儿麻痹，用 1 两，煎服，外用 2 两，煎水洗患肢，另用八角枫 1 两，炖鸡吃，并配以新针治疗。

绿皮杜仲

绿　葡　萄

蛇葡萄　葡萄科　蛇葡萄属

Ampelopsis delavayana Pl.

别　　名：玉葡萄（昆明、大理），耳坠果（昆明），金刚散（大理）。

识　　别：藤本。多生于疏林潮湿处。长可达 3 ～ 5 米。茎具节。叶互生，指状三小叶，长椭圆形，两侧小叶斜菱形，叶缘具粗锯齿。聚伞花序，与叶对生，花白绿色。浆果，圆形或扁圆形。

采集加工：药用根。夏秋采集，洗净鲜用或晒干备用。

性味功效：辛、涩，温。消炎镇痛，接骨止血，消肿。

主治应用：枪伤、水火烫伤，将根研细加入鸡蛋清，调匀外敷。骨折、跌打劳伤，配伍外用。

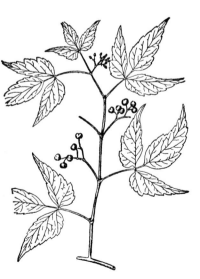

绿葡萄

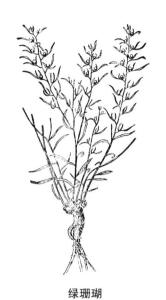

绿珊瑚

绿　珊　瑚

长叶百蕊草　檀香科　百蕊草属

Thesium longifolium Turcz.

别　　名:山柏枝(红河),酒仙草(玉溪),撒花一棵针、一棵松(曲靖)。

识　　别:宿根纤细草本。生于疏林荒坡草丛中。高15~20厘米。全株浅黄色。根圆锥形,分叉。茎直立,丛生。单叶互生,线状,长1~1.5厘米,宽0.2~0.3厘米,全缘。花小,单生叶腋,绿白色。核果。

采集加工:药用全草。夏季采集,洗净晒干备用或鲜用。

性味功效:甘、微苦,寒。退热解痉,消炎杀虫。

主治应用:小儿肺炎、咳嗽、肝炎、小儿惊风、血小板减少性紫癜、虫积、血吸虫病,每用2~4钱,水煎服或配伍应用。

附　　注:同属植物西域百蕊草 *T. himalense Royle* 长花百蕊草 *T. longiflorum H. – M.* 等均应用于临床,效用相似。

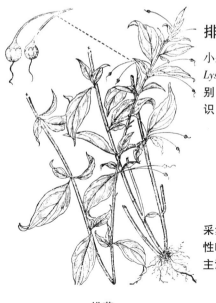

排草

排　　草

小果排草　报春花科　排草属

Lysimachia microcarpa H. – M. ex C. Y. Wu

别　　名:合血香(思茅)。

识　　别:一年生草本,高50~65厘米。根须状。茎直立,近方形,沿边具棱,有香味。叶互生,椭圆状披针形,长3~6厘米,宽1~3厘米,先端长渐尖,基部楔形,薄纸质,全缘。花单生叶腋,花白色,花梗细长。蒴果球形,花柱宿存,种子多数,多角形。

　　生于亚热带旷野山林或箐边。

采集加工:药用全草。夏秋采集,阴干备用。

性味功效:气香,甘,平。补气血,解肌表,定喘咳。

主治应用:气血虚弱、神经衰弱、气管炎、哮喘、月经不调、感冒、咳嗽,每用3~5钱,煎服。

排 钱 草

豆科　山蚂蟥属

Desmodium pulchellum（L.）Benth.

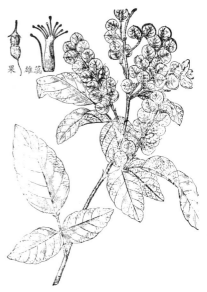

果　雄蕊

别　　名: 大排钱(红河)。

识　　别: 小灌木,高 0.6～1 米。分枝被柔毛。掌状
复叶互生,顶生小叶椭圆状、矩圆形或卵
形,长约 11 厘米,宽约 6 厘米,先端钝,基部
圆,叶面绿色,背灰绿色,脉网明显,上被短
柔毛,边缘浅波状,侧生小叶斜卵形,较顶
生叶约小 1/2。圆锥花序顶生,圆形叶状苞
片密集,二至数花自二苞片腋内生出,花白
色。荚果,一或二节,被缘毛。
　　　　生于亚热带山野荒地或山坡疏林下。

采集加工: 药用全株。秋冬采集,切碎晒干备用。

性味功效: 辛、涩、凉。清热利湿,活络止痛。

主治应用: 感冒高热,用叶 3～6 钱,煎服。胃痛、腹痛、
疟疾、肝脾肿大、水肿,每用 5 钱～1 两,煎
服。月经过多,用根 5 钱～1 两,烧存性,煎
服。风湿疼痛、跌打,每用根 5 钱～1 两,煎
服或泡酒分服。肝炎,用 3～5 钱,红糖引,
煎服,连服半月为一疗程。体虚,用根 1 两,炖肉服。

排钱草

排 红 草

绵三七　豆科　毛瓣花属

*Eriosema Chinense Vogel var. tuberosum（Buch. - Ham.）
C. Y. Wu.*

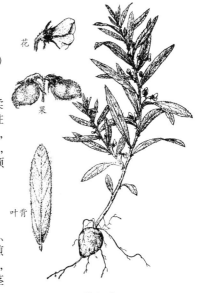

花

果

叶背

别　　名: 山鸡头(保山)、山草果、草果内消(红河)。

识　　别: 多年生草本,高 17～35 厘米,全体密被短柔
毛。块茎近球形,干时褐色。茎直立,圆柱
形,褐色。单叶互生,披针形,长 2～4 厘米,
宽约 0.5 厘米,先端钝尖,基部圆,叶面绿色,
背灰白色,全缘。叶柄短。总状花序腋生或顶
生,花黄色。荚果,短圆形,被淡黄色长柔毛。
　　　　生于亚热带向阳山坡或荒地草坡。

采集加工: 药用全草。夏秋采集,晒干备用或鲜用。

性味功效: 甘、微苦、温。健胃消食,消肿止痛。

主治应用: 小儿消化不良,用全草 5 钱,炖肉吃。胃痛、
喉头炎、久痢不止,每用根 5 钱或茎 1 两,煎
服。遗精、狂犬病、病后体虚,每用根 1 两,
炖肉吃。跌打损伤、疮毒,每用根 5 钱或茎
1 两,煎服,外用鲜品适量捣烂敷患处。

排红草

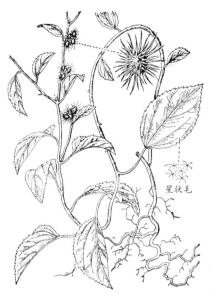

星状毛

梗 麻

梗 麻

刺蒴麻 椴树科 刺蒴麻属

Triuumfetta pilosa Roth

别　　名:毛葱根、毛葱叶、羊膻臭果、细心麻栗(红
河)、苍耳子、小狗核桃(东川)。

识　　别:亚灌木,高约50厘米。茎圆柱形,褐色,具
细网纹饰。单叶互生,卵椭圆形,长6~9
厘米,宽3~6厘米,先端尖,基部钝圆,边
缘具浅锯齿,下部叶较上部叶柄长,渐上短
至无柄。聚伞花序腋生,花黄色。蒴果球
形,有钩刺。
　　　　　生于亚热带旷野荒地草丛。

采集加工:药用根、果实。秋季采集,晒干备用。

性味功效:气微臭,辛,凉。除湿止痒,拔脓生肌。

主治应用:痒疹,用果实适量,煎水洗。疮痈用根适
量,研末,水调敷患处。

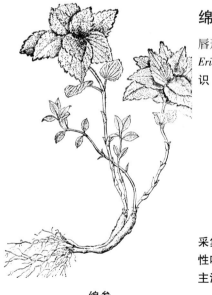

绵 参

绵 参

唇形科 绵参属

Eriophyton wallichii Benth.

识　　别:多年生草本,高8~26厘米。根状茎肥厚,
淡褐色,尖部具细须根,茎直立,褐色,有纵
棱。单叶对生,下部叶鳞片状鞘状抱茎;上
部叶密集,阔卵圆形,长2.5~4厘米,宽
1.5~4厘米,先端尖,基部截状或阔楔形,下
延成叶柄,两面密生长绵毛,边缘具圆齿。
轮伞花序腋生,具花6朵,花冠唇形,粉红
色。小坚果,大而光滑。
　　　　　生于高山区风化形成的流石滩中。

采集加工:药用根状茎。秋季采集,晒干备用。

性味功效:甘,温。益五脏,调气血,补中气。

主治应用:贫血、病后体虚、乳少,每用5钱~1两,炖
肉吃。

绵 大 戟

狼毒 瑞香科 狼毒属 （毒）

Stellera chamaejasme L.

别　　名：大将军、一扫光、搜山虎（保山）、一把香（昆明、保山），一束香、药萝卜（楚雄），生扯拢（昭通）。

识　　别：多年生草本。生于山间疏林下或荒坡草丛中。高 30～50 厘米。根粗大，长圆锥形，单一或分枝。茎直立，密集丛生，不分枝。单叶互生或对生，倒披针形，长 1～3 厘米，宽 0.2～0.6 厘米，全缘。簇生头状花序，顶生，花鲜黄色。小坚果，淡黑色，包被于宿存萼中。

采集加工：药用根。秋季采集，去外皮切片晒干备用或鲜用。

性味功效：辛，微温，有毒。消积，逐水，止痛。

主治应用：水肿胀满、便秘，每用 2 钱，水煎服。骨折，用鲜根适量捣细，加等量面粉混匀，蒸热外包。外伤出血、跌打损伤，取鲜根去皮捣烂敷患处。疥癣，取鲜根汁外搽。

附　　注：体虚及孕妇忌服。本品有毒，易引起过敏性皮炎等，舂捣时需戴口罩。

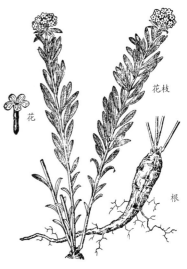

绵大戟

蚆 藤

萝摩科 牛奶菜属 （毒）

Marsdenia griffithii Hk f.

别　　名：大白药、大对节生（保山）。

识　　别：攀缘藤本，高达 10 米。茎圆柱形，灰褐色，有明显木栓质皮孔。枝扁圆柱形，灰褐色，有纵纹沟，稍扭曲，两侧各有一行褐色柔毛。单叶对生，长卵形，长约 19 厘米，宽约 8.5 厘米，先端长锐尖，基部浅心形，有小点状疣状突起，叶背白绿色，全缘。聚伞花序腋外生，花黄绿色。蓇葖果平滑，长约 20 厘米，种子多数。
　　生于温带高山区岩壁处。

采集加工：药用全株。全年可采，切碎晒干备用或鲜用。

性味功效：麻、苦、涩，凉，有毒。疏经活络，止血接骨。

主治应用：外伤出血，用适量研末撒布患处。骨折，用鲜品适量捣烂，酒炒热敷患处。疮毒，用鲜品适量捣烂敷患处。

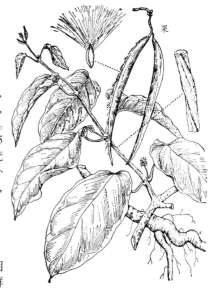

蚆藤

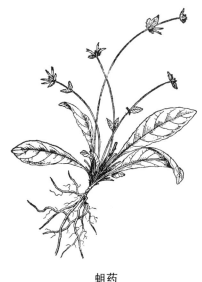

蛆　药

芦莉草　爵床科　芦莉草属
Ruellia drymophila（*Diels*）*H. – M.*

别　　名:地皮胶、地皮硝、刀口药(昆明)。

识　　别:草本。生于旷野山坡潮湿草地。高 30 厘米。须根长 5～15 厘米,外皮土黄色。基叶丛生,倒披针状椭圆形,长 7～13 厘米,宽 2.3～4 厘米,边缘微波状或略圆齿状,被粗糙毛;茎生叶苞片状,较小。花簇生于花葶上,苞片和萼片有刚毛,花浅紫色。蓇葖状蒴果,角形,瓣裂,有种子多粒。

采集加工:药用全草。夏秋采集,洗净晒干备用。

性味功效:甘淡,平。清热解毒,消肿止痛。

主治应用:骨折、淋巴结核、腮腺炎,每用 3～4 钱,水煎服,每日 1 次。外伤出血,用全草研末撒布患处。

附　　注:忌酸冷、鱼腥。

蛆药

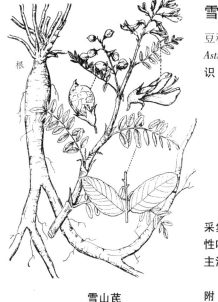

雪　山　芪

豆科　黄芪属
Astragalus balfourianus Simps.

识　　别:多年生草本,高约 25 厘米。根淡褐红色,长圆锥形,略肉质,有分叉。茎自基部丛生,近圆柱形,有纵纹。奇数羽状复叶互生,托叶披针形,小叶矩圆形或椭圆状矩圆形,长约 1 厘米,宽约 0.3 厘米,先端圆,有一短芒尖,基部圆形,叶面光滑,背具毛,全缘。总状花序顶生,花紫色。荚果短矩圆形,扁平,淡绿色,有毛,具 1～2 枚种子。

生于滇西北高山流石滩中。

采集加工:药用根。秋季采集,洗净晒干备用或鲜用。

性味功效:甘,温。补中益气,升阳益胃。

主治应用:体虚、贫血、产后虚弱、子宫脱垂、脱肛、自汗、体虚感冒,每用 5 钱～1 两,煎服。

附　　注:本品在丽江地区代黄芪用。

雪山芪

雪上一枝蒿

毛茛科　乌头属　（剧毒）

Aconitum brachypodum Diels var. laxiflorum Fletcher et Lauener

识　　别：多年生草本。生于高山疏林下或草地。高
　　　　　30~50厘米。块根长圆柱形,有细须根,外
　　　　　皮褐黄色,具细纵纹。茎直立不分枝。单
　　　　　叶,螺旋状排列,密生茎上,掌状全裂,裂片
　　　　　作不规则羽状细深裂。总状花序,顶生紧
　　　　　密,花蓝色。草质蓇葖果。

采集加工：药用根。秋冬采集,洗净晒干备用。

性味功效：辛、苦、麻、温,剧毒。止血镇痛,祛风除湿。

主治应用：内伤出血、跌打损伤,每用本品米粒大,开水
　　　　　或酒送服或配方内服。外伤出血,用2分~
　　　　　2钱配伍研末撒布患处。牙痛,用本品米粒
　　　　　大填入痛处。风湿关节痛、神经性皮炎、无名肿毒、扭伤、骨折、跌打扭伤,
　　　　　每用3钱,配伍泡酒,外擦患处。

附　　注：1. 内服不超过米粒大,忌酸冷、豆类、糯食。
　　　　　2. 中毒解救见附方。

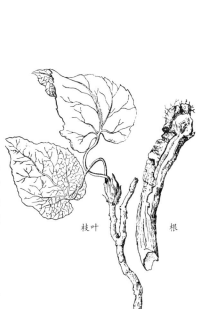

雪上一枝蒿

雪三七

丽江大黄　蓼科　大黄属

Rheum lidjiangense Samuels.

识　　别：多年生粗壮草本。生于高寒山区坡地林下。
　　　　　根木质长圆锥形,较粗硬。叶根生,卵状心
　　　　　形,长约10.5厘米,宽约9.5厘米,叶面赤
　　　　　红色,边缘略浅波状。圆锥花序,紧密,花
　　　　　小,绿白色。瘦果,有翅。

采集加工：药用根。夏秋采集,洗净晒干备用。

性味功效：苦、涩、寒。活血止血,消炎止痛。

主治应用：外伤出血,用根研末撒布患处。跌打损伤、
　　　　　痢疾,每用3钱,水煎服或泡酒服。

附　　注：孕妇忌服。

雪三七

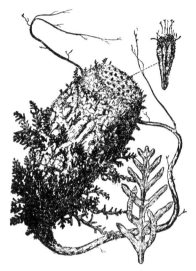

雪莲花

雪 莲 花

毛头雪莲花　菊科　青木香属
Saussurea eriocephala Franch.

别　　　名:雪兔子(丽江)。

识　　　别:宿根冰雪草本。生于常年积雪的冰碛上。高 15 ~ 25 厘米。全体密生保护性白绵质长毛茸,形似莲花,故有"雪莲花"之称。主根圆柱状长条形,淡黄色,支根须根疏短。叶羽状深裂,长 3 ~ 10 厘米,宽 0.5 ~ 2 厘米,叶面绿色,叶背为白色绵毛包被,基部叶较大而密集,向上渐细小而疏少。头状花序,顶生成团,包藏于白绵毛中,仅露出深紫褐色的花丝和花冠顶部,苞片淡绿色。瘦果短小,生有浅棕色冠毛,不外露。

采集加工:药用全草。夏季采集,阴干备用。

性味功效:甘、微苦,温。调经止血。

主治应用:月经不调,每用 3 ~ 5 钱,水煎服或配伍应用。雪盲、牙痛,每用 2 ~ 4 钱,生吃或水煎服。外伤出血,用适量敷患处。

附　　　注:忌酸冷。

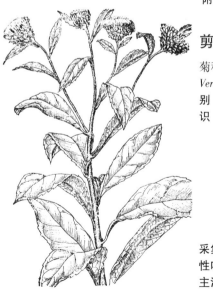

剪子草

剪 子 草

菊科　斑鸠菊属
Vernonia teres Wall.

别　　　名:风毛菊、黑继参(红河)。

识　　　别:多年生草本,高 40 厘米。茎圆柱形,有纵棱,密被褐色柔毛。叶互生,倒卵状披针形或椭圆状披针形,长 3.5 ~ 9.5 厘米,宽 1 ~ 3.5 厘米,先端锐尖,基部楔形,叶背脉网明显边缘具疏浅齿。头状花序顶生或腋生,花全部两性,管状,紫色。瘦果黄灰色,有纵棱10 条,顶端冠毛丰富。
　　　　　生于亚热带山间荒坡草地。

采集加工:药用根。秋季采集,洗净晒干备用或鲜用。

性味功效:甘淡,平。消食健胃,活血散瘀。

主治应用:消化不良、食欲不振,每用 3 钱,煎服。疮疖,用鲜品适量捣烂敷患处,胃癌,用 3 钱研末,炖鸡蛋服。

望 江 南

豆科 决明属

Cassia occidentalis L.

别　　名:草决明(红河)。

识　　别:一年生草本,高1~2米。叶互生,偶数羽状
复叶,小叶6~10个,最下一对叶较小,卵
形,长4.5~7厘米,宽2~2.7厘米,先端渐
尖,基部圆形,偏斜,两面无毛,全缘,总叶柄
近基部处有一紫红色腺体。伞房状总状花
序顶生或腋生,花黄色。荚果带形,扁平,长
6~11厘米。
生于热带、亚热带旷野和林缘。

采集加工:药用根、种子。夏秋采集,晒干备用。

性味功效:苦,平。清利湿热,健脾和胃,润肠通便。

主治应用:胃痛、慢性胃肠炎、哮喘、急性黄疸型肝炎、
消化不良、习惯性便秘、尿道炎、眼结膜炎,
每用3钱~1两,煎服。毒蛇和虫咬伤,每
用根5钱,煎服,外用鲜叶捣烂敷患处。

附　　注:孕妇忌服。

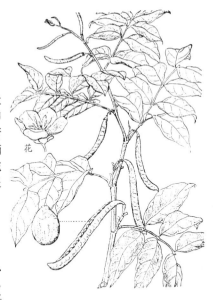

望江南

梨 寄 生

藏寄生 桑寄生科 桑寄生属

Loranthus thibetensis Lecte.

识　　别:疏散灌木,高0.6~1米。茎褐色,扁圆形,
幼枝,密被短柔毛。单叶交互对生或互生,
长卵形或椭圆状卵形,长3~9厘米,宽2~
5厘米,先端钝,基部近圆形,叶面绿色或紫
色,背灰白色,密被短柔毛,全缘。花簇生
或为聚伞花序,花冠筒红色。浆果状核果,
黄色,卵矩圆形。
寄生于梨树上。

采集加工:药用全株。全年可采,切碎晒干备用或
鲜用。

性味功效:微涩,平。消炎止咳。

主治应用:支气管炎、咳嗽、尿路感染、肺炎、胆囊炎,每
用2两,煎服。

附　　注:宝珠梨树的寄生效果尤佳。

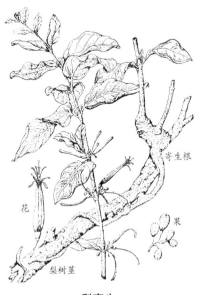

梨寄生

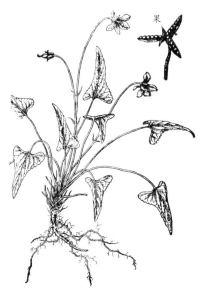

果

犁铧草

犁 铧 草

地草果　董菜科　董菜属

Viola betonicifolia Smith ssp. nepalensis (Ging.) W. Becker

别　　名:犁头草、耗子核桃、虎察阿墨(红河)。

识　　别:多年生草本,高 8～12 厘米,全株无毛。主根粗短,侧根多。叶基出,丛生,箭状戟形,长 4～6.5 厘米,宽 1～2 厘米,先端钝,基部略箭形,叶面绿色,背淡绿,基部边缘具钝齿。花单生花萼顶端,白色微带紫。蒴果,近长圆形,三瓣裂,种子黄褐色,长圆形。

生于山间坡地草丛或田地边。

采集加工:药用全草。全年可采,鲜用或晒干备用。

性味功效:微苦,凉。清热凉血,解毒消肿。

主治应用:感冒、咳嗽、喉痛、结膜炎,每用鲜品 1～2 两,煎服。乳腺炎、麦粒肿、痈疮肿毒、跌打损伤,每用鲜品 1～2 两,煎服,外用鲜品捣烂敷患处。阑尾炎,支气管炎,每用鲜品 1 两,捣汁,开水送服。外伤出血,用鲜品适量捣烂敷患处。

犁 头 草

宝剑草　董菜科　董菜属

Viola philippica Cav.

别　　名:地黄瓜、地丁草(昭通),地草果(昆明)。

识　　别:多年生草本。生于山地、田边、路旁草丛中。叶基生,有长柄,狭心形,长 1.4～3 厘米,宽 1.5～2.8 厘米,边缘圆齿状,有短毛。花单生,青紫色。蒴果,三瓣裂,种子球形,黄色。

采集加工:药用全草。全年可采,洗净晒干备用或鲜用。

性味功效:苦,凉。清热解毒。

主治应用:疮疖,每用鲜草 1～3 钱,捣烂加酒 10 毫升取汁内服,外用鲜草捣烂敷患处。烧伤,研末撒布创面。结合膜炎、喉炎、黄疸型肝炎、毒蛇咬伤,每用 3～5 钱,水煎服。

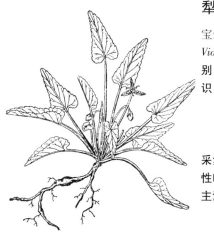

犁头草

接骨草

宝盖草　唇形科　野芝麻属

Lamium amplexicaule L.

别　　名：莲台夏枯草(丽江)，毛叶夏枯(昆明)，灯笼草(曲靖、昆明)，楼台夏枯草(玉溪)。

识　　别：一年生草本，高 10～60 厘米，根须状。茎方形，绿色或紫色，沿边具棱。单叶对生，近肾形或阔卵形，长 1～2.5 厘米，宽 2.5～4.5 厘米，先端近圆，基部略心形或近平圆形，叶缘具不整齐的波状圆锯齿，两面被毛，下部叶往往具长柄，上部叶无柄抱茎。轮伞花序腋生或顶生，花玫瑰色。小坚果三棱形。

生于温带、亚热带田野荒地或草丛。

采集加工：药用全草。春夏采集，鲜用或晒干备用。

性味功效：苦，温。通经活络，消瘰散结。

主治应用：腮腺炎、肝热目痛、半身不遂、肾结石、高血压、小儿肝热，每用 5 钱～1 两，煎服。口眼歪斜、淋巴结核、皮肤结核、脑漏疼痛、月经不调，每用 5 钱～1 两，酒引，煎服。中耳炎，用鲜品取汁滴耳。跌打损伤、骨折，用鲜品适量，捣烂加蜂蜜，鸡蛋清调敷患处。

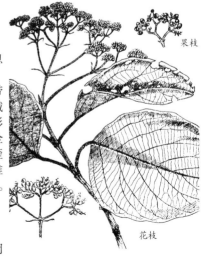

种子

接骨草

接骨树

思茅腐婢　马鞭草科　腐婢属

Premna szemaoensis Pei

别　　名：绿泽兰、类梧桐、蚂蚁鼓堆树、戳皮树(思茅)。

识　　别：灌木或乔木。生于滇南和滇西南旷野热带疏林中。高 3～15 米。全株密生黄褐色绒毛。茎分枝，有清香气。单叶对生，阔卵形或椭圆形，长 6～22 厘米，宽 4～13 厘米，全缘或上部微波状，叶基部圆形或宽楔形，歪斜或不对称，叶背密被暗棕褐色茸毛。圆锥状聚伞花序，顶生，开展，花小密集，白色。小核果，球形，杯状萼宿存。

采集加工：药用茎皮。全年可采，晒干研末备用。

性味功效：香、甘、微苦，平。接骨止血。

主治应用：开放性骨折，每用适量配伍捣烂敷患处。闭合性骨折，先用针刺破皮肤后敷药。

果枝

花枝

接骨树

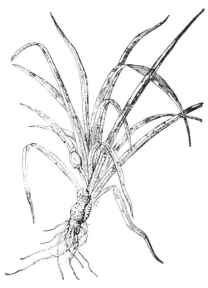

隐 棒 花

天南星科　隐棒花属　（毒）
Cryptocoryne spiralis (Retz.) Fisch. ex Wydler

别　　名:八仙过海(思茅)。
识　　别:水生或沼生宿根草本,高16～40厘米。根
茎圆柱形,具横环纹,须根细圆柱形。叶
自基部丛生,带状披针形,长14～25厘米,
宽约0.5厘米,先端短尖,基部扩张成鞘,
全缘。肉穗花序极纤细,佛焰苞管的边缘
合生。果浆果状,紫色。
　　　　　生于亚热带水中石上或沼泽地。
采集加工:药用全草。夏秋采集,洗净切碎晒干备用。
性味功效:辛、麻、温,有毒。舒筋活络,祛风除湿,活
血止痛。
主治应用:跌打损伤、风湿性关节炎、类风湿关节痛、
四肢麻木、腰膝痿软、痧证、急性胃肠炎,
每用2～3钱,煎服。
附　　注:孕妇忌服。

隐棒花

粘 人 草

长叶排钱草　豆科　山蚂蝗属
Desmodium longipes Craib

别　　名:大排钱(红河),风包草(思茅)。
识　　别:灌木,高约1米,全株密被短柔毛。茎直
立,圆柱形。复叶互生,三小叶,顶端小叶
卵状披针形或椭圆状矩圆形,长8～14厘
米,宽3～5厘米,先端渐尖,基部圆,羽状
脉明显,边缘具不规则极浅波状;侧生小叶
较小,形似花序之叶状苞片,斜卵形,先端
具短刺尖,基部偏斜。伞形花序腋生或顶
生,花白色。荚果,近方形,2～4节,边缘
具毛。
　　　　　生于亚热带旷野山坡。
采集加工:药用根。秋冬采集,洗净切片晒干备用。
性味功效:苦、微甘、温。疏风解表,温中健脾,利尿
通淋。
主治应用:感冒、胃炎、黄疸型肝炎、痢疾、胆结石、尿
路结石、尿路感染、月经过多,每用5钱～1
两,煎服。虚痨,用1两,炖肉吃,或炖鸡吃。
外伤出血,用适量研末,撒布患处。

果枝

花

粘人草

粘　藤

落葵　落葵科　落葵属

Basella rubra L.

别　　名:串枝莲(丽江),金钱珠(玉溪),土洋参(思
　　　　茅),白虎下须、十年不干(临沧),土三七
　　　　(保山),寸金丹(曲靖)。

识　　别:肉质草质藤本。多生于田野、路边草丛中或
　　　　栽培。茎攀缘,多红色黏汁液,光滑。叶互
　　　　生,有柄,卵形、圆卵形或心形,长5~15厘
　　　　米,全缘。穗状花序,腋生,花粉红色,有总
　　　　梗及分枝。坚果,外包以肉质宿存花被,红
　　　　白色或黑色。

采集加工:药用根。全年可采,洗净切片晒干备用或鲜用。

性味功效:甘淡,平。接筋接骨,消炎止痛。

主治应用:骨折、跌打损伤、脉管炎、烫火伤,用鲜品捣
　　　　细外敷患处。营养不良水肿,每用2两,炖
　　　　肉服。

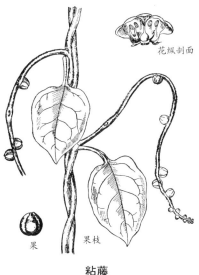

花纵剖面

果　　果枝

粘藤

断　肠　草

钩吻　马钱科　胡蔓藤属　（剧毒）

Gelsemium elegans（Gardn. et Champ.）Benth.

别　　名:胡蔓藤(红河),狗闹花(思茅)。

识　　别:常绿木质藤本,长3~4米,全株秃净。枝
　　　　圆柱形,棕褐色,具细纵棱。单叶对生,卵形
　　　　或卵状披针形,长4~10厘米,宽2.5~5厘
　　　　米,先端长尖,基部阔楔形,叶面亮深绿色,
　　　　背绿色,全缘。聚伞花序腋生或顶生,三歧
　　　　分枝,花冠漏斗状,橙黄色。蒴果膨大,种子
　　　　多数,有翅。
　　　　　　生于亚热带山野疏林灌木丛中。

采集加工:药用全草。全年可采,鲜用或晒干备用。

性味功效:苦、辛,温,有剧毒。祛风除湿,活血散瘀,杀
　　　　虫止痒。

主治应用:恶疮肿毒、顽癣、淋巴结核、跌打损伤、骨折
　　　　瘀肿、风湿性关节炎,用鲜品捣烂敷患处。
　　　　湿疹、麻疹,用鲜品适量,煎水洗患处。痔
　　　　疮,用根研末,撒于患处。疥疮,用叶研末,
　　　　香油调敷患处,杀蛆、灭孑孓,用适量切碎,
　　　　投入粪坑和污水塘。

附　　注:中毒解救见附方,忌内服。

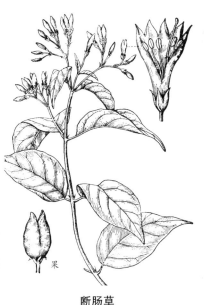

果

断肠草

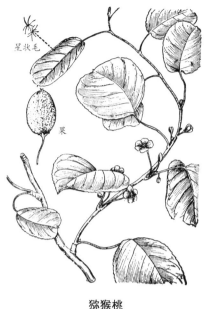

星状毛

果

猕猴桃

猕 猴 桃

猕猴桃科　猕猴桃属

Actinidia chinensis Planch.

别　　名：杨桃(曲靖)。

识　　别：木质藤本,长 5～8 米。根粗壮肥厚。小枝幼时红褐色,被长柔毛。单叶互生,圆形或广椭圆形,长 8～12 厘米,宽 5～10 厘米,先端圆或微凹,基部心形,叶面暗绿色,脉上有棕色粗毛,背面亦被毛。花数朵聚生叶腋,白色或黄色。浆果卵形或球形,被棕色毛。

　　　　生于亚热带旷野路旁。

采集加工：药用根。全年可采,洗净切片晒干备用或鲜用。

性味功效：涩、微苦,微温。舒筋活血,除湿止痛,接骨。

主治应用：骨折,用适量加酒糟少许捣烂,调匀敷患处。风湿关节痛,用 2 两,煮鸡蛋吃,每日 1 个,连服 3 日。跌打劳伤,用 1 两,泡酒分服。掉毛草中毒,用鲜根 1 两,捣烂取汁服。

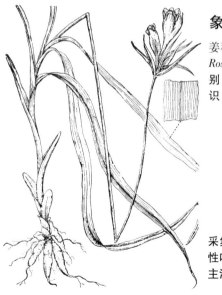

象牙参

象 牙 参

姜科　象牙参属

Roscoea yunnanensis Loesen.

别　　名：五兄弟(丽江)。

识　　别：多年生草本,高可达 50 厘米。根肉质,簇生,纺锤形。叶二列,带状披针形,长 8～40 厘米,宽约 1 厘米,先端渐狭,顶部尖,全缘,平行脉约 16 条,主脉在背面隆起。穗状花序顶生,黄色,萼管状,一边开裂,苞片之外无小苞片,苞片带状披针形,长 4～5.5 厘米,宽约 1 厘米。蒴果圆柱形,膜质。

　　　　生于滇西北高山地带的坡地、灌丛下及草地。

采集加工：药用根。夏、秋、冬采集,洗净晒干备用。

性味功效：甘、微苦,平。滋肾润肺。

主治应用：虚寒咳嗽、虚性水肿,每用 5 钱,煎服。病后体虚,每用 5 钱,水煎,甜白酒引,内服。

眼 睛 草

荨麻科　藤麻属

Procris wightiana Wall. ex Wedd.

别　　名:望北京(文山),石骨丹(思茅)。

识　　别:多年生半匍匐肉质草本,长 50 ~ 80 厘米。
主根明显。茎上部上升,不分枝或简单分
枝。叶对生于茎上部,正常叶椭圆状披针
形,长 10 ~ 16 厘米,宽 2.5 ~ 3.5 厘米,先端
渐尖或急尖,基部楔形,略偏斜,边缘具疏
圆齿或直角状锯齿,退化叶极小。花单生,
雄花序生于下部,雌花序生于上部或雌雄
花序集于同一节上,花紫色。瘦果卵形。
　　生于热带密林下溪边岩石上或大树上
阴湿处。

采集加工:药用茎、叶。全年可采,洗净鲜用。

性味功效:微苦,凉。清热解毒,散瘀消肿,退翳明目。

主治应用:角膜云翳、急性结膜炎,用鲜品适量煎水,冷
后过滤滴眼,每日 2 ~ 3 次。水火烫伤、骨
折、跌打损伤、无名肿毒、皮肤溃疡,用鲜叶适量捣烂敷患处。

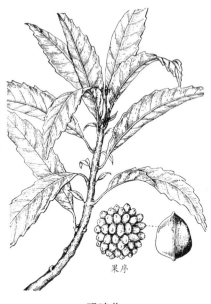

果序

眼睛草

猫 毛 草

金丝草　禾本科　金发草属

Pogonatherum crinitum (Thunb.) Kunth

别　　名:马鞍草(红河)。

识　　别:多年生草本,高 15 ~ 20 厘米。杆丛生,直立
或基部稍倾斜,具 3 ~ 6 节,少分枝。叶鞘短
于或长于节间,叶舌甚短。叶片线形,扁平,
长 1.5 ~ 4 厘米,宽 0.1 ~ 0.3 厘米,两面均
生微毛。总状花序单生,细弱而弯曲。乳黄
色。颖果长圆形。
　　生于旷野河边、墙缝、山坡潮湿处。

采集加工:药用全草。全年可采,鲜用或晒干备用。

性味功效:甘、淡,凉。清热凉血,利水通淋。

主治应用:小儿夏季热、黄疸型肝炎、痢疾、尿路感染,
每用 5 钱 ~ 1 两。肺痨、病后体虚,每用鲜品
3 两,炖鸡吃。尿路结石,每用根 3 两,煎服。

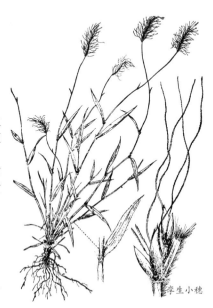

孪生小穗

猫毛草

猫 脚 印

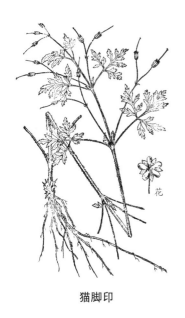

牻牛儿苗科　老鹳草属
Geranium robertianum L.

别　　名：水药(东川)，老鹳草(丽江)，崖纸(临沧)，狗脚血竭(玉溪)，野麻(红河)，白花地丁(临沧)。

识　　别：一年生草本。多生于山坡荒地及疏林下草丛中。高 20 ~ 40 厘米。茎纤弱，密被刚毛状白色长毛，节明显，近节处的茎略弯曲。叶对生，叶片掌状深裂，裂片羽状细裂，两面均疏生白色短柔毛。伞状花序，腋生或顶生，每花序具 2 ~ 3 花，粉红色。蒴果。

采集加工：药用全草。全年可采，晒干备用或鲜用。

性味功效：苦、微涩，平。祛风除湿，解毒。

主治应用：风湿关节痛、麻疹、子宫脱垂，每用 3 ~ 8 钱，水煎服或泡酒服。跌打损伤，刀枪伤，疮疖，蛇、狗咬伤，用鲜品捣烂外敷。

猫脚印

猫胡子花

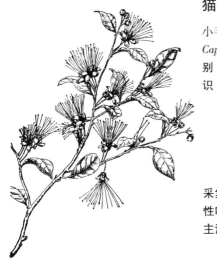

小毛毛花　白花菜科　槌果藤属
Capparis bodinieri Le'vl.

别　　名：青刺尖(玉溪)，刺珠(大理)。

识　　别：蔓性灌木。生于旷野河边荒地或疏林下。单叶互生，矩圆形或倒卵形，长 2 ~ 6 厘米，宽 1 ~ 2.5 厘米，光滑，全缘，托叶钩刺状。花 1 ~ 4 朵腋生或侧生，白色，雄蕊多数，长伸，故名"猫胡子花"和"小毛毛花"，子房有长柄。浆果，球形。

采集加工：药用根皮。秋季采集，洗净晒干备用或鲜用。

性味功效：苦，寒。清热解毒。

主治应用：扁桃腺炎、牙痛、大疮、痔疮，每用 5 钱 ~ 1 两，水煎服。试用于避孕，用鲜根皮 3 两、茶叶 9 钱，水煎分 3 次于产后 20 天或月经期服，可避孕半年。

猫胡子花

菊花暗消

菊科　紫菀属

*Aster mairei Lev*l.

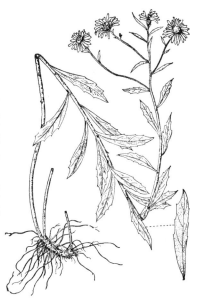

菊花暗消

别　　名:胃药(红河)。

识　　别:多年生草本,高约 1 米。肉质须根多数,白色。茎直立,圆柱形,紫红色,具纵纹,被短柔毛,基部淡褐色,上部白色。单叶互生,椭圆状披针形,长 2.5~5 厘米,宽 0.5~1.3 厘米,尖端锐尖,基部楔形,边缘具疏锯齿,叶面密被须向的黄绿色短毛,背面被白色短毛,并较叶面为密,无柄。头状花序顶生,花白色,直径约 1.5 厘米。

生于亚热带地区山坡草地。

采集加工:药用根。秋季采集,洗净晒干备用。

性味功效:苦、辛、微温。行气止痛,祛风除湿。

主治应用:胃痛、胃及十二指肠溃疡,用根研末,每次 5 分,红糖水送服,或用 2 钱,煎服。感冒、风湿疼痛,每用 3 钱,煎服。

菊　花　参

龙胆科　龙胆属

Gentiana sarcorrhiza Ling et Ma

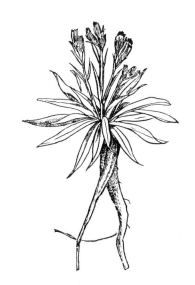

菊花参

别　　名:金钱参(楚雄),一棵松(昆明)。

识　　别:矮小草本。多生于山间疏林向阳坡地草丛中。高约 5 厘米。根数条,细圆柱形,白色。单叶小,辐射状平铺地面,线状披针形,叶背灰白色,全缘。花葶自叶丛抽出,花淡蓝色。蒴果。

采集加工:药用根。夏秋采集,洗净晒干备用。

性味功效:甘,温。补虚,益肺,滋肾。

主治应用:病后体虚、肺虚咳嗽、多梦、遗精、遗尿、小儿疳积,每用 3~5 钱,水煎服或炖鸡服。

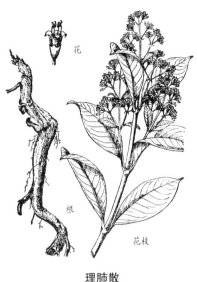

理肺散

理 肺 散

攀缘耳草　茜草科　耳草属

Oldenlandia scandens（Roxb.）O. Ktze.

别　　名: 小接骨(临沧),接骨丹(思茅)。

识　　别: 多年生攀缘状草质藤本。生于亚热带山野林荫下或灌木丛中。高可达 5 米。主根发达,圆柱形,多弯曲。茎攀缘,节膨大,小枝棱形,老时呈圆柱形。单叶对生,长椭圆形或椭圆状披针形,长 2.5~9 厘米,宽 1~4 厘米,全缘。聚伞花序,顶生或腋生,密集,花小,白色。蒴果,近球形。

采集加工: 药用全株。全年可采,切碎晒干备用或鲜用。

性味功效: 苦,凉。消炎,续骨。

主治应用: 肺炎、支气管炎、口腔炎,每用 1 两,水煎服。肺结核,每用 1 两,炖肉服。骨折,用鲜品捣烂敷患处。

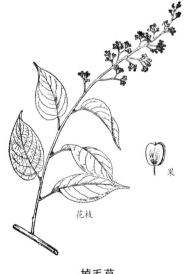

掉毛草

掉 毛 草

昆明山海棠　卫矛科　雷公藤属　（剧毒）

Tripterygium hypoglaucum（Le'vl.）Hutch.

别　　名: 火把花(临沧),紫金皮(红河),胖关藤(曲靖)。

识　　别: 蔓生灌木。多生于山野溪沟边灌木丛或疏林中。高 2 米以上。小枝有棱,红褐色,有圆形小瘤状突起,往往蔓生呈攀缘状。单叶互生,叶卵形或广椭圆形,长 6~12 厘米,宽 3~6 厘米,叶面绿色,背粉白色,边缘具细锯齿。圆锥花序,顶生,花小,白色。翅果,具三翅,赤红色。

采集加工: 药用根皮。夏秋采集,晒干备用。

性味功效: 苦,涩,温,剧毒。接筋接骨,祛瘀通络。

主治应用: 骨折,用皮加糯米稀饭捣绒敷患处。风湿疼痛、跌打损伤,每用 3 钱泡酒 1 斤,日服 2 次,每次 5 毫升。

附　　注: 本品有剧毒不可多服。忌酸冷、鱼腥、豆类。孕妇及体弱者忌服。中毒可用茶叶煎水服解救。

蛇　莓

蔷薇科　蛇莓属

Duchesnea indica（Andr.）Focke

别　　名:蛇盘草、红顶果（楚雄），蛇蒿（丽江），雪丁草（昭通）。

识　　别:多年生蔓生草本。生于田野、沟边潮湿草地或山坡草丛中。长 30～50 厘米，全株被柔毛。茎匍地蔓生，有节，节上分枝。叶互生，三出复叶，小叶卵形或椭圆形，长约 3.5 厘米，宽 1～2 厘米，边缘有锯齿。花单生叶腋，黄色。聚合果，球形或长椭圆形，鲜红色。

采集加工:药用全草。夏秋采集，洗净晒干备用或鲜用。

性味功效:甘淡，凉。凉血解毒，止血止痛。

主治应用:吐血、虚寒腹痛、缩阴，每用 5 钱～1 两，水煎服，后者加红糖适量为引。痢疾、腹泻，每用根 2～3 钱，水煎服。蛇咬伤，用果咬碎外敷。疔疮，用全草捣绒敷患处。

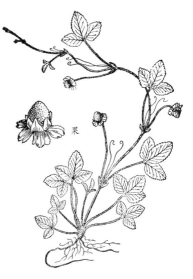

蛇莓

蛇　退

褐黄蜘蛛抱蛋　百合科　蜘蛛抱蛋属

Aspidistra lurida Ker-Gawl.

别　　名:俞莲（临沧）。

识　　别:多年生宿根草本。多生于阴湿的坡地、路旁沙质土壤。地下根茎横走，具明显的节，须根多数。叶基生，有长柄，椭圆状披针形，顶端渐尖，基部楔形，全缘，革质，直出脉明显。花单生而且贴近地面，故不易看见，花被钟状。浆果，球形，种子 1 粒。

采集加工:药用根。全年可采，洗净切片晒干备用或鲜用。

性味功效:辛、微苦，平。祛风解毒，祛瘀止痛。

主治应用:刀枪伤、骨折，用鲜品捣烂外敷。腰痛、风湿痛、跌打损伤、浸润型肺结核，每用 5 钱，水煎或泡酒内服。

附　　注:富源县民间用于外敷拔子弹。

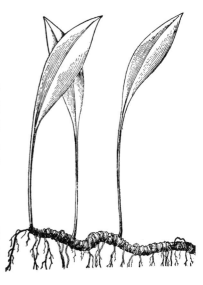

蛇退

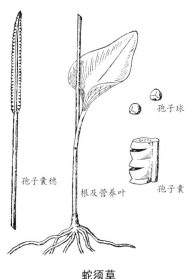

孢子球

孢子囊穗

根及营养叶

孢子囊

蛇须草

蛇 须 草

瓶尔小草　瓶尔小草科　瓶尔小草属

Ophioglossum vulgatum L.

别　　名:独叶一枝蒿(昆明),一支箭、一盾一矛(文山)。

识　　别:直立小草本。生于林下或阴湿坡地。高15~25厘米。根状茎短,圆柱形,侧根横走,略肉质。营养叶1枚,狭卵形或卵状椭圆形,全缘,基部下延无柄。孢子囊群穗状,由营养叶基部抽出,孢子囊无柄,排成两行。

采集加工:药用全草。夏秋采集,鲜用或晒干备用。

性味功效:微甘,寒。清热解毒。

主治应用:毒蛇咬伤、小儿肺炎、惊风,每用1~3钱,水煎服或配伍应用。毒蛇咬伤、骨折,用鲜品捣烂外敷。

附　　注:同属植物狭叶瓶尔小草。体较小,高6~9厘米,营养叶狭窄,亦应用于临床,其功效与本品相似。

蛇 蛋 参

肾蕨　骨碎补科　肾蕨属

Nephrolepis cordifolia（L.）Presl

别　　名:石窝蛋、猫蛋果(文山),何汗蕨(曲靖)。

识　　别:多年生草本。生于石山、石窝及溪边林下。高30~60厘米。根茎直立,被棕色鳞片。根上有块茎,外被棕色绒毛,卵球形,故称"蛇蛋参"。叶丛生,羽状复叶,裂片披针形,边缘有圆齿。孢子囊群沿中脉两旁各一行,囊群盖肾形。

采集加工:药用块茎。全年可采,用开水烫后晒干备用或鲜用。

性味功效:甘、微涩,凉。清热解毒,止咳通淋。

主治应用:咳嗽、血淋,每用鲜品4钱~1两,水煎服或配伍应用。疮疡,用鲜品捣烂外敷。

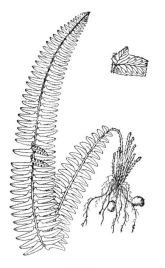

蛇蛋参

蛇 眼 草

线叶风毛菊 菊科 青木香属

Saussurea romuleifolia Franch.

别　　名:粉草(曲靖),大麻草(丽江)。

识　　别:多年生草本。生于高山草地或疏林下。高
约35厘米。根粗壮,圆锥形,略弯曲,稍肉
质。根出叶线形,全缘,长可达30厘米,宽
0.5~1厘米,基部密生绒毛状长毛。花葶
很短,头状花序,顶生,淡蓝紫色。瘦果,秃
净,冠毛刺毛状。

采集加工:药用根。夏秋采集,洗净晒干备用或鲜用。

性味功效:麻,苦,凉。解毒消积。

主治应用:蛇咬伤,用根研末香油调匀敷患处。小儿疳
积,每用3钱,水煎服。

附　　注:忌辣椒。

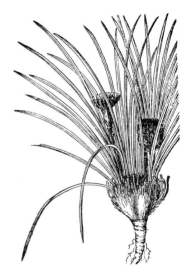

蛇眼草

蛇 毒 药

中间型黄龙藤 五味子科 五味子属

Schisandra propinqua (Wall.) Hk. et Thoms. var. interme-dia A. C. Sm.

别　　名:拔毒散、铁骨散、小红袍、岩青叶(保山),大
红袍(临沧)。

识　　别:木质藤本。生于亚热带向阳石头缝中或坡
地上。单叶在长枝上互生,在短枝上簇生,
椭圆状披针形,变化大,长3~12厘米,宽
1.5~3.5厘米,边缘浅齿状。花腋生。浆果。

采集加工:药用全株。全年可采,切片晒干备用或鲜用。

性味功效:涩,微苦,寒。清热解毒,消肿止痛。

主治应用:预防流脑、流感,毒蛇咬伤,无名肿毒,外伤
出血,骨折,每用根1~2两,水煎服。外用
鲜品捣烂敷患处。

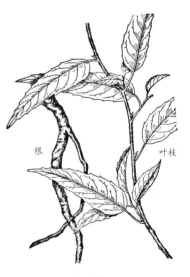

蛇毒药

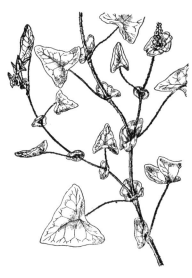

蛇牙草

蛇 牙 草

穿叶蓼　蓼科　蓼属

Polygonum perfoliatum L.

别　　名:猫爪刺(红河)。

识　　别:攀缘蔓生草本。多生于村边、坡地、溪边的杂草丛中。高 1～2 米。茎蜿蜒状,有纵纹沟和小的倒钩刺。叶有长柄,叶片为等边三角形,盾状着生,长 2.5～4 厘米,宽 2.5～5.5 厘米,托叶圆形抱茎,全缘。总状花序,顶生或腋生,浅绿白色。浆果球形,黑色有光泽。

采集加工:药用全草。夏秋采集,洗净晒干备用或鲜用。

性味功效:酸,凉。清热解毒,利湿。

主治应用:感冒、气管炎、腹泻、小便浑浊、痈疽、天疱疮、湿疹、毒蛇咬伤,每用 5 钱～1 两,水煎服。外用鲜草捣汁涂搽或捣烂外敷患处。

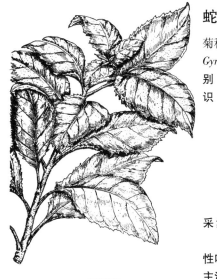

蛇接骨

蛇 接 骨

菊科　三七属

Gynura procumbens（Lour.）Merr.

别　　名:回筋口干、树三七(保山),石三七(红河)。

识　　别:多年生草本。生于山间疏林下草地。高约56 厘米。全体密生柔毛。茎一般斜卧状半匍匐,褐色,圆柱形,略具棱。单叶互生,有长柄,叶片卵形或椭圆形,长 7～13 厘米,宽4.5～8 厘米,边缘疏生不规则的粗浅牙齿。头状花序排成疏散的伞房花序,顶生,花黄色。瘦果,小,有冠毛。

采集加工:药用全草。夏秋采集,洗净晒干备用或鲜用。

性味功效:辛、麻,凉。通经活络,消肿止痛,消炎止咳。

主治应用:跌打损伤、软组织挫伤,用鲜品捣烂加胡椒末适量外敷患处。支气管肺炎、肺结核,每用 1 钱,炖肉服。

铜锤玉带草

山梗菜科　铜锤玉带草属
Pratia begonifolia（Wall.）Lindl.

别　　名：地石榴（思茅），米汤果（玉溪），地钮子（昭通），小铜锤（玉溪、楚雄、东川）。

识　　别：匍匐草本。生于山间荒坡林下草丛中。长30～50厘米。须根较多。茎略呈方形，绿紫色，节处生不定根。单叶互生，圆形或心状卵圆形，长1～1.5厘米，宽1～2厘米，边缘有浅锯齿。花小，单生叶腋，淡紫色。浆果，长椭圆形，紫蓝色。

采集加工：药用全草。全年可采，洗净晒干备用或鲜用。

性味功效：甘淡，温。活血祛瘀，除风利湿。

主治应用：风湿疼痛、月经不调、子宫脱垂，每用3～5钱，水煎服或配伍用。跌打损伤、骨折，用鲜草捣烂敷患处。角膜溃疡，用鲜果实取汁点眼。

附　　注：孕妇忌服。忌大蒜。

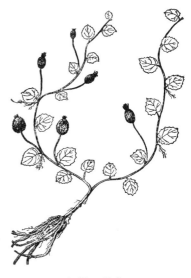

铜锤玉带草

盘 龙 参

兰科　绶草属
Spiranthes australis（R. Br.）Lindl.

别　　名：猪肾草（昆明），金龙抱柱（保山）。

识　　别：多年生草本。多生于山坡草地或路旁。高15～25厘米。根茎短，有细圆柱状簇生肉质根。叶多生于茎下部，线形或线状披针形，基部略抱茎，全缘。穗状花序，顶生，小花呈螺旋式抱柱排列，故名"盘龙参"，花粉红色。蒴果，椭圆形。

采集加工：药用根。夏秋采集，洗净晒干备用或鲜用。

性味功效：甘淡，平。滋阴补气。

主治应用：神经官能症、营养不良、病后体虚，每用1～2两，水煎服或炖肉吃。

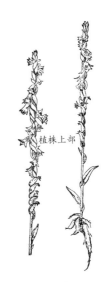

植株上部

盘龙参

猪 鬃 草

铁线蕨 铁线蕨科 铁线蕨属

Adiantum philippense L.

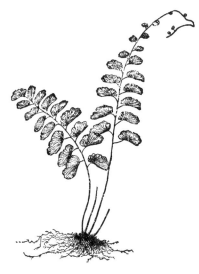

别　　名:白马分鬃(临沧),黑龙丝(思茅)。

识　　别:丛生常绿草本。多生于林下阴湿处或溪边。高 20～50 厘米。茎直立。叶一回羽裂,长 15～30 厘米,宽 3～8 厘米,羽片 10～14 对,边缘多少裂缺,叶脉扇状分叉。孢子囊群每羽片上数枚,囊群盖横矩圆形或亚肾形,棕色。

采集加工:药用全草。全年可采,洗净切碎晒干备用。

性味功效:淡、微辛、平。活血祛瘀,利尿通乳,止咳。

主治应用:乳汁不通、乳腺炎、膀胱炎、尿道炎、发热、咳嗽、产后瘀血、血崩,每用 3～8 钱,水煎服。

猪鬃草

猪 殃 殃

茜草科 拉拉藤属

Galium aparine L.

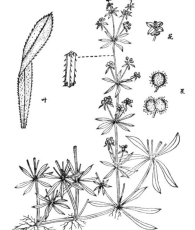

别　　名:拉拉藤、锯子草、细茜草(昆明)。

识　　别:蔓生攀缘草本。生于路旁或山野。长 0.8～1.5 米。茎绿色,四方形,具棱,密被倒生小刺毛,粗糙。叶 6～8 枚轮生,无柄,线状披针形或椭圆状披针形,叶面绿色。有倒生白色刺毛,背淡绿色。聚伞花序,腋生,花序柄几与叶等长,花冠淡绿白色,有时染以紫色。干果,不开裂,密生白色钩毛。

采集加工:药用全草。全年可采,洗净晒干备用或鲜用。

性味功效:辛、苦、微寒。清热凉血,利尿。

主治应用:血淋、尿路感染,每用 2～3 钱,水煎服或配伍用。中耳炎,用鲜品取汁滴耳。

猪殃殃

旋 复 花

水朝阳花　菊科　旋复花属　（小毒）

Inula helianthus – aquatilis C. Y. Wu ex Ling

别　　名：水朝阳、水旋复、水葵花（昆明），金佛花、金
佛草（楚雄）。

识　　别：多年生宿根草本。生于原野水湿的田边、路
旁。高 50～100 厘米。全株被毛。茎绿色
而染以紫斑。单叶互生，叶卵状披针形或长
椭圆形，长 3.5～7 厘米，宽 1.5～3 厘米，叶
缘具不整齐疏锯齿。头状花序，顶生，花鲜
黄色。瘦果，有冠毛。

采集加工：药用花、根。夏秋采集，晒干备用或鲜用。

性味功效：咸，温，小毒。花：止咳平喘，软坚消痰，散满
止呕。根：消肿。

主治应用：咳嗽痰多、胸满嗳气，每用花 3 钱，水煎服。
牙龈、口腔糜烂，用鲜根捣烂贴太阳穴。

附　　注：花用纱布包后煎煮。

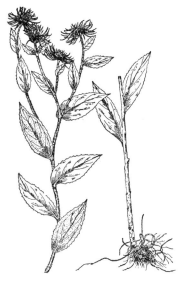

旋复花

鹿 仙 草

蛇菰科　蛇菰属

Balanophora involucrata Hk. f.

别　　名：见根生、坡本（保山），地杨梅、地吕（临沧），
万星菌（丽江），藤林（红河），猪油药、蒿枝
花（曲靖），土里开花（东川），鹿心草、红菌
（大理），牛奶菌（思茅）。

识　　别：多年生肉质草本。寄生于阔叶乔木的根上，
无叶。块状茎褐色，单一或分枝，其上抽出
棒形穗状花序，鲜红色。

采集加工：药用全草。秋季采集，洗净晒干备用。

性味功效：苦、涩，温。壮阳补肾，止血生肌。

主治应用：神经官能症、阳痿、慢性肝炎、外伤出血、消
化道出血、月经过多，每用 3～5 钱，水煎服。
外用研末用猪油调匀敷患处。

附　　注：同属植物蛇菰 *Balanophora spp.* 亦应用于
临床。

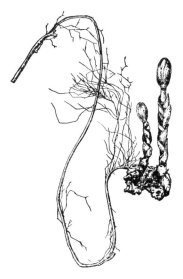

鹿仙草

鹿 衔 草

鹿蹄草科 鹿蹄草属
Pyrola decorata H. Andres.

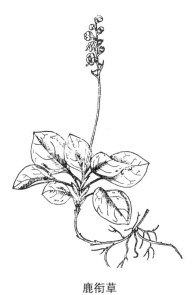

鹿衔草

别　　名：鹿含草（大理），背红厚叶（玉溪）。

识　　别：宿根草本。生于高山林下潮湿草地。高18～25厘米。全体光滑无毛，节间极短。叶于基部紧缩互生，叶片圆形或倒阔椭圆形，叶面暗绿色，背及叶柄均带紫红色，全缘。花葶自叶丛中抽出，总状花序，花略下俯，淡绿色。蒴果，成熟时开裂，具多数细小种子。

采集加工：药用全草。夏秋采集，洗净晒干备用或鲜用。

性味功效：苦、涩，寒。润肺止咳，消炎止痛。

主治应用：矽肺、大叶肺炎、热咳、腰痛、感冒喉痛、疔毒，每用3钱～1两，水煎服。外用鲜品捣烂敷患处。

商 陆

商陆科 商陆属 （小毒）
Phytolacca acinosa Roxb.

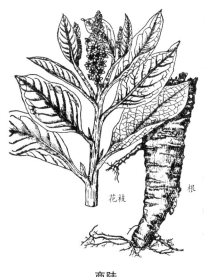

花枝　根

商陆

别　　名：山萝卜（楚雄），大萝卜（红河），见肿消（曲靖）。

识　　别：多年生草本。多生于潮湿林下或栽培。高1米左右。全体光滑无毛。根粗大，具明显横纹。茎绿色光滑，肉质。单叶互生，叶片卵状椭圆形，长13.5～32厘米，宽5.4～14.6厘米，全缘。总状花序，顶生，花白色或淡粉红色。浆果，熟时红紫色或黑色。

采集加工：药用根。秋冬采集，洗净切片晒干备用或鲜用。

性味功效：辛、微苦，微寒，小毒。利尿消肿，消炎。

主治应用：淋巴结核，每用3钱，红糖为引，水煎服。水肿，每用3钱，水煎服或配伍应用。疮痈，用鲜根捣烂敷患处。

附　　注：本品有红、白两种，红根者有剧毒，仅供外用。

惊 风 草

毛茛科　唐松草属

Thalictrum esquirolii Le' vl. et Van.

别　　　名:亮星草、亮叶子草、岩莲(曲靖)。

识　　　别:宿根草本。生于山野。高 15 ~ 20 厘米。须
根多,棕黄色。茎直立,圆柱形,光滑。叶根
出,二回羽状复叶,小叶椭圆形或倒卵状圆
形,革质,叶面白绿色,背微带粉白色,叶缘
浅锯齿。圆锥花序,花白色,萼短。菁葵果,
细小。

采集加工:药用全草。夏秋采集。洗净晒干备用或
鲜用。

性味功效:苦,凉。清肝消积。

主治应用:小儿疳积、小儿肺炎、小儿惊风、疳积致眼,
每用 3 钱,水煎服或配伍用。

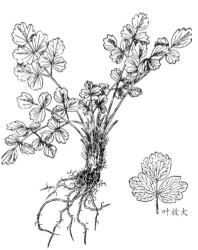

叶放大

惊风草

淫 羊 藿

小檗科　淫羊藿属

Epimedium acuminatum Fr.

别　　　名:三枝九叶草(昆明),小定药(保山、昭通、曲
靖、丽江)。

识　　　别:多年生劲直草本。生于山野草地或林中。
高 30 ~ 50 厘米。地下有匍匐节状根茎,坚
实,表面灰褐色,具多数须根。根叶丛生,
1 ~ 3 回三出复叶,有长柄,光滑无毛,中央
小叶片卵圆形或卵圆状披针形,长 4 ~ 9 厘
米,宽 2.5 ~ 5 厘米,边缘有细刺毛。总状
花序,顶生或分枝成圆锥状,花白色。菁葵
果,卵圆形,种子数粒,肾形,黑色。

采集加工:药用全草。秋季采集,去须根洗净晒干备用。

性味功效:辛,温。温肾壮阳,祛风除湿。

主治应用:阳痿、小便失禁、风湿痛、虚痨久咳,每用 5
钱 ~ 1 两,水煎服或泡酒服。

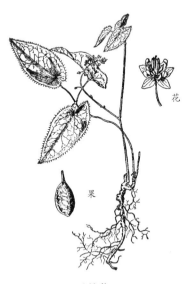

花

果

淫羊藿

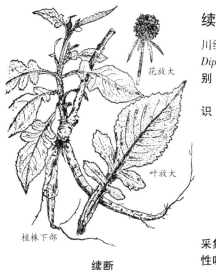

花放大

叶放大

植株下部

续断

续 断

川续断　山萝卜科　川续断属

Dipsacus asper Wall.

别　　名:鼓锤草(思茅),和尚头(昆明),苦小草(临沧),帽子疙瘩菜(文山)。

识　　别:多年生草本。生于山野路旁。高50～90厘米。根肉质,锥形,主根明显或数根并生。茎直立,全体多毛。叶对生,长卵圆形或披针形,长10～20厘米,羽状深裂,根生叶先端裂片较大,边缘有粗锯齿;茎生叶多为三裂,中央裂片较大,叶面绿色。圆头状花序,顶生,花白色或淡黄色。瘦果,椭圆楔形,有明显四棱,淡褐色。

采集加工:药用根。秋季采集,洗净去须根晒干备用。

性味功效:苦、辛、温。补肝肾,舒筋活络,安胎。

主治应用:风寒湿痹、跌打损伤、腰痛、崩漏、胎动不安、脱肛,每用3～5钱,水煎服或配伍应用。

附　　注:民间用根1～2两水煎服,解草乌中毒。

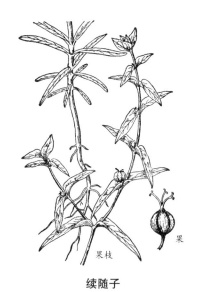

果枝

果

续随子

续 随 子

神仙对坐　大戟科　大戟属　(毒)

Euphorbia lathyris L.

别　　名:一把伞(文山),百药解(大理),千金子(丽江),大狼毒、打鼓子(昆明)。

识　　别:直立草本。多生于箐沟或田野。高50～70厘米。全体有白色乳汁。基生叶线状披针形;茎生叶交互对生,宽披针形,全缘。聚伞花序,腋生,苞片内的鸟窠花多成对,故名"神仙对坐"。花淡绿色。蒴果,扁,球形,种子椭圆形,表面有褐色及黑色斑纹相杂。

采集加工:药用全草。春夏采集,洗净晒干备用或鲜用。

性味功效:辛,温,有毒。利水泻热,破血散瘀。

主治应用:水肿实症,每用果1钱,水煎服。症瘕、麻疹,每用1钱,水煎服。药物及食物中毒,每用鲜根1钱,水煎服。乳腺炎,用鲜叶捣烂外敷。

附　　注:大便溏泻及孕妇忌服。

紫　草

滇紫草　紫草科　滇紫草属

Onosma paniculatum Bur. et Franch.

别　　名:紫丹(红河)。

识　　别:多年生草本,高12~30厘米。根圆柱形,入土深,外皮红紫色,易剥落。茎直立,单一,全株密被粗毛。根出叶簇生,长圆形或披针形,长15~17厘米,宽1.2~2厘米,先端渐尖,基部楔形,全缘;茎叶互生,披针形,渐上渐小。圆锥花序式蝎尾状聚伞花序顶生,花紫色。小坚果。

生于亚热带和温带的林下或山野。

采集加工:药用根皮。秋季采集,洗净剥下根皮,阴干备用。

性味功效:甘、咸、微涩,寒。凉血活血,透斑解毒。

主治应用:麻疹并肺炎、斑疹、痘毒、湿疹、恶疮、大便燥结、防治麻疹,每用1~3钱,水煎服。水火烫伤、冻疮、外伤出血,用鲜品适量捣烂敷患处,或研末加麻油调涂患处。

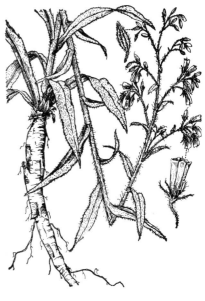

紫草

紫　薇　花

紫薇　千屈菜科　紫薇属

Lagerstroemia incdica L.

别　　名:抓痒树(昆明)。

识　　别:落叶灌木或小乔木,高3~5米。树皮褐色,光滑。小枝四棱形,有4翅。单叶互生,倒卵形或椭圆形,长3~5.5厘米,宽2~3厘米,先端短尖或圆形,基部楔形,两面秃净,全缘,具短柄。圆锥花序顶生,淡红色,花瓣有皱纹,具长柄。蒴果球状卵形,长约1厘米。

多为栽培。

采集加工:药用根、叶、花。夏秋采集,晒干备用。

性味功效:甘、微苦,微温。活血调经,止血消炎。

主治应用:月经不调、血崩、疥疮,每用花3~5钱,煎服。黄疸,用根2~3钱,煎服。白痢,用根、叶2~3钱,煎服。牙痛,用根5钱~1两,炖猪肉吃。湿疹,用叶适量,煎水洗患处。

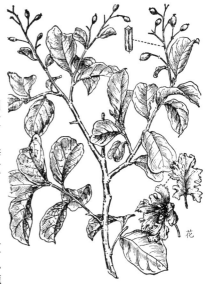

紫薇花

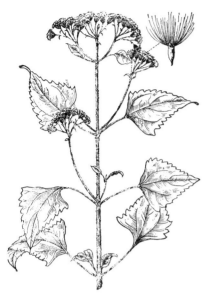

紫茎泽兰

菊科　泽兰属

Eupatorium coelestinum L.

别　　名:解放草、黑头草、大泽兰(红河)。

识　　别:多年生直立草本,高 50~100 厘米。根须状。茎圆柱形,紫红色,基部稍木质。具细纵棱及腺毛。单叶对生,阔卵状三角形,长 4~9 厘米,宽 3~6.5 厘米,先端渐尖,基部阔楔形或截形,纸质,叶背基出三脉明显,边缘具粗锯齿。聚伞花序式头状花顶生或腋生,花白色,同性。瘦果,有刺毛状冠毛。

生于亚热带旷野疏林下,或路旁及河边潮湿处。

采集加工:药用全草。全年可采,鲜用或阴干备用。

性味功效:苦、凉。清热解毒,活血调经。

主治应用:感冒发热、疟疾、脱肛,每用 5 钱,煎服。月经不调、闭经、跌打肿痛,每用 5 钱~1 两,煎服或泡酒服。香港脚、稻田性皮炎、疮疖、无名肿毒、外伤出血,每用鲜品适量,捣烂搽患处或敷患处。

紫茎泽兰

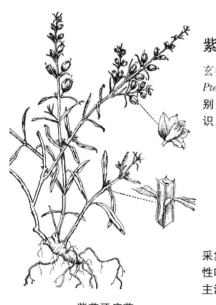

紫茎牙痛草

玄参科　翅茎草属

Pterygiella duclouxii Franch.

别　　名:草连翘、疳积药(昆明),小桃树(曲靖)。

识　　别:一年生草本,高约 50 厘米。主根不发达,有粗细不等侧根。茎直立,干时变黑,四棱形,沿有四条窄翅。单叶交互对生,线形或线状披针形,长 1.5~4.5 厘米,宽 0.2~0.3 厘米,先端短尖,基部渐狭,全缘,老时反卷。总状花序生于茎枝顶端,花对生,花冠黄色。蒴果黑褐色,短卵圆形,包于宿存花萼内。

生于温带山间林缘、草坡及路边。

采集加工:药用全草。夏秋采集,晒干备用。

性味功效:辛、苦、寒。清热解毒。

主治应用:牙痛、咽喉肿痛、小儿口疮,每用 3~5 钱,煎服。

紫茎牙痛草

紫　苏

唇形科　紫苏属

Perilla frutescens（L.）Britt. var. acuta Kudo

识　　别:一年生直立草本。多为栽培。高 0.5～1.5
米,有香气。茎紫色或紫绿色,圆角四方形,
上部密生细白柔毛。单叶对生,叶片阔卵形
或圆形,长 3～10 厘米,宽 2～7 厘米,边缘
有粗锯齿。穗状花序,腋生或顶生,花粉红
色。小坚果,倒卵形。

采集加工:药用全草。夏秋采集,晒干备用。

性味功效:气香,辛,温。叶:发散风寒,健胃止呕。梗:宽
中理气,解郁安胎。子:祛痰止咳,降气平喘。

主治应用:外感风寒,鱼、蟹中毒,每用叶 2～3 钱,水煎
服。胃胀呕吐、胎动不安,每用梗 1～3 钱,
水煎服。痰饮喘咳,每用子 1～3 钱,水
煎服。

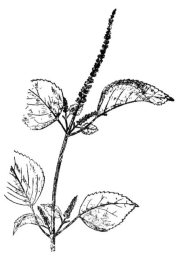

紫苏

紫　苑

肾叶橐吾　菊科　橐吾属

Ligularia hodgsoni Hk. var. sutchuensis（Fr.）Henry

别　　名:马蹄细辛、大马蹄香、紫参(昭通),地射香
(保山),牛尾参(昆明)。

识　　别:宿根草本。生于荒坡草地或灌木林下。高
30～65 厘米。须根多数,肉质。根生叶心
状肾形或马蹄形,长 5～7 厘米,宽 10～12
厘米,柄长,基部扩张成鞘状抱茎,叶缘具粗
齿;茎生叶越向茎顶叶柄越短,基部鞘状抱
茎,余同根生叶。头状花序,大、异性、放射
状,排成伞房花序,花黄色。瘦果,椭圆状矩
圆形,有棱,具黄白色冠毛。

采集加工:药用根。秋季采集,洗净晒干备用或鲜用。

性味功效:苦、辛,温。宣肺行气,祛痰止咳。

主治应用:伤风咳嗽、肺痈、咳血,每用 2～3 钱,水煎服。

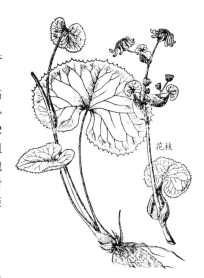

花枝

紫苑

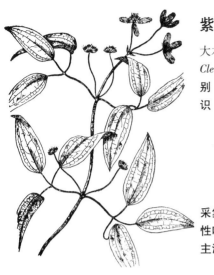

紫 木 通

大木通　毛茛科　铁线莲属

Clematis armandii Fr.

别　　名:黄防己(保山)。

识　　别:攀缘状藤本。生于山间疏林下。茎红紫色或黄褐色,有条纹。叶对生,三出复叶,叶片卵状披针形或长卵形,长 5.5~12 厘米,宽 2.3~3.5 厘米,主脉三出,全缘。圆锥花序,腋生,花蜜白色。瘦果,扁卵圆形,有白色长冠毛。

采集加工:药用茎。全年可采,切片晒干备用。

性味功效:辛,温。温经活络,除湿。

主治应用:小儿麻痹后遗症、月经不调、风湿、胃痛,每用 2~5 钱,水煎或泡酒服。

紫木通

紫 茉 莉

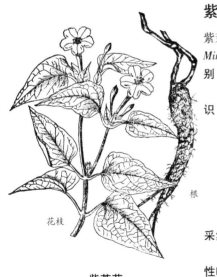

紫茉莉科　紫茉莉属

Mirabilis jalapa L.

别　　名:丁香花,胭脂花、白丁香花、白花参(昆明),白粉角(曲靖)。

识　　别:一年生草本。多生于荒坡草地,亦有栽培。高达 1 米。根粗肥,长圆锥形,外皮淡褐色。茎多分枝,节处膨大,多呈二歧分枝。单叶对生,卵形,长 4~10 厘米,宽约 3.5 厘米,全缘。花一至数朵簇生于枝端总苞内,紫红、白、黄色。瘦果,球形,种子黑色。胚乳粉状,可作脂粉,故名"胭脂花"。

根

花枝

采集加工:药用全草。全年可采,洗净切片晒干备用或鲜用。

性味功效:甘淡,平。清热解毒,活血调经,利湿解郁。

主治应用:尿路感染、糖尿病、小儿胎毒、白带、前列腺炎、妇女干血痨,每用根 5 钱~1 两,水煎服。跌打损伤、疮毒、乳腺炎,用鲜全草或根适量,捣烂敷患处。

附　　注:孕妇忌服。

紫茉莉

紫 金 龙

攀缘指叶紫堇　紫堇科　指叶紫堇属　（毒）
Dactylicapnos scandens (Hk. f. et Thoms.) Hutch.

别　　名:黑牛夕、川山七(大理)、串枝莲(临沧)。

识　　别:草质藤本。生于山箐、沟边、背阴潮湿处。长
2~4米。根长圆锥形,分支多或不分支。茎
柔软,攀缘。叶为二回复叶,叶片卵圆形或
菱形,顶生小叶卷须状,叶脉平行。花序与
叶对生,花黄色。蒴果,长角状,二瓣开裂。

采集加工:药用根。秋季采集,洗净切片晒干备用。

性味功效:辛、微苦,凉,有毒。止血止痛,清热消炎。

主治应用:麻醉镇痛、高血压,每用7分配竹茹3钱,水
煎服。外伤出血,用根研末撒布患处。跌打
损伤、骨折,用本品配伍外用。

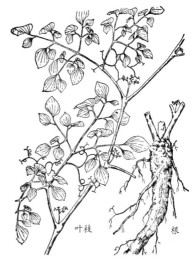

叶枝　根

紫金龙

紫 燕 草

杂种大将军　山梗菜科　山梗菜属
Lobelia hybrida C. Y. Wu

识　　别:多年生草本。生于向阳平坝田边或沙滩上。
高约40厘米。全体有短毛。茎直立细圆柱
形,光滑,紫色。自茎基部多分枝,常15枝
以上。单叶互生,下部早脱,披针形,长
1.5~3.5厘米,宽0.5~1.5厘米,边缘有细
锯齿。花单生叶腋,呈顶生总状花序,花冠
左右对称。蒴果,萼宿存,顶裂为二果瓣。

采集加工:药用全草。夏秋采集,洗净晒干备用。

性味功效:微苦,平。止血接骨。

主治应用:刀伤、骨折,用本品研粉外撒患处或配伍捣
细包患处。

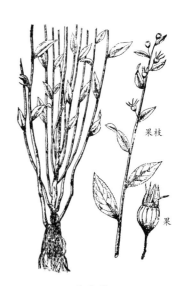

果枝　果

紫燕草

紫 丹 参

石山丹参 唇形科 鼠尾草属
Salvia yunnanensis C. H. Wright

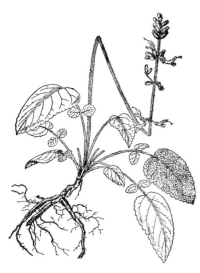

紫丹参

别　　名：小红参、小红党参（丽江）、小红草乌（红河）、山槟榔（昆明）。

识　　别：多年生草本。多生于山间荒坡草丛中或疏林下草地或石灰岩石缝中。高 15～30 厘米。全体被长柔毛。主根圆柱形，分叉，表皮暗红色。方茎直立。基生叶具长柄，指状三小叶，顶端叶片最大，长卵圆形，长 2～4 厘米，宽 1.5～2.5 厘米，边缘有圆齿；茎生叶同形而小。穗状花序，顶生，花唇形蓝紫色。小坚果，长三棱形，褐色。

采集加工：药用根。夏秋采集，洗净晒干备用或鲜用。

性味功效：苦，微寒。调经活血，祛瘀生新。

主治应用：月经不调、血崩、产后高热、闭经、乳痈、症瘕痞块，每用根 3～5 钱，水煎服。

紫 地 榆

牻牛儿苗科 老鹳草属
Geranium strictipes R. Kunth

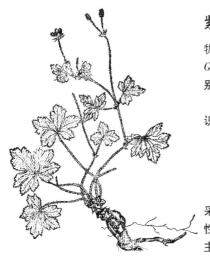

紫地榆

别　　名：隔山消（昆明、曲靖、东川、玉溪），赤地榆（丽江、楚雄）。

识　　别：宿根草本。多生于旷野草丛或疏林中。根肥壮，紫黑色。茎半匍匐或直立，圆柱形。单叶互生，叶圆形或肾形，掌状分裂，长 2～4 厘米，宽 3.5～5 厘米，叶缘缺刻状。聚伞花序，顶生，花少，淡粉红色。宿萼蒴果。

采集加工：药用根。夏秋采集，洗净切片晒干备用。

性味功效：苦、涩，微寒。消食健胃，止痢止血。

主治应用：痢疾、腹泻、内出血、月经过多、胃痛，每用 3 钱，水煎服或配伍应用。

紫花地丁

小丁香　远志科　远志属

Polygala sibirica L.

别　　名:蓝花地丁(玉溪),神砂草(文山、大理),地
丁(红河),瓜子金(昆明),万年青(丽江),
远志(大理、保山、昆明)。

识　　别:宿根常绿草本。生于山野丘陵松林。高
20～30厘米。根圆柱形。茎直立。单叶互
生,椭圆形或椭圆状披针形,长1.5～2厘米,
宽0.3～0.5厘米,全缘。总状花序,顶生,花淡
蓝色,稀疏,生于花序一侧。蒴果,周围有宽
翅,具短睫毛,种子棕黑色。

采集加工:药用全草。夏秋采集,切碎晒干备用或
鲜用。

性味功效:辛、苦,寒。清热解毒,止痛。

主治应用:跌打损伤、风湿疼痛、小儿肺炎、痢疾、慢性
腹泻、胃痛、疔疮,每用3～5钱,水煎服或配伍应用。外用捣烂敷患处。

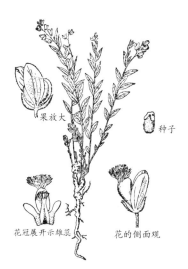

果放大　种子

花冠展开示雄蕊　花的侧面观

紫花地丁

紫花曼陀罗

壮丽曼陀罗　茄科　曼陀罗属　（剧毒）

Datura fastuosa L.

别　　名:金盘捧荔枝(保山)。

识　　别:多年生直立草本。多生于亚热带山野路旁、
坡地草丛或栽培。高30～50厘米。茎圆柱
形,基部木质化,幼枝带紫色,光滑。单叶互
生,卵形或广卵形,长8～13厘米,基部两侧
不对称,边缘具不规则浅角裂。花单生叶
腋,漏斗状,紫蓝色。蒴果,扁圆形,表面具
排列稀疏的短刺,种子多数。

采集加工:药用全草。夏秋采集,切碎晒干备用。

性味功效:辛,温,剧毒。麻醉止痛。

主治应用:感冒、急性胃肠炎、跌打损伤,每用3钱,泡
酒1斤,每次5毫升,日服2次。风湿瘫痪,
用叶3片炖鸡或肉,去叶睡前吃。

附　　注:忌酸冷。孕妇及青光眼患者忌服。

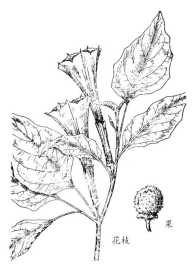

果

花枝

紫花曼陀罗

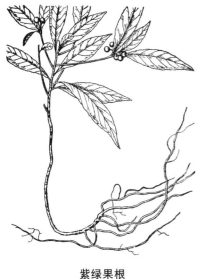

紫绿果根

多斑紫金牛　紫金牛科　朱砂根属
Ardisia maculosa Mez

别　　名:珍珠伞、小罗伞(保山),天青地红(临沧)。

识　　别:常绿小灌木。多生于亚热带山间疏林潮湿
处。高达30余厘米。根细长圆柱形,分枝
多。茎直立。单叶互生,椭圆状披针形,长
8～14厘米,宽2.8～4.8厘米,边缘微波状。
花两性,伞形花序,顶生。核果,红色,球形。

采集加工:药用全株。夏秋采集,洗净鲜用或晒干备用。

性味功效:麻、苦,温。舒筋活络,强筋壮骨,清咽利喉。

主治应用:骨折、跌打,取全株适量配伍外敷患处。开放
性骨折,用鲜品捣细炒热,与热鸡血拌匀包患
处,每日换药1次。白喉,每用3分研粉吹喉。
胃溃疡,每晚用1～2分生嚼吃。咽喉肿痛、急
性肠炎,每用3钱～1两5钱,配伍水煎服。风
湿,每用1两配方泡酒分次服。

紫绿果根

黑 节 草

茜草科　耳草属
oldenlandia costata (*Roxb.*) *Koord.*

别　　名:肝炎草、小接骨丹、四棱草(红河)。

识　　别:多年生攀缘或蔓状草质藤本。茎中空,绿缘
光滑,小枝四棱形,具纵沟槽。单叶对生,卵
状披针形或椭圆形,长3.5～8.5厘米,宽
1.8～3.6厘米,先端渐尖,基部楔形或偏斜,
全缘,具短柄,长约0.3厘米,托叶顶有短刺
毛数条。头状花序式聚伞花序顶生或腋生,
密集,花冠紫黑色。果小。

生于热带及亚热带山野疏林或灌丛中。

采集加工:药用全草。全年可采,洗净切段晒干备用或
鲜用。

性味功效:辛、微苦,温。清热除湿、消炎接骨。

主治应用:疟疾、肝炎,每用3～5钱,煎服。风湿骨痛,
用根4钱,泡酒服。结膜炎,用鲜品适量洗
净,捣烂取汁点眼。骨折、外伤出血,用鲜品
适量捣烂敷患处。

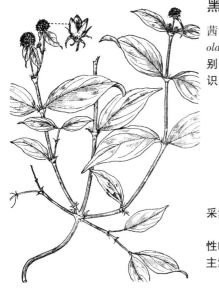

黑节草

黑 锁 莓

茅莓　蔷薇科　悬钩子属

Rubus parvifolius L.

别　　名:黑泡(昆明)、两头蛇(保山)。

识　　别:攀缘状灌木,通常俯垂或蔓生。枝被黄褐色短毛,具倒生皮刺。羽状复叶互生,小叶多为 3 枚,顶端小叶较大,卵状菱形,或阔卵形,长 2～3 厘米,宽1.8～3 厘米,两侧小叶较小,倒卵形或椭圆形,先端钝,基部楔形,叶面疏被短柔毛,背面密被白色长柔毛,边缘具细锯齿。聚伞花序圆锥状顶生或腋生,花粉红色。聚合果近球形,紫黑色。
多生于旷野、路边、林缘及灌丛中。

采集加工:药用全草。夏秋采集,晒干备用或鲜用。

性味功效:苦、涩、平。清热解表,活络止痛。

主治应用:感冒发热、咳嗽、痢疾、跌打损伤、尿道炎、结膜炎、产后血瘀,每用 5 钱～1 两,煎服。风湿痛,用果 3～5 钱,煎服。湿疹、疮疖,用适量,水煎内服及外洗,或用鲜品捣烂敷患处。痔疮,煎水外洗。

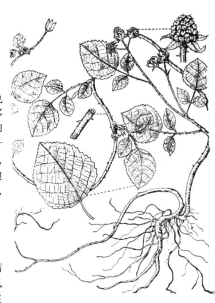

黑锁莓

黑节苦草

鸡脚莲　龙胆科　花锚属

Halenia elliptica D. Don

别　　名:青鱼胆、花锚、肝炎药(曲靖)。

识　　别:一年生直立草本,高 30～70 厘米。根细圆锥形,淡褐色,侧根少。茎直立,绿色。根出叶卵形,长约 6 厘米,宽约 2.5 厘米,先端钝,基部延长成长叶柄,叶面绿色,背淡绿,全缘。茎叶长椭圆形或长卵形,叶柄较基生叶短,叶较小。聚伞花序腋生或顶生,花冠钟状,白色,裂片基部延伸成蓝色长距。蒴果,卵形。
生于温带山间草坡荒地。

采集加工:药用全草。夏秋采集,切碎晒干备用。

性味功效:苦、寒。清肝利胆,燥湿驱虫。

主治应用:黄疸型肝炎、胆囊炎、虚火牙痛、急性胃炎,每用 1～3 钱,煎服。蛔虫症,用 5 分研末,开水送服。

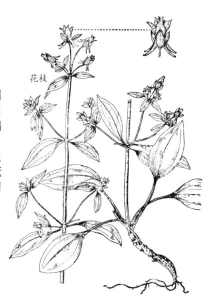

花枝

黑节苦草

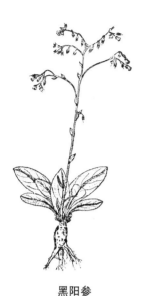

黑阳参

黑阳参

狗舌草　紫草科　滇紫草属
Antiotrema dunnianum（Diels）H.－M.

別　　名：白紫草、紫草(丽江),玄参、漏绿根(保山),
　　　　　牛舌头菜(文山)。

识　　别：多年生草本。生于山间疏林坡地草丛或路
　　　　　旁草地。高约30厘米。根肥厚,圆柱形,外
　　　　　皮紫褐色。茎直立,上部分枝,全株被毛。
　　　　　根出叶簇生,平铺地面,椭圆形或卵圆形,大
　　　　　而肥厚;茎生叶小,披针形。圆锥花序,花
　　　　　小,蓝色,漏斗状。小坚果,4个,半卵形。

采集加工：药用根。秋季采集,洗净切片晒干备用或
　　　　　鲜用。

性味功效：苦、微甘,凉。清热养阴。

主治应用：口腔炎、走马牙疳,用根研末撒患处。热淋、
　　　　　阴虚发热,每用3~5钱,水煎服。痈肿,用
　　　　　鲜根捣烂外敷。

黑骨头

飞仙藤　萝藦科　杠柳属　（毒）
Periploca forrestii Schlechter

別　　名：小黑牛(楚雄),青蛇胆、柳叶莢(昆明),青
　　　　　香藤(昭通),奶浆藤(保山),青色丹、黑龙
　　　　　骨、黑骨藤、青风藤(大理)。

识　　别：常绿攀缘藤本。多生于山野疏林中。长达1
　　　　　米以上。全体无毛,具乳液。单叶对生,狭
　　　　　披针形,长2.3~6厘米,宽0.4~1.5厘米,
　　　　　全缘,两面均光泽。聚伞花序,腋生或顶生,
　　　　　花小,白色。蓇葖果,长圆锥形,斜展,长6~
　　　　　10厘米,上端渐狭尖,内含多数具白色长绢
　　　　　毛的种子。

采集加工：药用根。秋冬采集,洗净切片晒干备用。

性味功效：苦、微涩,微温,有毒。祛风活络,接骨止痛。

主治应用：风湿痛、跌打损伤,每用2~3钱,水煎服或
　　　　　配伍用。骨折,用根配伍外用。

附　　注：忌酸冷、豆类食物。肝炎、消化道溃疡患者
　　　　　忌服。一日量不宜超过3钱,服过量会出现
　　　　　抽搐,甚至导致死亡。

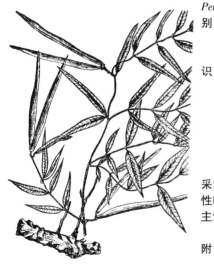

黑骨头

葛 根

野葛　豆科　葛属

Pueraria lobata（Willd.）Ohwi

别　　名:毛豆、土葛、野葛(红河)。

识　　别:多年生草质藤本,块根粗壮肥厚,全株各部
被长硬毛。小叶3个,三深裂。两侧2个小
叶,斜阔卵形,长9～11厘米,宽7～8厘米,
顶端1个小叶,菱形,长11～13厘米,宽
10～10.5厘米,先端短渐尖,基部近圆形,两
面被白色伏贴长硬毛,叶面稀,背面密。总
状花序腋生,花冠蓝紫色。荚果带形,扁平,
有密而粗的黄色长硬毛,长达9厘米,宽约
1厘米。

　　　　生于全省山坡、草丛、林缘、路旁。

采集加工:药用根、花。夏秋采集,洗净切片晒干备用。

性味功效:甘、微苦,凉。解表退热,生津止渴,止泻
痢,解酒毒。

主治应用:风热感冒、咳嗽、口渴、痘疹初期不透、肠炎、
痢疾,每用根2～3钱,煎服。酒中毒,用花
1钱,研末,开水送服。黄水疮,用根适量,
水泡过滤,取沉淀物外搽。

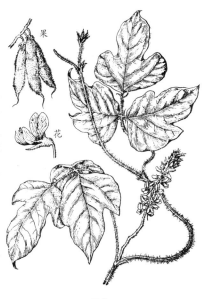

葛根

番 石 榴

桃金娘科　番石榴属

Psidium guajava L.

别　　名:交桃、广石榴、冬桃、米石榴(红河),胶子果
(思茅)。

识　　别:常绿灌木或小乔木,高4～7米。树皮鳞片
状,黄褐色。小枝四角形。单叶对生,矩圆
状椭圆形或长卵形,长6～15厘米,宽3～6
厘米,先端短尖或钝,基部圆形,叶近革质,
叶背叶脉明显,全缘。花1～3朵,聚生于叶
腋的花柄上,花白色,芳香。浆果梨形或球
形,绿色。

　　　　生于亚热带村寨、路边,多为栽培。

采集加工:药用嫩叶。全年可采,晒干备用或鲜用。

性味功效:气香、涩、微苦,平。收敛止泻,消炎止血。

主治应用:肠炎、痢疾,每用3～5钱,煎服。消化不良
性腹泻,用鲜品3钱,糊米引,煎服。跌打损
伤、外伤出血,用鲜品适量,捣烂敷患处。湿
疹、皮肤瘙痒,用适量,煎水洗。

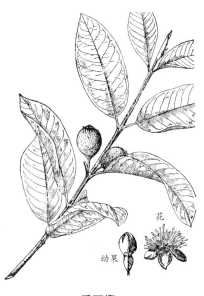

番石榴

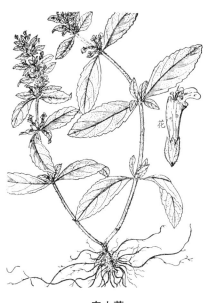

痢 止 蒿

唇形科　筋骨草属

Ajuga forrestii Diels

别　　名:白龙须、止痢草(丽江),无名草(大理),散瘀草、散血草(昆明)。

识　　别:宿根草本,高约30厘米。根茎长约2厘米,须根细圆柱形。淡褐色。茎直立,不分枝,略方形。单叶对生,阔椭圆形,长4～8厘米,宽2～3厘米,先端钝,基部阔楔形,叶面绿色,被白色粗短毛,毛之基部有一小瘤突。边缘具疏圆齿。穗状花序顶生,花冠淡淡蓝色。小坚果。
　　　　　生于旷野荒坡草地。

采集加工:药用全草。夏秋采集,晒干备用或鲜用。

性味功效:辛、苦,凉。清热解毒,散瘀止痛。

主治应用:痢疾、蛔虫症,每用根3钱,煎服。小儿疳积、尿道结石,每用3～5钱,煎服。乳腺炎、脉管炎、跌打、疔痈,每用3～5钱,煎服,外用鲜品适量,捣烂敷患处。

痢止蒿

鹅不食草

石胡荽　菊科　石胡荽属

Centipeda minima（L.）A. Br. et Aschers.

别　　名:地胡椒(文山),满天星、鸡宗胆、鱼眼草、天胡荽(红河)。

识　　别:一年生匍匐柔弱草本,长8～20厘米。枝极多,广展,近秃净或被毛。叶互生,矩圆状倒卵形或倒披针形,长0.5～1厘米,宽约0.2厘米,先端钝,基部楔形,边缘有粗齿数个。头状花序单生叶腋,球形,花黄绿色。瘦果圆球形。
　　　　　生于亚热带旷野路边或荒坡阴湿处。

采集加工:药用全草。夏秋采集,晒干备用或鲜用。

性味功效:辛、苦,温。消炎止痛,通窍散瘀,活血消肿。

主治应用:感冒,用适量研末,鼻吸入。百日咳、扁桃腺炎、肺炎、阑尾炎、角膜云翳、结膜炎、迎风流泪、肝炎、阿米巴痢疾,每用2～5钱,煎服。胃痛、慢性肾炎、痢疾,每用1钱研末,开水送服。跌打损伤、风湿关节痛、骨折、毒蛇咬伤,每用1～5分,研末,酒送服,外用鲜品适量,捣烂敷患处。乳腺炎、疔疮、牛皮癣,每用鲜品适量,捣烂敷患处。

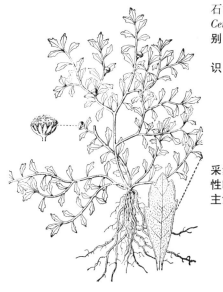

鹅不食草

鹅 肠 草

鹅耳肠　石竹科　繁缕属

Stellaria aquatica（L.）Scop.

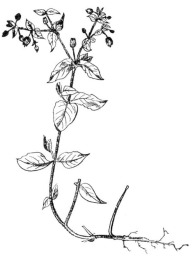

别　　名:抽筋草(昆明)、鹅肠菜(曲靖)、伸筋草、伸
　　　　筋藤(思茅)。

识　　别:匍匐草本。生于旷野田边、沟边或路旁。长
　　　　约 50 厘米。茎圆柱形,中空有节,全体被
　　　　毛。单叶对生,卵形或阔卵形,下部叶有柄,
　　　　上部叶无柄或抱茎,全缘。二歧聚伞花序,
　　　　花小,白色。蒴果,卵形,较宿萼稍长,种子
　　　　多数。

采集加工:药用全草。夏秋采集,洗净切碎晒干备用或
　　　　鲜用。

性味功效:甘淡,平。清热,舒筋。

主治应用:大叶肺炎、月经不调,每用 2～3 钱,水煎服。
　　　　高血压,每用 5 钱,煮鲜豆腐吃。

鹅肠草

散 血 丹

海尼豆瓣绿　胡椒科　椒草属

Peperomia heyneana Miq.

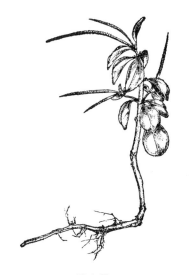

别　　名:狗骨头(玉溪)。

识　　别:半肉质草本。生于亚热带山坡草丛中。高
　　　　5～17厘米。茎直立,圆柱形。三叶轮生,叶
　　　　片阔矩圆状卵圆形,全缘,无托叶。穗状花
　　　　序,顶生或与叶对生,花极小,两性。浆果,
　　　　极小,不开裂。

采集加工:药用全草。全年可采,洗净晒干备用或
　　　　鲜用。

性味功效:甘,凉。散瘀止血。

主治应用:胃出血、鼻衄,每用 1 钱,水煎服,每日 2 次。
　　　　肿瘤,配伍服用。

散血丹

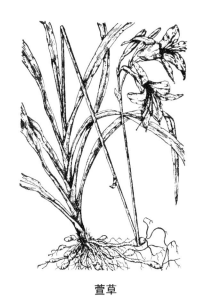

萱草

萱　草

折叶萱草　百合科　萱草属

Hemerocallis plicata Stapf

别　　名:野皮菜、绿葱、真金花、鸡脚参(红河),镇心丹(临沧),小提药、鸡药葛根(保山),凤尾一枝蒿(楚雄)。

识　　别:宿根草本。生于山间向阳坡地草丛或栽培。高30~65厘米。根辐射簇生,肉质,根端膨大为锤状。叶根出,带状披针形,长45~70厘米,宽约2厘米,全缘。夏间叶腋抽花茎,茎顶分枝开花,橙红色,可食。蒴果,三角形,种子黑色,有光泽。

采集加工:药用根端膨大体。秋季采集,洗净晒干备用或鲜用。

性味功效:甘,平。养血补虚,清热。

主治应用:月经少、贫血、胎动不安、老年性头晕、耳鸣、营养不良性水肿,用本品1~2两炖肉或鸡服。大肠下血,每用本品10个,水煎服。腮腺炎、咽喉疼痛、肺热咳嗽,每用本品5钱,水煎服。

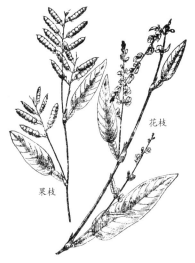

花枝

果枝

葫芦茶

葫　芦　茶

豆科　山蚂蟥属

Desmodium triquetrum（L.）*DC.*

别　　名:田刀柄、咸鱼草(思茅)。

识　　别:小灌木。生于亚热带山间荒地或山地林缘。高约1米。茎直立有棱角。托叶披针形,小叶披针形或卵状披针形,长5.8~13厘米,宽1.1~3.5厘米,叶柄两侧具翅,全缘。总状花序,顶生或腋生,花蓝紫色。荚果,具6~7节,密生白毛。

采集加工:药用全株。全年可采,切碎晒干备用或鲜用。

性味功效:微苦,凉。祛风解表,健脾利湿,消炎止痛。

主治应用:感冒、咽喉肿痛、小儿积滞、肠炎、痢疾、黄疸型肝炎、急性肾炎,每用1两,水煎服。

朝 天 罐

张天师　野牡丹科　金锦香属

Osbeckia crinita Benth.

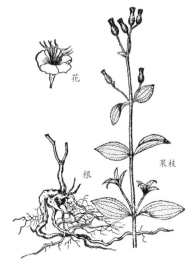

花

根

果枝

别　　名:小倒贯果、火炼金丹、莫达海良(保山)、小红参(临沧)、九里罐(思茅)。

识　　别:多年生草本。多生于山野草地或疏林。高60～100厘米。全株被棕色粗毛。根木质块状。茎直立,具四棱。叶对生,卵圆形或长卵圆形,长3～6厘米,宽0.8～1.5厘米,主脉3～5条,全缘。总状花序,顶生,花较大,浅紫红色。蒴果,瓶状,成熟时顶裂,种子细小,多数。

采集加工:药用根。秋季采集,洗净晒干备用。

性味功效:苦、微寒。清热解毒,祛风除湿。

主治应用:肝炎、关节痛,每用5钱,水煎服。死胎不下,每用5钱,红糖为引,水煎服。

朝天罐

棕　　树

棕榈　棕榈科　棕榈属

Trachycarpus fortunei (Hk. f.) H. Wendl.

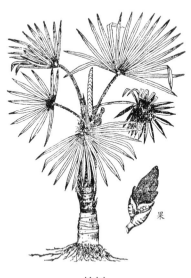

果

识　　别:常绿乔木。多生于温带向阳山坡、溪边或栽培。高约15米。茎直立,圆柱形,不分枝。叶大,簇生于茎端,成开展的圆伞状树冠。叶扇形,坚硬,边缘具刺,深裂成披针形的裂片,叶柄基部为纤维质棕色叶鞘包裹。肉穗状花序,腋生,淡黄色。核果,扁球形或近肾形,种子1枚,暗灰黑色。

采集加工:药用全株。全年可采,鲜用或晒干备用。

性味功效:树心、根:苦涩、寒。清热,止血,消肿。果:苦、涩、温。滋养,安神。

主治应用:崩漏,每用树心2两,配伍水煎服。赤白带下、面目足肿、尿少,每用根1两,配伍水煎服。高血压、多梦遗精,每用果2钱～1两,水煎服。

棕树

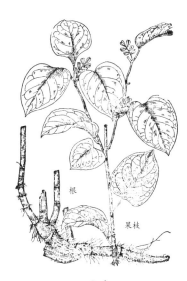

斑庄

斑　庄

虎杖　蓼科　蓼属

Polygonum cuspidatum Siceb. et Zucc.

别　　名:金丝岩托(保山、临沧),九股牛、白花岩托(思茅),荞叶矮陀(临沧),金薄荷(红河),大接骨(大理)。

识　　别:多年生草本。生于沟边、溪旁、山野潮湿地。高1~1.5米。根木质,外皮黑褐色,断面黄色。茎直立,中空,具紫红色细斑点,节间膨大明显。单叶互生,阔卵形,叶鞘抱茎,全缘。圆锥花序,腋生和顶生。夏末秋初开白色或淡红色小花。瘦果,三棱形,棕褐色。

采集加工:药用根。全年可采。洗净晒干备用或鲜用。

性味功效:苦,凉。清热解毒,活血祛瘀,止血,截疟,止呕。

主治应用:跌打损伤、闭经、腰酸痛,每用3钱~1两,泡酒服。便血、尿血,每用3钱~1两,舂细加开水取滤液,菜油适量为引内服。呕吐,每用鲜品3~5钱捣细取汁加红糖服。子宫脱垂、毒蛇咬伤、肝炎,每用4钱~1两,水煎服。烫伤,用根研末,鸡蛋清或浓茶水或菜油调敷。无名肿毒、毒蛇咬伤,用鲜根捣烂敷患处。

搜　山　虎

茄科　阿托属　(剧毒)

Atropanthe sinensis(*Hemsl.*)*Pascher*

识　　别:多年生草本。生于山间林边箐沟处。高约80厘米。茎圆形,紫色。叶互生,卵圆形或椭圆形,长8~15厘米,宽3~7厘米,全缘或偶有不规则浅锯齿。花单生叶腋,绿白色,钟形下垂,萼五裂,花冠五裂,裂片三角形。蒴果,为膨大的宿萼包蔽。

采集加工:药用根。秋冬采集,洗净切片晒干备用。

性味功效:辛、苦、温,剧毒。发表散寒,舒筋活络,止痛。

主治应用:风寒感冒,每用7厘,生嚼吃。跌打损伤、风湿关节炎、瘫痪、破伤风,每用3分,泡酒1斤,每次5~10毫升,日服2次,或配伍应用。

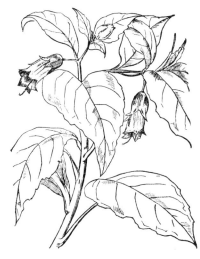

搜山虎

棣 棠 花

蔷薇科　棣棠花属

Kerria japonica（L.）DC.

别　　名:金旦子花(楚雄)。

识　　别:落叶灌木。生于山间坡地路旁或栽培。高
可达2米,多丛生。小枝绿色有毛,渐脱落。
单叶互生,叶椭圆状卵形,长3~9厘米,宽
2~3.5厘米,叶边缘有整齐的重锯齿。花单
生,金黄色。瘦果,棕黑色。

采集加工:药用全株。全年可采,晒干备用或鲜用。

性味功效:微苦、涩,平。镇咳除湿。

主治应用:肺结核、久咳,每用花适量配蜂蜜蒸服。小
儿咳嗽,每用花2钱,米汤1碗,红糖适量水
煎服。风湿关节炎、消化不良,每用茎叶2
钱,水煎服。

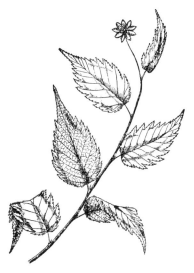

棣棠花

滑叶跌打

假鹊肾树　桑科　假鹊肾树属

Pseudostreblus indica Bur.

别　　名:止血树皮、清水跌打(思茅)。

识　　别:秃净乔木。多生于热带杂木林或路旁。高
3米以上。单叶互生,长椭圆形,长约12厘
米,宽3.5~4厘米,羽状脉,全缘。花单性
同株,腋生,雄花为短的聚伞花序,雌花单生
于不同的叶腋内或雄花序上,椹果包藏于扩
大的花被内。

采集加工:药用树皮。全年可采,晒干研末备用。

性味功效:香,苦、微辛,温。止血。

主治应用:外伤出血,研末外撒患处。消化道出血,每
次1克,每日3~8次,开水送服。亦可配伍
应用。

附　　注:皮肤接触树液可引起过敏反应。

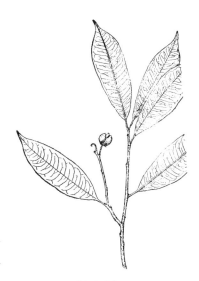

滑叶跌打

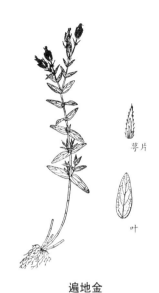

遍 地 金

金丝桃科　金丝桃属

Hypericum elodeoides Choisy

别　　　名: 蚂蚁草(临沧)。

识　　　别: 一年生草本。多生于向阳的山坡或路旁。高20~30厘米。须根纤细,黄褐色。茎直立,少分枝或不分枝,微红或绿色。单叶交互对生,卵形或椭圆形,顶端浑圆,基部略作心形抱茎,具长柔毛,全缘。聚伞花序,顶生,黄色,萼片具粗毛。蒴果,近圆锥形,苞间开裂,种子多数,细小,棕色。

采集加工: 药用全草。秋季采集,洗净晒干备用或鲜用。

性味功效: 涩,凉。收敛止泻,解毒。

主治应用: 久痢、久泻,每用5钱,水煎服。毒蛇咬伤,用全草捣细加红糖包敷伤口,同时煎水内服。

萼片

叶

遍地金

蓝　靛

马蓝　爵床科　马蓝属

Baphicacanthus cusia（*Nees*）*Bremek.*

别　　　名: 板蓝根(思茅)。

识　　　别: 灌木状多年生草本,高约1米。茎直立,上部分枝,节明显,偏斜。单叶对生,椭圆状披针形或椭圆形,长5~16厘米,宽2~6厘米,先端渐尖,基部阔楔形,叶面绿色,背灰绿,边缘具浅锯齿。花少数着生茎顶,苞片叶状,花冠漏斗形,淡紫色。蒴果。

　　　　生于山野林缘较潮湿处,或栽培。

采集加工: 药用根、叶。全年可采,晒干备用或鲜用。

性味功效: 微苦,寒。清热解毒,散瘀消肿,截疟杀虫。

主治应用: 流脑、乙脑、流感、高热、口腔炎、咽喉炎、扁桃腺炎、吐血、败血症、产褥热、小儿疳积、痢疾、血吸虫病,每用根5钱~1两,煎服。腮腺炎、蛇虫咬伤、丹毒、痈疮,每用5钱~1两,煎服,外用鲜叶适量,捣烂敷患处。疟疾,用叶3钱,煎服,或用鲜叶适量,捣烂包手腕部。

花

蓝靛

蓝 心 姜

莪术 姜科 姜黄属

Curcuma zedoaria（Berg.）Rosc.

别　　名:绿姜(红河),黑心姜(红河、思茅),蓝姜(思
茅)。

识　　别:多年生草本,高达1米。根茎肥厚,肉质,上
具须根,断面淡黄色,继变蓝,故名"蓝心
姜"。叶基出成对,椭圆状矩圆形或矩圆状
披针形,长25~70厘米,宽5~15厘米,先
端长渐尖,基部阔楔或钝圆,下延成叶柄,叶
面绿色,中部有紫斑,全缘。花茎由根茎发
出,穗状花序顶生,苞片绿白色,先端粉红
色,花淡黄色。
　　生于亚热带山坡荒地。

采集加工:药用块根。全年可采,鲜用或晒干备用。

性味功效:辛、苦,温。温胃散寒,祛风除湿,消炎消肿。

主治应用:胃痛、急性胃肠炎、消化不良、腹胀、风湿痹
痛、痛经、经闭腹痛、小儿惊风、心悸,每用
1~3钱,煎服。跌打肿痛、毒蛇咬伤、烧烫
伤,每用3~5钱,煎服,外用鲜品捣烂敷患
处。疟疾、麻风,每用鲜皮5钱~1两,捣烂
取汁,开水送服。

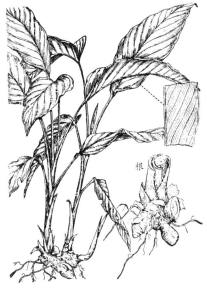

蓝心姜

蓝花臭参

桔梗科 党参属

Codonopsis bulleyana Forrest ex Diels

别　　名:胡毛洋参(丽江)。

识　　别:多年生嫩弱草本,直立或平卧,高25~50厘
米,全株各部折断处有白色乳汁流出。根肉
质,圆锥状,分叉。茎缠绕,地下部分纤细,
黄白色;地上部分较粗,圆筒形,绿黄色,草
质,被白色柔毛。单叶对生或互生,卵圆形
至卵形,长0.4~1.5厘米,宽0.6~1.2厘
米,先端钝圆,基部心形,全缘,两面密被白
色柔毛和灰白色粉,具短柄。花顶生,单一,
钟形,蓝色,直径约3.5厘米。果为蒴果。
　　生于滇西北寒温带海拔3500米以上的
草地。

采集加工:药用根。夏秋采集,洗净晒干备用。

性味功效:气臭,甘,平。补气血,通经络。

主治应用:体虚,用5钱~1两,炖肉吃。跌打损伤、风
湿麻木,每用5钱~1两,煎服。

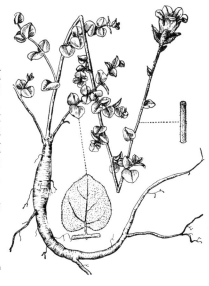

蓝花臭参

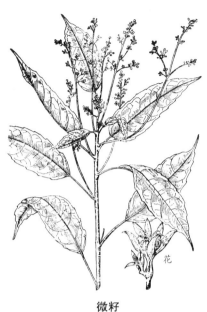

微籽

微　籽

大戟科　斑籽属
Baliospermum effusum pax et Hoffm.

别　　名:抱冬虫(思茅)。

识　　别:灌木,高1~2米。单叶互生,纸质,披针形
至长椭圆形,长7.5~20厘米,宽2.5~4.5
厘米,先端渐尖,基部楔形或圆形,两面疏
被短毛,边缘有不规则的波状齿缺,羽状脉
8~12对,具长柄,柄长2~7厘米,近叶基
部有腺体2枚。总状花序腋生,花单性同
株,无花瓣,长达13厘米,花小,白色。蒴
果三棱状,种子3。

生于热带、亚热带地区乔木林中、灌丛
中及路边。

采集加工:药用根、皮、叶。全年可采,切片晒干备用。

性味功效:辛,微温。散瘀消肿,解毒驱虫。

主治应用:跌打损伤、骨折,每用2~3钱,煎服,外用
鲜品捣烂敷患处。黄疸型肝炎、蛔虫症,每
用2~3钱,煎服。

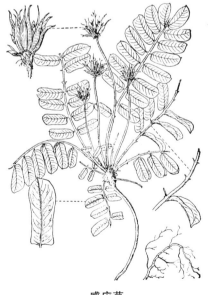

感应草

感 应 草

酢浆草科　感应草属　(小毒)
Biophytum sessile (*Ham.*) *Kunth*

别　　名:安胎药(思茅),骨筋草(玉溪),吓唬草(红
河)。

识　　别:多年生常绿小草本,高可达12厘米。茎圆
柱形,褐色,被棕黄色细柔毛。叶为偶数羽
状复叶,绿黄色,聚生于茎顶,当触及时,叶
柄及小叶像含羞草一样垂闭,故称"感应
草",小叶对生,矩圆形,歪斜,长0.5~1厘
米,宽0.3~0.8厘米,先端凸尖,基部截
形,羽状脉在叶背面明显隆起,全缘。小叶
柄极短,总柄疏被毛,上面具一纵沟。伞形
花序丛生于梢部,梗长2.5~5.5厘米,被
黄色茸毛,花小,黄色,果为长椭圆形的
蒴果。

生于滇南的平坦河谷地带。

采集加工:药用全草。夏秋采集,晒干备用。

性味功效:涩,温,有小毒。温健脾阳,安胎固脱。

主治应用:胎动不安、脾脏肿大、内出血,每用5分~1
钱,煎服。脱肛、子宫脱出,每用5分~1
钱,煎服,外用适量,煎水洗患处。

附　　注:忌酸冷。

滇 常 山

马鞭草科　赪桐属

Clerodendrum yunnanense Hu

别　　名: 臭牡丹(昆明)。

识　　别: 落叶灌木,高可达 3 米,有"臭"气。茎直立,圆方形,褐红色,幼枝密被灰黄色茸毛。单叶交互对生,阔卵形,长 3～13 厘米,宽 2～11厘米,先端长尖,基部浅心形或偏斜,叶面绿色,被短毛,背面灰绿色,密被灰黄色茸毛,边缘微波状或具不规则的小齿。具柄。聚伞花序生于枝梢,稠密,花冠漏斗形,白色或淡红色。核果阔卵形,紫黑色。

生于滇中、滇南亚热带地区的山野。

采集加工: 药用全草。夏秋采集,晒干备用。

性味功效: 辛、苦,温。祛风活血,清利湿热。

主治应用: 红崩、白带多,每用花 5 钱,红糖引,煎服。胸腹胀满、气逆腹痛、水肿、风湿关节炎、腰腿痛、伤寒高烧、鼻衄,每用根皮 2～5 钱或茎 5 钱～1 两,煎服。高血压,用根 5 钱～1 两,煎水后加米酒煮鸡蛋 1 个,内服。痔疮、脱肛,用叶煎水洗患处。

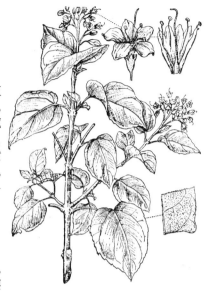

滇常山

鼠 曲 草

菊科　鼠曲草属

Gnaphalium affine D. Don.

识　　别: 一年生草本,高约 30 厘米,全株密被白色绵毛。叶互生,质柔,倒披针形,长 2～4 厘米,宽 0.4～0.8 厘米,先端钝,基部抱茎,全缘。头状花序伞房式顶生,花黄色。果为瘦果。

生于温带、亚热带的旷野、山坡及草地。

采集加工: 药用全草。春季采集,晒干备用或鲜用。

性味功效: 微甘、平。祛风止咳,消炎生肌。

主治应用: 感冒、风疹,每用 5 钱～1 两,生姜引,煎服。气喘、支气管炎,每用 1 两,冰糖引,煎服。中耳炎,用鲜品取汁滴耳。下肢慢性溃疡,用鲜品适量,红糖引,捣烂敷患处。

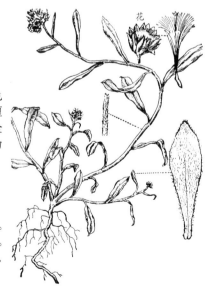

鼠曲草

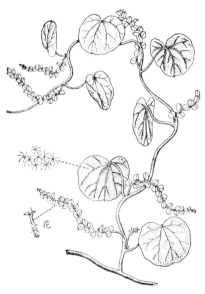

锡 生 藤

亚乎鲁 防己科 锡生藤属

Cissampelos pareira L.

识　别: 蔓生,攀缘或缠绕草质藤本。茎细圆,具扭旋的细纵沟,密被淡褐黄色柔毛,单叶互生,盾状,先端微凹尖,基部心形,长2~3.3厘米,宽2.6~3.7厘米,叶面被稀疏白色柔毛,背面密被褐黄色毡毛,全缘或微波状,具柄,柄长1~2厘米,密被褐黄色柔毛。聚伞花序腋生,苞片叶状,密被褐黄色柔毛。

生于热带河谷两岸岩石间沙地或沙滩阴湿处。

采集加工: 药用全草。全年可采,鲜用或晒干备用。

性味功效: 微麻,温。活血止痛,止血生肌。

主治应用: 跌打损伤、挤压伤、创伤出血,用鲜草捣烂敷患处,或用于品研末撒布患处。

锡生藤

满 天 星

天胡荽 伞形科 天胡荽属

Hydrocotyle sibthorpioides Lam.

别　名: 星秀草、破铜钱(曲靖),盆上芫荽(红河)。

识　别: 多年生矮小匍匐草本。节上生根,根纤细。茎细长,秃净,贴地面成片生长。单叶互生,圆形或肾形,两面光滑,长0.6~1.1厘米,宽0.8~1.3厘米,边缘5~7浅裂,裂片阔倒卵形,基部心形,具柄,柄长1.5~2.5厘米。伞形花序,单一,腋生,具多数小花,密集成头状,淡草绿色。果为双悬果,极小,长不到1毫米。

生于热带、亚热带的田埂、草地及路旁潮湿处。

采集加工: 药用全草。夏秋采集,晒干备用或鲜用。

性味功效: 辛、微苦,微凉。清热解表,健脾利湿。

主治应用: 感冒、咳嗽、传染性肝炎、肝硬化、腹水,每用3~5钱,煎服。小儿疳积,用5钱,研末,蒸肉饼吃。小儿口腔炎,黄水疮,每用1钱,加冰片2分,共研末,撒布患处。

满天星

跳 八 丈

华宁藤　萝藦科　匙羹藤属

Gymnema foetidum Tsiang

别　　名: 藤子杜仲、银丝杜仲、木棉(红河)。

识　　别: 多年生缠绕性藤本,长约3米,茎纤细,淡灰褐色,有疣状小突起,无毛。单叶对生,椭圆形或卵状披针形,长3~8厘米,宽1.5~3.5厘米,先端急尖,基部楔形,边缘反卷。单花或双花腋生,花小,黄色,具短柄。蓇葖果,平滑。

生于热带、亚热带山林中。

采集加工: 药用根。秋季采集,洗净晒干备用。

性味功效: 涩、温。接筋骨,补肝肾。

主治应用: 跌打劳伤、风湿骨痛、骨折,每用1两,泡酒分服,外用研末,酒调敷患处。肾虚腰痛、胎动不安,每用1两,炖肉吃。感冒、闭经、痛经、小儿麻痹,每用根皮2钱,煎服。肾炎,用5钱,猪腰子1个,炖吃。

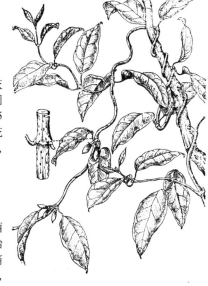

跳八丈

蜈 蚣 刺

芸香科　花椒属

Zanthoxylum multijugum Franch.

别　　名: 止血丹、马胶根、接骨药(红河),见血飞(昭通),蜈蚣藤(昆明)。

识　　别: 灌木,高1~3米。茎、枝灰褐色,着生下弯皮刺。奇数羽状。复叶互生,叶轴具狭窄翼,中间下陷成小沟状;小叶通常21~51枚,歪斜卵圆形或椭圆形,长2~4厘米,宽1~1.5厘米,先端急尖或钝,基部略不对称,边缘有不明显疏齿。聚伞圆锥花序腋生,单性异株,雄花青色。分果,种子圆珠形,黑色。

生于山间杂木林中或林缘灌丛。

采集加工: 药用根、叶。夏秋采集,晒干备用。

性味功效: 辛、苦、凉,有小毒。祛风除湿,止血接骨。

主治应用: 骨折,用根1斤,泡酒1斤,每次5毫升,连服7天,同时搽患处。疮毒、梅毒,每用根3~5钱,煎服。癣,用根研末,香油调搽患处。外伤出血,用叶研末撒布患处。

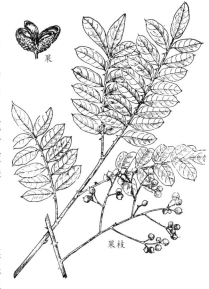

果

果枝

蜈蚣刺

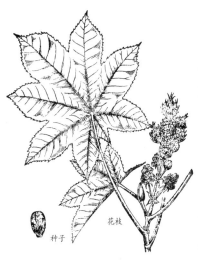

种子　花枝

蓖麻

蓖　麻

大戟科　蓖麻属　（毒）

Ricinus communis L.

别　　名：天麻子果(临沧)。

识　　别：灌木或小乔木状。多为栽培或野生旷野路边或杂草丛中。高 3～17 米。全株被蜡质白粉。茎中空。叶大互生,柄较长,叶片盾圆形,掌状 7～9 裂,边缘具不规则锯齿,齿端及柄端均具腺体。总状花序,顶生,下部生雄花,上部生雌花。蒴果,椭圆形,通常有刺毛,种子富含蓖麻油。

采集加工：药用根、叶、种子。夏秋采集,晒干备用或鲜用。

性味功效：种子:苦、微甘、涩,寒,小毒。叶:辛、苦,寒,有毒。清热解毒,润肠通便,催产止血。

主治应用：便秘,用种子 3～5 钱捣烂,水煎服。痔疮,用叶捣绒加热外敷。鼻衄,用鲜叶烘热捣绒敷足后跟。面神经麻痹,用种子捣烂加醋或冰片敷患侧。外伤出血,用根研末撒布患处。小儿惊风,用红蓖麻鲜根 2～3 两,水煎服。难产,用鲜叶捣绒包三阴交穴。

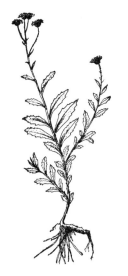

蓑衣莲

蓑　衣　莲

鸡儿肠　菊科　鸡儿肠属

Asteromaea indica（L.）Bl.

别　　名：灯盏细辛(楚雄),泽兰叶(保山)。

识　　别：多年生草本。多生于旷野湿地草丛中。高 30～45厘米,分枝。根茎半匍匐状,着生圆柱状细根。叶近无柄,矩圆形或矩圆状披针形,长 3～4 厘米,边缘具疏粗齿。花异性,放射状,单生或排列成总状花序,舌状花紫色,管状花黄色。瘦果,无冠毛,有极小鳞片。

采集加工：药用根。秋冬采集,洗净晒干备用。

性味功效：苦,温。祛风散寒,止咳平喘。

主治应用：支气管炎、支气管哮喘、风湿痹痛、小儿疝气,每用 5 分～1 钱,水煎服或配伍应用。肺结核,每用 4 钱,炖猪心肺服。

蒲 公 英

菊科　蒲公英属

Taraxacum mongolicum H. – M.

别　　名:地丁草(昭通),小菜花(红河)。

识　　别:多年生铺地草本。生于山野、田间路旁、坡地、荒地。高 15 ~ 30 厘米。全株有白色乳汁和短毛。根圆锥形肥厚。叶根出,丛生,平铺地面,无柄,倒卵状披针形,呈不规则羽状分裂,裂片内弯。头状花序,单生于茎顶,舌状花黄色。瘦果,暗褐色,具白色冠毛。

采集加工:药用全草。夏秋采集,洗净晒干备用或鲜用。

性味功效:苦、甘,寒。清热解毒,凉血,利尿,催乳。

主治应用:乳腺炎、疮痈、目赤肿痛、乳汁不通,每用 5 钱 ~ 2 两,水煎服。乳腺炎、疮痈,用鲜品捣烂敷患处。

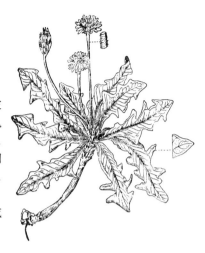

蒲公英

蒲 地 参

打碗花　旋花科　打碗花属

Calystegia hederacea Wall.

别　　名:盘肠参、老母猪草(昆明)。

识　　别:多年生蔓草。生于原野或田间路旁草丛中。长 10 ~ 50 厘米。根细圆柱形,白色,扭曲似肠,故名"盘肠参"。单叶互生,戟形,三裂,长 2 ~ 4 厘米,宽 4.5 厘米,中裂片大,侧裂片短,再作二浅裂,边缘多少波状。花单生叶腋,淡粉红色。蒴果,卵圆形,稍尖,光滑。

采集加工:药用根。夏秋采集,洗净晒干备用或鲜用。

性味功效:辛、微甘,平。健脾利湿,补虚。

主治应用:白带、虚弱,每用 1 两,炖鸡服或 3 钱水煎酒引内服。

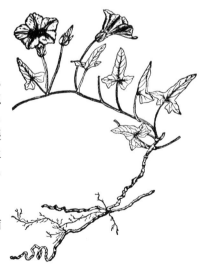

蒲地参

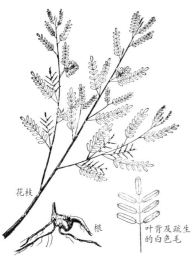

花枝

根

叶背及疏生
的白色毛

蒙自木兰

蒙自木兰

豆科 木兰属

Indigofera mengtzeana Craib

别　　名:大铁扫把(文山)、铁马豆、白豆(玉溪)、多花木兰(楚雄)。

识　　别:灌木。生于山野疏林下。高可达1.5米以上,幼枝有密生平伏的白毛。羽状复叶,长4~7厘米,小叶13~17枚,对生,狭矩形或椭圆状矩形,背面疏生白毛。总状花序,腋生,短于叶序,花蓝紫色。荚果,长2.4厘米。

采集加工:药用根。夏秋采集,洗净晒干备用或鲜用。

性味功效:腥,苦,寒。消炎镇痛,舒筋活络。

主治应用:肺炎,用粉末1~2钱,日服3次,开水送服,或3~5钱,水煎服。脉管炎、骨髓炎、跌打损伤、试治肿瘤,每用5钱~1两泡酒1斤,每次5~10毫升,日服3次,或3~5钱,冷水煎服。风湿瘫痪,每用2~3钱,炖鸡服。疮疡,取粉末外撒患处。

附　　注:忌葱蒜、酸冷、牛肉、羊肉、糯食等。

榆　　树

榆　榆科　榆属

Ulmus pumila L.

别　　名:树粘榔、粘榔树(曲靖)。

识　　别:落叶乔木。生于山麓河边和低湿的林中。高达20米左右。树皮粗糙暗灰褐色,有纵沟裂。单叶互生,椭圆状卵形或椭圆状披针形,长2~7厘米,宽2~2.5厘米,边缘有锯齿,叶面光滑,背幼时有短柔毛。花簇生,无花瓣。翅果,扁平,倒卵形或近圆形,光滑。

采集加工:药用茎内皮。夏秋采集,去粗皮晒干备用或鲜用。

性味功效:甘淡,温。接骨消肿,止血。

主治应用:骨折,用皮研末开水或酒调包患处,1日换药1次。外伤出血,用皮研末撒布患处。

附　　注:同属植物滇榆 *U. lanceaefolia Roxb.* 毛枝榆 *U. pumila L. var. pilosa Rehd.* 等亦应用于临床。

叶枝

果枝

榆树

碎 米 果

小铁子　紫金牛科　铁仔属

Myrsine africana L.

别　　名:牙痛草(昆明),碎米颗(楚雄)。

识　　别:小灌木。多生于山间疏林下、路边、山坡或
灌木丛中。高 1～2 米。茎直立,多分枝。
单叶互生,革质,椭圆形,长 1～1.6 厘米,宽
0.5～1 厘米,边缘具细锯齿。花单性异株,
排成侧生的伞形花序,花白色。浆果,红色
或紫色,球形。

采集加工:药用全株。夏秋采集,鲜用或晒干备用。

性味功效:甘淡,凉。消炎止痛,止痢。

主治应用:牙痛、肠炎、痢疾,每用 1～2 两,水煎服。

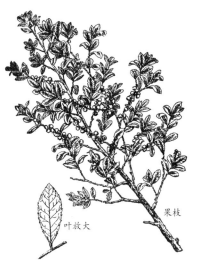

叶放大　　果枝

碎米果

滚 山 虫

球马陆科　球马陆属

Glomeris sp.

别　　名:地罗汉、滚山珠(大理)。

识　　别:栖山区落叶下火烧地、水冬瓜树下泥 土中。
受惊扰时蜷曲成团,借高度角化的硬背板保
护,可以从高度滚下,以避敌害。头部具短
触角及眼各 1 对。胴部背板共 12 节,第一
节为颈板,较宽,中间 10 节较窄,末节较大;
胴部腹面 2～4 节各有足 1 对,以后每节有
足 2 对。

采集加工:药用全虫。全年采集,将虫置新瓦片上焙干
去尿毒,瓶装备用。

性味功效:辛、咸、温。接骨止痛。

主治应用:骨折,每用 3～4 个研末,放于糯米饭内或用
酒送服。

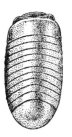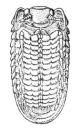

背面　　腹面

受惊时的姿态

滚山虫

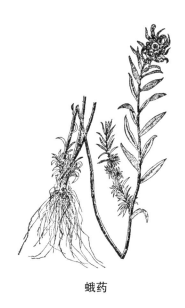

蛾　药

多小枝火绒草　菊科　火绒草属

Leontopodium sinense Hemsl.

别　　名：火把花、火草(昭通)。

识　　别：宿根簇生草本。生于山野疏林下草丛中。高
　　　　　30~80厘米。全体密生絮状绵毛。茎直立,
　　　　　分枝。具短根茎,须根多数,清香。单叶螺旋
　　　　　状互生,叶片线形,长3~4厘米,宽0.2~0.6
　　　　　厘米,基部略抱茎,叶背密被白色绵毛,叶面
　　　　　深绿色,基本无毛。头状花序,簇生枝端,伞
　　　　　房状排列,短缩密集,外周生一圈叶状苞片,
　　　　　小花,白色。瘦果,长圆形,具黄白色冠毛。

采集加工：药用根。夏秋采集,洗净晒干备用。

性味功效：辛,凉。清热解毒,消炎止痛。

主治应用：扁桃腺炎、咽喉炎,用根研末,吹入咽喉部或
　　　　　内服,每次5分,日服3次。

蛾药

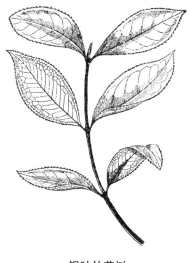

锯叶竹节树

红树科　竹节树属

Carallia diplopetala H. – M.

别　　名：叶上花(思茅)。

识　　别：乔木。生于热带山间疏林中。体秃净无毛。
　　　　　叶互生,椭圆形,长8.5~17厘米,宽2.8~
　　　　　4.8厘米。边缘有睫毛状细锯齿,故名"锯叶
　　　　　竹节树"。聚伞花序,腋生,花小。革质果,
　　　　　球形,不开裂,种子1~3颗。

采集加工：药用全株。秋冬采集,切碎晒干备用或
　　　　　鲜用。

性味功效：苦,微寒。活血通经,接筋骨。

主治应用：骨折,用鲜品适量,红糖为引,捣烂敷患处。

锯叶竹节树

矮 杨 梅

杨梅科　杨梅属
Myrica nana Cheval.

别　　名:杨梅(曲靖)。

识　　别:常绿灌木。生于山坡草丛中或林下。高约
1米。根呈不规则块状,上生少数细根。茎
基部分枝多。单叶互生,长椭圆状倒披针
形,质厚而光滑,全缘或有齿。花单性异株,
雄花为圆柱状柔荑花序,雌花序球状。核
果,球形,表面有多数粒状肉质突起,成熟红
紫色,种子1枚。

采集加工:药用根皮、果。根皮全年可采,晒干备用。
初夏采果实鲜用。

性味功效:根皮:涩,凉。果:酸,凉。收敛,止血消炎。

主治应用:防治痢疾、内出血、风湿疼痛、崩漏,每用根
皮3~5钱,水煎服。

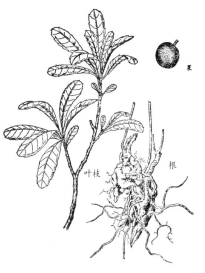

矮杨梅

矮 陀 陀

思茅地黄连　楝科　地黄连属　（小毒）
Munronia henryi Harms

别　　名:白花矮陀陀(玉溪),七匹散(临沧),金丝岩
陀、土黄连(思茅)。

识　　别:矮小亚灌木。多生于亚热带山谷阴湿处。
高10~40厘米。根圆柱形,分枝,黄褐色,
具细须根。茎直立。叶互生,奇数羽状复
叶,小叶5~7枚,椭圆形或卵状椭圆形,边
缘具锯齿。花数朵腋生,白色。蒴果,扁球
形,种子有翅。

采集加工:药用全株。夏秋采集,洗净切片晒干备用或
鲜用。

性味功效:辛、微苦,温,小毒。行气止痛,活血祛瘀,
截疟。

主治应用:骨折、跌打损伤、风湿,每用根2钱,泡酒内
服或配伍捣烂外敷患处。胃痛,用全株5
分,水煎服。气胀腹痛、恶性疟疾,每用根5
分,草果为引,水煎服。

附　　注:本品有小毒,用量不宜多。忌豆类、荞面。

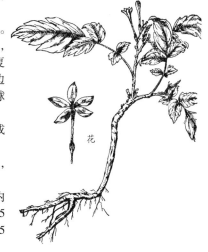

矮陀陀

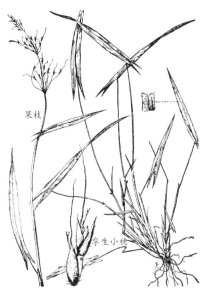

果枝

孕生小穗

慈姑草

慈 姑 草

禾本科　油芒属

Spodiopogon sagittifolius Rendle

别　　名:催生草(红河)。

识　　别:多年生直立草本,高60~100厘米。须根较
粗壮,叶片线状披针形,长8~30厘米,宽
0.8~1.5厘米,先端渐尖,基部箭形,叶面
绿色,背灰绿,叶柄长达10厘米,似慈姑叶,
故称"慈姑草"。圆锥花序生一延长的主
轴顶端,小穗含二花,第一花雌性,第二花
两性,子房长圆形,柱头帚刷状。
　　　　生于滇南旷野山地和林下。

采集加工:药用全草。全年可采。晒干备用或鲜用。

性味功效:甘、淡、平。清热解表,和血调经,催产。

主治应用:感冒、喉痛、胸闷、气胀、阳痿、月经过多、小
儿高热、蛇咬伤,每用5钱~1两,煎服。催
产,用5钱配卷柏5钱,煎服。不孕症,用
3~4两,炖母鸡吃。

附　　注:孕妇忌服。

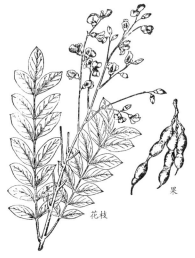

果

花枝

槐树

槐 　 树

豆科　槐属

Sophora japonica L.

别　　名:槐花果(曲靖)。

识　　别:落叶乔木,树干直立。多生于山坡荒地或栽
培。高15~25米。叶互生,奇数羽状复叶,
长15~25厘米。小叶7~17枚,卵形或披针
状卵形。圆锥花序,顶生,花白色。荚果,串
珠状,不开裂,种子长方形,黑褐色,光滑无毛。

采集加工:药用果、叶、花。夏秋采集,晒干备用或鲜用。

性味功效:苦、寒。清热凉血。

主治应用:痢疾、痔疮出血、阴道炎,每用果3~5钱,水
煎服或配伍应用。高血压,用叶或花1两,
煮鸡蛋服或泡水当茶饮。

酸　枣

滇刺枣　鼠李科　枣属

Ziziphus mauritiana Lam.

别　　名:缅枣、马典、西西果(保山、思茅)。

识　　别:常绿小乔木,高3~6米。树皮粗糙而带红灰色,小枝有短柔毛及具刺。单叶互生,卵形至矩圆状卵形,长3~4厘米,宽2~3.1厘米,先端钝,基部浑圆,边缘有细锯齿,主脉3条,基出,叶面绿色,光滑,叶背及叶柄密生锈黄色短柔毛。花小,2~3朵簇生叶腋,黄色。核果近球形,长1~2厘米,基部具宿存的萼;果柄长0.5~0.7厘米,有短毛。

生于热带、亚热带地区的旷野、灌木林中及路旁。

采集加工:药用树皮。全年可采,晒干备用。

性味功效:涩,凉。消炎止痛,收敛止泻。

主治应用:烫火伤,用皮3钱,60度酒精100毫升,浸泡3天后取滤液,用时加温蒸发数分钟,冷却涂患处。肠炎、痢疾,每用3钱,煎服。

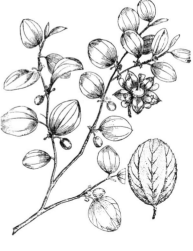

酸枣

酸　角*

豆科　罗晃子属

Tamarlndus lndica L.

别　　名:酸豆(昆明)。

识　　别:常绿乔木,高达15米。树皮淡灰色,具不规则裂痕。枝褐色,圆柱形。偶数羽状复叶互生,小叶10~19对,矩圆形,长1~2厘米,宽约0.5厘米,先端钝,基部不对称,全缘。总状花序着生于小枝顶端。花黄色,有紫红色线纹。荚果肉质,种子红褐色,亚圆形或矩圆形,光亮。

栽培。

采集加工:药用荚果。秋季采集,晒干备用。

性味功效:甘、酸,平。消积化湿,养肝明目,止渴退热,散痞驱虫。

主治应用:慢性胃炎、食积、消化不良、腹痞痛,每用适量,烧存性,研末,每次1匙,酒送服。预防中暑、痰饮、蛔虫症、妊娠呕吐、小儿疳积、便秘,每用5钱~1两,煎服。

*《滇南本草》原载"酸饺"。

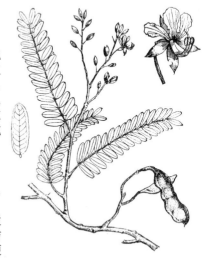

酸角

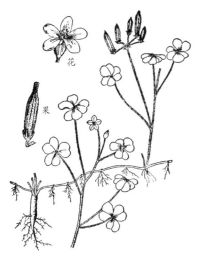

酸浆草

酸 浆 草

酢浆草　酢浆草科　酢浆草属

Oxalis corniculata L.

别　　名:酸角草(玉溪、红河),酸爪草(楚雄)。

识　　别:匍匐蔓生草本。多生于田野、沟边、路旁草丛中。长 20～50 厘米。全株有白色柔毛。具酸味,可食,故名"酸浆草"。三出复叶互生,小叶 3 枚,倒心形,长 0.5～1 厘米,宽0.6～1.3厘米,全缘。简单的伞形花序,腋生,花黄色。蒴果,圆锥形,具五棱,成熟时裂开将种子弹出,种子扁卵形,褐色。

采集加工:药用全草。全年可采,洗净晒干备用或鲜用。

性味功效:酸,平。消肿祛湿,止血。

主治应用:痢疾、小便不利、牙龈出血、鼻衄、跌打损伤,每用 3～5 钱,水煎服或生服。风湿疼痛、关节痛,用根 3～5 钱泡酒服。外用捣烂敷患处。

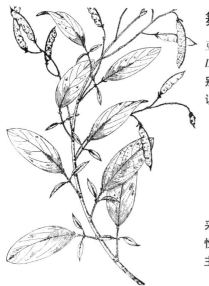

舞草

舞　　草

豆科　山蚂蟥属

Desmodium gyrans（*L.*）*DC.*

别　　名:无风自动草、风流草、害羞草、自动草(红河)。

识　　别:小灌木,高约 1.5 米。茎圆柱形,有纵棱,无毛。叶互生,小叶 1～3 枚,顶端叶矩形或披针形,长 5～10 厘米,阔 1～3 厘米,顶端钝或短尖,基部圆形,全缘;侧生小叶很小,矩形或线形,有时缺。圆锥花序顶生,花紫红色。荚果镰形或直,节 5～9 个。

生于亚热带丘陵山坡或山沟小灌木丛中。

采集加工:药用全草。夏秋采集,切碎晒干备用。

性味功效:淡,平。镇静安神,补肾安胎。

主治应用:感冒发热、胃痛、神经衰弱、胎动不安、狂犬咬伤,每用 5 钱～1 两,煎服。精神病,用根5 钱～1 两,煎服。阳痿、风湿、跌打损伤,每用根 5 钱～1 两,泡酒分服。

翠 云 草

卷柏科　卷柏属

Selaginella uncinata（Desv.）Spring

别　　名:剑柏(红河)。

识　　别:多年生草本。主茎蔓延、纤细、匍匐地面,长
30～60 厘米,有细沟,节上生根,主茎上侧
叶疏生,斜矩圆披针形,不对称,长 0.3～
0.5 厘米,宽约 0.2 厘米;侧枝上侧叶密生,
较小,中叶斜卵状矩圆形,渐尖,有白边;孢
子囊穗四棱形,单生枝顶,长约 1 厘米,大孢
子囊黄白色,小孢子囊基部有冠毛状突出
物,中部有多枚成行小刺。
　　　　生于山间阴湿处石灰岩上。

采集加工:药用全草。全年可采,鲜用或阴干备用。

性味功效:酸、苦,凉。清热解毒,消炎止血。

主治应用:肺炎、黄疸型肝炎、胆囊炎、痢疾、肾炎水肿、风
湿关节炎、疖肿,每用 5 钱～1 两,煎服。荨麻
疹、外伤出血,每用鲜品适量,捣烂涂患处。烫
火伤,用适量炒存性,研末,麻油调敷患处。

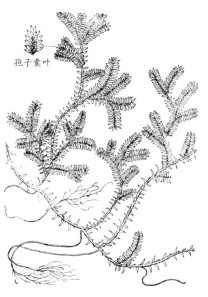

翠云草

熊 胆 树

苦木　苦木科　苦木属

Picrasma quassioides（D. Don）Benn.

别　　名:苦胆树(文山)。

识　　别:落叶乔木,高达 13 米。树皮褐色,具灰色斑
纹,平滑有苦味,故名"苦胆树"。老枝灰褐
色,具明显黄色皮孔。奇数羽状复叶互生,
小叶 5～7 对,对生,卵状披针形或长方状卵
形,长 5～12 厘米,宽约 4 厘米,先端长尖,
基部阔楔形或近圆形,两侧不对称,边缘具
浅齿。聚伞花序腋生,花杂性,黄绿色。核
果,圆形,肉质红色。
　　　　生于山野山坡、山谷及溪旁。

采集加工:药用茎皮。全年可采,切碎晒干备用。

性味功效:苦,寒。消炎止痛。

主治应用:急性胃肠炎,用适量研末,每次 5 分,开水送
服。麻风,用 3 钱,泡酒服。

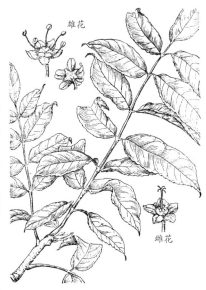

熊胆树

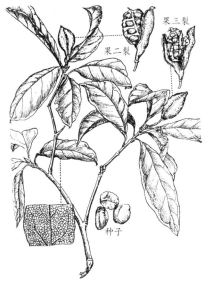

果三裂

果二裂

种子

寡鸡蛋树

寡鸡蛋树

柄果海桐　海桐花科　海桐花属

Pittosporum podocarpum Gagn

别　　名:羊翠果树、鸡蛋白树、臭蚂蚁树(红河)。

识　　别:常绿乔木,高约4米。树皮灰褐色。单叶簇生于梢部,椭圆状披针形或倒卵状长椭圆形,长4.5～10厘米,宽2～3厘米,叶柄0.2～1厘米,羽脉每侧6～7条,与细密网脉联结。花顶生。单生木质蒴果长椭圆形,长2.8～3厘米,径0.7～1厘米,果瓣2～3深裂,种子藏于鲜红色胶质肉瓤内,多数(8～12粒或更多)。

　　　　生于热带和南亚热带的疏林和次生林中。

采集加工:药用皮、叶。全年可采,鲜用或阴干备用。

性味功效:苦、涩,凉。收敛止血,消肿止痛,解毒。

主治应用:胃及十二指肠溃疡出血、鼻衄、产后流血不止、月经过多、黄疸、心悸失眠、小儿麻痹后遗症、瘫痪,每用皮5钱～1两,煎服。风湿疼痛、坐骨神经痛、跌打损伤,每用皮1～2两,泡酒服或煎服。外伤出血、毒蛇咬伤、无名肿毒、骨折,每用皮5钱～1两,煎服,外用鲜品捣烂敷患处,或用干品研末撒布患处。

算 盘 子

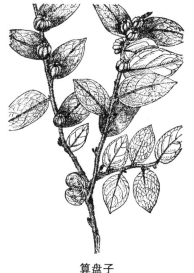

算盘子

藤篮果　大戟科　算盘子属

Glochidion eriocarpum Champ.

识　　别:灌木。生于亚热带山间坡地或灌木丛中。高1～3米。全体密生褐棕色粗毛。茎直立,多分枝。单叶互生,叶片卵圆形或卵状披针形,长3～7.5厘米,宽1.5～3.5厘米,两面均密生长毛,全缘,叶面蓝绿色。花单性同株,雄花成束,生于叶腋,淡黄绿色,雌花单生。蒴果,扁球形,多毛,如算盘子,故称"算盘子",成熟后瓣裂。

采集加工:药用根、叶。全年可采,洗净切片晒干备用或鲜用。

性味功效:苦、涩,平。清热利湿,舒筋活络,止痒。

主治应用:急性胃肠炎、痢疾、咳血、风湿性关节痛、膝过敏、湿疹、烧伤、跌打挫伤,每用5钱～1两,水煎服。湿疹、烧伤,用鲜叶水煎外洗或用根研末撒布创面。

鼻涕果

撒罗夷　撒罗夷科　撒罗夷属　（毒）

Saurauia napaulensis DC.

别　　名:粘心果(红河)、牛嗓管树(曲靖)、大接骨、
钢皮(保山)。

识　　别:乔木。分布于亚热带山坡疏林或箐沟。高
约 10 米。通体密被鳞片毛。单叶簇状互
生,阔椭圆状披针形,长 14 ~ 22 厘米,宽
6 ~ 9厘米,边缘具细刺状齿。聚伞花序,顶
生或腋生,花粉红色。果为浆果状。

采集加工:药用果、根。夏秋采集,晒干备用或鲜用。

性味功效:甘淡,平,有毒。接骨拔脓。

主治应用:骨折、大疮,用鲜根或果捣烂敷患处。

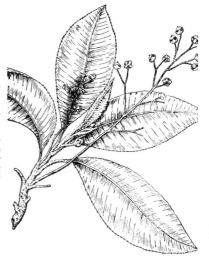

鼻涕果

辣　蓼

蓼科　蓼属

Polygonum hydropiper L.

别　　名:辣柳草(保山),撮期(红河),辣子草(曲
靖)、蓼草、水红花(昆明)、辣蓼草(楚雄)。

识　　别:一年生草本。多生于村边、路旁、沟边湿地
或沼泽中。高 20 ~ 80 厘米。茎、枝红色,节
常膨大,略有棕色毛。膜质叶鞘宿存。单叶
互生,椭圆状披针形,长 3 ~ 6 厘米,宽 1 ~
1.5 厘米,全缘。总状花序,腋生或顶生,细
弱下垂,花粉红色。瘦果,包被在宿萼中。

采集加工:药用全草。夏秋采集,洗净切碎,晒干备用
或鲜用。

性味功效:辛、温。消滞除湿,止痢杀虫。

主治应用:痢疾、肠炎、食积、钩虫、蛲虫、疳积,每用 5
钱 ~ 1 两(鲜者 1 ~ 2 两),水煎服。湿疹,用
适量煎水外洗。杀蛆,将鲜品投入坑内。

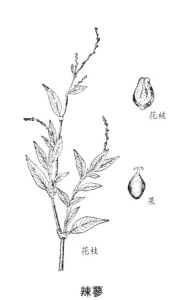

花被

果

花枝

辣蓼

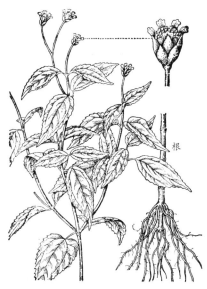

辣子草

菊科　嘉棱梭属
Galinsoga parviflora Cav.

别　　名:天文草(红河)、珍珠草(昆明)。

识　　别:一年生草本,高约80厘米。茎圆柱形,具纵细沟,疏被短毛。单叶对生,卵状披针形至披针形,长2～4厘米,宽0.3～2.5厘米,先端渐尖,基部截圆状,两面疏被短毛,边缘具不规则的锯齿,具柄,被褐灰色粗毛。头状花序顶生和腋生,花小,黄色。瘦果有角。

　　　　　生于热带、亚热带和温带的旷野、路旁及草地。

采集加工:药用全草。夏秋采集,洗净晒干备用或鲜用。

性味功效:淡,平。清热解毒,止咳平喘。

主治应用:感冒咳嗽、慢性支气管炎、咽喉炎、扁桃腺炎、百日咳、哮喘、肺结核、急性黄疸型肝炎,每用3～5钱,煎服。夜盲、结膜炎、眼雾,每用花3～5钱,煎服。疮疖、蛇虫咬伤,每用鲜草适量,捣烂敷患处。外伤出血,用适量研末,撒布患处。

辣子草

豨 莶 草

多苞糙苏　唇形科　糙苏属　(小毒)
Phlomis bracteosa Royle

别　　名:野苏子、香苏(昆明)。

识　　别:直立草本。生于山野疏林下草地潮湿处。茎有四棱,绿色带紫,幼嫩部分有绵毛。单叶对生,长卵形或椭圆形,长1.5～13厘米,宽1～8厘米,边缘具粗锯齿。花轮生叶腋或枝端,白色,唇形。小坚果,具宿萼。

采集加工:药用全草。夏秋采集,晒干备用或鲜用。

性味功效:苦,微温,小毒。祛风除湿。

主治应用:半身不遂、口眼歪斜、风痰壅盛、痿痹不仁、白癜风、眉发脱落,每用3钱,水煎服或炼蜜为丸服。白带,每用根5钱,水煎加酒为引服。

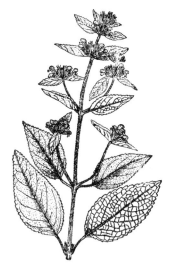

豨莶草

蜜 桶 花

来江藤　玄参科　来江藤属

Brandisia hancei Hk. f.

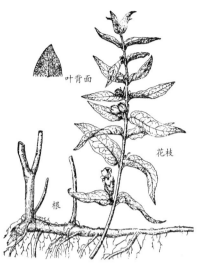

叶背面

花枝

根

蜜桶花

别　　名:蜂蜜果、铁林杆、小白叶(曲靖)。

识　　别:小灌木。多生于石岩缝隙或山坡林下草丛
中。全株被淡黄褐色星状毛。单叶对生,宽
披针形,长3.5~11厘米,宽1~3.5厘米,
先端渐尖,基部心形,全缘。花单一或成对,
腋生,橙黄色。蒴果,卵圆形,种子小,多数,
有膜质延长的翅。

采集加工:药用全株。夏秋采集,洗净晒干备用或
鲜用。

性味功效:微苦,寒。清热解毒。

主治应用:化脓性骨髓炎,用根1两泡酒1斤,日服
2~3次,每次10毫升。骨内膜炎、破伤风、
风湿、跌打,每用5钱~1两,水煎服。黄疸型肝炎,每用1两,红糖为引,水
煎服。

密 蒙 花

马钱科　醉鱼草属

Buddleja officinalis Maxim.

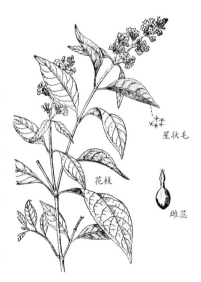

星状毛

花枝

雌蕊

密蒙花

别　　名:糯米花(楚雄),染饭花(丽江),羊耳朵朵尖
(红河、昆明)。

识　　别:灌木。多生于旷野、村边、路旁阴湿处。高
达1~2米以上。茎直立,幼枝密被棕色绒
毛。单叶对生,椭圆形,全缘,叶背密被棕色
绒毛。圆锥花序,顶生,花白色。蒴果。

采集加工:药用花、叶。春夏采花,晒干备用,叶全年
可采。

性味功效:甘淡,微寒。清肝明目,消炎止咳。

主治应用:咳嗽、火眼、目翳、多眵、羞明,每用花3~5
钱,水煎服。创伤感染,用叶煎水洗患处。

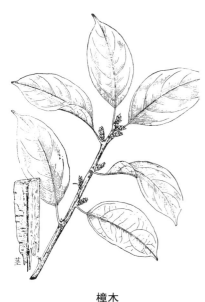

樟木

樟　木

黄樟　樟科　樟属

Cinnamomum parthenoxylon（Jack）Nees

别　　名：书期、诗匹、香樟(红河)、樟脑(曲靖)。

识　　别：常绿乔木,高达25米。树皮灰白色或灰褐色。枝绿褐色,小枝有角棱。冬芽鳞片圆形,有绢毛。单叶互生,椭圆状矩圆形或椭圆形,长6～14厘米,宽3～7厘米,先端长尖,基部圆或阔楔形,叶面绿色,背灰白色,全缘,叶柄细长。伞房花序顶生或侧生,花绿白色。浆果,球形,黑色,具有宿存杯状花被。
生于旷野混交林中或灌丛中。

采集加工：药用皮、果、叶。夏秋采集,阴干备用。

性味功效：气香,微辛,温。皮:温中散寒,消食化滞。果:解表退热。叶:止血。

主治应用：胃肠炎、胃腹寒痛、腹胀、消化不良、风湿、疟疾,每用皮3～5钱,水煎服。百日咳、痢疾,每用皮1钱或果2钱,煎服。高热、感冒、麻疹,每用果1～2个,研末,开水送服。外伤出血,用叶研末撒布患处。跌打损伤,用皮泡酒服,外用研末,水调敷患处。

橄　榄

余甘子　大戟科　油柑属

Phyllanthus emblica L.

别　　名：余甘、油甘(昆明)。

识　　别：灌木或小乔木,高达5米。树皮深褐色,纵裂,皮孔小。小枝密而纤细,大部分脱落。单叶互生,二裂密排于小枝上,形似羽状复叶,线状矩圆形,长不及1厘米,宽约0.2厘米,先端钝,基部圆,全缘。花单生,雌雄同株,雄花多,雌花少,花小,黄色,簇生于叶腋内,果肉质,有硬核,圆球形,略呈六棱。
生于亚热带干燥向阳的坡地疏林。

采集加工：药用全株。全年可采,晒干备用或鲜用。

性味功效：涩、酸、甘、凉。清热解毒,生津止渴,止咳化痰。

主治应用：感冒发热、咳嗽、咽喉炎、扁桃腺炎、口干烦渴、维生素C缺乏症(坏血病)、酒精中毒,每用果5钱～1两,煎服或鲜品取汁服。黄疸型肝炎,用根、皮5钱,田螺3个,水煎点酒引,内服。消化不良,用果配炒麦芽研末,炼蜜为丸,每次1～2钱,日服3次。腹泻、肠炎,每用皮5钱～1两,煎服。高血压,用根5～8钱,煎服。湿疹、疮疡、皮炎,用叶研末,菜油调搽患处。

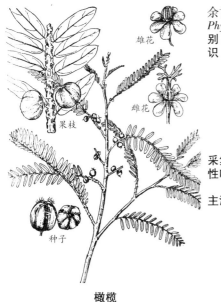

橄榄

蝴蝶暗消

西番莲科　西番莲属
Passiflora franchetiana Hemsl.

别　　名:马蹄暗消、锅铲叶(红河)。
识　　别:攀缘藤本,长3～5米。茎圆柱形,绿色,有
细纵纹。节上卷须叶腋生。单叶互生,阔卵
圆形,长5.5～7.5厘米,宽8～10厘米,先
端二圆裂,形以蝴蝶,故名"蝴蝶暗消"。基
部浅心形,全缘,叶柄近基部处具2枚腺点。
花单生叶腋。浆果。
　　　　　生于亚热带山间阔叶混交林中。
采集加工:药用根、叶。全年可采,洗净切碎,晒干备用。
性味功效:苦、辛,平。消食健胃,行气止痛。
主治应用:消化不良、腹胀、腹泻、胃痛,每用3钱,煎服
或研末,开水送服,每次3分。风湿骨痛、肝
炎、跌打,每用3～5钱,煎服。小儿脱肛,用
3钱,研末炖肉吃。毒蛇咬伤,用鲜品适量,
捣烂敷患处。

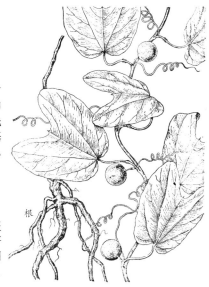

根

蝴蝶暗消

磨　盘　草

锦葵科　苘麻属
Abutilon indicum（L.）Sweet

别　　名:磨盘花(红河)。
识　　别:多年生亚灌木状草本,高0.5～2.5米。全
株均被灰白色柔毛。单叶互生,圆卵形或阔
卵形,长3～7厘米,宽3～6厘米,先端短
尖,基部心形,叶面绿色,背灰绿,两面均被
短柔毛,边缘具不规则锯齿,有长柄。花单
生叶腋,花冠黄色。蒴果,由15～20个有
毛,具短芒的心皮组成,形似磨盘,故称"磨
盘草"。
　　　　　生于亚热带旷野河谷荒坡。
采集加工:药用全草。全年可采,晒干备用或鲜用。
性味功效:甘淡,平。疏风清热,消滞利湿,止血。
主治应用:头痛、头晕、神经衰弱,每用鲜品1～2两,煮
肉吃,或红糖引,煎服。胃痛、腹胀、食欲不
振,每用鲜根,煎服。红崩,用鲜根3～5钱,
红糖适量,煎服。肺结核咳血、流行性脑膜
炎、中耳炎、小便不利、风热咳嗽、跌打损伤、
痔疮,每用鲜品1～2两,煎服。

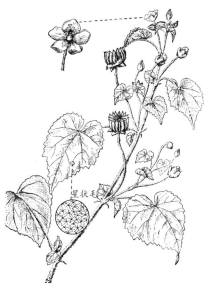

星状毛

磨盘草

373

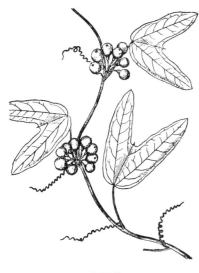

燕 尾 草

西番莲科　西番莲属
Passiflora cupiformis Hemsl.

识　　别：缠绕藤本。多生于山间河谷石缝。茎有卷须，缠绕他物。单叶互生，燕尾状杯形两裂，故称"燕尾草""杯叶西番莲"，长7～10厘米，宽5～7厘米。伞形头状花序，腋生。肉质果，球形，浆果状，种子有假种皮。

采集加工：药用根。全年可采，洗净切片晒干备用或鲜用。

性味功效：甘，温。养心安神，除湿活络。

主治应用：风湿性心脏病，用根研末，每次3钱，日服3次，糖水送服。

燕尾草

燕 子 花

鸢尾科　鸢尾属
Iris tectorum Maxim

别　　名：搜山虎、扁雀、百样解、大白解、金鸭子（保山），九把刀（昭通），蜘蛛蝐（临沧），扁竹兰（昆明），兰花矮托、扁竹（思茅）。

识　　别：多年生草本。多为栽培。高35～50厘米。根茎较短，生有多数细圆柱状肉质宿根。叶箭状披针形，长15～35厘米，宽0.5～1.2厘米，两列嵌叠状，中肋不隆起，质柔软，鲜绿。夏季由茎顶开花，蓝紫色。蒴果，三瓣裂。

采集加工：药用全草。夏秋采集，洗净切片晒干备用或鲜用。

性味功效：苦、辛，平。活血祛瘀，消炎止血，解毒。

主治应用：跌打损伤、风湿，每用根2钱，泡酒服。膀胱炎，每用叶1钱，红糖为引，水煎服。药物中毒，每用全草2～3钱，水煎服。骨折，用鲜品捣烂，胡椒为引调匀敷患处。外伤出血，用根研末撒布患处。

附　　注：同属植物金网鸢尾 *I. chrysographes Dykes* 亦应用于临床。

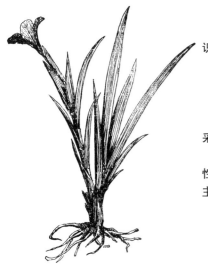

燕子花

辫 子 草

豆科　山蚂蟥属

Desmodium microphyllum（Thunb.）DC.

别　名: 马尾草(红河)、细鞭打、消黄散、细叶兰(临
沧)、逍遥草、斑鸠窝(昆明)、散风散(曲
靖)、马龙通、地盘茶(保山)、斑鸠鼻、小木
通(丽江)。

识　别: 多年生宿根草本。生于荒地草丛或灌木丛
中,高 25~55 厘米。基部分枝多,全体有短
毛。三小叶复叶,互生,椭圆状矩圆形或矩
圆形,长 0.4~0.7 厘米,宽 0.2~0.5 厘米,
全缘。总状花序,疏生 6~10 朵花,粉红色。
荚果,通常 4 节,长约 1.2 厘米,具短毛。

采集加工: 药用全草。夏秋采集,晒干备用或鲜用。

性味功效: 苦、凉。消炎止血,利湿通络。

主治应用: 产后流血、红崩白带、经闭、虚弱盗汗、痢疾、风
湿、尿路感染、痔疮、脱肛,每用根 5 钱,水煎
服。肾、膀胱结石、慢性胃炎,发热,每用全草 5
钱,水煎服。小儿肺炎,用全草研末,每次 5
分,开水送服。跌打损伤,用根 1 两泡酒服。

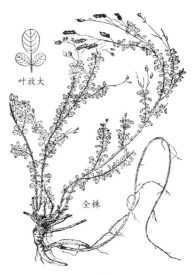

叶放大

全株

辫子草

鹰 爪 莲

菊科　青木香属

Saussurea phyllocephala Coll. et Hemsl.

别　名: 蒿枝黑药(玉溪),白蒿枝根、野蒿(红河),
蛇咬药(曲靖)。

识　别: 多年生草本,高 1~2 米。根长圆锥形,淡褐
色,肉质,有分枝。茎直立。根生叶,轮廓椭
圆形,长 14~16 厘米,宽 5~9 厘米,羽状深
裂,每裂片又作不规则羽状裂,叶面绿色,背
灰白,两面均被毛,背面尤多;茎生叶形同根
生叶,无柄。圆锥花序式头状花序顶生或腋
生,花白黄带紫色。瘦果秃净,冠毛刺毛状。
生于温带山间红土草坡。

采集加工: 药用根。秋冬采集,洗净晒干备用或鲜用。

性味功效: 气香、甘、微苦,凉。养阴清热,健脾除湿。

主治应用: 肝炎,用 5 钱,炖鸡蛋吃。头昏,用 1 两,炖
肉吃。盗汗、产后体虚,每用 1 两,甜酒及红
糖引,煎服。乳腺炎、肺炎、肋膜炎、水肿、消
化不良、食欲不振,每用 5 钱,煎服。痈疽、
蛇咬伤、水煎、红糖引,内服,外用鲜品捣烂
敷患处。

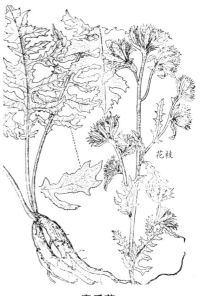

花枝

鹰爪莲

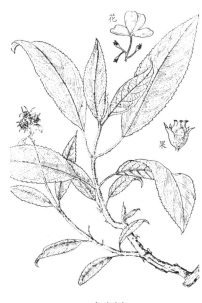

癫皮树

癫 皮 树

马桑绣球　绣球科　绣球属
Hydrangea aspera D. Don

别　　名:常山(丽江、思茅)。
识　　别:灌木。枝褐色,圆柱形,外皮易剥落。单叶对生,椭圆状披针形,长9~18厘米,宽2~5厘米,先端渐尖或钝,基部阔楔形,叶面绿色,背灰白色,密被白色柔毛,脉网明显,边缘具细锯齿。聚伞花序顶生,萼片扩大成花瓣状,白色或淡红色,花蓝色。蒴果卵形,顶端开裂,种子极多数。
　　　　　生于温带旷野河边。
采集加工:药用树皮、枝。全年可采,切碎晒干备用或鲜用。
性味功效:苦,平。接骨接筋,利湿截疟。
主治应用:痢疾,用枝3钱,煎服。疟疾,用根3钱,煎服。骨折,用鲜皮适量,捣烂敷患处,或用干品研末,开水调敷患处。

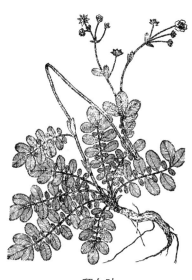

翻白叶

翻 白 叶

银毛委陵菜　蔷薇科　委陵菜属
Potentilla fulgens Wall.

别　　名:马屎根(丽江),管仲(昆明)。
识　　别:多年生草本。多生于山坡草地、路边。高20~40厘米。茎直立,上部分枝,有浅黄色柔毛。根出叶丛生,平铺地面或向上斜展,奇数羽状复叶,小叶片倒卵形或阔椭圆形,叶片大小不等,顶端最大,两侧叶片大小相间排列。叶背密生白色绢毛,故名"翻白叶"。聚伞花序,顶生,夏季开花,黄色。瘦果,小。
采集加工:药用根。秋冬采集,洗净切片晒干备用。
性味功效:苦、涩,寒。凉血止血,止泻。
主治应用:消化道出血、鼻衄、痢疾、腹泻、消化不良,每用3~5钱,水煎服。外伤出血、烫伤,用根研末撒布患处。

藤　仲

瓣裂鹿角藤　夹竹桃科　鹿角藤属　（毒）
Chonemorpha valvata chetterjae

别　　名：杜仲(思茅)，土杜仲、金丝杜仲、枪花药(保山)，大杜仲(大理)，银丝杜仲(临沧)。

识　　别：粗壮木质藤本。生于热带和南亚热带林中。长达10米，攀缘于其他大乔木上。全体密被黄色绒毛。大型单叶对生，广椭圆形或倒卵形，长8～20厘米，宽6～14厘米，全缘。聚伞花序，疏散，顶生或假腋生，花大，白色。蓇葖果，长约20厘米，劲直坚硬，种子多数，顶端有束毛。

采集加工：药用根、茎皮。晒干研末备用。

性味功效：淡、平，有毒。止血生肌，舒筋活络。

主治应用：外伤出血，用末撒布患处。骨折，取末用酒调成糊状外敷。风湿，每用1两泡酒半斤，浸泡3天，日服1次，每次15毫升。

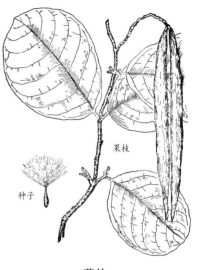

果枝

种子

藤仲

鞭打绣球

玄参科　羊膜草属
Hemiphragma heterophyllum Wall.

别　　名：地草果、小红豆(东川)，雀卧丹、冰盘摆果(保山)，头顶一颗珠(楚雄)，红豆草、抓地虎(大理)，佛顶珠(思茅)，龙袍玉带(临沧)，地胡椒(昭通)，金钩如意(曲靖)。

识　　别：匍匐草本。生于火烧迹地、疏林草丛中或肥沃的草坡上。长20～60厘米。略被柔毛。叶两型，茎生叶对生，圆心形或肾形，有钝齿；变形叶簇生于短枝，针状，密集。花单生叶腋，无柄，玫瑰红色。肉质果，卵状，橘红色。

采集加工：药用全草。夏秋采集，晒干备用或鲜用。

性味功效：苦、咸，凉。舒筋活血，祛风止痛，清热解毒。

主治应用：风湿、跌打损伤、闭经、淋巴结核、砂淋、疮疡，每用3钱～1两，水煎服。黄水疮、疮疡，用鲜草捣烂敷患处。口腔炎，用根加红糖捣烂口含15分钟。

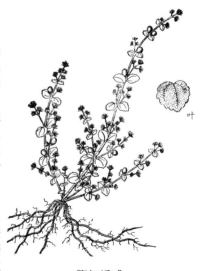

叶

鞭打绣球

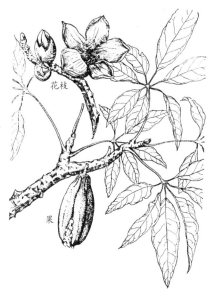

花枝

果

攀枝花

攀 枝 花

木棉 木棉科 木棉属

Gossampinus malabarica（*DC.*）*Merr.*

别　　名:落叶大乔木,高可达25米。树干和粗枝有
短而大的圆锥状硬刺,枝轮生伸展,一台一
台向上生长。叶互生,掌状复叶,小叶5～
7枚,披针形或长卵状披针形,长10～20
厘米,宽5～7厘米,先端渐尖,基部阔楔
形,全缘。先开花后生叶,花大,鲜红色或
金黄色,繁密。木质蒴果大,长矩圆形,果
瓣内充满绵毛,故有"木棉"之称,倒卵形
种子多数。

　　　　　生于热带村旁、路边向阳坡池及河谷
荒坡。

采集加工:药用花、根、皮。冬春采花,全年采根、皮,
切碎晒干备用。

性味功效:甘淡,凉。清热利湿,收敛止血,拔脓生肌。

主治应用:菌痢、肠炎、腹泻、风湿关节炎,每用花3～
5钱,煎服。痔疮,用花3～5钱加绿豆1
两,煎服。胃炎、腹痛、胃溃疡、便血,每用
根5钱～1两,煎服。痈疮、外伤出血、跌
打损伤、骨折,每用鲜皮适量,捣烂敷患处。

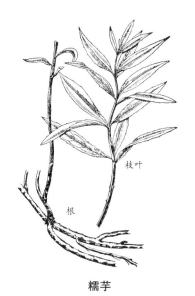

枝叶

根

糯芋

糯　　芋

柳兰 柳叶菜科 柳兰属 （小毒）

Chamaenerion angustifolium（*L.*）*Scop.*

识　　别:多年生草本。生于山野疏林下草丛中。高
40厘米左右。根分叉。茎无毛。叶对生或
轮状互生,狭披针形,长4.5～17.5厘米,宽
0.7～1.8厘米,叶缘略有浅齿。总状花序,
顶生,花淡红色。蒴果,小。

采集加工:药用根。秋冬采集,洗净晒干备用或鲜用。

性味功效:辛、苦,热,小毒。消肿止痛,接骨。

主治应用:骨折,用鲜品捣烂敷患处或用干品研末,用
酒调匀外敷。

附　　注:内服不可超过5分。

糯米草

蔓苎麻　荨麻科　蔓苎麻属
Memorialis hirta（Bl.）Wedd.

别　　名:小铁箍(丽江),小粿药(楚雄),小粘药、红
头带(昆明),九股牛(大理),小拔毒散(玉
溪),小郎根(曲靖)。

识　　别:宿根蔓生草本。多生于山野疏林下草丛或
荒坡地带。长60～100厘米。全体有短毛。
主根圆锥形,较粗长。茎匍匐状蔓生,单叶
对生,卵状披针形,基部三出脉直达叶尖,全
缘。穗状花序,簇生于叶腋,淡绿色。瘦果,
三角状卵形,棕黑色。

采集加工:药用根。全年可采,鲜用或晒干备用。

性味功效:苦、涩,凉。接骨生肌,消炎止泻。

主治应用:毒疮痈肿,用根加红糖捣细敷患处。外伤,
用鲜根捣烂外敷。痢疾、痛经,每用2～3
钱,水煎服。骨折,配伍捣烂外包。

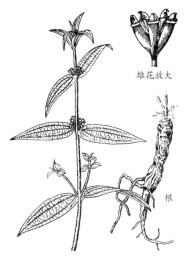

雄花放大

根

糯米草

魔　芋

天南星科　蒟蒻属　（毒）
Amorphophallus rivieri Dur.

别　　名:魔芋花、野魔芋、花麻蛇(思茅)。

识　　别:多年生高大草本。生于山野溪边、屋旁地角
或栽培。高1米左右。块茎肥大。茎圆柱
状,肉质粗壮,绿色,具紫褐色斑纹。叶为叉
指状复叶,于花后抽出,向四周展开,小裂片
卵状披针形。肉穗花序,藏于大型深紫色的
佛焰苞内,下部为雌花,上部为雄花。浆果,
肉质,球形,成熟时黄绿色。

采集加工:药用块茎、花、果。秋末采块茎及果,洗净切
片晒干备用或鲜用,夏季采花。

性味功效:麻,温,生者有毒。镇咳,退翳,消炎。

主治应用:咳嗽、走马牙疳,每用果或花2～3钱,炖肉
服或水煎服。目翳,用鲜块茎5钱～2两炖
肉吃或炒猪肝吃。乳痈,用鲜块茎捣烂,焙
热外敷患处。银屑病,用块茎研末加蜂蜜拌
匀涂患处。

附　　注:本品不能生服。

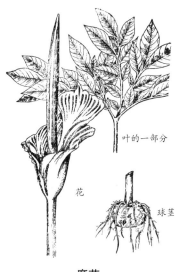

叶的一部分

花

球茎

魔芋

鳝　鱼

合鳃科　黄鳝属
Monopterus albus（*Zuieuw*）

别　　名：黄鳝。

识　　别：体似蛇形，头粗，眼小，在头的腹面有鳃孔一个。体无鳞片，无腹鳍和胸鳍，背鳍、臀鳍和尾鳍均退化。体黄色，上部带黑色斑点。我省各地泥塘、沟渠和水田中均有分布。

采集加工：药用全鱼。鲜用或晒干备用。

性味功效：腥，温。滋阴补血，消炎。

主治应用：补虚、小儿疳积、慢性肝炎、神经性头痛，配伍内服。跌打损伤，取血适量掺入酒内服。面神经麻痹、疔疮、酒糟鼻，用血搽患处。口腔炎、中耳炎，用血配伍外用。

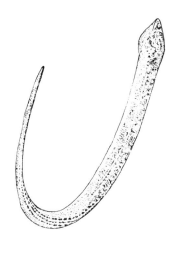

鳝鱼

露　水　草

蛛丝毛蓝耳草　鸭跖草科　蓝耳草属
Cyanotis arachnoidea C. B. Clarke

别　　名：珍珠露水草（曲靖），鸡冠参、兰耳草（昆明）。

识　　别：草本。多生于向阳疏林坡地草丛中。高20～35厘米。支根多数。全株密被柔毛。根出叶披针形；茎叶互生，基部下延呈膜质鞘，全缘。花葶离基长出，短穗状花序，稠密，腋生或顶生，花蓝色。蒴果。

采集加工：药用根。夏秋采集，洗净鲜用或晒干备用。

性味功效：辛、微苦，温。温经通络，除湿止痛。

主治应用：风湿性关节炎、四肢麻木，每用根 1～2 两，炖鸡或炖肉服。

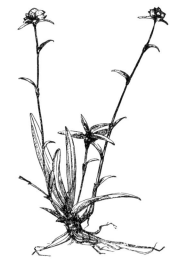

露水草

常见疾病中草药处方选

预防部分

一、预防感冒、流感

1. 野坝蒿、生姜各 3 钱,薄荷、金银花各 2 钱,煎服。

2. 竹叶柴胡、野丁香各 1 钱,鱼子兰 2 钱,升麻、生姜各 3 钱,香茅草 5 钱,金银花 4 钱,煎服。

3. 樟木、生地各 1 斤,苇根 2 斤,大蓟 3 斤,煎服,供 100 人一次量。

4. 水蜈蚣 10 斤,小黄散、葫芦茶各 3 斤,煎服,连服 3 天,供 100 人一日量。

5. 苏梗、野坝蒿各 3 钱,香茅草、桉树叶、蛇毒药、绣球防风各 2 钱,生姜 1 钱,煎服。

6. 紫绿果根 2 钱,花脸细辛 1 钱,紫茉莉、大和红、香石藤、竹叶柴胡、薄荷各 3 钱,煎服。

7. 大穿鱼草、千层塔各 1 两,马尾黄连、苏子各 3 钱,生姜 2 钱,煎服。

8. 桉树叶 1 两、三棵针 5 钱,红糖适量,水煎服,早晚各 1 次,连服 3 天。

9. 野芫荽、生姜各 3 钱,水煎服,连服 3 天。

10. 苇根 1 斤,三棵针、羌活各 5 斤,加水 120 斤煎至 100 斤,供 200 人一日量,每人服 250 毫升。

11. 生姜 3 片、葱头 4 个、胡椒 2 分,水煎服,一日量,连服 3 天。

12. 生姜、葱白、茶叶各 3 钱,水煎服,每日 3 次分服。

13. 紫苏、生姜、香橼叶、枇杷叶各 3 钱,水煎服,每日 3 次分服。

14. 木姜子 3 钱、金银花 4 钱、金竹叶 2 钱、橘子叶 2 钱、苇根 5 钱、生姜 3 钱、马尾黄连 3 钱,水煎服,供 10 人一日量。(亦可用于预防流脑)

15. 杏叶防风 2 钱、香茅草 5 钱、木姜子 3 钱、金银花 4 钱、竹叶柴胡 3 钱、陈皮 3 钱、生姜 3 钱、金竹叶 1 钱,水煎服。

16. 木姜子 5 钱,金银花、苇根各 3 钱,香茅草、金竹叶、橘叶、马尾黄连各 1 钱,地肤叶、生姜各 4 钱,水煎服,供 10 人量,日服 1 次,连服 3 天。

17. 翻白叶、桉树叶、车前草、三棵针、生姜、薄荷各 3 钱,红糖为引,水煎服。

18. 白芷、藁本、苏叶各 1 斤,荆芥、薄荷各 8 两,大葱、生姜各 11 斤,红糖 3 斤,水 240 斤煎至 200 斤,供 200 人 1 日量,每人服 250 毫升。

19. 龙胆草、黄芩、马蹄香、茜草、香樟树各 1 钱,胡椒为引,水煎服。

20. 蛇毒药(根)1~2 两、紫苏 3 钱、薄荷 5 钱、桂枝 3 钱、生姜 3 钱,水煎服,供 10

人一日量,日服 1 次,连服 3 天。

21. 紫苏 3 钱、香茅草 3 钱、香橼叶 3 钱、薄荷 5 钱、臭灵丹 5 钱、甘草 2 钱,红糖为引,水煎服。

二、预防白喉

土牛膝(鲜根)半斤,洗净捣碎加温开水半斤,密封泡一天一夜,取滤液喷喉,每半小时 1 次。同时每次 20 毫升,两小时服 1 次。

三、预防流行性腮腺炎

痄腮树、苇根各 1 两,蒲公英 5 钱,煎服。

四、预防麻疹

1. 一枝黄花、金银花各 2 钱,紫苏、升麻各 1 钱,芫荽 5 钱,香椿树皮 3 钱,乳香 7 分,煎服。若高热加通大海 2 个。

2. 金银花根、蓝靛各 5 斤,贯众、菊花各 3 斤,加水 200 斤煎至 100 斤,每人 1 斤,分 4 次服,2 日服完。

3. 南瓜藤 3 钱,红糖为引,水煎服。

4. 辣蓼 1 钱、紫草 1 钱,红糖为引,水煎服。

5. 紫草 1 钱、葛花 2 钱、藿香 1 钱,水煎服。

6. 升麻 1 钱、葛根 2 钱、苏木 1 钱、樱桃树皮 1 钱,水煎服。

7. 翻白叶 1 斤、紫草 5 斤、茴香 1 斤、桑白皮 3 斤,加水 100 斤煎至 50 斤,供 250 人一日量,每人服 20 毫升。

8. 碎米果(根)3 钱、木姜子 2 钱、葛根 3 钱,胡椒为引,水煎服。

五、预防百日咳

1. 扁藤、甘草各 2 钱,陈皮 1 钱,煎服。

2. 鲜北风草、萆薢各 5 钱,煎服。

3. 苦胆粉 2 分(各种动物的胆汁均可),开水送服,每日 2 次,连服 9 天。

4. 沙参 3 钱、白茅根 5 钱、甘草 2 钱,水煎服,每日 3 次分服。

5. 马尾黄连 5 分、百部 1 钱、天冬 1 钱、独叶白及 2 钱、枇杷叶 1 钱、前胡 1 钱、甘草 5 分,红糖适量,水 500 毫升,煎至 200 毫升,每次 10 毫升,日服 3 次。

6. 百部 1 斤,水 3000 毫升,煎至 1000 毫升,加糖 1 斤,配成糖浆,3 岁以下每次服 3 毫升,4～7 岁每次 5 毫升,每日 3 次,3 日一疗程,服 1～2 疗程。

7. 三棵针、紫苑、百部、钩藤、甘草各 1 钱,水煎服,每日 3 次分服。

六、预防疟疾

1. 胜红蓟 1 两,洗碗叶 2 钱、鹅不食草、鸡屎藤、臭灵丹各 5 钱,煎服,每周 1 剂,连服 3 周。

2. 桉树叶 5 钱、草果 2 个,水煎服,每日 4 次分服。

3. 桃树皮 2 钱、樱桃树皮 2 钱,水煎服,一日量,每日 2 次分服。(于流行季节服用)

4. 桉树(果实)3 两、三台花半斤、樟脑叶半斤,水煎服,供 10 人一日量。(夏季服用)

5. 洗碗叶 2 钱、马鞭草 3 钱、钩藤 3 钱,水煎服。(夏季服用)

6. 三台花 4 钱、半夏 2 钱、草果 1 个、甘草 2 钱、红糖 4 钱,水煎服,每日 3 次分服。

七、预防传染性肝炎

苦蒿根、桑白皮各 3 钱,红糖 2 钱,煎服,每周 2 次。

八、预防痢疾

1. 马鞭草、地榆、小黄花、野坝蒿各 3 斤,煎服,供 100 人一日量。

2. 番石榴叶、辣蓼各 5 钱,红糖引,煎服。

3. 翻白叶、橄榄树皮、地石榴各 3 钱,芦子 1 钱,虎掌草 2 钱,煎服。

4. 刺黄柏、藿香、翻白叶、仙鹤草、炮掌果根、草血竭、鸡嗉子果根、石榴树根皮各 3 钱,煎服。

九、预防流行性脑脊髓膜炎

1. 大蒜 5 钱,捣烂加水 40 毫升,泡后取液,加入 10% 的白糖,分 2 次服,连服 5 日。

2. 橄榄(鲜)2 斤,捣细,纱布包裹,榨取果汁一小碗,分 6 次服,4 小时 1 次。

3. 桉叶 3 两、红糖半斤,水煎服,供 50 人 1 日量。

4. 贯众 1 斤、明矾适量,水煎服,供 50 人 1 日量。

5. 水八角 2 钱、黄连 5 分,水煎服与滴鼻并用,日服 2 次,隔日 1 剂。

6. 贯众 3 两,紫苏、荆芥、苦楝(根皮)各 5 钱,水煎服,每日 2 次,连服 5 日。

7. 龙胆草、白茅根、白芍、野菊花、甘草各 3 钱,水煎服。

8. 三棵针、马尾黄连、金银花各 5 钱,水煎服。

9. 飞松毛 3 钱、橄榄 3 钱、甘草 2 钱,红糖为引,水煎服。

10. 蛇毒药、生石膏各 5 钱~1 两、金银花、甘草各 3 钱,水煎服,供 5 人一日量。

11. 蛇毒药 1~2 两、蒲公英 5 钱、白头翁 3 钱、金银花 5 钱、甘草 2 钱,水煎服,每日 3 次分服,连服 2 日。

十、预防流行性乙型脑炎

1. 板蓝根 5 钱,水煎服,每日 3 次分服。

2. 冬瓜皮 3 钱、淡竹叶 3 钱、荷叶 3 钱、白茅根 3 钱，水煎服，每日一次，每周服一至二次。

十一、预防中暑

1. 葫芦茶、淡竹叶、金银花、野菊花、薄荷、甘草各适量，水煎作茶饮。
2. 虎耳草、薄荷、香薷各适量，水煎作茶饮。

十二、预防痢疾

1. 马齿苋 1～2 两，水煎服，每日 3 次分服。
2. 大蒜 3～4 粒，每顿饭前生吃。
3. 姜味草 3 钱，红糖为引，水煎服，每日 2 次分服。
4. 绿茶 3 钱，加红糖炒焦，泡开水服，一日 1 剂。
5. 大树杨梅 5 钱、三棵针 2 钱，水煎服，每日 3 次分服。
6. 大树杨梅 5 钱、草血竭 3 钱，水煎服，每日 3 次分服。
7. 大树杨梅 3 钱、黄连 1 钱、翻白叶 3 钱、仙鹤草 3 钱，水煎服，每日 3 次分服。
8. 大树杨梅 3 斤、紫苏 3 斤、三棵针 2 斤、白头翁 2 斤，水煎服，供 100 人一日量。

十三、预防钩端螺旋体病

大黄藤(鲜)20 斤，加水 120 斤煎至 100 斤，每次服 100 毫升，供 500 人用。可控制发病。

十四、灭钉螺

1. 虎掌草，用 4% 浸液喷洒或浸泡于有螺的沟、塘等处。
2. 万丈深，用 4% 浸液喷洒或浸泡于有螺的沟、塘等处。
3. 万丈深、辣蓼、野烟、草乌、石灰、桃叶各适量，捣烂投入水沟、水田中或单独使用。

十五、灭蚊蝇杀蛆蛹

1. 烟叶 1 斤，捣碎，加水 5～6 斤，浸泡一日，取浸出液倾入污水、粪坑。
2. 天南星，用 5% 浸出液倾入污水中，或取 2 斤，捣碎投入粪坑。
3. 桃叶，每立方米水中投入 12 两，或用数斤切碎投入粪坑。
4. 核桃叶，捣绒，投入污水中或粪坑。
5. 番茄叶，捣绒，投入污水中。
6. 蓖麻叶 1 斤，加水 10 斤，煮半小时，取液按 5% 的比例投入污水中。
7. 苦参 1 斤，加水 10 斤，煮半小时，取液按 1% 的比例倾入污水中，或用 1 斤，加水 10 斤，浸一天后倾入粪坑。
8. 扁柏，用 1% 的浸出液倾入污水中。

9. 青蒿半斤,点燃烟熏。

10. 大蒜茎半斤,点燃烟熏,或用数斤切碎投入粪坑。

11. 艾叶 1 斤,点燃烟熏。

12. 苦楝根皮 2 两、桃叶半斤,二药点燃烟熏。

13. 桉树叶、苦蒿、粗糠各适量,加六六六粉少许,点燃烟熏。

14. 柳叶数斤,切碎投入粪坑。

15. 蓖麻籽,捣烂,投入粪坑。

16. 大狼毒数斤,捣碎,投入粪坑。

17. 白头翁 5 两,取根切片,投入粪坑。

18. 苦楝(根皮、叶、果均可)3~5 斤,捣烂,用水浸泡,投入粪坑。

19. 辣蓼 5~7 斤,捣烂,投入粪坑。

20. 狗核桃数斤,全草捣碎,投入粪坑。

21. 小草乌半斤,捣烂,投入粪坑。

22. 臭牡丹 2~3 斤,取新鲜茎叶,切碎,投入粪坑。

23. 桉树叶 2~3 斤,取鲜叶切碎,投入粪坑。

24. 皂角数斤,捣碎,撒入粪坑。

25. 小草乌数斤,捣细,拌入红糖,诱杀苍蝇。

26. 烟叶数斤,捣细,拌入米汤,诱杀苍蝇。

27. 百部(对叶百部)数斤,切碎加水煎后,取汁拌入白糖,诱杀苍蝇。

治疗部分

一、战伤外科

★骨折

1. 亮叶香叶 6 钱,三股筋叶 4 钱,共捣绒酒调敷患处。

2. 跳八丈、五爪金龙各适量,共捣绒敷患处。

3. 大穿鱼草叶、大接骨丹各等量,共研末,开水调敷患处,7 天换药 1 次。

4. 树葱、独叶白及、胡椒各等量,共捣绒敷患处。

5. 外用:重楼、刺五加各等量,共捣绒敷患处。
   内服:臭皮、飞龙掌血、香石藤各 1 两,泡酒 1 斤,日服 2 次,每次 10 毫升。

6. 猕猴桃 3 钱、苎麻、绿葡萄各 2 钱,独叶白及 7 钱,共捣绒敷患处。

7. 杉树根皮 70%、仙人掌、续断各 15%,共捣绒敷患处。疼痛加细辛,麻木加草乌适量。

8. 千只眼、川芎各 3 钱,叶下花、透骨草各 5 钱,杜仲 4 钱,三七 1 两,泡酒半斤,日服 2 次,每次 5 毫升。

9. 绿皮杜仲、五爪金龙、叶上花、姜黄各适量,共捣绒敷患处。

10. 外用:攀枝花根皮适量捣绒敷患处,隔日换药 1 次。

内服:当归、大血藤各 5 钱,土牛膝、续断各 3 钱,红花 1 钱,泡酒 1 斤,日服 3 次,每次 10 毫升。

11. 野芦子、果上叶、叶上花各适量,胡椒数粒,共捣绒酒炒热敷患处。

12. 接骨树、鱼子兰、大麻药、过江龙各适量,共捣绒敷患处。

13. 刺老包、续断、岩陀、牛角七各适量,共捣绒加糯米饭调匀敷患处。

14. 铁草鞋、铁指甲、铁蚂蟥、香石藤各适量,共捣绒鸡蛋清调匀敷患处。

15. 叶上花、香石藤、山毛柳、蛇毒药、大接骨丹各 2 两,共捣绒酒调匀敷患处,3 天换药 1 次。

16. 岩葱、香石藤、大接骨丹、小接骨丹、小白薇、树葱、蜂蜜各适量,共捣绒敷患处。

17. 大穿鱼草、石串莲、香石藤各适量,共捣绒敷患处,3 天换药 1 次。

18. 鲜千层皮 3 两、花脸细辛 5 钱、小鸡 1 只,共捣绒敷患处,3 天换药 1 次。

19. 鲜白毛蛇、鲜豆瓣如意各适量,共捣绒敷患处。

20. 一支箭、鸡嗉子果叶、白松香各适量,共研末撒上,再敷接骨药。

21. 石筋草、绿葡萄、追风箭、叶上花、五爪金龙各 2 两,共研末,开水调匀敷患处。(以上各方均在敷药后外用小夹板固定)

22. 小铜锤、万寿竹各适量,共捣绒包患处。

23. 现鸡尾叶、榆树皮各适量,加糯米稀饭、酒药混合捣绒,加少量温开水敷患处。

24. 血满草根、当归各适量,共捣绒,白酒调匀敷患处。

25. 地石榴叶、水马桑叶各适量,共捣绒,加白酒少许调匀敷患处。

26. 大接骨丹、铁线草各适量,共捣绒敷患处。

27. 五爪金龙、万寿竹各适量,共捣绒敷患处。(用于开放性或粉碎性骨折时,敷药前可先垫一层纱布,便于换药)

28. 骨碎补、合欢皮各 4 两,共捣绒与糯米共煮成粥,待温时敷患处。

29. 大麻药、万寿竹各适量,共研末,加酒少许调匀敷患处。

30. 鹅肠草、茜草各适量,共捣绒,酒调匀敷患处。

31. 接骨树 1 份、大麻药 2 份,共捣绒敷患处,或共研末温开水调匀敷患处。

32. 小九节铃、续断、骨碎补各等量,共捣绒敷患处。

33. 岩角 2 株、叶下花 2 株、三七粉适量,捣绒混匀敷患处。

34. 绿葡萄 4 钱、苎麻根皮 4 钱、粘藤 3 钱,共捣绒敷患处。

35. 树头发一分半、糯芋一分半、五爪金龙 3 分,共捣绒敷患处。用杨柳树皮做夹板固定,5 天换药 1 次。

36. 五爪金龙、大狼毒、石椒草各等量,捣绒用酒调匀敷患处,2 天换药 1 次。

37. 刺参、玉带草、粘藤各适量,共捣绒敷患处。

38. 豆叶七 4 分、小筋骨藤 2 分、白三百棒 4 分,共捣绒敷患处。

39. 小玉竹、小红参、刺参各 3 钱,加酒半斤,浸泡 3 天,每次 10～20 毫升,日服 2 次。(亦可用于跌打损伤)

40. 鼻涕果、香石藤、五加皮各等量,共捣烂敷患处。

41. 榆树皮 50%、鼻涕果 20%、香石藤 15%、大接骨丹 15%,共捣绒敷患处,七天换药 1 次。

42. 小铜锤、五爪金龙、大接骨丹各适量,共捣绒,用酒炒热敷患处。

43. 紫金龙 2 两、五爪金龙 6 两、斑庄 2 两,共捣绒,用羊油炒热敷患处。(亦可加伸筋草、五加皮各适量)

44. 叶上花、草乌、茜草各适量,共研末,用水和酒调成糊状敷患处,2～3 天换药 1 次。

45. 火秧简(鲜茎)、吴茱萸叶、斑庄各适量,胡椒为引,共捣绒敷患处。

46. 外用:小接骨丹(根皮)、玉带草、茜草、血满草各适量,共捣绒敷患处。
    内服:小接骨丹(根皮)、芪菜巴巴叶(根皮)各适量,泡酒内服。

47. 紫燕草、蛇毒药(叶)、五爪金龙、绿葡萄各等量,共捣绒敷患处,3 天换药 1 次。

48. 百灵草 1 两、蛇毒药(叶)3 两、绿葡萄 5 两、紫燕草 1 两,共捣绒敷患处。

49. 玉带草、骨碎补、茜草、续断各适量,共捣绒敷患处。

50. 叶上花、万寿竹、莪术、粘藤各适量,共捣绒敷患处。

51. 拔毒散、五爪金龙、绿葡萄、四块瓦各适量,捣绒敷患处。

52. 刺老包(根)、苎麻根、飞龙掌血、黑骨头各适量,加甜荞粉或小鸡,共捣绒用酒调敷患处,2 天换药 1 次。

53. 青冈栎(内皮)3 两、苎麻根 3 两、苎麻(茎内皮)3 钱、刺五加(皮)3 钱,泡酒 1 斤,浸泡三天,每次 10～20 毫升,日服 2 次。另取以上诸药共捣绒敷患处。

54. 青刺尖叶 5 钱、五爪金龙 5 钱、升麻 4 钱、土茯苓 4 钱,共捣绒敷患处。并用上方,水煎服。

55. 三条筋、藤仲、五爪金龙、叶上花各适量,共捣绒用酒炒热敷患处。

56. 矮陀陀 2 钱、大和红 5 钱、金丝杜仲 5 钱、飞龙掌血 3 钱,泡酒半斤,浸泡 3 天,日服 2 次,每次 10～20 毫升。

57. 榆树皮 5 两、鼻涕果 2 两、大接骨丹 1 两 5 钱、茜草 1 两 5 钱,共捣绒加开水调匀敷患处,2 天换药 1 次。

58. 苎麻根、土牛膝、刺老包、鞭打绣球各适量,共捣绒拌糯米稀饭敷患处。

59. 苎麻根、续断、骨碎补、连台夏枯草、玉带草、糯米草各适量,共捣绒拌酒敷患处。

60. 三台花根、大接骨丹、小接骨丹、小铜锤、紫金龙各 4 钱,共研末,用开水调成糊状敷患处。每天用酒浸润敷药,3～6 天换药 1 次。

61. 五爪金龙 3 钱、大麻药 3 钱、飞龙掌血 3 钱、斑庄 3 钱、莪术 3 钱、叶下花 2 钱、四块瓦 2 钱、良旺茶 2 钱、大接骨丹 2 钱、苎麻根 3 钱、顺江木 2 钱,共捣绒加酒调匀敷患处,亦可减量水煎服。

62. 香石藤、五爪金龙、蜜桶花、叶下花、绿葡萄各等量,共捣绒炒热敷患处或泡酒内服。

63. 续断、茜草、糯米草、玉带草、骨碎补各等量,共捣绒敷患处或各 3 钱,水煎服。

64. 藤仲、五爪金龙、绿葡萄、沙糖根、臭牡丹各适量,共捣绒敷患处及泡酒内服。

65. 血满草 3 钱、刺五加皮 3 钱、香石藤 3 钱、草乌 1 钱、苎麻 5 钱,共捣绒用酒及开水调敷患处。

66. 叶上花 3 钱、五爪金龙 5 钱、飞龙掌血 4 钱、金铁锁 3 钱、土牛膝 3 钱,水煎服,每日 3 次分服。

67. 大接骨丹、叶上花、叶下花、飞龙掌血、桑寄生各适量,共捣绒用酒调匀敷患处,经常用酒浸润敷药保持湿润,2 天换药 1 次。

68.绿葡萄 1 斤、大接骨丹叶 3 两、小接骨丹 3 两、叶上花根 4 两、香石藤 3 两、败酱 3 两、五爪金龙 5 两、金丝杜仲 5 两、飞龙掌血 2 两,共研末备用,用时取适量加开水、酒(6:4)调成糊状,涂在纱布上敷患处,每日换 1 次。

69. 黑骨头、绿葡萄、金丝杜仲、叶上花、刺五加、大接骨丹、香石藤、钩藤根各适量,共研末,水调,煮沸后加酒适量敷患处。

70. 五爪金龙、刺参、玉带草、土三七、岩陀、粘藤各适量,共捣绒敷患处。

71. 芦子藤、大红毛叶、五加皮、七叶一把伞、锯叶竹节树、鱼子兰各等量,共捣绒炒热加酒药、胡椒、糯米稀饭拌匀敷患处。开放性骨折不加酒药。

72. 矮陀陀根 3 钱、飞龙掌血 2 钱、绿葡萄 3 钱、茜草 3 钱、细木通 2 钱、香石藤 3 钱,泡酒 1 斤,浸泡三天,每次 10 ~ 15 毫升,日服 2 次。

73. 外用:小被单草、绿葡萄根皮、茜草各适量,共捣绒敷患处。

内服:心不干 3 钱、香石藤 2 钱、水八角 3 钱、八角枫 5 分、茜草 2 钱、五爪金龙 2 钱,泡酒半斤,浸泡三天,每次 5 毫升,日服 2 次。

74. 大接骨丹 2 两、马蹄草 5 钱、小被单草 5 钱、五叶草 5 钱、草乌 2 钱、刺五加 2 钱、续断 1 两、茜草 5 钱、五爪金龙 5 钱、叶上花 5 钱、龙骨 3 钱、乳香 5 钱、没药 5 钱、金毛狗脊 1 钱,共研末,加酒炒热敷患处,3 日换药 1 次。

★外伤出血

1. 曲连、野火绳各 20%,重楼、金丝杜仲、松香、寡鸡蛋树各 15%,共研末,撒伤口。

2. 野丁香叶、小红米果各 1 两,野烟、大麻药各 5 钱,共研末,撒伤口。

3. 寡鸡蛋树 1 两、月季花根 5 钱,煎服。

4. 大穿鱼草、香石藤各适量,共研末,撒伤口。

5. 雪上一枝蒿(去黑皮)、三七各等量,研末外撒伤口。(亦可用于内伤出血,每次 5 厘,日服 2 次,开水或酒送服)

6. 翻白叶 1 两、心不干 5 钱,水煎 3 次,取 3 次滤液浓缩干燥,研末外撒伤口。(亦可内服,每次 2 ~ 3 分)

7. 燕子花、紫燕草各等量，共研末外撒伤口。

8. 滑叶跌打7分、三条筋3分，共研末外撒伤口。（亦可用小红米果根水煎送服上方1克，可治消化道出血）

9. 飞龙掌血（根皮）、碎蛇各等量，共研末外撒伤口。（上药拌酒敷患处治骨折）

10. 鞭打绣球、飞龙掌血各等量，共研末外撒伤口。

11. 土大黄（炒黑）、暴石灰（炒）各等量，共研末外撒伤口。

12. 炒五倍子、乌贼骨各适量，共研末外撒伤口。

13. 地榆1两、乌贼骨3钱，共研末外撒伤口。

14. 飞龙掌血、金毛狗脊各等量，共研末外撒伤口。

15. 金丝杜仲、贯众各等量，共研末外撒伤口。

16. 鞭打绣球、飞龙掌血、沙参各等量，共研末外撒伤口。

17. 草乌1两、紫金龙2两、草血竭2两，共研末外撒伤口。

18. 象皮6分、鹿角霜3分、三七1分，共研末外撒伤口。

19. 心不干5两、桂圆核1两、广血竭5钱，共研末外撒伤口。

20. 金铁锁1钱、万寿竹3钱、重楼2钱，共研末外撒伤口。（亦可内服，每次3分，开水送服）

21. 三七、金铁锁、重楼各等量，共研末外撒伤口。（亦可内服，每次2～3分，开水送服）

22. 飞龙掌血5两、明胶2两、明矾5钱，共研末外撒伤口。

23. 重楼、三角枫、兰花参、茜草各适量，共研末外撒伤口。

24. 草血竭、海螵蛸、紫地榆、生石灰各等量，共研末外撒伤口。

25. 水冬瓜树皮、杉树皮、黄栎树皮、锥栎树皮各适量，共研末外撒伤口，或用鲜品捣绒敷患处。

26. 侧柏叶3钱、茜草炭2钱、三七2钱、乳香1钱，共研末外撒伤口。（内服每次1钱，开水送服）

27. 芋头七5%、大麻药30%、藤仲35%、重楼25%、鱼子兰5%，共研末外撒伤口。

28. 大麻药1钱、五爪金龙3钱、血余炭3钱、翻白叶3钱、龙胆草3钱，共研末外撒伤口。

29. 金铁锁1钱、草乌1钱、三七1钱、白芷1钱、茯苓1钱、重楼3分，共研末外撒伤口。（内服每次5分）

30. 金毛狗脊（毛）5两、百灵草1两5钱、瓦草1两5钱、重楼1两、雪上一枝蒿1两，共研末外撒伤口。

31. 雪上一枝蒿2钱、三七2钱、乳香2钱、没药2钱、冰片5分、海螵蛸1两，共研末外撒伤口。

32. 雪上一枝蒿2分、重楼1钱、地榆1钱、紫草1钱、三七1钱、海螵蛸1钱，共研末外撒伤口。

33. 血竭 8 钱、乳香 1 两、没药 9 钱、儿茶 8 钱、冰片 5 钱、玫瑰花 8 钱,共研末外撒伤口。

34. 小被单草、玉带草、土牛膝、铁线草、马蹄香、苎麻根各等量,共捣绒敷伤口。

35. 象牙末、飞龙掌血、乌贼骨、雪上一枝蒿、翻白叶、五倍子各等量,共研末外撒患处。

36. 珠子参、桔梗、远志、三七、小白附子、雪上一枝蒿各等量,共研末外撒伤口。(内服每次 2～3 分,日服 3 次,用于内伤出血、跌打损伤、风湿麻木、四肢酸痛)

37. 血竭 2 钱、枯矾 2 钱、乳香 2 钱、密陀僧 1 钱、龙骨 2 钱、土鳖 1 钱、陈石灰 1 钱,共研末外撒伤口。

38. 金铁锁 5 钱、重楼 5 钱、大发汗 3 钱、粉丹皮 5 钱、雪上一枝蒿 3 钱、天花粉 5 钱、金银花 5 钱、乌贼骨 5 钱、象牙末 5 钱,共研末外撒伤口。(亦可内服,每次 1 钱,日服 3 次,开水或酒送服)

39. 草血竭、绛头、雪上一枝蒿、绵大戟、陈石灰、红土瓜、小白及各等量,共研末外撒伤口。

★刀枪伤

1. 灰叶子、黑节草、蛇退、猫毛草各适量,共捣绒敷伤口。(亦适于疮痈)

2. 青洋参 5 钱、黄柏 3 钱,泡酒 1 市斤分服,另取上药捣绒敷伤口。

3. 猪蹄壳(烤黄),研末外敷伤口。

4. 生南瓜子、芭蕉树芯(未结过芭蕉者)各适量,共捣绒外敷伤口。

5. 大九节铃 5 钱、冰片 5 分,共研末,用开水调匀外敷伤口。(亦可外用治疗烧伤、痈肿)

6. 拔毒散、火把果树上寄生草各等量,共捣绒外敷伤口。

7. 鼻涕果、铁线草各 5 钱,共捣绒加鸡蛋清、蜂蜜适量调匀外敷伤口。

8. 紫绿果根、香石藤各 5 钱,共研末,蜂蜜调匀外敷伤口。

9. 黄锁梅叶适量、野牡丹果 5～7 钱,共捣绒加红糖适量外敷伤口。

10. 钻地风 8 钱、野牡丹叶 1 两、红糖适量,共捣绒外敷伤口,隔日换药 1 次。

11. 鳝鱼 1 条(暴晒干)、玉带草 2 钱、葱白 5 钱、荞面 5 钱,共研末,开水调匀外敷伤口,伤口发痒则去药。(亦可用于拔异物)

12. 生白矾 3 两、生川乌 6 钱、象皮 1 两,共研末外敷伤口。

13. 黄秋葵、野棉花、紫绿果根各适量,共捣绒外敷伤口,1 日换药 1 次。

★烧伤、烫伤

1. 货郎果 8 分、金银花 2 分、冰片少许,水煎前二药,过滤去渣浓缩至膏状,待温至 40℃～50℃加入冰片,搅匀备用。以 0.2% 呋喃西林液清洗创面,再涂上药。

2. 马桑 6 斤、黄连 2 斤、飞龙掌血 1 斤、冰片 5 钱,前三药水煎去渣浓缩为 6 两,加入冰片,再加凡士林配成 50% 软膏。先以生理盐水清洗创面,再敷软膏。

3. 仙人掌(去皮、刺),捣绒外敷患处。

4. 杉桄(皮),水煎去渣,浓缩成膏,外涂患处。

5. 亚泵礴,取浸出液,外涂患处,每天 3 次。

6. 鳝鱼血、鸡血各适量,混匀外涂患处。

7. 翻白叶、大黄各等量,共研末,用芝麻油调匀外涂患处。

8. 熊胆、龙胆紫各适量,先用 2% 龙胆紫溶液搽患处,后将熊胆放入温开水中溶化,外涂患处。

9. 鲜老南瓜瓤、重楼粉各适量,共捣绒外涂患处。

10. 鱼苦胆汁 2 两、茶油 4 两,混匀外涂患处。(亦可用猪胆汁代鱼胆汁)

11. 黄柏 5 钱、紫草 1 两,共研末,用炼过的香油浸泡 1 天后,过滤去渣,取油外涂患处。

12. 活蚯蚓数条、白糖适量,先将蚯蚓洗净,放入白糖内,取渗出液外涂患处。(外用亦可治丹毒)

13. 斑庄根、鸡嗉子叶、冰片各适量,共研末,外撒或拌芝麻油外涂患处。

14. 大蓟、雄黄、小接骨丹各适量,先将后两味药共研末,再取大蓟根汁调匀,外涂患处。

15. 黄连、黄芩、黄柏、大黄各等量,共研末,用炼过的香油调匀外涂患处。

16. 松脂 2 钱,松节、白薇、黄连、红糖各 5 钱,四块瓦、绵大戟各 1 钱,水煎服,每日 3 次分服。

17. 紫地榆 1 两、紫草根 1 两、冰片 1 钱、麻油 3 两、白蜡 5 钱,前三味药共研末,后将麻油、白蜡熔化与药粉调匀外涂患处,1 日 1 次。

18. 紫草 6 两、金银花 6 两、黄连 2 两、冰片 3 钱、白凡士林 1500 克,将白凡士林放入瓷桶内,加热熔化至泡沫消失,加入黄连,用文火煮 3 分钟,将桶提下,加入金银花搅匀,煮 1 分钟,再将桶提下,加入紫草,煮 2 分钟,用纱布过滤,冷至 70℃ 左右,放入冰片,搅匀备用。用时取适量涂患处。若有感染,加用三黄软膏外涂患处。

附方:三黄软膏:生黄柏、生黄连、生黄芩各 6 两,生大黄 2 两,白凡士林 1500 克,将白凡士林放入瓷桶内加热熔化,至泡沫消失,加入黄柏煎 2 分钟,将桶提下,再加入后三味药,煎 3 分钟至黄色,过滤备用。

19. 紫草根、白芷、忍冬藤、石蜡各 1 两,冰片 5 分,菜油 2 斤,将前三味放入锅内加菜油,文火煎熬至白芷微黄为度,过滤后,冷却至 70℃ 左右,放入冰片、石蜡熔化而成。用时用纱布条放进药中浸透,取出覆盖伤面。

20. 外用:大黄半斤、黄芩半斤、香油 2 斤、石灰浆 2 斤,将大黄、黄芩研末混合,取一半与香油、石灰浆调匀备用。其余为粉剂,撒布患处。第一天搽 5 次,以后每天搽 1 次。若已发炎,外搽上药后,再撒大黄、黄芩粉少许。

内服:防风、黄芩、黄柏各 3 钱,水煎服,日服 2 次。

★破伤风

1. 白毛蛇 1 两,蝉蜕 3 钱,僵蚕、甘草各 2 钱,煎服。

2. 炮掌果果实 7 个,将果实捣绒取汁,兑蜂蜜服。若小儿破伤风已牙关紧闭,用果汁搽脐,或针刺膝眼穴、寸口皮肤后,用果汁外搽。

3. 红萆麻根 2~3 两，水煎，当茶频饮。

4. 棕树心、蜜桶花各 1 两，水煎服，每日 3 次分服。

5. 搜山虎 2 钱、公丁香 2 钱、肉桂 2 钱、地不容 1 钱，加酒半斤浸泡，浸泡 1 天可服，每次服 10~20 毫升。同时用针刺全身大关节处及双足涌泉穴。

6. 制南星、半夏、白芷、防风、制白附子、天麻各 3 钱，水煎服，每日 3 次分服。

7. 竹叶防风 3 钱、羌活 3 钱、独活 3 钱、连翘 3 钱、蜈蚣 2 条、全蝎 3 钱、蝉蜕 3 钱、赤芍 2 钱、天麻 3 钱，水煎服，每日 3 次分服。儿童酌减。

8. 麻黄 3 钱、防风 3 钱、荆芥 3 钱、羌活 4 钱、细辛 2 钱、川乌 3 钱、草乌 3 钱、川芎 3 钱、石斛 4 钱、苍术 6 钱、全蝎 3 钱、当归 4 钱、天麻 6 钱、何首乌 5 钱、雄黄 6 钱、甘草 3 钱，水煎服，每日 3 次分服。

★麻醉止痛

1. 曼陀罗、雪上一枝蒿各适量，用酒适量浸泡半小时后即可外搽患处。骨折复位作局麻，忌内服。

2. 紫金龙 7 分、白芍 3 分，共研末，水、酒各半送服。

3. 雪上一枝蒿、草乌、生南星各适量，共捣绒用 75% 酒精浸泡 1 小时后外擦患处。作局麻，忌内服。

4. 草乌、川乌、白芷、细辛、黄杜鹃花各适量，共研末用酒浸泡半小时外搽患处。作表皮麻醉。

5. 生草乌 20 克、生南星 20 克、生半夏 20 克、生细辛 20 克、薄荷 80 克、樟脑 80 克，加酒精 2000 毫升浸泡后，外搽患处。作局麻，忌内服。

二、一般外科

★跌打损伤

1. 倒钩刺 1 两，五爪金龙、四块瓦、飞龙掌血、扁藤各 5 钱，茜草 3 钱，制草乌 5 分，泡酒 2 斤，日服 2 次，每次 15 毫升。

2. 大血藤 1 两，羊肚参、绿葡萄各 5 钱，化肉藤 6 钱，掉毛草 4 钱，雪上一枝蒿 5 分，泡酒 1 斤，每晚服 5 毫升。

3. 桂花岩陀、黑骨头各 3 钱，土牛膝、绛头各 5 钱，川芎 4 钱，苏木 1 钱，泡酒 1 斤，日服 2 次，每次 5~10 毫升。

4. 伸筋草、玉带草、旋复花根、通脱木各 1 两，小被单草 5 钱，炖猪脚服。

5. 透骨草、金银花藤各 5 钱，拐枣 1 两，谷蚂蚁适量，泡酒 1 斤，日服 3 次，每次 20 毫升。

6. 小白棉 3 钱，姜活、独活、伸筋草、当归、小红参各 2 钱，煎服。

7. 紫茎牙痛草 5 钱，金丝矮陀陀、茜草各 4 钱，四块瓦、白芍、水八角各 3 钱，煎服或泡酒服。

8. 鲜五爪金龙、鲜大接筋藤各等量，共捣绒或研末酒调匀敷患处。

9. 接骨草、苎麻根、大蓟、蜂蜜、鸡蛋清各适量，共捣绒敷患处，每日换药 1 次。若肿痛日久不减,加生姜、葱适量。

10. 大瓦苇、紫木通、吴萸叶各适量,共捣绒敷患处。

11. 生南星、生半夏、荷叶暗消各3钱,雪上一枝蒿2钱,泡酒3斤,涂患处。(严禁内服)

12. 外用:石吊兰、香石藤各适量,共捣绒敷患处。

内服:石吊兰、透骨草各3钱,制草乌1钱,泡酒1斤,日服2次,每次5毫升。

13. 大黑药、黑骨头各5钱,透骨草1两,泡酒1斤,日服2次,每次20毫升。

14. 马蹄金5钱,土细辛、算盘子各3钱,茜草2钱,伸筋草1钱,泡酒1斤,早晚各服15毫升。

15. 石老虎、叶下花、水八角、木通、小红参各3钱,酒引,煎服或泡酒半斤,日服3次,每次20毫升。

16. 鹅不食草4钱、贼骨头2钱,煎服。

17. 千层皮、飞龙掌血各5钱,贼骨头3钱,泡酒半斤,日服2次,每次5~10毫升。

18. 九味草、血满草、甜白酒各适量,共捣烂敷患处。

19. 红虾花根、土牛膝各3钱,千层皮5钱,酒引,煎服或泡酒半斤,日服2次,每次5~10毫升。

20. 大瓦苇、铁指甲、倒钩刺根、香石藤各适量,共捣烂敷患处。

21. 石串连、蓖麻叶各适量,共捣绒敷患处。

22. 叶上花、叶下花各2钱,泡酒4两,分次服。

23. 叶上花、五爪金龙各3钱,泡酒4两,分次服。

24. 叶上花2钱、掉毛草1钱,水煎服。(本方有毒,中毒可用浓茶水解)

25. 岩陀3钱、金铁锁3钱,泡酒半斤,分次服。

26. 辫子草(根)5钱、荷莲豆草5钱,泡酒半斤,分次服。

27. 紫绿果根1两、续断1两、打不死(根)3钱,泡酒2斤,每晚服10毫升。亦可用鲜药适量捣烂外敷患处。

28. 天生草、苎麻根、铁线草各适量,捣烂包患处。

29. 铜锤玉带草、土牛膝、叶下花各适量,捣烂加酒调成糊状敷患处。

30. 小蓟3钱、飞龙掌血4钱、五爪金龙3钱,水煎服。

31. 鸡根5钱、苏木5钱、红花3钱,水煎服。

32. 大发汗2钱、山红花4钱、小铜锤1钱,泡酒1斤,每次4~5毫升,日服3次。

33. 鲜大接骨丹(根)3钱、珠子参3钱、叶下花3钱、鹿仙草2钱,水煎服。

34. 大和红4钱、小铜锤2钱、山红花3钱、香附4钱,泡酒1斤,每次5~10毫升,日服3次。

35. 掉毛草3钱、透骨草5钱、伸筋草3钱、矮陀陀3钱,泡酒1斤,每次5毫升,日服3次。

36. 灯台树(叶)、鱼子兰、芦子藤、小接骨丹、海桐树(叶)各适量,捣烂炒热加酒调成糊状敷患处。

37. 芪菜巴巴叶、骨碎补、五叶草(根)、续断、茜草各适量,捣烂酒炒热敷,亦可泡酒服。

38. 飞龙掌血(根皮)3 钱、土牛膝 4 钱、伸筋草 3 钱、茜草 3 钱、五爪金龙 3 钱,水煎服或泡酒服。

39. 岩菖蒲 2 钱、水八角 3 钱、土千年健 3 钱、独活 3 钱、白茅根 3 钱,泡酒半斤,每次 10 毫升,日服 3 次。

40. 珠子参 5 钱、土三七 5 钱、大血藤 1 两、当归 5 钱、五灵脂 3 钱,泡酒 1 斤,每次 10 毫升,日服 3 次。

41. 金铁锁 5 两、制草乌 1 斤、重楼 3 斤、淮山药 4 斤半、雪上一枝蒿 5 两、麝香 1 钱,分别炮制后,混合研末备用。每次 1 钱,日服 1～2 次,温开水送服。内伤用温酒吞服。

42. 七厘散 6 两、白云花(根)8 钱、玉带草 8 钱、川芎 8 钱、当归 8 钱、三百棒 8 钱,混合研末备用。早晚各服 1 次,每次 7 厘,酒送服。

43. 土牛膝 6 分、八角枫(根皮)4 钱、透骨草 1 两、飞龙掌血 5 钱、黑骨头 3 钱、金铁锁 2 钱,泡酒 1 斤,早晚各服 8～10 毫升。

44. 续断 5 钱、当归 4 钱、川芎 3 钱、桃仁 2 钱、土牛膝 3 钱、肉桂 2 钱、延胡索 2 钱,水煎服。

45. 三角枫、苎麻根、叶下花、五爪金龙、小被单草、八角枫(根皮)、大血藤、蛇莓(茎)、顺江木各适量,捣烂敷患处。

46. 雪上一枝蒿 1 分、飞龙掌血 5 钱、制草乌 1 分、打不死 5 钱、金铁锁 5 钱,泡酒 1 斤,每晚睡前服 3～5 毫升。忌酸冷。

47. 金丝杜仲 5 钱、大和红 3 钱、九里光 4 钱、透骨草 1 两、飞龙掌血 5 钱、八角枫(根皮)3 钱,泡酒 1 斤,每次 10 毫升,日服三次,亦可捣烂外敷患处。

48. 细辛 2 钱、金铁锁 2 钱、金丝杜仲 2 钱、伸筋草 5 钱、透骨草 5 钱、反背红 5 钱、小红参 5 钱、草血竭 5 钱、黑骨头 3 钱、大血藤 5 钱、白酒 2 斤,浸泡 5 天,早晚各服 1 次,每次 20 毫升。

★脉管炎
1. 香石藤、山胡椒叶各 1～2 两,捣烂敷患处,每日换药 1 次。

2. 通经草 3 钱、飞龙掌血 3 钱、钩藤根 3 钱、紫丹参 2 钱、茜草 2 钱、白头翁 1 钱 5 分、大麻药 2 钱、玉带草 2 钱、续断 2 钱、川芎 2 钱、当归 2 钱、制草乌 2 钱、石椒草 2 钱、现鸡尾 2 钱、金铁锁 2 钱,水煎服或泡酒服。

3. 杏叶防风 1 两、白头翁 5 钱、石椒草 2 两、八角枫(根皮)1 两、龙胆草 4 钱、九里光 2 两、土三七 2 两、威灵仙 8 钱、黄芩 3 钱、玉带草 5 钱、良旺茶 1 两、茜草 4 钱、续断 5 钱、香薷 3 钱、杉松根皮 1 两、土牛膝 5 钱,上药共煮,去渣熬成膏状,内服少许,外用经常擦。

4. 组方:

（1）独活 3 钱、虎掌草 2 钱、山槟榔 3 钱、山栀子 2 钱、升麻 3 钱、麻黄 1 钱、黄芩 2 钱、斑庄 3 钱、白头翁 3 钱、千针万线草 3 钱，水煎服。（主要为止痛用）

（2）土茯苓 3 钱、苏木 1 钱、仙鹤草 3 钱、红花紫金标 2 钱、山货榔根 2 钱、土牛膝 3 钱、桑寄生 2 钱、沙参 4 钱、黑骨头 2 钱、八角枫 1 钱、鱼腥草 2 钱、杜仲 2 钱，水煎服。（主要为止痛用）

（3）土茯苓 2 钱、苏木 1 钱、土细辛 3 钱、红花紫金标 1 钱、掉毛草 3 钱、斑庄 2 钱、大麻药 3 钱、石斛 2 钱、桑寄生 2 钱、沙参 4 钱、地骨皮 2 钱、大黑药 3 钱、大血藤 3 钱、飞龙掌血 3 钱、山货榔根 2 钱，水煎服。（主要为消炎用）

（4）鱼腥草 3 钱、茜草 3 钱、山槟榔 3 钱、土茯苓 3 钱、山杨柳 2 钱、沙参 4 钱、苏木 1 钱、大黑药 3 钱、天花粉 3 钱、透骨草 3 钱、凤尾草 3 钱，水煎服。（主要为清热解毒用）

（5）茜草 2 钱、苏木 1 钱、小木通 2 钱、黄芩 2 钱、红花紫金标 2 钱、土细辛 3 钱、斑庄 2 钱、飞龙掌血 2 钱、八角枫 2 钱、大血藤 2 钱、土牛膝 2 钱，水煎服。（主要为活血解毒用）

（6）木通 3 钱、八角枫 2 钱、鱼腥草 3 钱、红花紫金标 2 钱、土细辛 3 钱、斑庄 2 钱、桑寄生 1 钱、飞龙掌血 3 钱、茜草 3 钱，水煎服。（主要为活血解毒用）

（7）粘藤、飞龙掌血各适量，粘藤捣烂包肿处，飞龙掌血粉撒破溃处收口。

附注：以上七方，根据病情选择应用。大黑药系菊科旋复花属植物，翼茎，旋复花。

5. 通经草 4 钱、现鸡尾 5 钱、紫丹参 3 钱、玉带草 3 钱，水煎服。

6. 红蓖麻根 1~3 两，煎服。

★骨髓炎

1. 蜜桶花（根）4 两，独叶白及、牛皮胶（非化学合成）各适量。蜜桶花根泡酒 1 斤，早晚各服 15~20 毫升。独叶白及研末，每次 2 钱，日服 2 次，用酒送服。牛皮胶加热熔化，根据瘘管大小抽条备用。换药时先用双氧水或硼酸水冲洗瘘管，用开水将牛皮条烫软，塞入瘘管，填满为度，隔日一换。若骨已接合，可停止服独叶白及。

2. 蜜桶花（全株）5 钱、梧桐树上寄生草 5 钱，水煎服。

3. 犁头草、芫菜巴巴叶、夏枯草、小被单草、五叶草、酸浆草、苦荬菜、破布草各等量，加红糖适量捣烂外敷。先用桃叶、花椒叶、桉叶各适量煎水洗患处，用消毒棉球擦净患处再敷上药，3 天换药 1 次。

★胆囊炎

1. 牙齿草、泽泻各 3 钱，鸡肠狼毒 7 分，鲜车前草 1 两、当归 5 钱，煎服。

2. 方一：荷莲豆草、过路黄各 2 两，小黄花 1 两，金钟茵陈 5 钱，煎服。

方二：荷莲豆草、过路黄各 2 两，小黄花 1 两，延胡索 3 钱、土牛膝 2 钱，煎服。

先服方一后服方二，加减：无蛔虫症可减荷莲豆草；疼痛剧者可加郁金、木香、乳香、没药等；小便少者加车前草。

3. 蒲公英 1 两、土大黄 5 钱、茵陈 1 两，水煎服。

4. 虎掌草 3 钱、星秀花 3 钱、大和红 3 钱，共研末用蜂蜜拌匀，另用侧柏果适量，水煎取液与上药调匀，每次 1 钱，日服 3 次。本方亦治胃溃疡。

5. 龙胆草 5 钱、夏枯草 5 钱、伸筋草 1 两、茵陈 5 钱，水煎服。

6. 大凤尾草(根)2 钱、小红参 3 钱、茜草 2 钱、郁金 2 钱，水煎服。（注：大凤尾草系凤尾蕨科凤尾草）

★阑尾炎

1. 追风箭 5 钱，大蓟、败酱各 1 两，煎服。

2. 鲜犁铧草、鲜鬼针草各 1 两，共捣汁，水送服。（亦适于支气管炎）

3. 金银花 2 两、当归 4 钱、丹皮 4 钱、大黄 3 钱、苡仁 8 钱、黄芩 4 钱、甘草 2 钱，水煎服。

4. 桃仁 4 钱、郁李仁 4 钱、苡仁 6 钱、冬瓜仁 6 钱、丹皮 4 钱、天丁 4 钱、石菖蒲 6 钱、金银花 2 两、茜草 5 钱，水煎服。

5. 钩藤 1 两、郁李仁 4 钱、丹皮 3 钱、花生仁 1 两、冬瓜仁 1 两、桃仁 1 钱 5 分、皂刺 3 钱、金银花 1 两、石菖蒲 1 钱、败酱草 1 钱、紫花地丁 5 钱，水煎服。

6. 大黄 4 钱，丹皮 3 钱，桃仁、冬瓜仁各 5 钱，芒硝 3 钱，水煎服，每日 2 次分服。

7. 大血藤、金银花(藤)各 2 两，生大黄 3 钱，水煎，加黄酒 100 毫升，每日 3 次分服。

★痔疮、脱肛

1. 牛屎虫(有角的)2 钱，晒干舂细，一半内服，一半外搽。适用于内痔。

2. 蜗牛 2 个、蜂蜜适量，将蜂蜜放入蜗牛壳内，待化出水后，用水搽患处。适用于外痔。

3. 棕树子半斤、苎麻根半斤、白及 5 钱，共研末，水叠为丸，每次 3 钱，日服三次。适用于痔疮出血。

4. 槐角 3 钱、地榆 3 钱、白头翁 2 钱、草血竭 3 钱，水煎服。适用于痔疮出血。

5. 槐花 4 钱、侧柏叶 3 钱，水煎服。适用于痔疮出血。

6. 椿树根(白皮、炒黄)5 钱、槐角 2 钱、石榴皮 2 钱、槐花(炒黄)5 钱，共研末，炼蜜为丸，早晚饭前各服 1 丸，温开水送服。适用于痔疮出血。

7. 蟋蟀、土狗子、牛屎虫各等量，去翅膀，放瓦上焙黄，研末，拌麦面糊适量做成硬条，切成 1 厘米长短条备用。适用于瘘管，用时将药条塞入瘘管内。

8. 石榴皮 3 两、白矾 5 钱，水煎熏洗，每日 2 次。适用于脱肛。

9. 生黄芪 5 钱、升麻 3 钱、五倍子 5 钱，水煎服。适用于脱肛。

10. 苎麻根 3 钱、草血竭 2 钱，煮糯米稀饭吃。适用于脱肛。

11. 大和红 4 钱、大凤尾草 2 钱、紫米 1 两，炖猪脚服。适用于脱肛。

12. 山茶花根 5 钱、枳壳 1 两，煎服。适用于脱肛。

13. 大红黄泡 2 两、绿升麻 3 钱，酒引，煎服。适用于脱肛。

★疝气

1. 鞭打绣球、小白薇、水杨梅、珠子参、牛尾参各 3 钱，大枣 3 个，煎服。

2. 杏叶防风、八月瓜各 2 钱,白头翁、小茴香各 1 钱,吴萸 5 分,酒引,煎服。

3. 挖耳草、对对参、南木香各 2 钱,姜味草 1 钱,黄芪 3 钱,大枣 5 个,红糖引,煎服。

4. 红土瓜 3 钱、天冬 3 钱,水煎服。

5. 狗屎花 5 钱、荔枝核 2 钱、小茴香 2 钱,酒引水煎服。

6. 杏叶防风 2 钱、橘核 1 钱 5 分、犁头草 1 钱、小茴香 1 钱、荔枝核 3 钱,酒引水煎服。

★ 痈、疔、疖疮、脓肿

1. 鹰爪莲 1 两、皂角刺 2 钱、重楼 3 钱、白牛胆 5 钱、阴地蕨 1 钱,煎服。

2. 大瓦苇、响铃豆各适量,共捣烂敷患处。(适于疔疮)

3. 水蜈蚣 3 钱、小被单草 4 钱、重楼 2 钱,煎服。

4. 鸡舌草、紫花地丁、重楼各 3 钱,煎服。

5. 犁头草、苍耳叶等量,捣烂加酒一盅再捣,取汁内服,或外擦患处。适用于疮疖红肿。

6. 独叶白及、拔毒散各适量,捣烂外敷患处。适用于疮痈。

7. 响铃豆 3 钱、蒲公英 3 钱,水煎服。适用于疮毒。

8. 三棵针 2 钱、黄芩 2 钱、黄柏 2 钱,水煎服。适用于疮疖红肿。

9. 马尾黄连、黄芩、黄柏各等量,共研末,加适量凡士林制成软膏,外敷患处。适用于疮痈。

10. 仙人掌 1 片(去外皮)、石膏适量(或红糖适量),共捣绒,包敷患处,每隔 8 ~ 12 小时换药 1 次。适用于痈症。

11. 重楼、山豆根各 10 克,研末加凡士林 80 克调匀,消毒备用,敷患处。适用于疖、痈、溃疡。

12. 重楼 3 两、白菊花 4 两、芙蓉花 2 两,共研末,加凡士林适量调匀备用,敷患处。适用于痈肿。

13. 大黄 1 两、露蜂房 5 钱、冰片 2 分,共研末,用蜂蜜适量调匀备用,敷患处。适用于脓肿破溃。

14. 仙鹤草、芒菜巴巴叶、王不留行各适量,共捣烂或研末,用开水调成糊状敷患处。适用于脓肿破溃。

15. 雪上一枝蒿、鱼眼草、干姜各适量,研末包患处。适用于无名肿毒、扭伤。

16. 益母草 3 钱、蒲公英 5 钱、金银花 3 钱、没药 3 钱,水煎服。适用于痈肿、恶疮。

17. 生黄柏 5 钱、黄连 5 钱、生地 1 两、当归 1 两、紫草 5 钱、冰片 1 钱、凡士林 1 斤,将前四味药放入溶化的凡士林内,煎熬至药枯为止,再加入紫草,熬枯过滤去渣,待凡士林冷至 40℃ 左右加入冰片搅匀即成。外擦患处。适用于疮疡、褥疮、烧伤。

★ 蛇咬伤

1. 蛇须草 3 钱、芒种花 5 钱、水金风 2 钱,共捣烂加红糖敷患处。

2. 绵羊胆 1 ~ 2 分,开水冲服。

3. 内服:千金坠 1 钱,煎服。

外用:麝香 1 分、熊胆 1 分 5 厘、雄黄 1 钱 5 分,共研末调匀,先从伤口远处逐渐搽至伤口周围,注意不要搽在伤口上。

4. 绵羊角 3 钱、雄黄 5 钱,将绵羊角焙黄,研末,加入雄黄及酒炖服。日服 2 次,连服 3 天。

5. 鲜冷毒草、鲜茄叶各适量,茄叶捣烂取汁,加冷毒草捣成糊状外敷。症情重者,日服本品浸出液 800 毫升(比例:鲜冷毒草 1 两,用开水 300 毫升浸泡),分 3 次服;症轻者,日服浸出液 300 毫升,分 2 次服。

6. 蛇须草 5 分、阴地蕨 5 分、绵羊角 5 分,共研末,一次用酒吞服。

7. 雄黄、羊毛灰、熊胆各适量,共研末,用冷开水调成糊状,外敷伤口。另取熊胆 3~5 分,开水吞服,或取重楼 5 钱,水煎服。

8. 蛇莓 1 株、升麻 1 株、旋复花 1 株,捣烂,用酒 100 毫升泡后内服,其渣外敷。

9. 鬼针草 3 钱、重楼 3 钱、雄黄 3 钱、五灵脂 5 钱、麝香 3 分,共研末,每次 1 钱,日服 3 次,酒送服。(酒量以醉为度)

★丹毒

1. 浙贝母、白及各等量,共研末,撒患处。

2. 芒硝 5 钱、大黄 4 钱、青黛 3 钱,共研末,用鸡蛋清调匀,敷患处。

3. 金银花 1 两、丹皮 5 钱、生栀子 4 钱,水煎服。

★甲周瘭疽

猪苦胆 1 个、雄黄末少许,把雄黄末放入苦胆内,套于患指上。

★冻伤

1. 辣椒适量,水煎,泡洗冻伤处,每日 1~2 次。

2. 南瓜皮、茄子根、萝卜各 1 两,水煎服。

★蜂刺伤

1. 蜜蜂,取数只捣绒搽患处。

2. 肿痛者,用温浓盐水,温敷患处。

3. 用鲜小便和泥,调敷患处。

4. 阴地蕨 3~5 钱,水煎服。

★蜈蚣咬伤、蝎子蜇伤

1. 姜汁 2 匙、雄黄 1 钱,调匀外搽和内服。

2. 活蟑螂 1 只,放在伤处爬。

★脱发

川附片 2 两、黄芪 8 钱、益智仁 4 钱、黑故脂 2 钱、明党参 5 钱、枣仁 3 钱、何首乌 4 钱、金毛狗脊 4 钱、吴芋 2 钱、砂仁 3 钱、干姜 2 钱、甘草 3 钱,水煎服,每日 1 剂。(先煎川附片至不麻为度)

三、传染病

★ 感冒、流感

1. 午香草 2 斤半,芸香草、陈皮、桔梗、大枣、制半夏各 1 斤,荆芥、苏叶、葱白、防风各 1 斤半,生姜半斤,研末压片,每片重 0.5 克,每次六片,一日 3 次,开水送服。

2. 鱼腥草 5 钱、辣椒 1 钱、生姜 3 片,水煎服。

3. 马蹄香、青叶胆各 3 钱,水煎服。(用于流感)

4. 生藤、石椒草、七叶莲各 2 钱,水煎服。

5. 香石藤 2 钱、生藤 4 钱、防风 3 钱,水煎服。(年老体弱者忌用)

6. 石椒草 3 钱、杏叶防风 2 钱、生姜 3 片,水煎服。

7. 竹叶防风 3 钱、生藤 2 钱、飞龙掌血(根皮)1 钱,水煎服。

8. 绣球防风、麻黄各 3 钱,续断、威灵仙各 4 钱,水煎服。(以上 4～8 方多用于风寒感冒)

9. 马鞭草、鬼针草各 3 钱,水煎服。

10. 鬼针草、防风各 2 钱,水煎服。

11. 四方蒿 2 钱、生艾叶、车前草各 5 钱,水煎服。

12. 大黑蒿 2 钱、苦蒿 1 钱,水煎服。

13. 小羊奶果根 4 钱、金银花 2 钱,胡椒引,煎服。

14. 柴胡 3 钱,臭灵丹、野坝蒿各 2 钱,细辛、升麻各 1 钱,胡椒引,煎服。

15. 跳八丈、升麻、飞龙掌血各 3 钱,煎服。

16. 千只眼、臭灵丹、生姜、苦蒿各 3 钱,煎服。

17. 败酱 5 钱,柴胡、半枝莲各 3 钱,葛根 2 钱,升麻 1 钱,煎服。

18. 红毛山豆根、白头翁、翻白叶、大穿鱼草、生姜各 3 钱,四块瓦 1 钱,煎服。

19. 凉三七、前胡、黄芩、龙脚草各 2 钱,沙参、柴胡、防风各 3 钱,煎服。

20. 灯笼草、水蜈蚣各 5 钱,煎服。

21. 紫茎泽兰、黑骨头、防风各 3 钱,煎服。

22. 七里香 1～2 两、生姜 3 片,煎服。

23. 大芫荽、木贼、陈皮各 5 钱,小茴香 2 钱,煎服。

24. 铁丝蕨蕨、野桃花、夏枯草、苇根各 5 钱,薄荷 3 钱,煎服。

25. 水蜈蚣 5 钱、野芦子 4 钱、大发表 3 钱,煎服。

26. 橄榄树根 5 钱、野蚕豆 3 钱、甘草 2 钱,煎服。(用于流感)

27. 野坝蒿、野蚕豆各 3 钱,生姜 1 钱,煎服。(用于流感)

28. 白及、天冬各 1 两,苍耳子、飞机草各 5 钱,五叶草、香橼叶各 3 钱,煎服。(用于流感)

29. 倒钩刺 6 钱、牛蒡子 5 钱、仙鹤草 4 钱,生姜引,煎服。(用于流感)

30. 洗碗叶、芦子藤、木通各 2 钱,樟木 3 钱,黄连 5 分,煎服。(用于流感)

★流行性脑脊髓膜炎

1. 芒种花根皮1两、野坝蒿、绣球防风各5钱,天麻6钱,泽兰4钱,煎服。

2. 土荆芥5分,防风、钩藤各3钱,天竺黄1钱5分,僵蚕、淡豆豉各2钱,甘草1钱,荷叶顶3个,葱头2个,煎服。头痛加石膏5钱。

3. 龙胆草、白茅根、芍药、野菊花各3钱,甘草2钱,水煎服。

4. 蛇毒药、生石膏各5钱~1两,金银花、甘草各3钱,水煎服。

5. 鲜橄榄2斤,将橄榄捣烂,纱布包裹,榨取果汁一小碗,分6次服,4小时1次。

6. 桑叶3钱,菊花、白芷、金银花、苇根、斑庄、黄连各3钱,薄荷、甘草各1钱半,水煎服。

★流行性乙型脑炎

1. 鲜九里香叶3~5钱、鲜鬼针草3钱,煎服或鼻饲,每日二次。

2. 金银花、土连翘各8钱,黄芩、栀子、黄连、生地、香薷、陈皮、麦冬各3钱,雄黄1钱,全蝎2钱,蜈蚣5条,煎服。

加减:

(1)二便闭结,高热汗出者,加石膏3~4两、知母3钱。

(2)合并肺炎,加桔梗、贝母各3钱。

(3)无汗、大便溏泻,加藿香3钱,猪苓、泽泻、茯苓、滑石各5钱。

(4)惊风抽风,加僵蚕2钱,钩藤、石决明各5钱。

(5)高热,加犀角(水牛角可代用)磨汁频服。安宫牛黄丸、至宝丹随症选用。

(6)恢复期加鳖甲、龟板、白芍、阿胶、黄柏。

3. (1)热型用五金丹:蟾酥、蜈蚣、蚯蚓各1两,胆南星5钱,牛黄、海马各1钱,炮制后共研末,10岁以下每服5厘,10岁以上服1分。

(2)寒型用上方加白通汤:川附片1两、干姜8钱,炮制后共研末,葱白引。2~4岁每服3分,5~10岁每服5分,10岁以上每服6分。

(3)合并肺炎用1方加定喘丹:姜半夏、贝母各2两,瓜蒌壳、胆南星各3钱,牛黄1钱,炮制后共研末,1~4岁每服1分,5~10岁每服1分5厘,10岁以上每服2分。

★流行性腮腺炎

1. 指甲花适量,捣绒敷患处。

2. 黄连5钱,重楼、疰腮树各1两,共研末,日服3次,每次5分,水送服。也可用酒调成糊状敷患处。

3. 地蜈蚣1钱、蚯蚓7条,将蚯蚓去泥放碗内加糖浸泡,一小时后放入地蜈蚣粉,调匀敷患处。

4. 板蓝根、金银花、牛蒡子各3钱,鱼眼草、桔梗、生石膏各5钱,淡竹叶、连翘各2钱,炼蜜为丸,每日3次,每次2~4丸。

5. 重楼、冬青叶各等量,研末,鸡蛋清调敷患处,每日用药1次。

6. 萱草5钱,水煎服,外用重楼捣烂敷患处。

7. 臭灵丹5钱,苦荬菜、仙人掌各1钱,捣烂外敷患处,每日换药1次。

8. 苎麻根 3 两、赤小豆 1 两,捣烂,鸡蛋清调敷患处。

9. 侧柏叶、活蚯蚓各 2 两,取侧柏叶捣烂取汁(不易取者,可加水适量),再将蚯蚓捣泥,与药汁混匀,常涂患部。

10. 石椒草、黄芩、黄柏各 3 钱,水煎服。

11. 蒲公英、金银花、板蓝根各 5 钱,水煎服。

★白喉

1. 鲜白萝卜、鲜土牛膝各 1 两,捣汁分 2 次服。

2. 独头蒜 1 个,捣烂敷阳溪穴,至起水疱为止。

3. 生地 1 两,连翘、玄参各 6 钱,麦冬、黄芩各 3 钱,水煎服。

★小儿麻痹

1. 方一:野桃花 8 钱~1 两,酒糟 3~4 钱。

　　方二:洗碗叶根 3~4 钱、四块瓦 1~2 钱、绿皮杜仲 3~5 钱。

　　方三:响铃豆 3~4 钱,紫地丁、拔毒散各 5 钱~1 两。

用法:一、二方煎服,日服 5~6 次,第三方内服外洗,以洗为主,洗后用绿松毛、稻草烟熏患处 20~30 分钟,以熏出汗为度。忌酸冷、蛋类、豆类、鱼类及葱等食物。

2. 绿皮杜仲 1~2 两,煎服,睡前用上药熏洗患肢。

辅助疗法:

(1)八角枫须根适量,鸡 1 只,去内脏洗净后塞入上药,炖熟去药渣,服鸡肉和汤。

(2)治疗期间,据病情配穴治疗,每日扎针 1 次。

3. 方一:小白薇须根,洗净晒干研末,每次 5 分,水送服或炖肉服。

　　方二:黄寿丹根 3 钱,煮猪骨服。

　　方三:紫花地丁、斑庄、仙鹤草、五加皮各 5 分,煎服。

用法:以上三方同时应用(为 1~2 岁剂量)。服药后忌腥味食物。

★百日咳

1. 鸡根、金钟茵陈各 1 斤,加水 16 斤,煮 2 小时去渣,过滤蒸馏,经高压消毒后备用,每日 2 次,每次 2 毫升,肌注。

2. 鹅不食草 1 钱、鱼腥草 3 钱,红糖引,煎服。

3. 山慈姑、樟木根皮、三七各 5 分,红糖引,煎服。

4. 地苦胆、麦冬、天冬各 3 钱,水煎服。

5. 毛木防己、白头翁、木通各 1 钱,白花蛇舌草、三台花皮、仙鹤草、生姜各 2 钱,马鞭草、红稗各 3 钱,水煎服。

★风疹

千只眼叶、洗碗叶各适量,水煎洗患处。

★麻疹

1. 浮萍、升麻各 1 钱,牛蒡子 2 钱,葛根 3 钱,水煎服。(用于透疹)

2. 香薷脚 1 钱、芫荽 2 钱,水煎服。(用于初期)

3. 野红稗(果)、芫荽各 3 钱,水煎服。

4. 防风、荆芥、升麻各 2 钱,紫草、苏梗各 3 钱,甘草 1 钱,水煎服。(用于初期)

★**疟疾**

1. 虎掌草 5 钱、地蜈蚣 1 钱、斑庄 2 钱,煎服。

2. 水蜈蚣、马鞭草、三台花各 5 钱,煎服,日服 2 次。(饭后服)

3. 紫茎泽兰 5 钱、野芝麻 2 钱、草果(去壳)1 个、生姜 3 片,煎服。

4. 黑节草、野红稗各 5 钱,小红米果 4 钱,煎服。

5. 蓝心姜 5 钱~1 两、生姜 3 钱,皆用鲜品捣烂取汁,水送服。

6. 排钱草 5 钱~1 两、杉松叶、大黑药各 5 钱,煎服。

7. 马鞭草、三台花、过江龙各 3 钱,煎服。

8. 虎掌草、细蒿枝各 3 钱,水煎服。

9. 虎掌草 3 钱、挖耳草适量,水煎,于发疟前 1 小时服。

10. 挖耳草、虎掌草、茜草、防风、白头翁各 3 钱,水煎服。

11. 良姜、常山各适量,水煎服。

12. 荷莲豆草、山韭菜各适量,水煎服。

13. 三台花 5 钱、草果 1 个、胡椒少量,水煎,于发作前 1 小时服。

14. 矮陀陀 5 钱、草果 1 个,水煎服。(用于恶性疟疾)

15. 小白薇、现鸡尾各 5 钱,水煎服。

16. 半夏、茯苓各 3 钱、何首乌 4 钱,水煎,早晨空腹服。(用于久疟)

★**传染性肝炎**

1. 猫毛草 1 两、小黄花 5 钱,煎服。

2. 金钟茵陈、小朝天罐各 5 钱,煎服。

3. 小黄散、胎盘草、千层皮各 5 钱,煎服。

4. 黑节苦草 5 钱、当归、泽泻、竹叶防风各 3 钱,红糖引,煎服。

5. 黄花虎掌草 2 钱、芒种花 3 钱、苦蒿尖 1 钱、地豇豆 5 钱,红糖引,煎服。

6. 满天星、马蹄草、金钟茵陈各 5 钱,煎服。便秘加土大黄 3 钱;尿短赤加木通、车前草各 3 钱。

7. 小羊奶果、黄芩、刺黄柏、秧草根各 3 钱,车前草、金钟茵陈各 5 钱,煎服。

8. 龙胆草 2 钱、败酱、当归、紫花地丁、夏枯草各 3 钱,红糖引,煎服。

9. 水蜈蚣 1 两、苦蒿尖 5 钱,红糖引,煎服。

10. 青洋参 2 两、刺老包 1 两,共研末,装入鸡腹中炖服。

★**慢性肝炎**

1. 丝瓜根 2 钱、小黄花 3 钱、灶心土 1 两,煎服。

2. 小黄花 3 钱、龙胆草、姜黄、车前草各 2 钱,煎服。

3. 三颗针 5 钱、黑节苦草、金钟茵陈、包谷须各 3 钱,红糖引,煎服。

4. 炒枳实 3 钱、凤尾草、刺黄柏各 2 钱、金钟茵陈、马蹄草、苍术各 4 钱,姜黄、甘草各 1 钱,煎服,连服 1 周。

5. 痄腮树、龙胆草各 5 钱,煎服。

6. 鹰爪莲5钱、万丈深1钱,炖鸡蛋服。

7. 还阳草1两、金钟茵陈3钱,红糖为引,水煎服。

8. 绛头、燕麦面(炒)各5钱,调蜂蜜服,每日2次,服适量。

9. 鳝鱼3条,苇根、桑寄生各2钱,水煎服。

10. 夏枯草、龙胆草、青叶胆、茵陈各等量,共研末,每次6分,日服2次,开水送服。

11. 鸡屎藤、糯谷草各5钱,水煎服。

12. 凤尾草3钱,姜黄、郁金各2钱,水煎服。

★急性黄疸型肝炎

1. 木通、马蹄草各2钱,小红参3钱,水煎服。

2. 珍珠草3~4株、白萝卜1斤,水煎服。

3. 茵陈、蒲公英各2两,芒种花、土大黄各1两,研末,每次1钱,日服3次。

4. 土大黄5钱、苦荬菜、茵陈各1两,水煎服。

5. 天天茄1~2两,红糖适量,水煎服。

6. 红土瓜5钱、姜黄3钱、鸡苦胆1个、猪肉适量,红糖为引,水煎服。

7. 狗屎花、马鞭草、车前草各4棵,水煎服。

8. 地豇豆5钱、马蹄草3钱,红糖为引,水煎服。

9. 大蓟4钱、马蹄草3钱,水煎服。

10. 猪苦胆1钱、丝瓜花3钱,煮鸡蛋服。

11. 地豇豆、灰条菜、野泽兰各5钱~1两,水煎服。

12. 马尾黄连、黄连、甘草各1钱,茵陈2钱,熟地、沙参各3钱,木香1钱5分,田螺肉5个,水煎服。

13. 天天茄(根)、鱼眼草各3钱,红糖为引,水煎服。

14. 侧柏叶1钱,黄秋葵、龙胆草各2钱,水煎服。

15. 鹿仙草5钱、田螺1个、姜黄1两,水煎服。

16. 芒种花(根)4钱、灶心土1两、丝瓜根2钱,水煎服。

17. 响铃豆1两、糯谷、白糖各5钱,水煎服。

18. 青叶胆3钱,龙胆草、姜黄、车前草各2钱,水煎服。

19. 地豇豆5钱、野泽兰1两,水煎服。

20. 青叶胆、鸡屎藤、陈皮各3钱,龙胆草、柴胡各2钱,水煎服。

★痢疾

1. 马蹄香、樟木、土茯苓、良旺茶、草血竭、续断、紫地榆各等量,研末,每日3次,每次1钱,开水送服。

2. 挖耳草、白头翁、仙鹤草各3钱,水煎服。

3. 地榆、三棵针、野棉花根各1两,仙鹤草5钱,研末,每次6分,日服3次。

4. 地石榴5钱、钻地风2钱、石榴皮3钱,水煎服。

5. 糯米草根3钱、炒乌梅2个,水煎服。

6. 槐角、白头翁各 3 钱,木香 1 钱 5 分,水煎服。

7. 草血竭、白头翁、樟脑树皮各 3 钱,水煎服。

8. 翻白叶、当归各 3 钱,黄连、甘草各 1 钱,木香 1 钱 5 分,水煎服。

9. 马尾黄连、木香各 2 钱,水煎服。

10. 马尾黄连、白头翁、地榆各 2 钱,水煎服。

11. 仙鹤草、黄连各 2 钱,红痢以陈茶为引,白痢以红糖为引,水煎服。

12. 虎掌草 3 钱,杨梅根皮、炮姜各 2 钱,水煎服。

13. 地榆 2 钱,芒种花、陈茶、炒米各 1 钱,棠梨果 4 个,水煎服。

14. 地榆、紫地榆各 2 钱,野荞 3 钱,红糖为引,水煎服。

15. 牙齿草、山楂各 5 钱,红糖为引,水煎服。(用于久痢)

16. 野棉花、钻地风各 3 钱,水煎服。

17. 紫花地丁 3 钱,紫地榆、黄芩各 5 钱,赤痢加陈茶,白痢加红糖,水煎服。

18. 辫子草(根)、地榆各 3 钱,水煎服。

19. 鲜地石榴 5 钱,钻地风 2 钱,石榴皮 3 钱,水煎服。赤白痢加紫地榆;休息痢加乌梅 1 个,水煎服。

20. 木姜子、忍冬藤各 2 钱,马尾黄连 1 钱,水煎服。

21. 山红花 2 钱,紫地榆 1 钱,水煎服。

22. 苦荬菜 5 钱,紫地榆 3 钱,水煎服。

23. 何首乌、地石榴、苇根各 3 钱,水煎服。

★细菌性痢疾

1. 番石榴皮、茶叶各 3 钱,共炒后研末,日服 3 次,每次 5 分,水送服。

2. 罗芙木 5 两,竹叶防风 1 两,蝴蝶暗消、地榆各 1 斤,共研末,日服 3 次,每次 1 钱,水送服。

3. 橄榄树皮、钻地风、马尾黄连、蔓京子叶、石榴皮各 3 钱,艾叶、藿香各 2 钱,煎服。

4. 映山红、鸭跖草各 1 两,煎服。

5. 艾叶、鸡冠花、石榴根皮、钻地风各 2 钱,煎服。

6. 杨梅果 1 两、番石榴叶 10 片,煎服。

7. 倒钩刺、刺黄柏各 3 钱,煎服。

8. 翻白叶 4 钱,虎掌草 2 钱,木姜子根皮、地石榴、橄榄树皮各 3 钱,煎服。

9. 痢止蒿 3 钱,紫地榆、紫花地丁、仙鹤草各 2 钱,煎服。赤痢加茶叶 2 钱;白痢加杏叶防风 2 钱。

10. 鸡掌芪、法罗海各 2~3 钱,酒引,煎服。

11. 大红黄泡、仙鹤草各 1 两,煎服。

12. 鸭脚板、黑锁莓根各 3 钱,煎服。

13. 龙球果 5 钱、地榆 2 钱,煎服。

14. 老鸦饭、黑锁莓根各 5 钱,草血竭 2 钱,煎服。

15. 大飞扬 1~3 两、小报春 5 钱,煎服。

16. 刺苋菜 1 两、凤尾草 3 钱、紫花曼陀罗叶半张,煎服。

★阿米巴痢疾

1. 鹅不食草、野鸡饭果、紫地榆各 5 钱,煎服。

2. 栗子花 3 钱、白头翁 5 钱,煎服。

★结核

1. 白及、石桃子各 5 钱,猪肺 1 个,炖服。

2. 飞龙掌血、千只眼各等量,共研末,日服 3 次,每次 1 钱,水送服。忌荞类食物。

3. 倒钩刺 1 两、曲莲、荷叶暗消各 5 钱,煎服。

4. 桐子树(根部分泌物)3 钱,蜂蜜引,服。(煮鸡蛋服可治胃痛、胃溃疡)

5. 花竹叶菜 5 钱、白云花 1 钱,煎服。

6. 千层皮 5 钱~1 两,小蓟、柏茅根、侧柏叶各 5 钱,煎服。

7. 痄腮树 5 钱~1 两、大蓟 1 两、刺黄连 5 钱、天冬 3 钱,煎服。

8. 小白蜡条果 6 钱,小白蜡条尖、扁柏叶、车前草各 3 钱,白及、地骨皮各 5 钱,马鞭草 2 钱,水煎液送服地龙粉 5 分及蜂蜜适量,日服 1 次。

9. 接骨草、威灵仙、防风、虎掌草各 3 钱,煎服。

10. 红毛山豆根、斑庄各 5 钱,棕树根 4 钱,红花 8 分,煎服。

11. 接骨草 1 两、毛木通 3~5 钱、防风 5 钱、虎掌草 3 钱,煎服。(也适用于皮肤结核)

12. 钩藤、合乌、木通、藤仲、芦子、吹风散各 3 钱,胡椒引,煎服。

★肺结核

1. 细石斛 5 钱、蛇退 3 钱、红燕蝙蝠 1 个,上药研末拌蜂蜜放于猪肺气管内炖服。(用于浸润型肺结核,忌公鸡、牛肉、羊肉、老母猪肉、大蒜、辣椒、芭蕉等)

2. 星秀花 3 钱、甘草 1 钱,上药煎汤调独叶白及粉 1 钱、蜂蜜适量服,1 日 3 次。

3. 重楼(鲜)3 两、生姜 1 两、飞松幼果 3~5 个,上药炖猪骨头或鸡,分 2 次服,每月服 3~4 剂。(飞松幼果只用长 1 厘米以下的,用童便浸泡一夜,次晨用冷水洗净入药)

4. 百部、白及各 10 斤,百合、制黄连各 5 斤,天冬 15 斤,加水 90 斤,熬至 9000 毫升,去渣加糖即成,每次 20~30 毫升,日服 3 次。(亦可用于支气管炎)

5. 白侧耳、麻黄、重楼、独叶白及各等量,研末蜂蜜调匀,每次 2 钱,日服 2 次。

6. 蓑衣莲 4 钱、牛蒡子根 1 斤,炖肉分 2 日服完。

7. 星秀花、白及各 3 钱,水煎服。

8. 树头发、煅龙骨各等量,研末,每次 1 钱,日服 3 次,长期服用。

9. 四块瓦鲜根 1 两,煮豆腐半小碗吃。(用于肺结核咯血)

10. 山菠萝根 3 钱,石膏、竹叶各 2 钱,大米 10 粒,煎浓汁拌蜂蜜服,连服 1 周。(用于肺结核咯血)

★淋巴结核

1. 鞭打绣球、白头翁各1钱,小蓟4钱,水煎服。

2. 玉带草、夏枯草各5钱,水煎服。

3. 大和红3钱,虎掌草、反背红各1钱,小蓟4钱,水煎服。

★阴道滴虫

1. 地肤子、蛇床子各1两,绣球防风、桃叶各5钱,煎水熏洗患处。

2. 小棕包1两、紫草2两、桃叶3两、凡士林5两、冰片2钱,先将前三药与凡士林放于锅内熬至药枯,滤去药渣,待冷至40℃~45℃时再加入冰片,搅匀待冷备用。用时先洗净外阴道,再搽敷药膏,每日1次。

3. 鸡肠狼毒2两、韭菜3两、黄连5钱,煎水熏洗患处。

4. 小桐子果油4分、雄黄1分,调匀涂阴道。

★麻风

1. 斑庄、大黄藤、大树皮、大血藤、花椒树根各5钱,四块瓦、飞龙掌血各7钱,大发汗3钱,制草乌2钱,泡酒2斤,日服3次,每次10毫升。

2. 黑蛇1条、龙胆草4钱、蓝心姜2钱,共捣碎,煎水过滤浓缩成膏,日服1次,每次1钱,水送服。

3. 方一:旱烟膏1钱,酒药、雄黄各3分,老糊米粉6分,大蒜1钱5分,共研末制丸,3~5日服1次,分3次服完,水送服。

方二:鲜苍耳子全草1~2两,芫菜巴巴叶1两,大蓟、月季花各8钱,升麻5钱,煎服,3~5日服1次。以上二方交替服完后再服下方。

方三:制草乌1两,炖鲜肉1斤服(草乌及肉需不麻嘴后方可服)。忌酸冷、豆类。此为第一疗程。第二疗程:交替服完一、二方后服下方。

方四:青洋参1~2两,炖鲜肉半斤服。忌酸冷、豆类、牛、羊、鸭肉、酒、辣椒、反柳、藜芦。每月可吃鲜鱼汤1~2次,放少量盐。每个疗程均在1月内,服药期间不下水,衣服及被子彻底消毒。若体表出现脓血,用茶水洗后,撒上桑皮末。

★血吸虫病

1. 苍耳子1钱半、槟榔2钱、南瓜子适量,水煎服,20天为一疗程。

2. 苍耳子、鹤虱、苦楝皮各1钱5分,槟榔2钱,木香2钱5分,甘草1钱,水煎服,20天为一疗程。

3. 绿珊瑚3钱、党参5钱、当归4钱,冰糖为引,炖肉服。

4. 千金坠、槟榔、百部、火草、威灵仙各3~5钱,水煎服。

5. 绿珊瑚3钱、骨碎补(生熟各半)6钱,炖鸡或腊肉服。

★钩端螺旋体病

黄芩、黄柏、栀子各6钱,黄连3钱,石膏1两,苍术4钱,土牛膝8钱,白术4钱,木瓜5钱,甘草2钱,水煎分3次服,每日1剂。外用陈艾、节节寒各半斤,良姜秆2斤,捣烂包腓肠肌。

★炭疽

大黄药 3 钱,水煎服。另取鲜品捣烂敷患处。

四、消化系统疾病

★急性胃肠炎

1. 辣蓼 5 钱、良姜 1 钱、龙胆草 3 钱、野坝蒿 4 钱、陈石灰少许,煎服。

2. 芒菜巴巴叶根、茴香根、樟木各 2 钱,南木香、土大黄、车前草各 3 钱,煎服。

3. 鲜吹风散 3 斤、辣蓼 5 两,加水 12.6 斤,水煎浓缩至 4.2 斤,再加 0.2% 尼泊金作防腐剂。日服 3 次,成人每次 10～20 毫升,儿童量减半。

4. 番石榴 1 钱 5 分,刺黄柏 2～3 钱,煎服。腹痛剧烈加排红草 5 钱～1 两。

5. 山茶花 3～5 朵,金银花、红糖各 3 钱,煎服。(亦适于痢疾)

6. 大飞扬 1 两、曲莲 2 钱、辣蓼 3 钱,煎服。

7. 南木香、紫花地丁各 1 钱,共研末,每次 1 钱,日服 2 次,开水送服。

8. 紫绿果根 3 钱、胡椒 10 粒,水煎服,日服 3 次,连服 2 日。

9. 野荞 3 钱、香石藤 3 钱、樟木 3 钱,水煎服。

10. 背蛇生 1 两、山慈姑 1 两、海螵蛸 2 两,共研末,每服 5 分～1 钱,日服 3 次,开水送服。亦可用于十二指肠溃疡。

11. 大黑蒿 2 钱、马蹄香 2 钱、杏叶防风 3 钱,水煎服。

12. 红包谷 5 钱、山楂 3 钱、木瓜 2 钱,红糖为引,水煎服。

13. 肉桂 1 钱、芦子 3 钱、橄榄树皮 5 钱、槟榔 2 钱、水冬瓜 5 钱,水煎服。

14. 香茅草 2 钱、木瓜 5 钱、苍术 1 钱、陈皮 1 钱、厚朴 1 钱、甘草 2 分,生姜为引,水煎服。

★慢性胃肠炎

1. 鸭脚板 3 钱、重楼 7 钱,共研末,日服 1 次,每次 1 钱,姜开水送服。

2. 虎掌草、厚朴各 3 钱、樟木子 1 钱、马蹄香、云木香各 2 钱,煎服。

3. 荷叶暗消 2 钱、青木香、南木香、樟木各 3 钱,煎服。

4. 南木香 1 钱半、重楼 1 钱半,研末,每服 5 分或水煎服。

5. 南木香 2 钱、山慈姑 2 钱、细木通 4 钱、紫花地丁 2 钱,泡酒 1 市斤,每服 5 毫升。

★胃痛

1. 大伸筋 5 钱、荜拨 1 钱、樟木皮、白芷、吴芋各 3 钱,煎服。

2. 黑节苦草、何首乌、南木香各 3 钱,甘草、生姜各 2 钱,煎服。

3. 追风箭 2 钱、龙胆草、云木香各 1 钱,酒炖。

4. 犁头草、马蹄香、重楼、地榆、苦参、何首乌、荷叶暗消各等量,共研末,日服 3 次,每次 2 分,水送服。

5. 扁藤 5 钱、重楼、虎掌草、夏枯草各 3 钱,煎服。

6. 大树皮 1 两、香附子 3 钱、云木香 2 钱,煎服。(适于食滞胃痛)

7. 水芹菜 5 钱,泽泻 2 钱,厚朴、追风箭、绿皮刺、龙胆草各 3 钱,煎服。(适于食滞胃痛)

8. 小黄花、龙胆草、天花粉、山乌龟各 1 钱,煎服。

9. 蓝心姜 5 分、姜黄 3 分,共研末,水送服。

10. 复生草、荷叶暗消各 2 钱、大火草 1 钱、菖蒲 3 钱,煎服。

11. 绿皮刺果 5 钱、樟木 1 两、野花椒 3 钱,泡酒半斤,日服 2 次,每次 10 毫升。

12. 大芫荽、樟木各 5 钱,野花椒 2 钱,煎服,或研末,每次 1 钱,水送服。

13. 地榆 1 钱、香石藤、南木香、荷叶暗消各 2 钱,煎服。若为溃疡,可加蜂蜜服。

14. 金铁锁 1 钱、白胡椒 20 粒,研末,早晚各服 1 次,酒送服。

15. 重楼、心不干各 2 钱,水煎服或研末,分 3 次服。(适于胃寒痛)

16. 绿珊瑚 3 钱、小伸筋草 2 钱,研末,一次服。(多适于胃寒痛)

17. 五叶草 3 钱、杏叶防风 3 钱,红糖为引,水煎服。

18. 虎掌草根 3 钱、紫花地丁 5 分,水煎服。

19. 山慈姑、草果等量,研末,日服 3 次,每次 2 ~ 3 分,白糖水送服。

20. 飞龙掌血(根皮)3 钱,槟榔或酒药或芦子藤为引,水煎服。

21. 香附子 3 钱、生姜 3 钱、红糖 1 两,水煎服。

22. 杏叶防风 3 ~ 5 钱、草叩 2 钱、小茴香 2 钱,共研末,每次 2 钱,日服 2 次,温酒吞服。

23. 草血竭 1 两、糊米 5 钱、木香 2 钱,水煎服。(适于食滞胃痛)

24. 紫花地丁 3 钱、地榆 5 钱、木香 2 钱,水煎服。

25. 地榆 3 钱、南木香 1 钱、紫花地丁 1 钱,研末,每次 1 钱,日服 2 ~ 3 次,开水冲服。(适于胃胀痛)

26. 良姜、肉桂、延胡索各等量,共研末,每次 5 分,日服 3 次。(适于胃寒痛)

27. 鱼子兰 2 钱、石菖蒲 3 钱、草血竭 1 钱,胡椒为引,水煎服。

28. 姜味草 3 钱、石菖蒲 1 钱、厚朴 1 钱、草叩 2 钱,水煎服。(适于胃胀痛)

29. 紫地榆 3 钱、翻白叶 3 钱、草血竭 3 钱、岩陀 1 钱,研末,每次 2 钱,日服 3 次。

30. 虎掌草 4 钱、大和红 1 两、鱼腥草 1 两、刺老包 1 两,研末,拌蜂蜜服,每次 1 分半,日服 5 次。

31. 地榆 2 钱、心不干 2 钱、气死芭蕉 2 个,红糖为引,水煎服。

32. 石菖蒲 2 钱、陈皮 3 钱、乌贼骨 1 两、延胡索 3 钱、甘草 3 钱,共研末,每次服 1 钱,日服 3 次,开水送服。(适于消化不良胃痛)

33. 紫金龙 1 钱、白芍 5 分、防己 5 分、白及 5 分、细辛 2 分,研末,每次 1 钱,日服 3 次。

34. 生藤 1 钱、山慈姑 5 分、南木香 1 钱、地不容 5 分、小白及 1 钱、紫金龙 5 分,研末,分 4 次服。如系胃溃疡,先服小白及粉,再吃上药,饭前服。

35. 地榆 2 钱、仙人掌液 1 钱、花椒树寄生 1 钱、藤仲 2 钱、三条筋 2 钱,蜂蜜为引,水煎服。(适于胃饥时痛)

★胃及十二指肠溃疡

1. 马蹄香、排红草、重楼、甘草各等量,共研末,日服 3 次,每次 5 分~1 钱,水送服。

2. 翻白叶、仙鹤草各 2 钱,樟木子 5 分,煎服。

3. 韭菜子 1 两、乌贼骨 1 钱、蜂蜜 2 两,将前二药研末,蜂蜜调匀,每日早晚各服一匙,饭前服。

4. 大和红 1 两、星秀花 5 钱、虎掌草 5 钱,共研末,炒热,蜂蜜调匀服,每次 5 分,日服 3 次。

★胃下垂

1. 杉梾果 3 两,切片炒熟,每日 1 剂,经常服。

2. 野荞、香石藤、樟木各 3 钱,心不干、青木香各 2 钱,水煎服。

★消化不良

1. 红毛叶马蹄香 1 钱,山楂、麦芽各 3 钱,煎服。

2. 野坝蒿 1 两、土大黄 2 钱、云木香 3 钱,煎服。

3. 地蜈蚣(去毛)1 两、南木香 3 钱,泡酒半斤,日服 3 次,每次 5 毫升。

4. 排红草、地榆、马蹄香、重楼、苦参、姜黄、何首乌、荷叶暗消、心不干各等量,共研末,日服 3 次,每次 1 钱,水送服。

5. 鸡肠狼毒 2 分、肉桂 5 分,共研末,姜汤送服。

6. 大芫荽 5 钱~1 两、马尾黄连 3 钱,煎服。

7. 化肉藤叶 2 钱、杏叶防风、马蹄香各 3 钱,煎服。

8. 排红草、生姜、倒钩刺根各 3 钱,煎服。

9. 马蹄香 2 钱、胡椒 1 钱,研末,分 2 次,开水送服。

10. 野荞(根)、地榆各 3 钱,水煎服。

11. 野棉花、紫地榆各适量,水煎服。

12. 马蹄香、石菖蒲各 5 钱,南木香 1 两,研末,每次 2 钱,日服 3 次,开水送服。

13. 翻白叶 3 钱、马蹄香 2 钱、三条筋 3 钱,水煎服。(适于消化不良,腹胀)

14. 岩陀、良旺茶、紫地榆各 2 钱,水煎服。

15. 牙刷草、黄芩、苏叶、姜味草、樟木各 1 两,共研末,每次 5 分,日服 3 次。

16. 辣蓼、青蒿、面粉、麦麸、苍耳子各适量,制成曲块炒黄,每服 2~3 钱,水煎服。(适于食积消化不良)

17. 马蹄香、樟木、良旺茶、草血竭、紫地榆各等量,研末,每次 1 钱半,日服 2~3 次。

★腹痛

1. 地石榴嫩枝、苦蒿、红糖各 2 钱,煎服。

2. 冷饭果嫩叶、野坝蒿、地石榴嫩叶、苎麻嫩叶各 3 钱,生石灰、大蒜各 1 钱,煎服。

3. 地蜈蚣 5 钱、草果(去壳)1 两,泡酒 1 斤,日服 2 次,每次 10 毫升。

4. 水林果 1 ~ 2 两、草果 2 个,煎服。

★腹泻

1. 夹眼皮果 5 钱、胡椒 5 分,煎服。

2. 辣蓼 1 两、大飞扬、何首乌各 5 钱,煎服。

3. 紫地榆 2 钱、地榆 3 钱、野荞 3 钱,水煎服。

4. 野牡丹(果)、香薷各 2 钱、棠梨果 5 个,水煎服。(亦适于肠炎、腹泻)

5. 红牛膝 1 钱、白牛夕 1 钱、棕树子 2 钱、桂皮 2 钱、甘草 3 分,水煎服。忌蚕豆。

6. 遍地金 5 钱、乌梅 1 枚、红糖适量,水煎服。

7. 矮陀陀 2 钱、牙皂 5 分、酒炒大黄 1 钱,研末,热酒冲服。

8. 地石榴 5 钱、煅石膏 1 钱,水煎服。

9. 鱼子兰(根)3 钱、大黄 1 钱,水煎服。

★便秘

地蜈蚣 1 钱、蜂蜜 5 钱,煎服。(适宜于实热便秘)

★大肠下血

1. 桂花岩陀 1 钱、红花 2 钱,煎服。

2. 白头翁 3 钱、玄参 3 钱、生地 5 钱、黄芩 3 钱、丹皮 3 钱,水煎服。

3. 钻地风、槐寄生草等量,水煎服。

4. 滑叶跌打 0.7 克、三条筋 0.3 克,研末,每次 1 克,日服 3 ~ 8 次,开水送服。出血甚者加小红米果(根)1 两煎汤送服。疼痛甚者再加七叶莲 1 两。

5. 苦参、地黄各 3 钱,炼蜜为丸,每次 1 钱,日服 3 次。

6. 重楼 1 两、天丁 1 钱、紫花地丁 3 钱,共研末,装入猪大肠,两头扎紧,煮服。

7. 萱草(根)1 两、山茶花 5 分、紫地榆 3 钱、象牙末 1 钱,水煎服。

★蛔虫病

1. 鸡嗉子(叶)3 钱、槟榔 3 钱、紫苑 3 钱,水煎服。

2. 钻地风 5 钱、槟榔 3 钱、苦楝皮 2 钱,水煎服。

3. 贯众、苦楝皮、槟榔各适量,水煎服。

4. 苦楝子 2 两、吴芋 5 钱,研末,每次 1 钱,开水送服。

5. 痢止蒿、倒钩刺各 3 钱、大枣 5 个,红糖引,煎服。

6. 追风箭、钩藤各 2 钱、小火草 3 钱,共研末,每次 5 分 ~ 1 钱,水送服。

7. 苦楝皮、倒钩刺、槟榔、吴芋各 5 钱,共研末,日服一次,每次 1 钱,水送服。

★肝硬化

1. 还阳草 1 两、黑阳参 5 钱、金钟茵陈 3 钱,水煎服。

2. 大蓟 3 钱、万丈深 2 钱、马蹄草 3 钱,水煎服。

★肝脓疡

鸡根、香樟、草血竭、石菖蒲、通光散各 5 钱,水煎服。

五、呼吸系统疾病

★ 咳嗽

1. 松子仁 2 两、核桃仁 1 两，共捣烂加蜂蜜 5 钱蒸服，每次 2 钱，饭后服。

2. 梨汁、姜汁、萝卜汁各一小碗，混合分 3 次用糖水送服。

3. 桃树寄生、花椒树寄生、李树寄生各 1 两，炖鸡服。

4. 大黑药、千针万线草、沙参各等量，共研末，蜂蜜调服，每次 3 钱，睡前服。

5. 水金钩如意 5 钱，沙参 4 钱，桔梗、桑白皮各 3 钱，煎服。（1～5 方适于久咳）

6. 迎春柳 1 斤、甘草 1 两，蒸馏提取 50 毫升，制成注射液，每日肌注 2 毫升。

7. 猫胡子花嫩尖 3 钱、蜂蜜 1 两，煎服。（6～7 方适于肺热咳嗽）

8. 芫荽、饴糖各 5 钱，米汤适量，蒸服。

9. 耗子耳朵树、紫苏、薄荷各 3 钱，煎服。（8～9 方适于风寒咳嗽）

10. 白苏子、核桃仁（生熟各半）各 3 钱，红糖引，水煎，早晨调鸡蛋服，服后再睡 2 小时。（适于老年咳嗽）

11. 九里香、白及各等量，共研末，日服一次，每次 1～2 钱，水送服。

12. 七里香果、白苏子各 3 钱，荆芥子、枇杷叶各 5 钱，煎服。

★ 支气管炎

1. 白芥子、轻粉、白芷各 3 钱，共研末，拌蜂蜜贴在第二胸椎上。

2. 橄榄树寄生、苦刺草各 1 两，石椒草、甘草各 5 钱，煎服。

3. 梨寄生、侧柏叶各 1 两，野厚朴、虎掌草、金银花各 5 钱，水煎至 100 毫升，日服 2 次，每次 10 毫升。

4. 灯台树、鸡蛋花各 3 钱，煎服。

5. 金钟茵陈、白及各 3 钱，鸡根（茎、枝）5 钱，煎服。

6. 泽泻、石串莲各 3 钱，煎服。

7. 水蜈蚣、白及、瓦草、百部各 3 钱，煎服。

8. 大芫荽 5 钱～1 两、紫苑 5 钱，煎服。

9. 过江龙 1 两、化红 5 钱、杏仁 3 钱，煎服。

10. 石串莲 1 两、化红 5 钱、青竹标 4 钱，煎服。

11. 岩菖蒲，研末，每次 1 克，日服 3 次，开水送服。口含每次 0.5 克。（亦可用于痢疾）

12. 鲜蛇蛋参 4 钱、枇杷叶 2 钱、金竹叶 2 钱，蜂蜜为引，水煎服。

13. 大一支箭 1 钱、续断 3 钱、天花粉 2 钱、石膏 5 分，共研末，每次 2 钱，开水送服。小儿减半。（亦可用于痨热咳嗽、小儿咳血）

14. 鱼腥草 5 钱、鱼眼草 2 钱、马蹄草 3 钱、瓦草 3 钱、车前子 2 钱、白苏子 3 钱，加蜂蜜或冰糖适量，水煎服。（多用于急性支气管炎）

15. 茜草 4 钱、虎掌草 5 钱、白薇 5 钱、玉竹 3 钱、续断 5 钱、南木香 1 钱、天花粉 2 钱，水煎服。

16. 蓑衣莲 5 钱、荆芥 3 钱、紫苑 3 钱、花红 2 钱、黄芩 1 钱,水煎服。

★支气管哮喘

1. 叶下花 1 两,红糖引,煎服,连服数剂。

2. 紫花曼陀罗 5 钱、石膏 1 斤 5 钱、硼砂 2 两 5 钱、甘草 5 两、黄芩 2 两、枣仁 1 两,共研末,水泛为丸,早晚各服 5 分~1 钱,水送服。

3. 野猫血、老鹰血、熊血各 5 钱,泡酒服。

4. 地龙、胎盘粉、侧柏叶、厚朴各等量,共研末,日服 3 次,每次 1 钱,水送服。

5. 乌鸦 1 只,杀后取血炖服。

6. 黄栎树皮、水冬瓜树皮各等量,共研末用蜂蜜调匀,用开水浸泡老墙土,取澄清液送服上药 2 钱,日服 3 次。

7. 绛头 3 钱,研末,用无盐肉汤送服,每日 1 次,连服 5 日。

8. 狗核桃(全株)5 钱、甘草 1 两、桔梗 3 两,共研末,每服 1 钱,日服 2 次。

9. 野冬青果 20 粒,研末,肉汤送服。半小时后用马尾黄连 4 钱、黄芩 2 钱,水煎服。二者相间服用,每日各服 2 次。(多用于热性哮喘)

10. 独叶白及 3 钱、龙胆草 1 钱 5 分、老母猪胆 1 个、泡掌筒 3 钱、白糖适量,水煎服。(多用于热性哮喘)

11. 星秀花 3 钱、野花椒根 1 钱、玉带草 3 钱,水煎服。(多用于热性哮喘)

12. 飞龙掌血 3 钱、黑骨头 5 钱、白薇 3 钱、茜草 3 钱,水煎服。

13. 虫草、冬花、桑皮、甘草、小茴香各适量,水煎服。(多用于痰饮喘咳)

14. 旋复花、麻黄、荆芥、半夏、前胡、赤芍、生姜、大枣、甘草各适量,水煎服。

15. 蓑衣莲 1 钱、桂枝 2 钱、半夏 3 钱、茯苓 3 钱、桔梗 2 钱、细辛 5 分、生姜 3 片,水煎服。(多用于寒性哮喘)

★肺炎

红头草 5 钱,包谷须、青洋参各 3 钱,小红参 2 钱,红糖引,煎服。

★肺脓疡

1. 火把果、火把果寄生草、火把果树皮各 2 钱,共研末,调蜂蜜分 2 次服。一周为一疗程,连服 3 个疗程。

2. 鱼腥草 3 钱、天花粉 3 钱、炒扁柏 3 钱,水煎服。

3. 五叶草、包谷须各适量,水煎服。多用于咯血。

4. 土牛膝 2 钱、生地 1 钱、丹皮 8 分、玄参 1 钱、枳壳 1 钱、延胡索 3 钱、苦荬菜 2 钱,水煎服。多用于咳血、吐血、鼻衄。

★咯血

1. 鬼针草 6 钱、葛根 5 钱、天花粉 4 钱、刺黄柏 3 钱,煎服。

2. 藕节 1 两、甜梨 1 个、白及 3 分,煎服。

3. 鲜白茅根 5 钱,苇根、荷叶各 3 钱,蜂蜜、萝卜汁、童便各适量,前三药水煎,液加入后三药调服。

4. 大红黄泡 2 两、葵花秆心 5 钱、甘草 3 钱,煎服。

5. 九味草 5 钱、白茅根、冰糖各 1 两，煎服。

6. 三叶五加、血满草各 1 两，煎服。

7. 鸡挂骨草 1~2 两、旱莲草 5 钱，煎服。

六、泌尿生殖系统疾病

★肾炎

1. 红花、制山甲各 3 钱，当归、狗脊、肉桂各 5 钱，四块瓦、附片各 1 两，共研末，早晚各服一次，每次 5~7 分，水送服。忌酸冷。

2. 萱草 1 两、茯苓皮 5 钱、防己 3 钱、小羊奶果叶 2 两，煎服。

3. 牛嗓管、野荞、通光散各 5 钱，辫子草 2 钱、猪鬃草 1 钱、黄芩 3 钱，煎服。（此方适于肾炎水肿）

4. 牛蹄藤 3~5 钱、罗芙木 2 钱，煎服。

5. 鲜车前草、鲜素珠果各 1 两、鲜过路黄 5 钱，煎服。

6. 酒瓶花根 1 两、血满草 5 钱、大和红、石椒草各 4 钱，水煎服。

加减：若血压高、呕吐、腰痛，加罗芙木 2 钱、大伸筋 3 钱。心衰者加双参 4 钱。水肿难消者加马蹄草 5 钱~1 两，血满草加至 1 两。（应慎重，易引起虚脱）

7. 苍耳子(根)、响铃豆(根)各 1 两、狗响铃、滑石各 5 钱，水煎酒引服。

8. 鸡肾参、大和红各 4 钱、小红参 2 钱、土当归 1 两，水煎服。

9. 大蓟 2 钱、小蓟 4 钱、葫芦皮 1 钱、包谷须 2 钱，水煎服。忌牛、羊肉、盐。（亦可用于心脏性水肿）

★急性肾炎

1. 金钟茵陈、青蒿各 3 两、茯苓 1 斤、猪苓 5 两、夏枯草 3 两、甘草 5 钱，共研末，日服 3 次，每次 3~5 钱，水送服。

2. 小羊奶果 1 钱、黄柏、黄连各 5 分，共研末，水送服，每日 3 次。

3. 桉叶 3 钱、败酱 8 钱、夏枯草 5 钱、益母草 7 钱，煎服。

4. 鸡根 1 两，水煎服。（亦用于上呼吸道感染、肺炎、肝炎、肾盂肾炎、乳腺炎、风湿、跌打损伤、疮疡、出血）

5. 鸡根 1 两、白术 3 钱、茯苓 5 钱、土牛膝 5 钱、乳香 2 钱、五倍子 3 钱、木香 3 钱、泽泻 4 钱、甘草 2 钱，水煎服，2 日 1 剂。（亦可治疗其他炎症）

6. 大蓟 3 钱、蒲公英 5 钱、猪鬃草 1 钱，水煎服。

★尿路感染

1. 大苦溜溜、车前草各 3~5 钱，煎服。

2. 素珠果 1 两、老鼠尾 3 钱、鱼腥草 5 钱，煎服。

3. 小羊奶果叶、小筋骨草、萹蓄各 3 钱，煎服。

4. 七里香 1 两、猪鬃草 5 钱，煎服。

5. 大芫荽、素珠果、马鞭草各 5 钱、木通 3 钱，煎服。

6. 鸭脚板 2 钱、灯芯草 1 两、白花蛇舌草 3 钱，煎服。

7. 铁丝蕨蕨、猪鬃草各 1 两,煎服。

8. 大响铃果(子)3 钱,木贼、猪鬃草各 5 钱,煎服。

9. 何首乌、飞龙掌血、木通、掉毛草、土牛膝、羊奶果、杜仲各 3 钱,沙参、天花粉各 4 钱,石椒草、山货榔各 2 钱,水煎服。

10. 土茯苓 5 钱,车前草、竹叶、木通各 3 钱,藕节 5 个,水煎服。

11. 太阳草 1 两,水煎服。

12. 背蛇生(根)粉,每次 3 分,日服 3 次,开水送服。(以上两方配合应用)

13. 鲜车前草、鲜野苡仁根各 1 两,红糖适量,水煎服。

14. 猪鬃草、狗响铃各 1 两,水煎服。

15. 细木通、连翘、竹叶柴胡各 3 钱,水煎服。

16. 挖耳草 5 钱,续断、鸡冠花各 3 钱,水煎服。

17. 土牛膝、木贼(根)各 2 钱,秦艽、猪殃殃各 1 钱,甘草 5 分,水煎酒引服。

18. 泡掌筒(根)、猪苓、泽泻、茯苓、白术各 5 钱,水煎服。

19. 土牛膝、地石榴、酸浆草、野苡仁根、空筒菜各 2 钱,水煎服。

20. 秧草根、猪鬃草、野苡仁根、芒种花根各 3 钱,水煎服。

21. 萹蓄、车前草、木通、金银花各 5 钱,水煎服。

22. 柿花叶 5 片,木通 2 钱,马蹄草 1 两,水煎服。

23. 土牛膝 1 钱,地石榴、酸浆草、金银花、野苡仁根各 2 钱,水煎服。

24. 大蓟、野苡仁根、蒲公英、猪鬃草、柳树根各 2 钱,水煎酒引服。

25. 狗屎花、玄参各 1 两,猪鬃草 5 钱,淘米水适量,水煎酒引服。

26. 响铃豆、萹蓄、猪鬃草各 3 钱,黄连 1 钱,水煎服。

27. 通经草 4 钱、地石榴(尖)3 钱,水煎服。

28. 星秀花 4 钱、木通 3 钱,水煎服。

29. 野红稗(全株)、野苡仁根各 5 钱,秧草根 3 钱,水煎服。

★淋病

追风箭 5 钱,生石膏、茄子根各 1 钱,煎服。

★尿路结石

1. 过路黄 2 两,滑石 1 两,海金砂、萹蓄、瞿麦、荜澄茄、茯苓各 5 钱,甘草 1 钱,煎服。

2. 九里光 2 两、郁金 6 钱、地龙 4 钱、过路黄 1 两、白矾 1 钱 5 分,煎服,一剂服 2 天,连服 5~10 剂。

3. 大响铃果根 1 两、芒种花 3 钱,煎服。

★血尿

1. 素珠果 2 钱,蒲公英、猪鬃草、杨柳树根各 1 钱,酒引,煎服。

2. 土牛膝、茜草、仙鹤草、木通各 3 钱,藕节 5 个,水煎服。

3. 虎掌草(根)、茯苓各 2 钱,无花果 2 个,水煎服。

4. 猪殃殃 3 钱、仙鹤草 2 钱,藕节 5 个,水煎服。

5. 荠菜 4 两,水煎服。(亦用于乳糜尿)

★睾丸炎

1. 千斤坠 3 个、橘核 2 钱、八月瓜根 5 钱,煎服。

2. 素馨花(根)、芒种花虫瘿各 1 两,水煎服。(亦可用于淋巴结核)

★肾结核

荠菜 2 两(鲜 8 两)、鸡屎藤 1 两半,水煎服。(亦可用于血尿、乳糜尿)

★泌尿道结石

1. 车前子 5 钱、韭菜 1 两、田螺 7 个,水煎服。

2. 荠菜 2 钱、过路黄、鸡内金各 1 两,水煎服。

3. 生地 8 钱,萹蓄、瞿麦、石苇、泽泻各 4 钱,过路黄、海金砂各 1 两,鸡内金、滑石、木通、猪鬃草、土牛膝各 5 钱,石菖蒲、甘草各 2 钱,水煎频服。

★阴囊肿痛

1. 乳香、葱白各适量,捣绒外敷患处。(亦可外包,用于睾丸肿痛)

2. 灶心土、小茴香、花椒各适量,研末炒热,开水调敷患处。(亦可外用于睾丸肿痛)

★前列腺炎

1. 紫茉莉(根,去粗皮)2 两,水煎服。

2. 金银花、黄芩、黄柏、赤芍各 3 钱,甘草 2 钱,水煎服。

七、运动系统疾病

★慢性风湿关节炎

1. 木瓜 1 两、白糖适量,水煎服。

2. 铁藤、大伸筋各 1 两,小伸筋草 4 钱,泡酒 1 斤,每次 10 毫升,日服 3 次。

3. 小伸筋草 3 钱、松寄生 1 两,泡酒 1 斤,每次 10 毫升,日服 3 次。

4. 大红毛叶 2 钱、松寄生 1 两,水煎服。

5. 露水草、鳝鱼各 1 两,捣细为馅,用面粉做包子,不放盐,蒸服,每次一剂,连吃数剂。(冬天的鳝鱼不能用)

6. 鲜玉带草 1 两、木瓜 3 钱、胡椒 1 钱,炖猪脚或鸡服。

7. 茜草、五爪金龙、飞龙掌血各 3 钱,泡酒或水煎服。

8. 掉毛草 3 钱、甜荞根、大木通各 5 钱,泡酒 1 斤,每次 5 毫升,日服 2 次。

9. 山红花、大伸筋各 1 两,芦子藤 4 钱,泡酒 1 斤半,每次 10 毫升,日服 3 次。

10. 山货榔、水马桑寄生、八角枫各 5 分,煎汤兑土细辛末 1 钱服,日服 2~3 次。

11. 朝天罐、木瓜各 1 两,胡椒引,水酒煎服。

12. 桂枝 5 钱、木姜子根 1 两、七叶莲 8 钱,水煎服。

13. 现鸡尾 5 钱、透骨草 1 两、伸筋草 2 钱、小伸筋草 4 钱,泡酒 1 斤,每次 5 毫升,日服 3 次。

14. 杉松、万寿竹、细辛、续断各适量,捣烂外敷患处。(均用鲜品)

15. 玉带草 5 钱,八角枫 2 钱,木瓜、土牛膝各 3 钱,水煎服。

16. 玉带草 5 钱,羌活 2 钱,土牛膝、杜仲各 3 钱,水煎服。

17. 金铁锁 5 分,当归、白芍各 3 钱,川芎 2 钱,泡酒 1 斤,浸泡 3 天,每次 10 毫升,日服 2 次,或研末开水调匀包患处。

18. 金铁锁 1 钱、三条筋 3 钱、玉带草 3 钱、四块瓦 2 钱,水煎服或泡酒 1 斤,每次 10 毫升,日服 2 次。

19. 玉带草、杏叶防风各 3 钱、八角枫、透骨草各 2 钱,泡酒 1 斤,浸泡 3 天,每次 10 毫升,日服 2 次。

20. 仙茅、苡仁各 1 两 5 钱,木瓜 1 两,桂枝 2 钱,菱瓜兜 2 两,水煎,取汁冲鸡蛋服。

21. 三角枫、三分三、杏叶防风、羌活、大血藤各适量,捣烂酒调外包患部及泡酒 1 斤,每次 5 毫升,日服一次。(三分三有剧毒,泡酒只用 5 分)

22. 小接骨丹叶尖、血余炭、葱白、辣椒各适量,捣烂加蜂蜜,酒引炒热外包患处。

23. 黑骨头、木香各 2 钱,大血藤、川芎各 3 钱,当归 5 钱,水煎服。

24. 鸡血藤 1 两,大苤麻根 4 钱,伸筋草、钻地风各 3 钱,桑枝 5 钱,水煎服。

25. 百灵草、野高粱、飞龙掌血、紫绿果根各 2 两,岩芋(天南星科零余芋属零余芋)5 分,泡酒 2 斤半,泡 2 天后,睡前服 10 毫升。

26. 芦子藤 1 两、木瓜根 2 两、木通 5 钱、美人蕉根 2 两、露水草 3 两,泡酒 2 斤,每次 10 毫升,日服 2 次。

27. 土牛膝 4 钱,矮陀陀 2 钱,透骨草、玉带草各 3 钱,土当归 5 钱,泡酒 1 斤,每次 10 毫升,日服 2 次。

28. 小铜锤 2 钱,顺江柳根、现鸡尾各 4 钱,通经草 5 钱,飞龙掌血 3 钱,泡酒 2 斤,每服 10 毫升,或水煎服。

29. 八角枫、金铁锁各 3 钱,玉带草、伸筋草、透骨草各 5 钱,四块瓦 4 钱,泡酒 1 斤,浸泡 5 日,每晚服 5 毫升。(服药后避风,忌酸冷、鱼腥、豆类食物)

30. 土千年健、钻地风、石南藤、土牛膝、当归、木瓜各 3 钱,泡酒 1 斤,浸泡 3 天后,每次 15 毫升,日服 3 次。

31. 生藤、鸡根、芦子藤各 5 钱、露水草、韭菜根各 2 两,木瓜根 1 两,泡酒 2 斤,每次 10 毫升,日服 2 次。(水煎服宜减量)

32. 刺参、土牛膝、血当归、土三七、小红参、大血藤、三角枫、川芎各 3 钱,水煎服或泡酒服。

33. 松节、海风藤各 3 钱,桑寄生、桂枝、杜仲各 5 钱,木瓜 4 钱,水煎服。

34. 藤仲 1 两,土牛膝、透骨草、土当归各 5 钱,飞龙掌血、黑骨头各 3 钱,南木香 1 钱,川芎 2 钱,泡酒 1 斤,每次 5 毫升,日服 2 次。

35. 岩陀 4 钱,防风、羌活、白芷、五加皮、续断、茜草各 3 钱,全归 5 钱,水煎服。

36. 通经草、虎掌草、土牛膝、当归各 3 钱,细木通、野棉花各 2 钱,双钩藤根 4 钱,水煎服。

37. 鲜鸡根、野棉花(根)、虎掌草、细木通各5钱,通经草、土牛膝各2钱,泡酒服或水煎服。

38. 顺江木、飞龙掌血、纲木通、四块瓦、鸡根、金丝木通、钩藤根、虎掌草各3钱,通经草、金铁锁、小铜锤各2钱,雪上一枝蒿3分,泡酒1斤,每次4毫升,日服2次。

39. 飞龙掌血、虎掌草、钩藤根、现鸡尾、鸡根、木通、小铜锤、香石藤各3钱,金铁锁2钱,泡酒1斤,每次5毫升,日服3次。

40. 大草乌1钱,透骨草、大血藤、斑庄、土牛膝、威灵仙、萆薢、豨莶草各5钱,掉毛草4钱,五爪金龙6钱,加水1500毫升,煎30分钟过滤,将滤液蒸馏即得。每次1毫升,每周2次,痛点或穴位注射。

41. 香石藤、黑骨头、制川乌、三七、天麻、延胡索、杜仲、赤芍、赤茯苓、金叶子、小铜锤各3钱,雪上一枝蒿3分,泡酒2斤,每次10毫升,临睡前服。(中毒用芫荽水解)

42. 蓑衣莲1钱、防风2钱、桑寄生5钱、威灵仙3钱,水煎服。

43. 泡掌筒5钱、野棉花、虎掌草各3钱,水煎或泡酒服。

44. 红花紫金标、矮陀陀各2钱,四块瓦3钱,叶下花、蜜桶花根各5钱,泡酒1斤,每次5毫升,日服2次。

45. 麂子角2钱(或骨1两)、小伸筋草1两,泡酒1斤,每次10毫升,日服2次。

46. 紫绿果根、五加皮各1两,泡酒2斤,每晚服10毫升,忌花椒。

47. 野桃花3两、稻草节2两,水煎,加酒1/3,分3次服。

48. 蛇退5钱、四块瓦3钱、杜仲4钱,水煎服或泡酒服。

49. 蜜桶花根、斑庄各3钱,水煎服。

50. 土牛膝6钱,八角枫、黑骨头各3钱,透骨草1两,金铁锁2钱,泡酒1斤,每次5毫升,日服2次。忌腥味和荞面。

51. 芦子藤、通血香(番荔枝科瓜馥木属瓜馥木)、香石藤、血满草、五叶草各5钱,泡酒2斤,每次10毫升,日服2次。(水煎服减量)

52. 制草乌、土牛膝各3钱,杜仲、土茯苓各2钱,百部6钱,全蝎4钱,金头蜈蚣2条(去头足),泡酒1斤,每次5毫升,日服1次。

53. 飞龙掌血、土牛膝、矮陀陀、大和红、制草乌各5钱,土当归8钱,透骨草1两,八角枫3钱,泡酒1斤半,每次5毫升,日服3次。

54. 四块瓦、土牛膝、骨碎补、绿葡萄、矮陀陀、茜草、八角枫、续随子、猪鬃草、小白薇、叶下花、叶上花各2钱,泡酒1斤,浸泡3天,每次5毫升,日服2次。

55. 石菖蒲、韭菜根、野荞、苏木各适量,研末,酒炒热敷患处。

56. 大发汗,研末,每次2分,开水送服(忌酒)。再用七叶莲、香石藤、木瓜各5钱,黑骨头、防风各3钱,土牛膝2钱,大和红1两,上肢风湿痛加桑枝5钱,下肢风湿痛加升麻3钱,泡酒1斤,每次5毫升,日服2次。(以上48~56九方亦可治跌打)

★急性风湿关节炎

1. 地刷子1两,猪殃殃、土牛膝各5钱,全归1两5钱,泡酒3斤,炖热每次15毫升,日服 2 次。

2. 毛木防己 2 钱、紫绿果根 3 钱,酒引水煎服。

3. 木姜子根、钩藤根、桑寄生、小黄散根各 1 两,七叶莲 5 钱,水煎服。

★风湿性关节炎

1. 夹眼皮果、黑骨头、香石藤、五加皮、透骨草各 5 钱,飞龙掌血 3 钱,泡酒 1 斤,日服 2 次,每次 10 毫升。

2. 炮弹果根、大树跌打根皮各 5 钱,泡酒 1 斤,口服 2 次,每次 20～30 毫升。

3. 沙果根、大黑药、木瓜、素珠果根各 1 两,泡酒半斤,日服 3 次,每次 10～15 毫升。

4. 红毛叶马蹄香 1 钱,玉带草、八角枫、伸筋草各 2 钱,透骨草 3 钱,泡酒 1 斤,日服 2 次,每次 10 毫升。

5. 牛蹄藤、四块瓦、三角枫、芦子各 5 钱,泡酒 1 斤,日服 2 次,每次 5～10 毫升。

6. 小红参、白牛膝、玉带草各 5 钱,紫花地丁 3 钱,泡酒 1 斤,分次服。

7. 接骨草 5 钱、小蓟 3 钱、三棵针 2 钱,共捣烂,酒调包患处。再用接骨草、苍耳子、白芷、川芎各适量,酒引,煎服。

8. 灰叶子根、矮陀陀各 2 钱,茜草、草藓各 3 钱,泡酒 1 斤,日服 2 次,每次 10 毫升。

9. 跳八丈 1 两,飞龙掌血、黑骨头、透骨草、五瓜金龙各 5 钱,煎服。外用各取叶 1 两,共捣烂敷患处。

10. 水金钩如意、紫丹参、夏枯草各 3 钱,煎服。

11. 大穿鱼草根 1 两、黑骨头 5 钱,泡酒半斤,日服 2 次,每次 20 毫升。

12. 芦子藤根、吹风散各 5 钱,四块瓦、黑骨头、钩藤根各 3 钱,大血藤 1 两,泡酒 1 斤,日服 2 次,每次 10 毫升。

13. 小草乌、黑骨头、桂花岩陀、透骨草、矮陀陀各 3 钱,泡酒 1 斤,每次 5 毫升,日服 2 次。

14. 鸡屎藤、飞天蜈蚣、石串莲各 1 两,土牛膝、白芍、独活、桂花岩陀各 5 钱,防己 3 钱,灯盏花 2 钱,泡酒 1 斤,日服 2 次,每次 10 毫升。

15. 对坐叶、透骨草、玉带草各 1 两,灯盏花 2 钱,八角枫 5 钱,制草乌 1 钱,泡酒 1 斤,日服 2 次,每次 10 毫升。

16. 生地、苍术、当归、桂枝、川芎、土牛膝、白芍、续断、陈皮、五加皮、威灵仙、茯神、木瓜、钻地风、松明节、五叶草、牛尾参、飞松香各 5 钱,泡酒 2 斤,每服 10～20 毫升。

17. 土千年健、倒钩刺各 4 钱,石楠藤、南木香、钩藤各 3 钱,石枫丹、制川乌各 2 钱,煎服。

18. 大伸筋、八角枫、藤仲、细黑心、黑骨头、大接骨丹各 3 钱,大发汗 5 分,泡酒 2 斤,每次 5 毫升,日服 2 次,忌酸冷、糖。

19. 透骨草、大和红、掉毛草、反背红、香石藤、小伸筋、大伸筋各 5 钱,八角枫、柳叶见血飞、野棉花各4钱,黑骨头、矮陀陀各3钱,金丝杜仲1钱,泡酒2斤,日服2次,每次5毫升。忌酸冷、豆类、羊肉,孕妇忌服。

20. 粉棠果根、川芎各3钱,当归2钱,四块瓦1钱,酒引,煎服。

21. 蝴蝶暗消、五加皮、桑寄生各5钱,八角枫须根5分,炒热后泡酒适量,分次服。

22. 隐棒花2钱,露水草、威灵仙各5钱,泡酒1斤,日服3次,每次15~20毫升。

23. 鸭脚板、苏木各1钱,红花紫金标、肉桂、透骨草、玉带草各3钱,三角枫4钱,泡酒1斤,日服2次,每次10~15毫升。

24. 毛叶威灵仙1两,香石藤3钱,桂皮、一支箭各2钱,泡酒1斤,日服3次,每次50毫升。

25. 疟腮树、黑骨头各5钱,透骨草、木通各3钱,泡酒半斤,日服3次,每次15~20毫升。

26. 九里香、芦子藤、当归、桂花岩陀、花脸细辛各3钱,大血藤4钱,泡酒1斤,日服2次,每次10毫升。

27. 八角莲根、透骨草、大黑药各1两,制草乌2钱,泡酒半斤,每晚服10毫升。

28. 七里香、当归各5钱,伸筋草3钱,延胡索2钱,泡酒1斤,睡前服20毫升。

29. 大穿鱼草5钱、茜草3钱、接骨草1两、千只眼1钱,煎服。

30. 三叶豆1~2钱,独活2钱,牛膝、生地各3钱,煎服。

31. 黑节草4钱、四棱草5钱、斑庄1两,泡酒1斤,日服2次,每次10毫升。

★风湿瘫痪

1. 顺江木2两,小草乌、斑庄各1两,大接筋藤7钱,泡酒2斤,日服2次,每次5毫升。

2. 桂花岩陀(全株)。

制法:将药切碎阴干装入瓶内,每10斤药用3斤甜白酒覆盖其面,浸泡7昼夜,以叶浸黑为度,取出晒干研末,每斤药粉配干草1两,用米汤糊制成丸剂,每丸如绿豆大小。

用法:每次3~5分,用水酒或土牛膝与小茴香的水煎液吞服,体强者服5分,体虚者服3分。忌鱼、蜂蜜。

3. 组方:

方一:素珠果3两、胡椒8钱,共研末,冷水调匀装猪胃内煮熟,睡前服,服后避风。

方二:伸筋草、鸡根、凤尾草、血满草、大茎麻各等量,水煎,蒸气熏患处。

方三:八角枫、大接筋藤各3钱,三七5钱,柳叶见血飞1两,泡酒服。

以上三方同时应用。

4. 羊肚参3两,木瓜1两,泡酒2斤,睡前温服30毫升。

5. 当归3两,川芎1两5钱,木瓜、土牛膝各5钱,虎骨(酒制)、猪殃殃各1两,羊肚参8两,泡酒8斤,睡前温服30毫升。

6. 大发汗、胃友各 3 钱，钩藤、蝉蜕、僵蚕、玉带草各 5 钱，麻黄、五爪金龙各 1 两，泡酒 2 斤，日服 1 次，每次 10 毫升，吃后出汗为度。忌酸冷、豆类和牛、羊、公鸡、鱼肉。

7. 肉桂 2 分、丁香 1 分、七厘散 3 分，泡酒半斤，每次 10 毫升，日服 2 次。外用臭草、三角枫、连钱草，水煎外洗患部。

8. 灯盏花 3 钱，研末，鸡蛋 1 个调匀，蒸熟热服，隔日一次。外用绵羊油擦患处。

9. 八角枫 4 钱，大和红、川芎、土牛膝、矮陀陀、飞龙掌血各 5 钱，土当归、小伸筋草各 8 钱，透骨草、香石藤各 1 两，泡酒 2 斤，浸泡 3 天，每次 5 毫升，日服 2 次。（亦治肌肉酸痛无力）

10. 还阳草、岩兰花各 1 两，鸭跖草、玉带草各 5 钱，桂皮 1 钱，胡椒为引，炖乌骨鸡吃。

11. 松脂 5 分~1 钱、威灵仙 1 两、蒙自木兰 2~3 钱，炖鸡，服后睡觉。

★类风湿性关节炎
黄芪 1 两、淫羊藿、当归各 8 钱，蜈蚣 8 钱，全蝎 3 钱，红花紫金标、土茯苓各 6 钱，土牛膝 7 钱，制山甲 4 钱，煎服。

★风湿腰痛
1. 小茴香 1 钱、绿皮杜仲 2 钱，共研末，日服 2 次，每次 5 分。
2. 白云花根、青木香各 2 钱，生姜 2 片，水煎服。
3. 泽兰 3 钱，小红参、茜草、地刷子各 2 钱，水煎服。
4. 苍蝇网 5 钱，飞龙掌血、土茯苓、矮陀陀各 2 钱，草乌 2 分，泡酒 1 斤，每次 5 毫升，口服 1 次。
5. 土牛膝 3 钱，杜仲、黑故脂各 4 钱，水煎服或泡酒服。
6. 凤尾草（根）3 钱，川芎、土牛膝、杜仲、五爪金龙各 2 钱，水煎服。
7. 红花紫金标、川芎、泽兰、杜仲、五加皮各 2 钱，红花 1 钱，紫丹参、威灵仙各 2 钱，泡酒或水煎服。（水煎服红花紫金标应减为 1 钱）

★肾虚腰痛
1. 须花参 5 钱，象牙参 3 钱，煎服。
2. 石老虎、杜仲各 3 钱，刺老包根皮、续断、紫丹参各 1 两，淮山药、补骨脂各 5 钱，煎服。
3. 金毛狗脊、续断、淮山药、菟丝子、地黄各 5 钱，淮牛夕 3 钱，杜仲 4 钱，水煎服。
4. 小伸筋草 3 钱，鸡根 1 两，双参 1 钱，炖肉 2 两，分 2 次服。
5. 制何首乌 4 钱，杜仲、党参、金毛狗脊各 3 钱，水煎服。

★扭伤
1. 八角枫、仙桃草、糯米草、土大黄、雪上一枝蒿、草乌、小白薇、绵大戟、玉带草、苎麻根各适量，研末，酒炒包患处。上方去雪上一枝蒿、草乌，泡酒 2 斤，浸泡 3 天，每次 10 毫升，睡前服。
2. 苎麻根、韭菜根、酸浆草、葱各适量，捣烂以酒炒热包患处。

3. 绿珊瑚、杏叶防风各 2 钱,泡酒,炖热服,每次 10 毫升,日服 2 次。(用于腰扭伤、感冒身痛)

★ 腿转筋

土牛膝 2 钱、糯米 1 两、苡仁 5 钱,水煎服。

八、心血系统疾病

★ 高血压

1. 兰花参 2 钱、红土瓜 5 钱、败酱 2 钱,煎服。

2. 夏枯草 5 钱、兰花参 3 钱、葵花瓣 2 钱,煎服。

3. 仙茅、苦瓜藤各 3 钱,煎服。

4. 生石膏 2 两,草决明 1 两,夏枯草、芜蔚子各 6 钱,黄芩、茶叶、槐角、钩藤各 5 钱,水煎去渣,加蜂蜜浓缩为膏,分 3 次,水送服。

5. 接骨草、红土瓜各 2 钱,包谷须 1 两,煎服。

6. 棕树子、败酱草、黄芪各 3 钱,水煎服。

7. 棕树子 1 两,草血竭、小白薇各 3 钱,炖猪肉服。

8. 大黑蒿 1 钱,罗芙木 3 分,水煎服。

9. 罗芙木 5 钱,黄柏 2 钱,知母、杜仲各 2 钱,水煎服。

10. 紫金龙 7 分~1 钱、金竹茹 1 两,将紫金龙去外皮研末,用金竹茹煎汤送服,每日 1 次,5~7 天为一疗程。忌荞面。

★ 心脏病

1. 芭蕉花 1 个、冰糖 2 两、朱砂 2 钱,蒸服。

2. 漆树内皮 3 钱,炮后研末,调鸡蛋蒸服。

3. 桑白皮 5 钱、叶下花、大黑药各 4 钱,白芷、追风箭各 3 钱,煎服。

4. 茴心草 5 钱、辰砂 5 分,胡椒为引,水煎服。

5. 茴心草 1 钱、大枣 1 两,冰糖为引,水煎服。

6. 百灵草 2 钱、甘草 1 钱,水煎服,或与蜂蜜、鸡蛋蒸服,隔日 1 次,睡前服。

★ 贫血

1. 当归、黄芪、鸡掌七各 5 钱,煎服。

2. 大黑药、小黑药、千针万线草各 1 两,沙参 2 两,黄精 5 钱,炖肉服或煎服。

3. 鹰爪莲 1 两、荷叶顶 3 钱、红糖 2 两,煎服。

4. 小红参 5 钱、土党参 1 两、川芎 2 钱、五爪金龙 3 钱,水煎服。

5. 还阳草 1 两、条参、麦冬各 5 钱,水煎服。

6. 芘菜巴巴叶(根)、牡蛎各 1 两,水煎服。

7. 兰花参 1 两、鸡屎藤根、鹿衔草各 5 钱,水煎服。

8. 干鳝鱼 3 条、侧柏果 8 个,水煎酒为引服。

★ 血小板减少

1. 小红参、大枣各 2 两,红糖 1 两,水煎服。

2. 仙桃草、何首乌、熟地各 5 钱,青黛、金花菜(系豆科南苜蓿)各 3 钱,水煎服。

3. 炙黄芪 4 钱,当归、赤芍、丹皮、白芷、土牛膝、炒黄柏各 2 钱,生地、党参各 3 钱,水煎服,每日 2 次,早晚服。

4. 槐花(鲜)、生地(鲜)、白茅根(鲜)、小蓟(鲜)各 1 两,侧柏叶 5 钱,丹皮 3 钱,大枣 10 枚,水煎服,每日 2 次,早晚服。

九、神经系统疾病

★神经衰弱

1. 对对参、鹿仙草、淫羊藿、枸杞各 1 两,韭菜子 6 钱,鸡肾参 5 钱,煎服。

2. 货郎果 1 两、紫丹参 4 钱,水煎 2 小时,于午、晚睡前服。

3. 鸡血藤 3 两、黄精 4 两、杜仲 1 两、草灵芝(灵芝草的一种)5 分,泡酒 2 斤,日服 1 次,每次 20 毫升。

4. 牙皂 2 分,苏条参、黄精各 5 钱,砂仁、益智仁各 2 钱,圆肉、枸杞各 3 钱,共研末,炼蜜为丸,日服 1 次,水送服。

5. 小红参 5 钱、朱砂 1 钱、砂仁 2 钱、红糖适量,水煎服。

6. 柏子仁、半夏曲、牡蛎、党参、麻黄根、白术、五味子各等量,共研末,加麦麸、大枣肉适量为丸,每次 1 钱,日服 1 次。

7. 熟地 5 钱,何首乌 5 钱,仙桃草 3～5 钱,杜仲、枸杞、万丈深、千针万线草各 3 钱,紫花地丁 1 钱,水煎服。

8. 苎麻 3 钱、棕树子 1 两、菊花参 2 钱,水煎服,每日 2 次分服。

9. 苍蝇网 3 钱、兰花参 3 钱、千针万线草 3 钱,水煎服或炖鸡服。

★神经性头痛

1. 山羊角 1 个、明天麻 1 钱、川芎 2 钱,将山羊角锉末,共煎服。

2. 牛纠树叶、苦蒿尖各适量,共捣绒,炒熟包痛处或两太阳穴。

3. 紫木通 5 钱、鹰爪莲、川芎、柴胡各 3 钱,追风箭 2 钱,生姜 1 钱,煎服。

4. 活鳝鱼 3 条、紫丹参 1 两,切细炖服,可加油、盐各适量。

5. 细木通(茎)、葱白、生姜各 3 钱,水煎服。另取上三味药各适量,捣绒,酒炒热包太阳穴。(亦可治风湿关节炎,内服同上,外用包关节处)

6. 虎掌草 3 钱、杏叶防风 4 钱、升麻 3 钱,水煎服。(多用于偏头痛)

★面神经麻痹

1. 接骨草、钩藤各 5 钱～1 两,防风、胆南星、独活各 3 钱,天麻 2 钱,酒引,煎服。(亦适于半身不遂)

2. 活鳝鱼血适量,涂患侧,每日 1 次。

3. 蓖麻籽 7 个,去皮捣绒,醋调成膏状,左侧歪斜贴右边,右侧歪斜贴左边。注意药膏勿搽入眼内。

4. 皂角(去皮)3 钱,研成细末,陈醋调匀,用法同上方。

5. 制白附子 3 钱、全蝎 1 钱、僵蚕 3 钱、蚯蚓 3 钱,水煎服,每日 2 次分服。(开水

先煨制白附子)

6. 制白附子 1~3 钱、全蝎 1~2 钱、生地 3~4 钱、秦艽 2~3 钱、川芎 3 钱,水煎服,每日 3 次分服。(开水先煨制白附子)

7. 制南星 2 钱、全蝎 1 钱、僵蚕 2 钱、制白附子 3 钱,水煎服。或共研末,每次 5 分,开水送服。

★精神分裂症

1. 大狼毒(炮)6 分,蛇胆 2 分,大戟、南木香各 2 钱,老茴香根 5 钱,共研末,分 3 次水送服,日服 1 次。如服后吐泻量少则加小棕包 1 分、金铁锁 1 分 5 厘。

2. 大黄 5 两、牛角半个(捣碎),水煎送服牛黄末 2 分。

以上二方用于狂躁型精神病。

3. 八角枫,研末,每次 2~3 克,日服 3 次,开水送服。(取 1~2 钱炖肉,于睡前服汤肉亦可治风湿性关节痛)

4. 屎咕咕 1 只,去皮毛、肠胃,洗净剁成肉饼,加朱砂 5 分~1 钱,放盐少许拌匀,蒸熟一次服完,1 天 1 次,3 天为一疗程。

5. 紫茉莉(根)2 两、大千生(全草)1 两、胡椒 10 粒,水煎取滤液煮鸡蛋,睡时服。(患病半月以内服 4~5 次,半年以上服 15 次)

6. 青礞石 3 钱、大黄 1 两、芒硝 1 两、黄芩 5 钱、黄连 3 钱、钩藤 4 钱、沉香 4 钱、石菖蒲 5 钱、甘草 2 钱,共研末,水叠为丸,朱砂为衣,每次 1 钱,日服 1~2 次,开水送服。

★癫痫

1. 仙鹤草、杉树疙瘩(木瘤)、紫背浮萍各 1 两,写字公公(属水生动物)7 个,取写字公公放在新瓦上焙黄研末,水煎前三药送服。

2. 金铁锁、飞龙掌血各 8 分,制草乌 3 分,青洋参 5 分,共研末,分 3 次水送服,日服 1 次。

3. 花椒树寄生、枇杷树寄生、大蒜各 1 两,煎服。

4. 土鳖虫 5~6 个,瓦上焙干,研末,隔日 1 次,水送服。孕妇忌服。

5. 鸡肠狼毒、竹叶防风各 1 钱,红糖引,煎服。

6. 贼骨头 3~5 钱,防风、钩藤各 1 两,黑骨头、千张纸、龙骨各 2 钱,蝉蜕 3 钱,煎服。

7. 竹叶防风、钩藤各 2 两,水煎服。

8. 明矾半斤,朱砂、磁石各 1 两,共研细末,每次服 6 分。第一个月,每日 3 次;第二个月,每日 2 次;第三个月,每日 1 次,开水送服。

9. 甘遂(末)适量,猪心(未沾水的)1 个,将甘遂末灌满猪心,缝严,并以鲜葱捣绒包裹,然后再包以黄牛粪,用柴火烧熟,剥除外包物,切片吃,据介绍 3~4 次即愈。

10. 白颈蚯蚓 2 两、胡椒 1 两、大豆 5 斤,加水 25 斤,煎干,取大豆吃,每次 10~20 粒,日服 2 次。

11. 鱼子兰(全株)3 两、百灵草 3 钱、黑皮黄豆 5 钱、糯米 5 钱,加酒数滴为引,水煎服。

12. 兰花参1两、紫花地丁4钱、牛黄6分,水煎前二味取液,送服牛黄。

13. 屎咕咕,先将毛、肠胃去掉,焙黄研末置瓶中备用。用时取荆芥穗3钱、白矾1钱、生半夏3钱、天竺黄3钱、韭菜地里的蚯蚓1两,水煎取液,送服屎咕咕粉3钱,发作前服。

★坐骨神经痛

大伸筋4钱、掉毛草2钱、松球5个、芦子藤2钱、省雀花2钱,水煎服。

★肋间神经痛

1. 绣球防风3钱、韭菜根5分、三条筋2钱,水煎服。(多用于胁痛)

2. 竹叶柴胡3钱、白芍2钱、茯苓4钱、薄荷1钱、台乌3钱、枳壳3钱,水煎服。(多用于胁痛)

3. 灯盏花2钱、续断3钱、杏叶防风3钱、仙鹤草3钱、灯芯1钱,水煎服。

十、妇女疾病

★月经不调

1. 小季季草、香石藤各5钱、益母草1两,煎服。

2. 过江龙、四块瓦各3钱、红花1钱、黑骨头、大血藤各5钱、白芍4钱,水煎点酒服。

3. 山货榔、当归、何首乌各3钱、野芦子、紫丹参、草血竭、透骨草、刺五加、飞龙掌血各4钱、红花2钱,煎服。

4. 过江龙1钱、南木香2钱、大伸筋、吹风散各5钱,煎服。

5. 拐枣、玉带草各2两、玉竹1两、麦冬5钱,煎服。

7. 大红黄泡1两、白茅根、金银花各5钱,煎服。(适于月经提前)

8. 红虾花5钱、胡椒2钱、桂枝3钱、白花岩陀1钱,泡酒1斤,日服2次,每次15~20毫升。

9. 排钱草根(烧炭)5钱~1两、铁藤4钱,煎服。

10. 映山红1两、翻白叶、仙鹤草各3钱,煎服。(亦适用于产后流血不止、吐血)

11. 山茶花5钱、侧柏叶5钱~1两、火把果(炒黑)1两,煎服。

12. 仙鹤草3钱、马鞭草根、黑锁莓根各1钱,酒引,煎服。

13. 大和红1~2两、红糖适量,水煎服。(亦可治疗痛经、闭经)

14. 水八角2钱、川芎2钱,共研末,分2次酒送服。(多用于更年期月经紊乱)

15. 鸡血藤、紫丹参、益母草各3钱,水煎服。痛经加飞龙掌血、小茴香根、绣球防风、香附;经黑有块加五爪金龙、五叶草或川芎、桃仁、乳香;经色清淡加干姜、小茴香、炙艾叶。

16. 虫莲(根)4钱、当归3钱、川芎2钱、血当归2钱,水煎服。

17. 掉毛草2钱、当归5钱、白芍3钱、血当归3钱,泡酒1斤,浸泡3天,每次5毫升,日服2次。

18. 血当归 3 钱、三七 1 钱 5 分、木通 2 钱、大蓟 2 钱,炖肉吃。

19. 紫丹参、鹿仙草、千针万线草、全归各 3 钱,水煎服。

20. 鹅肠草、大和红各 1 钱、美人蕉(根)1 两、红花 5 分,水煎服。

21. 小红参 2 钱、山红花 2 钱、朝天罐 4 钱、大和红 3 钱,水煎服。

22. 紫木通 1 钱、小红参 5 钱、美人蕉(根)5 钱、藤仲 1 钱、土人参 3 钱,水煎服。(泡酒服加大剂量)

23. 血当归 3 钱、川芎 2 钱、当归 4 钱、大枣 5 个、冰糖 5 钱,水煎服。

24. 苍蝇网 5 钱、茜草 3 钱、木通 3 钱、草血竭 3 钱、茯苓 3 钱、通经草 2 钱,水煎服。

25. 兰花参 3 钱、千针万线草 3 钱、全归 4 钱、川芎 2 钱、泽兰 2~3 钱、威灵仙 2 钱,水煎服。

26. 千针万线草 3 钱、鹿仙草 2 钱、当归 3 钱、党参 2 钱、珠子参 3 钱、兰花参 3 钱,炖鸡服。

27. 紫丹参 4 钱、当归 3 钱、党参 3 钱、川芎 3 钱、白芍 3 钱、熟地 3 钱,水煎服。

28. 叶上花、通经草、川芎、当归、泽兰各 3 钱、木通 2 钱、猴结 2 钱,水煎服。

★ 闭经

1. 红虾花、茜草、泽兰、韭菜根、棕树根各 3 钱,煎服。

2. 大树皮 1 两 5 钱、益母草、土茯苓、香石藤各 5 钱、鸡屎藤 3 钱,白胡椒 5 分,红糖引,煎服。

3. 野蚕豆 2 钱,鸡血和鸡肚杂炖服。

4. 双参、大和红各 3 钱,水煎服。

5. 五爪金龙 1 两、三条筋 4 钱,水煎服。

6. 叶下花 5 钱、大和红 5 钱、茜草 4 钱,加红糖适量,水煎服。

7. 虎掌草 4 钱、小红参 2 钱、马鞭草 2 钱,水煎,点酒为引,分 2 次服。

8. 通经草 3 钱、苏木 3 钱、红花 3 钱、当归 3 钱、川芎 2 钱,水煎服。

9. 钩藤根 5 钱、月季花 5 钱、藿香 3 钱、鸡血藤 5 钱,泡酒 1 斤,浸泡 3 天,每次 20 毫升,日服 2 次,连服 10 日。

10. 通经草、鸡血藤、茜草、土茯苓各 3 钱,水煎服。

11. 小铜锤 2 钱、归尾 3 钱、赤芍 3 钱、香附 2 钱,水煎服。

12. 紫丹参、桃仁、红花各 3 钱、归尾 4 钱,水煎服。

13. 大发汗 5 分、红花 2 钱、知母 2 钱、鸡血藤 3 钱、香石藤 3 钱、星秀花 5 钱,泡酒 1 斤,加红糖少许,浸泡 3 天,每次 5 毫升,日服 2 次。

★ 痛经

1. 飞龙掌血 1 两,草血藤 6 钱,反背红、水金钩如意各 5 钱,煎服。

2. 龟板 1 两,苏木、月季花各 3 钱,红花、丁香各 2 钱,木香、胡椒各 1 钱,猪心肺 1 个,炖服。

3. 软皮树 1 钱、土牛膝、月季花、野丁香、川芎各 2 钱,胡椒 1 钱 5 分,泡酒 1 斤,每次 20 毫升,于月经尽后睡前服。

4. 芦子藤、吹风散各 3 钱,胡椒适量,泡酒服。

5. 芦子藤、夹眼皮果各 5 钱,胡椒引,煎服。

6. 蓝心姜 5 钱、姜黄 3 钱、土茯苓 1 两,煎服。

7. 水豆瓣 1~2 两,茜草、益母草各 5 钱,煎服。

8. 八角莲根 2 钱,茜草 5 钱、草血竭(炒焦)1 两、小茴香 3 钱,泡酒半斤,日服 3 次,每次 20 毫升。

9. 万寿竹 1 两,水煎,每日 3 次分服。

10. 炒香附 1 两、益母草 1 两,水煎服。

11. 狗响铃 1 两、苍耳(根)1 两、滑石 5 钱,水煎服。

12. 益母草 2 两、月季花 7 朵、胡椒 17 粒,先炒前二味,水煎,取液加入胡椒,每日 3 次分服。

13. 何首乌 5 钱、火把果(根)4 钱、鱼子兰 5 钱,泡酒 1 斤,每晚睡前服 20 毫升。

14. 糯米草(根)2 钱、大和红 3 钱、紫丹参 2 钱,水煎服。

15. 大和红 3 钱、当归 4 钱、炒白术 2 钱、紫丹参 4 钱,水煎服。

★白带

1. 玉带草、木槿花、金樱子各 5 钱,煎服。

2. 山茶花、金樱子、淮山药各 5 钱,煎服。

3. 仙鹤草 3 钱、川芎、香附各 1 钱、白芷 2 钱、陈木瓜 5 钱,酒引,煎服。如白带黄色加臭椿皮 2 钱。

4. 盘龙参 4 钱,狗屎花 1 钱、紫地榆 2 钱、仙鹤、鸡冠花各 2 钱,煎服。

5. 松明节 3~5 钱,水煎服,每日 3 次分服。

6. 红鸡冠花 1 两、白茄子(根)1 两,水煎服或炖肉服。

7. 淮山药 5 钱、白果 3 钱,共研末,每次 1 钱,日服 2 次,米汤送服。忌盐。

8. 杨柳 2 钱、土牛膝 5 钱、土茯苓 2 钱,水煎服。

9. 棕树根 1 两、鸡嗉子果(根)5 钱、菊花(根)3 钱,酒为引,水煎服。

★子宫脱垂

1. 盘龙参、大和红各 1 两,万丈深 5 钱,挖耳草、对对参各 8 钱,炒白芍 3 钱,红糖引,煎服。

2. 挖耳草 5 钱、杨梅根 6 钱、黑锁莓 1 两,煎服。

3. 大对节生、粘人草、素珠果各 5 钱~1 两,煎服。

★崩漏

1. 扁豆根 5 棵、仙桃草 1 两、葵花柄(烧焦存性)7 个、乌梅 5 钱、鸡毛炭 3 钱(研末),前五药水煎液送服鸡毛炭,分 6 次服完,每日 3 次。(适于功能性子宫出血)

2. 贯众、藕节炭各 3 钱,月季花 5 钱,红糖引,煎服。

3. 野红稗、红糖各 5 钱,山茶花、鸡冠花各 3 钱,煎服。

4. 夹眼皮果根 1 两、柿蒂 2~3 个,煎服。

5. 黑锁莓根 1 两,煎服。

6. 红稗(根)2 两、红糖适量,水煎服。

7. 棕树心 2 两、仙鹤草 1 两,炖肉服。

8. 秧草根 3 钱、翻白叶 1 钱,酒引水煎服。

9. 仙茅 3 钱,研末,用全归、蛇莓各 3 钱,水煎取液,送服仙茅粉 1 钱,日服 3 次。

10. 益母草 5 钱、炒艾叶 3 钱、红糖适量,水煎服。

11. 山茶花(根)5 钱、火把果(根)5 钱、胡椒 1 钱,煮鸡蛋服。

12. 棕树根 1 两、高粱壳 5 钱、阿胶 3 钱,水煎服。

13. 紫地榆 5 钱、血余炭 3 钱、侧柏炭 3 钱,水煎服。

14. 大树杨梅(根)3 钱、小柿子 2 钱、炮姜 3 钱、铁藤 3 钱、大和红 4 钱,水煎服。若倒经,加白茅根 5 钱,每日 3 次,2 日 1 剂。(亦可治疗肠风下血、胃出血及其他内出血)

15. 大蓟 5 钱、炙艾叶 3 钱、白鸡冠花子 2 钱、木耳 2 钱、炒黄柏 1 钱,酒为引,水煎服。

16. 贯众 3 钱、旱莲草 2 钱、生地 3 钱、白芍 3 钱、阿胶 3 钱,水煎服。

17. 地榆炭 4 钱、沙参 1 两、炒蒲黄 3 钱、仙鹤草 2 钱、阿胶珠 2 钱,水煎服。

★子宫内膜炎

珠子参 1 两,黄芪 8 钱,当归、海马各 7 钱,莲子、淮山药各 6 钱,贯众、茯苓、巴戟、炙甘草各 5 钱,圆肉、杜仲、独活、九香虫、小茴香各 4 钱,骨碎补、石斛各 3 钱,焦黄柏 2 钱,共研末,炼蜜为丸,日服 2 次,每次 1 钱,水送服。

★输卵管炎

素馨花根 5 钱、小柿子 1 钱,煎服。

★胎动不安

1. 苎麻根 1 两、鸡冠花 3 钱、艾叶各 2 钱,酒、红糖引,煮鸡蛋服。

2. 胡椒 2 钱,四块瓦、红糖各 3 钱,花竹叶菜 4 钱,煎服。

3. 仙桃草 4 钱、熟地 5 钱、枸杞 3 钱、杜仲 3 钱、桑寄生 5 钱,水煎服。

★乳汁少

1. 盘龙参 1 两、蒲地参、通草各 5 钱,炖猪脚服。

2. 水稻清 4 钱~1 两、水冬瓜 1 斤,煮猪脚分 5 次服,每日 2 次。

3. 蒲公英 1 两、鱼腥草 1 两、拔毒散 3 钱,水煎服。

4. 拔毒散 3 钱、穿山甲 3 钱、白芷 2 钱、通草 2 钱,炖猪脚服。(多用于乳汁不通)

★乳腺炎

1. 石串莲 1 两,香石藤、七叶莲各 5 钱,共捣烂敷患处。

2. 大飞扬 7 钱、生姜 2 钱,煎服。

3. 苦荬菜(鲜)5 钱、金银花(藤)1 两,水煎服。

4. 现鸡尾 3 钱、火草 2 钱,水煎服。

5. 虎掌草(根)1 钱、火草 1 钱,水煎服。

6. 千针万线草 1 钱、火草 2 钱、细木通 3 钱,水煎服。

7. 香附 3 钱、当归 4 钱、蒲公英 5 钱、陈皮 3 钱、川芎 2 钱,水煎服。

8. 紫丹参 3 钱、全瓜蒌 3 钱、没药 3 钱、赤芍 3 钱,水煎服。

★产后诸症

1. 野蚕豆根 3 钱、益母草 1 两、香石藤 5 钱,煎服。(适于产后感染,泡酒服适于产后流血)

2. 叶下花根 6 两、仙鹤草 5 两、益母草 4 两、紫薇花 2 两,共研末,每次 2 钱,红糖水送服。(适于产后流血过多,淋漓不尽)

3. 绿皮杜仲、土牛膝各 3 钱、续断 5 钱,泡酒。(适于产后风湿)

4. 续断 5 钱、炒荆芥 1 钱、鸡冠花 1 钱、红糖适量,水煎服。用于产后流血不止。

5. 吴芋 2 钱、胡椒 1 钱、荜拨 2 钱,水煎服。用于产后腹痛。

6. 紫丹参 3 钱、山楂炭 2 钱、酒炒黄芩 3 钱、姜炭 2 钱,水煎服。用于产后高热。

7. 当归 8 钱、广木香 4 钱、玉竹 4 钱、川芎 8 钱、玉带草 4 钱、紫丹参 4 钱、红花 2 钱、鸡血藤 4 钱、土牛膝 4 钱、木通 4 钱、香附 2 钱,泡酒 2 斤,浸泡 3 天,每次 15 毫升,日服 3 次。用于子宫内膜炎。

8. 青洋参 1 两、重楼 4 钱、制龟板 6 钱、白果 6 钱、土牛膝 6 钱、延胡索 4 钱、当归 8 钱、没药 3 钱、紫丹参 7 钱,水煎服。用于盆腔结核。

9. 土党参 6 钱、茯苓 4 钱、白术 4 钱、归头 4 钱、白芍 4 钱、黑故脂 3 钱、熟地 5 钱、枣皮 3 钱、淮山药 4 钱、芡实 3 钱、柴胡 3 钱、大枣 3 个、砂仁 5 分,水煎服。用于产后虚弱、四肢浮肿。

10. 小白薇 5 钱、续断 5 钱,炖鸡吃。用于干血痨。

11. 鸡血藤、当归各 5 钱,水煎服。用于干血痨。

★阴道滴虫

1. 迎春花 1 两,取鲜品捣烂,纱布包裹,每晚放入阴道,第二天清晨取出。

2. 防己 3 钱、贯众 3 钱、苦参 3 钱、蛇床子 2 钱,水煎服。药渣可再煎水外洗。

★子宫脱垂

1. 芫蔚子 5 钱、枳壳 4 钱,水煎服。

2. 铜锤玉带草 3 钱、蛇莓 3 钱、芒种花 2 钱,炖猪肚子吃。

3. 猫脚印 3 钱、含羞草 3 钱、地榆 3 钱、黑故脂 3 钱,水煎服。

4. 党参 1 两、白术 5 钱、白芍 3 钱、熟地 5 钱、淮山药 1 两、枣皮 3 钱、芡实 5 钱、巴戟 5 钱、杜仲 5 钱、白果 30 个,水煎服。

5. 蓖麻叶生熟各半,共捣绒,包百会穴。

★回乳

赤芍 4 两、生甘草 4 两,水煎服,每日 1 剂。

★习惯性流产

1. 何首乌 1 两、核桃仁 1 两、续断 2 钱、菟丝子 2 钱,共研末,每晚开水送服 3 钱。

2. 续断 5 钱、熟地 5 钱、杜仲 3 钱、白术 3 钱、党参 5 钱、桑寄生 5 钱,水煎服,或水煎送服阿胶 3 钱、鹿角胶 3 钱。

★催产

1. 卷柏 5 钱,用开水浸泡后一次服。

2. 蓖麻叶 3 片,将叶用文火烤热,捣绒包三阴交穴 20 分钟。(亦可用于死胎)

3. 水八角 1 两 2 钱,研末,兑白酒 4 钱,睡前一次服下。(多用于堕胎)

4. 金丝木通 3 钱、野棉花 3 钱,水煎服。

5. 泽兰 1 棵、棕树根 1 两,水煎服。(用于死胎)

6. 苎麻尾根 5 钱、白云花根 2 钱、芪菜巴巴叶 5 钱、益母草 2 钱、卷柏 2 钱,水煎服。

7. 现鸡尾根 27 根、柿蒂 7 个、白菜柄 7 个、葵花盘 1 个、白糖 2 两、卷柏 1 个,水煎服。(亦可用于死胎)

★胎盘不下

鸡嗉子果(叶)2 钱、芪菜巴巴叶(根)3 钱,水煎服。

★妊娠斑

水稻清 2 钱、何首乌 5 钱,用米汤煎服。

十一、小儿疾病

★高热

慈姑草 1 两,猪鬃草 4 钱,红头草、臭灵丹根、重楼各 5 钱,煎服。(分 2 日频服)

★惊风

1. 白酒草 3 钱、生姜 1 片、青黛 1 分,煎服。

2. 蓝心姜 3 钱、胃友嫩枝 2 钱,共研末,每次 5 分,水送服。

3. 大红毛叶 1 钱、钩藤 2 钱,水煎,送服杨柳虫 1 条(焙黄研末)。

4. 万丈深 2 钱、防风 2 钱、卷柏 2 钱,水煎服。

5. 蛇须草 3 钱、竹叶防风 2 钱、蝉蜕 2 钱、牡蛎 2 钱、天竺黄 3 钱,共研末,1 岁每次 5 厘,日服 1 次。

6. 胆南星 1 两、天麻 5 钱、僵蚕 5 钱、全蝎(去头尾)5 钱、麝香 7 分 5 厘、冰片 2 钱半、乳香 5 钱、煅赭石 5 钱(烧 1 次,乳细水飞 3 次),共研末,水叠为丸,朱砂为衣,每次服黄豆大 1 粒,1 岁以下服半粒,开水送服。(亦可用于破伤风、小儿肺炎、癫痫)

★肺炎

1. 紫花地丁、红毛山豆根各 1 钱,追风箭 5 钱,红糖适量,煎服。

2. 鹰爪莲 1 两,追风箭、枇杷叶、竹叶各 5 钱,桔梗 3 钱,甘草 1 钱,煎服。(适于急性肺炎)

3. 败酱、竹叶防风各 2 钱,半枝莲、竹叶各 1 钱,煎服。

4. 白酒草须根 5 分~1 钱、竹叶 5 片、红糖 5 分,香油 5 滴引,煎服。

5. 绿珊瑚、钻地风根、紫花地丁各 1 钱,倒钩刺 2 钱,刺黄柏、桔梗各 5 分,生姜 1 片,煎服。

6. 陈皮、白头翁、背蛇生、一枝黄花、砂仁各 5 分,煎服。

7. 阴地蕨 1～3 钱、紫花地丁 1～3 钱、绿珊瑚 1～3 钱,水煎服,每日 3 次分服。

8. 兰花参 3 钱、生姜 2 片,米泔水为引,水煎服。

9. 绿珊瑚 4～5 钱、当归 1 钱、牙皂 2 钱、土白芷 1 钱,水煎服。

10. 挖耳草、竹叶防风、杏叶防风、绣球防风、蛇须草各 2 钱、麦冬 3 钱,水煎服。

★外感、发热

1. 山菠萝根 1 钱、竹叶 2 钱,水煎服。

2. 水芹菜 3 钱、大麦芽 2 钱、车前子 2 钱,水煎服。

3. 竹叶柴胡 3 两、白芍 3 两、枳壳 1 两、金银花 1 两、土黄连 1 两,共研末。1 岁以内每次服 5 分,1 日 3 次;2～4 岁每次服 1 钱,1 日 3 次。(亦可治疗小儿肺炎、支气管炎、消化不良、腹泻、肝炎、麻疹)

加减:感冒加连翘 1 钱;伤食加麦芽 1 钱;麻疹加紫草 2 钱;惊风加僵蚕、蝉蜕各 1 钱;尿闭加木通 1 钱;便结加大黄 2 钱;咳嗽加百部 1 钱;腹泻加车前草 1 钱。水煎,送服上药粉。

★上呼吸道感染

1. 紫苏 2 钱或苏子 1 钱 5 分、麦冬 2 钱、桔梗 1 钱、马蹄草 2 钱、甘草 5 分,水煎服,每日 1 剂。

2. 枇杷叶 3 钱、桔梗 2 钱、天冬 2 钱、甘草 1 钱,水煎服,每日 1 剂。

3. 百部 1 钱、天冬 2 钱、桔梗 2 钱、甘草 1 钱,水煎服,每日 1 剂,分 2～3 次服。

★消化不良

1. 半夏、小茴香根、南木香、樟木子各 1 钱、白芍 2 钱、干姜 5 分,煎。大便绿色加鱼眼草、甘草各 1 钱,姜味草 5 分;出现虚症加炙黄芪、炙甘草各 3 钱。

2. 鸡蛋壳 10 个、黄豆 1 斤,将黄豆炒黄与蛋壳共研为末,每次 3 分,日服 3 次。

3. 凤尾草 4 两、酸浆草 4 两、车前草 2 两,取三味药鲜草洗净,加水 1000 毫升煮至 300 毫升,过滤去渣备用。每次 5～10 毫升,日服 3 次。

4. 土牛膝 3 分、棕树子 2 钱、桂皮 2 钱、甘草 3 分,水煎服。

★腹泻

1. 番石榴 3 两、丝瓜须 3 钱、南瓜蒂 1 钱,煎服。

2. 紫地榆 5 钱、石榴皮 5 钱、红糖适量,水煎服,1 日 1 剂,分 2 次服,连服 3 天。

3. 藿香 4 钱、白术 4 钱、苍蝇网 2 钱,共研末,每日 3 次,每次 2 分,开水送服。(以上系 2 岁小儿剂量)

4. 水八角 3 分、心不干 5 分、重楼 5 分、紫地榆 5 分、生姜 1 片、姜炭 5 分,开水煎,饭后服。(亦可用于呕吐)

★疳积

1. 惊风草、追风箭各 1 钱、小草乌 5 分,共研末,蒸猪肝服。

2. 对坐叶 4 钱、风轮菜 5 钱、绣球防风 3 钱,共研末,蒸肉饼或猪肝服。

3. 叶下珠、绣球防风各等量,共研末,每次 1 钱,蒸动物肝服。

4. 方一:报春花 1 钱、黄花虎掌草、绣球防风各 5 分,煎服。

方二:报春花、防风、响铃豆、芸香草各1钱,煎服。

先服一方数剂,再服2方。(亦适于小儿肺结核)

5. 大芫荽、马蹄草、雷丸、茯苓各3钱,盐花椒7分,蒸鸡肝服。

6. 大飞扬、乳汁草根各3钱,炖猪肝服。

7. 鲜鳝鱼,切细加香薷适量,炖服。

8. 辣蓼5钱、麦芽4钱,水煎服。

9. 绣球防风5钱、蛤粉2钱、动物肝适量,炖服。

10. 绣球防风、仙茅、灯盏花各等量,研末,日服2次,每次5分,温开水送服。

11. 兰花参3钱、陈皮2钱、砂仁1钱、甘草1钱,水煎服。或单用兰花参5钱炖肉服。

12. 红土瓜3钱、柴胡1钱、白芍2钱、台乌5分、苏条参2钱、白术2钱、茯苓2钱、半夏1钱、陈皮5分、甘草2分、小枣5个,水煎服。

13. 苍蝇网3钱、金铁锁5分、藁本2钱、马蹄香2钱、姜味草2钱、白薇2钱、土党参2钱、千针万线草2钱,共研末,每次5分,日服3次,开水送服。

★奶毒

小白棉1~3钱、骨碎补3钱,炖猪肉服。

★口腔炎

1. 小三棵针(根皮),研末,吹入口腔患处。

2. 鳝鱼(粉)、硼酸、冰片,共研末,撒布患处。

3. 百草霜、青黛、橄榄(烧灰存性)各等量,共研末,撒布患处,每日3次。

4. 外用:柿寄生1钱、凤凰衣(鸡胚外膜,焙干)2钱、魔芋花1钱、冰片适量,共研末,吹适量于患处,用于小儿牙疳。

内服:金银花、茯苓、连翘各1钱,水煎服。

★脱水

肺筋草1两、芭蕉皮3钱,水煎服。

★血尿

重楼3分、棕树子1钱、桂皮1钱、茯苓1钱,水煎服。

★疝气

蓑衣莲5分、荔枝核9粒,水煎服。

★脐风

珍珠草、草血竭各等量,共研末,每次2分,用鸡蛋清、红糖适量调服。(亦用于破伤风)

★夜尿

白果1两、猪膀胱1个,将白果去壳,放入猪膀胱内炖服。

★小儿麻痹后遗症

内服:紫木通2钱、金丝木通1钱、美人蕉根5钱、芦子藤2钱、瓦草1钱、吴芋根1钱,水煎服,1日1剂。(体虚加当归1钱;泡酒服加大剂量)

外用：鲜老鸦花藤 2 两（捣绒）、粗糠适量（烧灰存性），将二者炒热，装入纱布袋，上肢包肩胛骨上部，下肢包环跳穴，3 天换药 1 次。（外包药也可用活白鱼剖开腹部，将粗糠灰放入鱼肚内，再放少许胡椒末，包敷环跳穴）

十二、五官疾病

★急性结膜炎

1. 白牛胆、刺黄柏、草决明各 5 两，加水 1500 毫升，煎至 300 毫升，取灭菌滤液点眼。

2. 龙胆草 3 ~ 5 钱，洗净，水煮过滤，滤液浓缩，置器中，待冷点眼。

3. 黄连或三棵针 3 钱，洗净，水煮过滤，滤液冷后点眼。

4. 鲜蒲公英 5 钱 ~ 1 两、谷精草 5 钱、马尾黄连 3 钱，水煎服。

5. 星秀花 3 钱、金银花藤 3 钱，水煎服。

★夜盲

1. 一支箭、木贼各 3 钱，共研末，蒸动物肝服。

2. 鱼眼草 4 钱、百草霜 2 钱，炖猪肝服。

★角膜云翳

1. 水金钩如意、泡掌筒各 5 钱，草决明 3 钱、谷精草 4 钱，煎服。

2. 绣球防风 1 两、蛤粉 3 钱、动物肝一具，煮服。

3. 木贼、蝉蜕、蛇蜕、归尾、赤芍各 2 钱，水煎服。

4. 远志、玄参、藁本、陈皮、白芷、羌活、川芎、炙甘草各 3 钱，水煎服。

5. 羌活、防风、黄芩、大黄、栀子、玄参、知母、桔梗、芒硝各 3 钱，车前草 3 棵为引，水煎服。

★迎风流泪

鹅不食草 4 钱、草决明 5 钱，煎服。

★中耳炎

1. 橄榄核仁 1 钱、冰片 1 分，共研末，取适量吹入耳内，每日 2 ~ 3 次。

2. 刺黄柏、小茴香各适量，用二药水浸液滴耳。

★鼻炎

1. 接骨草、白芷、川芎、苍耳子各 3 钱，酒引，煎服。

2. 鹅不食草适量、冰片少许，共研末，用凡士林制成 10% 软膏，搽鼻腔内。（适于过敏性鼻炎）

3. 苍耳子、辛夷花各 3 钱，水煎服。

★蚂蟥入鼻

用歪脖子果茎叶捣烂，取鲜汁适量，滴入鼻腔，即可自行掉出。

★口腔炎

1. 马蹄香、鸡屎藤叶、千只眼叶、韭菜子各等量，共研末，纱布包浸酒内，睡时嗅。

2. 黄花虎掌草、垂柳树皮、野烟、粉棠果各 1 两，明矾适量，煎水蒸气熏口腔，每日

2 ～3 次,不可内服。(副作用有头昏、呕吐、出汗)

3. 小筋骨草、甘草各 2 钱,鱼眼草 3 钱,煎服或含漱。

4. 鱼腥草、倒钩刺等量,共研末,吹入患处。

5. 芒种花 1 两、黄芩 3 钱,水煎服。

6. 响铃豆 3 钱、灯芯 1 钱,水煎服。

★牙痛

1. 鲜蒲地参花 3 分、白胡椒 1 分,共研末,塞入蛀孔,上下牙咬紧。

2. 威灵仙、黄花虎掌草各等量,共捣烂取汁,1000 毫升药汁加 75% 酒精 10 毫升,用棉签蘸取药水搽痛牙处。(多搽会起泡)

3. 黑节苦草 1 钱,黄芩、甘草各 3 钱,煎服。

4. 挖耳草、芝麻适量,菜油炒后,盛入竹筒内,用其热气熏牙。

5. 生草乌 3 钱、雪上一枝蒿 2 钱、细木通 1 两、冰片 2 钱,共研末,泡酒 1 斤,泡一星期后,取棉球蘸药水塞入患处和外搽红肿疼痛处,每日 1 次。

6. 麝香、白矾、冰片各 5 分,上儿茶、硼砂各 5 钱,研末搽牙根。

★急性扁桃腺炎

1. 苦刺、射干、甘草各 3 钱,煎服。

2. 红毛山豆根 3 钱,斑庄、车前草各 2 钱,煎服。

3. 鲜野坝蒿根、鲜臭灵丹各 1 两,煎服。

4. 蓝靛 5 钱、石椒草 3 钱,煎服。(亦适于咽喉炎、腮腺炎)

5. 鹅不食草、马尾黄连各 4 钱,地龙 1 钱,煎服。(亦适于肺炎、阑尾炎)

★慢性扁桃腺炎

鸭脚板、响铃豆各 5 钱,煎服。

★扁桃腺炎

1. 虎掌草(根)1 钱,研末,含于口内,同时含一口酒,15 分钟后吐出,日含 2 次,小孩酌减。

2. 蛾药(根),研细末,喷于扁桃体上,每次 5 分,每日 3 次。病重者可同时内服,每次 5 分,1 日 3 次。

3. 狗响铃 1 斤,猪鬃草 1 两,加水 2500 毫升煎至 2000 毫升,成人每次 30 毫升,日服 3 次。

4. 土牛膝、苦荬菜、白芍、白头翁各 3 钱,甘草 2 钱,水煎服。

5. 火草 1 钱、山红花 2 钱,水煎服。(亦适于淋巴腺炎)

★喉头炎

倒钩刺 5 钱、刺黄柏 3 钱,煎服。

★咽喉炎

1. 花椒根皮、灯笼草、红毛山豆根各 3 钱,煎服。

2. 珠子参 3 钱、玄参 3 钱、山豆根 3 钱,水煎服。(适于扁桃腺炎、颌下腺炎)

3. 鹿衔草 2 钱、玄参 3 钱、桔梗 3 钱,煎服。

4. 紫绿果根 1 两 5 钱、百草霜 5 分、盐 2 分,捣末混合,吹入喉部少许。

5. 射干、桔梗、黄芩各 3 钱,甘草 2 钱,水煎服。

★白内障

1. 挑治法治疗白内障及急性角膜炎。

挑治部位及方法:右眼疾患,患者用自己左手伸掌从右肩上过(左跟反之),手紧贴于肩胛区,指尖下三横指范围内找"红疹点"(一般可以发现 1~3 粒,如菜籽大,呈红色的小点),消毒后,用针挑破红疹。

病情重者:挑治后,用洗碗叶和葱各等量混合捣绒,包患眼同侧足拇指和对侧手拇指。

如双眼患病,则挑两侧红疹点,包双手拇指。

内服:木通 1 钱、通草 1 钱、洗碗叶根皮 1 钱,水煎服。

2. 防风、羌活、苍术、荆芥、当归、蝉蜕、蔓京子、谷精草、夜明砂、粉丹皮、石决明各 3 钱,甘草 2 钱,水煎服。

3. 连翘、夏枯草、青葙子、香附子、蝉蜕、菊花、刺蒺藜各 3 钱,水煎服。

★翼状胬肉

1. 乌梅 1 个、轻粉、冰片各微量,将乌梅肉加轻粉、冰片擂烂,取少许点胬肉根部表面。

2. 浮萍适量,研极细末,加冰片微量,点胬肉表面。

用上方点眼后,眼有涩痛感、充血、流泪,可闭目 20~30 分钟。此种刺激症状,有时可持续一二天才消失,在刺激症状尚未消失之前,不得再点第二次,在刺激症状消失后之第二天,可再用药。

★疳积致眼

惊风草 2 钱、木贼 1 钱,研末炖鸡蛋吃。

★中耳炎

1. 虎耳草叶适量,捣烂取汁滴耳。

2. 石腊红花适量,捣烂取汁滴耳。

3. 枯矾 1 钱、冰片 1 分,研末,取适量撒于耳内。

★耳鸣

骨碎补 4 钱、牡蛎 5 钱、白芍 3 钱,水煎服。

★鼻衄

1. 野红稗(根)、糯稻秧根各 4 钱,水煎,酒引内服。

2. 翻白叶 3 钱、金银花 5 钱、侧柏叶 2 钱,水煎服。

3. 鲜蓖麻叶,放火上烤热,揉软,包两脚后跟。

4. 大蒜 1 个,去皮,捣烂如泥,做饼如分币大。左鼻孔出血贴右足心,右鼻孔出血贴左足心,两个鼻孔出血贴两足心。

★牙疳

1. 五叶草适量,研细加石膏少许混匀,撒于口腔内患处。

2. 柿寄生 1 钱、生魔芋花 1 钱、凤凰衣 2 钱,研末,加冰片少许吹入患牙处。内服,贯众、薄荷各适量,水煎服。

十三、皮肤疾病

★神经性皮炎

1. 花蚁虫 20 只,用 75% 酒精 50 毫升,泡 3 日后,每周搽 1 次。(不能搽好皮肤。搽前皮肤需作常规消毒,切忌内服)

2. 活蜘蛛若干个,取其腹内浆液,涂患处,每日一次。(涂后皮肤有紧迫感)

3. 鸡蛋 2 个,置密封瓶内,陈酒浸泡四日,取蛋清涂患处,每日 3 次。

4. 泥鳅(活)8 条,用两片瓦盖住,稀泥封固,慢火烤至泥干,使泥鳅成炭,但存性,研成细末,黄酒 2 两 5 钱,一次送服。以出大汗为度,视病情服 5 ~ 10 剂。(用于多发性神经性皮炎)

5. 生川乌、生草乌各 1 两,狗核桃 3 钱,蟾酥 8 分,生半夏 1 两,细辛 8 分,共研末,用水、酒、醋各等量调敷患处。加鲜土大黄 2 两、木槿皮 1 两,效果更佳。

6. 葱白 7 寸、紫皮蒜 7 钱、白糖 5 钱、冰片 5 分、蓖麻籽 5 钱,将紫皮蒜微炙后,共捣成泥,涂患处,每日 1 次。

7. 白及、斑蝥、半夏、白薇各等量,研末,醋调,涂患处,每日 1 次。

8. 雪上一枝蒿、草乌、重楼、生南星各 3 钱,伸筋草 5 钱,金铁锁 1 钱,生半夏 2 钱,小棕包 3 钱,泡酒外搽。(先用梅花针叩打患处,再搽药,每日 1 次。本方有毒,仅供外用、忌内服)

★过敏性皮炎

1. 鹅不食草 3 钱,冰片 5 分,共研末,凡士林加至 100 克,调匀涂患处。

2. 鲜韭菜适量,捣烂搽患处。(用于各种皮炎)

3. 活螃蟹(河蟹最好)3 ~ 5 个,捣烂,用温开水冲泡搅匀,去渣取水洗,每日 1 次,连用 3 天。(用于漆过敏)

4. 黄柏(末)2 钱,菜油 1 两,调匀,涂患处,每月 2 次。(用于漆过敏)

5. 明矾、早稻草各适量,稻草切碎加水煎半小时,用前 10 分钟加入明矾,洗患处。(用于稻田性皮炎)

6. 八角枫、黑骨头、苍耳子各适量,水煎服或外洗。(内服量不宜过大)

★荨麻疹

千只眼叶、洗碗叶各适量,煎水洗患处。

★湿疹

1. 倒钩刺 3 两,煎水洗患处。

2. 破布草、桃树叶、核桃树皮、马桑树叶各适量,煎水洗患处。

3. 绣球防风 3 两、九里光 2 两、迎春花叶 1 两、臭灵丹 3 两,水煎,洗皮肤。

4. 防己、白芷、防风各 3 钱,升麻 2 钱,水煎服。(亦可用于荨麻疹)

5. 生黄连 3 两,生黄柏、生黄芩、荆芥、防风各 4 两,百部、蛇床子各 5 两,花椒 1

两,研末调凡士林或菜油外搽患部。

6. 九里光、杏叶防风各 3 钱,石椒草、臭牡丹各 2 钱,水煎外洗患部。（亦用于风疹、疥疮）

7. 黄柏、五倍子各等量,共研末,用菜油调匀外涂患处,每日 1 次。

8. 黄连 1 两、枯矾 5 钱,共研末,凡士林调匀外涂患处,每日 1 次。

9. 黄柏 1 两、寒水石 5 钱、青黛 1 钱,共研末外撒患处,每日 1 次。

★**黄水疮**

1. 小白蜡条叶粉 1 两、硼砂 3 钱、冰片 1 钱、雄黄 2 钱,共研末,撒患处。

2. 鞭打绣球捣烂,加冰片少许混匀,撒于患处。

★**带状疱疹**

水金凤、重楼各 5 钱,共捣绒。冰片 2 分、雄黄 1 钱,共研末。四药混匀搽患处。

★**皮肤瘙痒症**

对坐叶、遍地金、桃树叶各适量,煎水洗患处。

★**疱疹**

黄连、细辛各等量,研末撒患处。

★**风疹**

1. 土茯苓 5 钱,海桐皮、防己各 2 钱,地肤子、透骨草各 3 钱,水煎服。（亦可用于皮肤痒疹）

2. 血满草、地肤子、蛇床子、花椒各适量,水煎外洗。

3. 苍耳子 3 钱、荆芥 3 钱、葱白 1 棵,水煎服,每日 2 次分服。

4. 生麻黄 1 钱,乌梅肉、生甘草各 3 钱,水煎服,每日 3 次分服。

5. 杏叶防风、附片各 2 钱,炖肉吃,日服 1 次。（先煨附片）

★**白癜风**

何首乌、苦参各等量,酒洗晒干研末,用皂角水叠为丸,日服二次,每次 1 钱。

★**毛囊炎**

1. 小伸筋草 2 钱、火秧箭上寄生草 1 钱,水煎服。

2. 虎掌草 3 钱、黄栎树皮 1 钱、桑白皮 2 钱,水煎服。

★**牛皮癣**

1. 柿寄生、五倍子、蛇床子各等量,研末,鸡蛋清调搽患部。

2. 桉树叶、绵大戟各等量,水煎外洗患部。

十四、中毒解救

★**草乌中毒**

1. 鸡肾参 1 两,捣烂取汁,加猪油 5 钱,炖化服。

2. 马鞭草适量,捣烂取汁,加石莲子适量,煎服。

3. 辣蓼适量,捣汁服。

★蓖子中毒

1. 鲜芭蕉芋茎适量,捣汁服。(也适用于草乌中毒)

2. 鲜金银花,生嚼吃。

3. 五灵脂、金银花各 5 钱,黑豆 1 两,甘草 3 钱,水煎服。(孕妇忌服)

4. 鱼腥草根,生嚼吃。

5. 空筒菜,捣汁服。

6. 稻草根,水煎服。

7. 芫荽子,水煎服。

8. 地浆水,频服。

9. 绿豆、防风、甘草各 3 钱,水煎服。

★山道年中毒

八角 8 个,水煎去渣,一次服。(也适用于草乌中毒)

★小桐子中毒

蜂蜜适量,开水调服。

★马桑中毒

1. 石葱 5 钱 ~1 两,煎服。

2. 牛皮适量,烧焦,泡水服。

3. 猪油 3 钱,开水调服。

★鱼卵中毒

生姜 2 钱、茴香 3 钱,煎服。

★食物中毒

生藤 5 钱、草果 1 个,淘米水煎服。

★铅中毒

骨碎补 1 两、香茅草 3 钱,煎服。

★天茄子中毒

1. 米泔水适量冷服。

2. 甘草汁适量冷服。

3. 生姜汁适量冷服。

★断肠草中毒

1. 山羊血 200 ~300 毫升,内服。

2. 酸醋适量内服。

3. 过路黄适量,捣烂同米汤服。

4. 金银花适量嚼服。

5. 红糖半斤,煎服。

6. 八角粉 2 钱,水送服。

7. 水牛皮(烧灰)适量,水送服。

十五、肿　瘤

1. 通光散 3～5 钱,水煎,胡椒为引,每日 3 次分服或研末,每次 5 分,日服 3 次,开水送服。

2. 白花蛇舌草适量,水煎,红糖为引,作茶饮,经常服,可改善症状。

3. 白花蛇舌草 2 两、半枝莲 1 两,水煎服,每日 3 次分服。用于早期肺癌、肝癌、直肠癌。

4. 散血丹 5 钱、通光散半斤、黄药子 6 两,泡酒 1 斤半,浸泡 3 日,日服 3 次,每次 10 毫升。用于淋巴癌。

5. 白花蛇舌草 1 两、半枝莲 1 两、八仙草 3 钱,水煎服,每日 3 次分服。用于乳腺癌。

6. 散血丹、通光散、黄药子、虎掌草各适量,泡酒服。

7. 虎掌草 1～4 钱、苏铁叶 2 钱、三棵针 1 钱 5 分、马鞭草 3 钱、白茅根 8 钱、白花蛇舌草 1～2 两,水煎 2 小时,趁热内服。每剂煎 5 次,2 日服完。

8. 半枝莲 1 两,水煎服,每日 2 次分服,一月内连服 20 天。

9. 核桃枝 5 两、鸡蛋 2～3 个,共煮四小时,去汤,服鸡蛋,每日 1 次。用于食管癌、乳腺癌、宫颈癌、淋巴系统肿瘤等。

10. 露蜂房、蝉蜕、僵蚕各等分,共研末,炼蜜为丸,每次 2 钱,日服 2 次。用于鼻咽癌、乳腺癌、肺癌、宫颈癌。

11. 蔓京子、蕤仁、重楼、菊花、白芍各 3 钱,葛根 2 钱、生黄芪 1 两、甘草 1 钱,水煎服。用于鼻咽癌。

12. 当归、白芍、半夏、茯苓、白术各 3 钱,柴胡、陈皮各 2 钱,瓜蒌 1 两、夏枯草 5 钱,甘草 1 钱,水煎服。用于乳腺癌。

13. 生黄芪、金银花(藤)各 1 两,败酱草、全瓜蒌各 5 钱,黄芩、甜杏仁、葶苈各 3 钱,陈皮 2 钱、大枣 7 枚,水煎服。用于肺癌。

14. 生黄芪 5 钱、焦白术、生地炭、地榆、槐角、木别子、升麻炭、乌药各 3 钱,防风 2 钱、败酱草 1 两,水煎服。用于直肠癌。

15. 黄药子、白术、海藻、夏枯草、赤芍、牡蛎、浙贝母、厚朴、黄连、云木香各 3 钱,煎服。

16. 白果树皮 8 钱、莲蓬(烤焦)5 个、老南瓜蒂 3 个,煎服。

17. 山慈姑,磨溶于好酒中,外涂。

十六、其他病症

★ 肋膜炎
1. 黄芩 4 钱,刺黄柏 2 钱,土大黄、生姜、甘草各 3 钱,制草乌 2 分,煎服。
2. 白酒草 5 钱、杏叶防风 4 钱,煎服。

★胸膜炎

沙果 5 钱、川芎 1 钱 5 分,煎服。

★急性淋巴管炎

鲜金银花 2 两、斑庄叶 1 两,浓煎温服,日服 3 次,2 天服 1 剂,连服 2～3 剂。忌鱼腥。

★急性淋巴腺炎

千层皮 5 钱、黄芩 3 钱、甘草 2 钱,煎服。

★脾脏肿大

大黑药 1 两、紫米适量,炖肉服。

★内脏出血

桂花岩陀 1～3 钱、山韭菜 3 钱,煎服。

★少年白发

何首乌 1 两、火炮草 5 钱,煎服。

药物主要功效分类索引

药物效用索引

一、防治传染病

447

二、战伤外科

三、一般外科

四、消化系统疾病

五、呼吸系统疾病

六、泌尿系统疾病

七、运动系统疾病

八、心血系统疾病

九、神经系统疾病

十一、小儿疾病

十二、五官疾病

十三、皮肤疾病

十四、其他病症

重量换算表

旧十六两制（两）	新十两制（两）	公　制（克）
1	0.625	31.25
2	1.25	62.5
3	1.875	93.75
4	2.5	125.0
5	3.125	156.25
6	3.75	187.5
7	4.375	218.75
8	5.0	250.0
9	5.625	281.25
10	6.25	312.5
11	6.875	343.75
12	7.5	375.0
13	8.125	406.25
14	8.75	437.5
15	9.375	468.75
16	10	500

新十两制（两）	旧十六两制（两）	公　制（克）
1	1.6	50
2	3.2	100
3	4.8	150
4	6.4	200
5	8	250
6	9.6	300
7	11.2	350
8	12.8	400
9	14.4	450
10	16	500